지은이_ **한진석**
서울대학교 의과대학 내과학 명예교수
대한신장학회 간행, 총무, 학술, 일반, 협력연구 이사
대한신장학회 이사장

수분, 전해질 및 산염기의 장애

-진단 및 치료에 대한 편람-

수분, 전해질 및 산염기의 장애

−진단 및 치료에 대한 편람−

한진석 지음

서울대학교 의과대학 내과학교실

일조각

글을 읽는 것이 산을 즐기는 것[遊山]과 같다고 하지만
이제 보니 산을 즐기는 것이 글 읽기와 꼭 같구나.
공부에 힘을 다할 때도 밑에서 시작하고
깊이를 얻는 것은 모두 스스로에게 달려있다.

앉아서 피어오르는 구름을 보며 오묘한 이치를 알고
근원을 찾아 가면 비로소 사물의 시초를 깨닫는다.
열심히 노력하는 그대가 부디 높은 절정에 이르기를 기대하며
노쇠하여 중도에 그만둔 나를 매우 부끄러워한다.

讀書人說遊山似　今見遊山似讀書
工力盡時元自下　淺深得處摠由渠
坐看雲起因知妙　行到源頭始覺初
絶頂高尋勉公等　老衰中輟愧心余

(李滉,「讀書如遊山」)

『수분, 전해질 및 산염기의 장애』를 출간하며

공자는 옛날의 선비는 자신을 위하여 공부하였지만 요즈음에는 남을 위하여 공부한다고 한탄하였다[古之學者爲己 今之學者爲人 (『論語』, 「憲問」)]. 스스로 바른 도리를 닦으려 하지 않고 남에게 보이고 자랑하려 공부한다는 뜻이다. 지금도 다름이 없다.

나는 다른 재주가 없어 공부를 평생의 업으로 삼고 살았다. 아버님께서 15년 동안 병석에서 고생하셨기에 부모님의 뜻에 따라 의학을 배웠다. 그러나 의학은 나에게 참으로 버거운 공부였다.

논리가 투철하지도 않았고 그렇다고 명확한 진실도 드물고 항상 이럴 수도 혹은 저럴 수도 있었다. 학문이 지향하는 엄격한 공정함과 올곧음을 존중하며 실천하지도 않았고 그렇다고 열린 마음으로 포용하는 일도 드물었다. 나름 기대하였던 인간다움 즉 휴머니즘도 거의 느끼지 못하였다. 그 속에서 나는 비교적 논리를 중시하는 신장생리학과 수분, 전해질 및 산염기대사를 공부하였다.

33년 동안 남의 스승으로 살며 거짓과 잘못을 가르칠 수 없기에 지금까지 나름 노력하였다. 아는 것을 안다고 하고 모르는 것은 모른다고 하는 것이 참되게 아는 것이라 한다[知之爲知之 不知爲不之 是知也 (『論語』, 「爲政」)]. 그 말대로라면 나는 수십 년 동안 결국 제대로 알지 못한 채 미망을 헤맨 셈이다.

그간 많은 젊은 후배들이 더 이상 나의 강의를 들을 수 없게 되니 서운하다며 수분, 전해질 및 산염기대사의 공부에 도움이 될 책을 내어 달라고 부탁하였다. 그러나 나는 참되게 아는 경지에 이르지 못하였고 더욱 남에게 보일 만한 것이 없는 것을 잘 알고 있었다. 책을 잘못 쓰면 자칫 또 하나의 쓰레기를 세상에 보태는 셈이라 다른 마음을 먹지 않았다.

그러다 우연히 다산(茶山) 정약용(丁若鏞) 선생이 유배를 당하였기에 제대로 가르치지 못하였던 학연(學淵)과 학유(學遊) 두 아들에게 자신이 저술한 책을 읽으라며 당부하였던 글을 보게 되었다.

"내가 바람이 있다면 너희가 다행스럽게도 온 마음을 기울여 연구하는 것이다. 너희가 옹골차고 웅숭깊게 그 뜻을 깨우치게 된다면 내가 아무리 궁박하게 살아도 걱정이 없다.

선비가 책을 써서 세상에 전하는 것은 오직 한 사람만이라도 자신의 뜻을 알아주기 바라기 때문이다. 한 사람이라도 알아준다면 세상 온 사람이 비난하여도 결코 피하지 않을 것이다.

[吾望汝等 深幸潛心硏究 通其蘊奧 吾雖窮無悶也 君子著書傳世 唯求一人之知 不避擧世之嗔 (『與猶堂全書』, 「文集 卷十八 家誡 示二子家誡」)]".

이어 선생은 거칠고 고루하여 볼품없는 책은 사람들이 높이 받들고 우러르지만 상세하고 해박한 내용을 담은 책은 오히려 자취도 없이 사라졌다고 한탄하였다. 이는 세상에는 거칠고 부족한 사람이 더 많고 이치를 제대로 아는 사람은 매우 드물기 때문이라고 하였다. 그래서 스스로 긍지를 갖고 주관을 세워 책을 쓰라고 충고하였다.

이에 용기를 얻어 이 책을 남기며 후배 중 오직 한 사람이라도 나의 참된 뜻을 알아주기 바라고 있다. 그렇게 된다면 나 역시 세상의 어떠한 비난도 피하지 않을 생각이다.

내가 신장학의 공부를 시작할 때 이끌어 주셨고 추천사를 써 주신 이정상 교수님께 깊이 감사드린다.

그간 나의 부족한 점을 보완하며 함께 노력하여 준 김근호, 엄재호, 정윤철, 김세중, 장혜련, 문주영, 허남주, 이정환, 정은숙 선생 등 후배와 제자들에게 깊이 감사한다.

그리고 이 분야를 함께하며 많은 깨우침과 도움을 아끼지 않았던 김진, 김수완, 배은희 선생께도 역시 깊은 감사를 드린다.

2018년 5월 15일
한진석

추천하는 글

한진석 교수는 30여 년간 서울대학교 의과대학 및 병원에서 체액, 전해질, 산염기대사에 관하여 많은 임상경험과 연구 및 강의를 해 왔으며 미국 국립보건원에서 신장생리를 연수한 이 분야의 우리나라 최고 권위자이다.

임상의학 중 학생이나 전공의는 물론 전문의에게도 어려운 이 분야의 지식을 이해하기 쉽고 재미있게 풀어 설명하는 명강의로도 이름이 나 있다.

이 분야에 우리말로 저술된 마땅한 책이 없던 차에 이번에 한 교수의 정년퇴임을 맞이하여 지난 30여 년간의 연구 및 임상경험과 강의내용을 토대로 책을 발간하게 되어 기쁜 마음으로 축하를 드린다.

나는 이 책을 읽고 너무 좋은 내용들이어서 부족한 점을 찾을 수 없었다.

저자는 이 저서가 handbook 혹은 manual이라고 하지만 textbook이라도 손색이 없는 훌륭한 저서라고 생각된다.

체액과 전해질 및 산염기대사에 관한 전반적인 원리를 기술하고 각 주제에 대한 정의, 원인, 병태생리기전, 임상증상, 진단법과 치료에 관하여 알기 쉽고 간단명료하게 기술하였으며 특히 치료 면에서 가지각색인 방법들을 잘 정리하여 실제 임상에서 이용하기에 편하게 기술하였다.

단지 일부 항목에서 치료 중이나 치료 후 추적 중 치료의 적정성을 판단하기 위한 재검사시기에 대한 기술이 좀 더 명료했으면 하는 점과, 이 책이 manual로 저술된 탓에 산염기대사 이상에서 1980년대에 소개된 이후로 외국의 일부 외과의사와 중환자전문의 및 마취과의사들이 선호하고 있는 Stewart 접근법에 관해서는 간단하게나마 소개가 안 되어 있는 것은 개인적으로 아쉽게 생각한다.

후학들을 위한 한 교수의 역작을 진심으로 치하해 마지않는다.
이 책은 지난 40여 년간 이 분야에 관하여 내가 본 책들 중 가장 내용이 좋아 전공의는 물론 임상 의사들의 필독서라 생각되어 추천하고 싶다.

2018년 5월 30일
이정상
서울대학교 의과대학 내과학 명예교수

추천하는 글

『수분, 전해질 및 산염기의 장애』의 발간을 축하합니다.

한진석 교수님을 개인적으로 처음 만난 것은 1997년이었습니다. 당시 총무이사로 저의 은사이신 (고) 최기철 교수님과 학회업무의 상의를 위해 광주에 오셔서 1~2시간 남짓 만나 뵈었습니다.

당시 저는 임상전임강사로 연구를 처음 시작하는 임상 의사였습니다. 최기철 교수님의 영향으로 저 역시 신장세관의 생리와 이온수송체에 대해 관심이 많았고, 제가 평소 궁금하던 신세관 운반체의 생리에 대해 많은 것을 여쭙고 상의를 하였습니다. 당시에 한 교수님은 이 분야에 논리정연하고 해박한 지식과 더불어 미국 NIH에서 연구한 실질적인 내용까지 상세히 답변해 주셨습니다.

이러한 인연을 계기로 저 역시 신세관 연구를 시작하였습니다. 그리고 후에 덴마크 오르후스(Aarhus) 대학에 연수를 다녀올 때와 연구를 진행하는 데도 교수님의 많은 도움을 받았습니다.

학회에서 교수님의 강의는 임상 데이터의 해석과 더불어 신장의 여러 운반체의 분자기전에 이르기까지 명쾌한 설명으로 깊은 감흥을 주었습니다. 우리나라의 신장생리와 신세관 운반체에 관한 연구는 한진석 교수님께서 (고) 최기철 교수님과 더불어 개척자이자 선구자로서 많은 일을 하셨습니다. 이러한 노력의 결과로 신세관생리 및 이온수송체에 대한 연구는 지난 20년간 많은 발전을 이루었으며 그 동안 미지의 세계로 남아 있던 요농축의 장애, 부종의 발생기전, 전해질대사의 장애 및 만성신질환의 병태생리에 대해 많은 부분이 밝혀지게 되었습니다.

　교수님께서 그동안 개척하신 신장생리 및 전해질대사 장애의 분야를 더욱 발전시켜가는 것은 저희 후학들의 역할이라 생각합니다.

　교수님의 정년에 즈음하여 이 책이 발간되는 것을 매우 기쁘게 생각합니다. 본『수분, 전해질 및 산염기의 장애』는 신장생리의 기초부터, 임상검사 소견의 분석 및 적용, 분자생물학적 이해에 대해 교수님의 많은 임상경험과 이론이 집약된 내용으로 짜임새 있게 구성되어, 신장학을 처음 시작하는 의과대학의 학생, 전공의, 전임의 및 신장내과 교수들에게 좋은 지침서가 될 것으로 생각합니다. 이 책의 발간이 이 분야의 임상 및 기초연구의 활성화에 새로운 출발점이 되기를 진심으로 바랍니다.

2018년 5월 15일

김수완

전남대학교 의과대학 신장내과 교수

추천하는 글

　의과대학 학생 혹은 내과 전공의들에게 내과 분야에서 가장 어려운 분과가 무엇이냐고 물으면 흔히 '신장학'이라 하고, 그 중에서 어느 분야인지 더 물을 때 '전해질, 산염기 대사 평형'이라는 이야기를 종종 듣게 됩니다. 한편, 의학의 기본 가운데 생리학이 중요하고 따라서 노벨상도 생리·의학상(Nobel prize in physiology or medicine)으로 수여하고 있는 것으로 이해합니다. 우리가 의과대학 3학년 때 내과학을 배우면서 병태생리 기전의 중요성을 알게 되었고, 그 기저에 생리학적 지식이 반드시 있어야 함을 깨달은 바 있습니다. 이러한 면에서 임상가들은 전해질 및 산염기 장애가 어렵지만 생리학적 지식을 통해 병태생리 기전을 헤아려 갈 수 있다는 점에서 흥미롭게 공부할 수 있습니다.

　저 역시 비슷한 생각에서 이 분야의 공부를 시작했고, 다행히 한진석 교수님을 만나서 오늘에 이르기까지 대학에 몸담을 수 있었습니다. 우리가 공부하는 데 이용하는 문헌이 여러 가지 있을 수 있겠으나, 근래 원활한 인터넷 사용 탓인지 과거에 비해 인쇄된 출간물을 소홀히 하는 경향이 있습니다. 그러나 모든 지식과 정보는 인쇄된 활자로 접할 때 우리 기억과 이해에 도달하는 바가 더 크다고 생각합니다. 따라서 교과서적 지식이 기본이지만, 방대한 교과서를 대신하여 진료현장에서 효율적으로 진료에 적용할 수 있는 지식을 습득하는 방편이 바로 편람(manual)이라 할 수 있습니다. 제가 전공의 시절 미국에서 발행한 전해질, 산염기장애의 병태생리, 진단 및 치료를 요약한 편람을 한진석 교수님으로부터 소개 받아서 탐독한 경험이 있습니다. 그러나 이제는 개정판 출간이 끊

어졌고, 유사한 내용을 인터넷을 통해서만 접근할 수 있습니다.

이러한 시기에 이번에 우리말로 출간되는 『수분, 전해질 및 산염기의 장애』는 매우 시의적절하다고 생각합니다. 전해질장애는 물론이고 산염기장애, 수액요법, 이뇨제치료 등 여러 분야에서 신장생리학 지식과 함께 임상적인 내용이 잘 요약되어 있습니다. 또한 마지막에는 여러 증례가 제시되어 있어서 간접적인 임상 경험뿐 아니라 복습으로 활용할 수 있습니다.

저는 한진석 교수님의 몇몇 원고를 읽으면서 그 내용의 범위가 넓고, 최근 지견까지 모두 요약된 지식의 깊이에 탄복하였습니다. 오랜 기간에 걸쳐 공들여 작업하신 노고가 배어 있음에 틀림없었습니다. 따라서 진료현장에서 환자 치료에 적용될 뿐 아니라, 신장생리학에 대한 이해를 깊이 하는 데 도움이 되리라 확신합니다. 근래 찾아보기 힘든 역작인 이 책의 출간을 축하드리고, 우리나라 임상신장학 발전에 기여하는 계기가 되기를 바랍니다.

2018년 5월 22일

김근호
한양대학교 의과대학 내과학 교수

추천하는 글

전해질과 산염기평형은 인체의 상태를 최적으로 유지하는 데 필수적이며, 응급상황에서 환자의 상태를 안정시키기 위해서 반드시 이상 여부를 확인하고 교정하여야 하는 중요한 부분이다. 특히 위급한 환자를 진료하는 내과, 외과 의사는 정확한 지식과 함께 신속하고 적절한 진단과 치료 능력을 가져야 한다. 그러나 의학의 다른 분야에 비해, 평면적인 암기로는 지식을 습득할 수 없고 생리에 대한 폭넓고 깊은 이해가 필요하여서 많은 의과대학생들이 어려워하는 분야이기도 하다. 또한 병실, 응급실, 중환자실 등에서 진료하는 임상 의사들도 이 분야의 지식과 진료 능력을 가져야 할 필요성은 절감하지만, 충분한 능력을 가졌다고 감히 자신할 수 있는 의사는 많지 않다.

여러 종류의 산염기, 전해질 관련 서적들이 국내에 소개되었으나 주로 외국서적이었고, 한글로 쓴 책은 거의 없거나 있더라도 외국의 서적을 비판 없이 짜깁기한 수준에 그치는 실정이었다. 특히 빠르게 바뀌는 학문의 변화를 반영하거나, 기존의 학설에 대한 고찰과 함께 알려진 이론이 어느 정도의 실증적 자료에 의해 뒷받침되는지에 대한 고찰이 동반된 책은 찾기가 쉽지 않았다.

서울대학교병원에서 내과 전공의로 있을 때 한진석 교수님을 처음 뵈었고 이후 30년 이상의 시간을 제자로서 같이할 수 있는 행운을 가졌다. 의학적인 가르침도 부족함이 없이 받았지만, 의사로서의 자세, 학문에 대한 열정, 삶에 대한 치열한 노력 등 많은 것을 배웠고 의사로서 사람으로서 어떻게 살아야 하는지 가르침을 받아 왔다.

한진석 교수님은 서울대학교에서 신장내과 교수로 임용된 이후, 신장생리와 전해질과 산염기평형에 관한 연구 오직 한 길에 정진하셨고, 학문이나 학자의 길에서 벗어난 시류에 야합하는 일에는 눈길 한 번 돌리지 않고 33년간의 긴 세월을 묵묵히 걸어 오셨다. 이제 그동안의 전해질, 산염기평형에 관한 지식과 경험을 한 권의 책으로 후학들에게 선물로 주게 되었다.

이 편람은 전해질과 산염기평형을 처음 공부하는 학생에게는 체계적인 개념을 가질 수 있도록 정리된 이론을 제공하고, 임상에서 진료를 담당하는 의사에게는 실제적인 진단과 치료에 도움을 줄 수 있도록 진단과 치료, 특히 실제 증례를 제공하여 환자 진료에도 보탬이 될 수 있도록 되어 있다. 학문적인 지식과 실제 임상에서 경험하는 증례의 간극도 많이 줄여 줄 것으로 생각한다.

온 힘을 기울여 역작을 만드신 노고에 깊이 감사드리고, 이 책을 만드신 교수님의 깊은 뜻과 뜨거운 마음이 후학들에게 잘 전달되기를 소망한다.

2018년 5월 20일

엄재호

엄재호내과 원장

추천하는 글

한진석 선생님의 정년퇴임과 『수분, 전해질 및 산염기의 장애 – 진단 및 치료에 대한 편람』 출판을 진심으로 축하드립니다.

제가 1997년 서울의대 본과 2학년 학생이었을 때 선생님을 처음 뵈었으니, 선생님을 스승님으로 모신 지도 벌써 20년이 흘렀습니다. 1997년에 선생님의 '산염기대사의 장애' 강의를 처음 들었을 때 제가 느꼈던 감명을 아직도 잊을 수가 없습니다. 어려운 내용을 명쾌하게 가르쳐 주시던 선생님의 명강의를 들으며 제가 정말 의사가 되어 가고 있다는 자부심을 가질 수 있었습니다. 그때 선생님의 판서 내용을 열심히 필기했던 제 신장학 책은 그 이후 지금까지 제게 가장 소중한 책이 되어, 언제나 저의 책상에서 가장 가깝게 손이 닿을 수 있는 위치에 자리하고 있습니다. 이제 그 책 옆에 나란히 놓을 수 있는 또 한 권의 소중한 책을 스승님께서 직접 마련해 주신 것에 무한한 감사를 드리며, 이 책이 저뿐만 아니라 여러 의대생들과 의사 선생님들에게도 큰 도움이 되리라 확신합니다.

신장학에서 전해질과 산염기대사의 장애는 의대생과 타과의 의사들뿐만 아니라 신장내과 의사들도 어렵다고 느끼는 분야입니다. 한 선생님의 제자로서 부끄러운 고백이지만, 저 역시 자주 여러 책을 찾아보면서도 강의할 때 실수를 하거나 진료 시에 망설이며 결정한 적이 많았습니다. 그럴 때마다 제가 학생 때부터 보아 왔던 신장학 책보다 좀 더 심도 깊게 이 분야를 집대성한 책이 있으면 참 좋겠다고 생각하였는데, 이제 스승님께서 그런 책을 만들어 주셔서 정말 기쁘고 감사합니다. 선생님께서 은퇴하신 후 선생님의 명강의를 듣지 못하게 될 의대 후배들이나 저처럼 신장생리와 전해질, 산염기대사의 장애를 집대성한 편람을 갈망했던 여러 내과 선생님들에게도 이 책이 공부와 진료의 길잡이로서 큰 도움이 되리라 생각합니다.

　　본과 2학년 때부터 지금까지 저의 지난 20여 년을 함께해 주었던 신장학 책을 대신하여 신장내과 의사로서 저의 향후 20여 년을 함께해 줄 이 책을 집필해 주신 스승님께 진심으로 감사드리며, 이 책이 여러 학생들과 선생님들에게도 큰 도움이 되길 바랍니다.

2018년 5월 22일

장혜련
성균관대학교 의과대학 신장내과 부교수

집필진

집필

한진석

김근호: 제10장 2. 수분배설촉진제 (Vaptan)

증례 및 해설

김근호 (한양대학교 의과대학 내과): 증례 감수

엄재호 (엄재호내과의원)

정윤철 (분당제생병원 내과): 증례 감수

김세중 (분당서울대학교병원 내과)

장혜련 (성균관대학교 의과대학 삼성서울병원 내과)

문주영 (경희대학교 의과대학 강동경희대학교병원 내과)

허남주 (서울대학교병원 강남센터 내과)

이정환 (서울특별시 보라매병원 내과)

정은숙 (혜화열린내과)

차례

김근호(감수), 엄재호, 정윤철(감수), 김세중,
장혜련, 문주영, 허남주, 이정환, 정은숙

일러두기

1. 전해질의 표기
   1) IUPAC(The International Union of Pure and Applied Chemistry)와 2014년 대한화학회에서 정한 대로 나트륨, 칼륨 대신 소디움, 포타시움으로 표기하였다.
   2) ~혈증을 쓸 때는 영어 표기에 맞추어 ~나트륨혈증, ~칼륨혈증으로 표기하였다.
   3) 인은 실제 측정하는 것이 인산염에서 인을 측정하는 것이므로 ~인산혈증 대신 ~인혈증으로 표기하였다.

2. 단위는 mM(mmol/L), nM(nmol/L)를 기본으로 하였다.
   1) mol/L는 M으로 줄여 표기하였다. 즉 mmol/L, nmol/L, pmol/L를 mM, nM, pM으로 표기하였다.
   2) mg/dL, mEq/L도 함께 사용하였지만 실제 임상에서 주로 쓰는 단위를 주로 사용하였다. 예를 들어 칼슘농도는 mg/dL, 이온화 칼슘(iCa)농도는 mM로 표기하였다.
   3) 삼투질농도의 표기는 $mOsm/kgH_2O$를 mOsm/kg로 표기하였다.

3. 농도
   1) 본문에서 전해질의 농도를 표현할 때 전해질 다음에 바로 붙여 농도를 표기하였다.
      즉 '소디움농도'로 표기하였다. 이는 전해질 자체와 전해질의 농도를 구분하여야 할 때가 많기 때문에 이를 쉽게 하도록 하였다.
   2) 전해질의 농도는 축약하여 [ ]에 표기하였다. 즉 소디움농도는 [Na]로 표기하였다.
      ① 전하나 이온가는 표기하지 않았다. 즉 [Na^+]대신 [Na]로 하였다.
      ② 분자를 형성하는 원래의 식은 그대로 표기하였다. 즉 [HCO_3]로 하였다.
      ③ 요지표를 표기할 때 U_{Sol}로 기술한 것은 용질의 요농도를 의미한다. 배설량은 따로 표기하여 구분하였다.

4. 약자(略字)
   1) 처음 나왔을 때 제대로 표기한 이후 흔하게 쓰이는 것은 약자로 표기할 때가 많았다. 예를 들어 부갑상선호르몬(parathyroid hormone, PTH)으로 풀이한 후 PTH로 기술하였다.
   2) 여러 지표를 약자로 표기할 때가 많았다. 즉 요삼투질농도(urine osmolality)는 U_{Osm}로 기술하였다.
   3) 시간은 일(day)은 d, 시간(hour)은 h, 분(minute)은 m으로 약하였다.

5. 이 책은 내과학과 신장학을 기반으로 기술하였다.
   최근 중환자학, 마취과학, 외과학에서 사용하는 여러 개념과 지표를 혼용하여 혼란이 있다. 이를 배제하기 위하여 다음과 같은 원칙으로 기술하였다.
   1) 다른 분야의 문헌을 참고하되 뚜렷하게 도움이 되지 않으면 기술하지 않았다.
   2) 도움이 되는 것이라도 내과학과 신장학의 원칙에 맞추어 기술하였다.

제1장

체액의 분포 및 조성

(Fluid Compartments and Compositions)

I. 내적환경의 항상성과 신장

● 생명체는 바다에서 탄생하여 진화하였다.

1. 처음 생명체는 바다에서 태어난 하나의 세포(single cell)였다. 세포 안은 태초의 바닷물 즉 해수의 농도와 같이 포타시움의 농도가 높고 소디움의 농도가 낮았다.

2. 같은 세포나 혹은 기능이 관련된 세포가 모여서 조직(tissue)을 이루고 힘을 합쳐 외부 환경의 변화에 대처하였다. 이후 서로 보완하는 기능을 가진 여러 조직이 모여 기관(organ)이 되었고 여러 기관이 힘을 합쳐 효율적으로 기능하도록 통제하고 조율하는 기능을 가진 하나의 생명체로 진화하였다.

3. 여러 기관이 서로 조화를 이루도록 조절하고 통제할 신호(signal)를 전달할 공통의 세포외액이 생겼고 해수와 비슷한 조성비였다.

    1) 처음에는 해수에 포타시움이 많았고 소디움, 칼슘, 마그네슘은 적었다.

    2) 많은 세월이 흐르며 포타시움은 규산염의 형태로 해저에 침전하여 해수의 소디움 농도는 점점 증가하고 포타시움 농도는 감소하였다.

       ① 이에 따라 세포외액의 조성도 비슷하게 변하였다.

       ② 세포는 그간 형성한 대사과정을 유지하기 위하여 원래의 농도 즉 높은 포타시

움농도를 그대로 유지하고 있다. 현재 세포의 효소 대부분이 세포내 포타시움의 농도가 높거나 소디움의 농도가 낮아야 최대로 활성화한다.

● **내적환경**(internal milieu)**의 항상성**(homeostasis)

1. 1878년 Bernard는 생명을 유지하려면 내적환경(Milieu Intérieur)이 항상 일정하여야 한다고 하였다. "바다에서 유래한 생명체는 몸속에 큰 바다를 지니고 육지로 향하였다. 체액은 세포를 담은 바다이며 생체의 내적환경이다." *(Bernard C. Leçons sur les phénoménes de la vie communs aux animaux et aux vegataux. Paris, Baillière JB, 1878)*

2. 1923년 Starling은 음식(용질)과 수분의 섭취 등 외부의 변화가 매우 크더라도 생체라는 바다는 그 조성을 일정하게 유지한다며 이를 신체의 지혜(wisdom of body)라 하였다. *(Starling EH. BMJ 1923;2:685)*

3. 1932년 Cannon은 체내의 조성, 혈압, 체온과 에너지의 평형이 함께 연관되어 일정하게 유지한다고 하였고 이를 내적환경의 항상성(homeostasis)이라 하였다. *(Cannon WB. Wisdom of the body, NY, WW Norton, 1932)*

● **신장은 항상성 유지에서 필수적인 역할을 한다.**

1. 생명현상을 유지하려면 내적환경인 체액량, 체액의 분포와 장력(tonicity), 체액 내 용질의 농도를 일정하게 유지하는 것이 가장 중요하다.

2. 매일 섭취하는 용질과 수분의 양이 다르기 때문에, 내적환경을 일정하게 유지하려면 섭취한 양에 따라 적절하게 손실과 배설이 이루어져야 한다.

3. 대부분의 용질과 수분은 신장에서 배설하고 일부는 위장관이나 폐, 피부를 통하여 배설한다.

4. 성인은 양측 신장에 있는 200만 개의 신원(nephron)을 통하여 하루에 약 150 ~ 180 L에 이르는 체액을 초여과(ultrafiltration)한다.

   1) 여과액은 신세관을 지나며 성분에 따라 필요한 물질은 재흡수하고 필요하지 않으면 분비나 배설하며 요배설을 조절한다.

   2) 이 과정을 통하여 과잉의 수분이나 용질은 배설하고 부족한 수분이나 용질은 재흡수를 하여 체내의 균형을 유지한다.

   3) 최종 1일 요량은 0.5 ~ 2 L로 여과량의 0.5 ~ 1% 정도이다.

II. 체액과 구획

● 체액(body water)의 구획과 분포

1. 총체액(total body water, TBW) 혹은 전체액량은 남자는 체중의 60%이며, 여자는 지방이 많아 50%이다. 고령에서는 남자 50%, 여자 45%로 감소한다.

2. 총체액의 50%는 근육, 20%는 피부, 나머지 20%는 여러 장기에 분포한다. 혈관 내에는 8 ~ 10%가 있다.

3. 체액은 이론적으로 3구획(compartment)을 나눈다. 크게 세포내액(intracellular fluid, ICF)과 세포외액(extracellular fluid, ECF)으로 구분하며, 세포외액은 혈관내액(intravascular fluid, IVF)과 간질액(interstitial fluid, ISF)으로 구분한다.

4. 각 구획의 전해질이나 용질의 조성은 차이가 있지만 삼투질농도(osmolality)는 서로 같게 등장(isotonicity)을 유지한다. 구획 사이에 삼투질농도 차이가 있으면 삼투질농도가 낮은 곳에서 높은 곳으로 수분이 이동하여 삼투질농도를 서로 같게 한다. 이때 수분이 이동하는 힘을 삼투압(osmotic pressure, π)이라 한다.

● 각 구획의 체액량과 그 조절기전

1. 총체액의 2/3는 세포 내에 있는 세포내액이며, 1/3은 혈관과 간질 즉 세포 외에 있는 세포외액이다. 세포외액의 3/4은 간질액, 1/4은 혈관내액이다.

2. 혈관내액 즉 혈액량은 총체액의 1/12(8%)이며 이 중 55 ~ 60%가 혈장(plasma)이

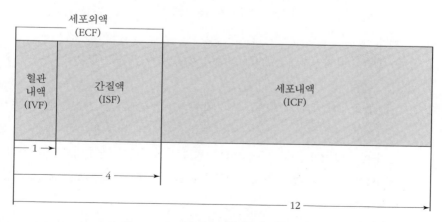

그림 1-1. 총체액(TBW) 및 구획(compartments)

다(총체액량의 5%).

◦ 혈액량 (L) = 혈장량/[1− Hct] (L)

  * 정상 혈액량은 약 5 L인데 Hct(hematocrit)은 0.4 ~ 0.45이므로 혈장량은 2.75 ~ 3 L 정도이다.

1) 혈장의 93%가 수분(혈장수분)이다.

  ① 나머지 6 ~ 8%는 albumin, globulins, fibrinogen 등 단백질이다.

  ② 혈장수분에는 당, 지질, 혈액응고인자 및 Na^+, K^+, Ca^{2+}, Mg^{2+}, HCO_3^-, Cl^-, PO_4^{3-} 등 전해질, 호르몬, 용해된(dissolved) 이산화탄소(CO_2)와 산소(O_2) 등이 있다.

  ③ 혈장수분 $(\%)$ = 99.1 − {1.03 × [지질농도/100] + 0.73 × [단백질농도/100]}

    * 지질, 단백질 농도의 단위는 mg/dL

2) 혈청은 혈장에서 fibrinogen과 혈액응고인자를 제외한 부분이다.

3. 혈장량은 모세혈관(capillary)과 간질액 사이의 수분이동을 조절하는 Starling장력에 따라 증가 혹은 감소한다.

  Starling장력은 모세관의 압력으로 수분을 혈관 밖으로 밀어내는 모세혈관 안팎의 정수압차(transcapillary hydrostatic pressure)와 혈장 단백에 의하여 간질의 체액을 혈관으로 끌어 들이는 교질삼투압(colloid oncotic pressure)에 의하여 결정된다.

  1) 정상 모세혈관 동맥쪽

    ① 혈관정수압이 35 mmHg, 이에 대항하는 간질의 압력이 5 mmHg로 혈장액을 혈관 밖으로 유출하는 순압력은 30 mmHg이다. 교질삼투압은 혈관 내 25 mmHg, 간질 5 mmHg로 혈관 안으로 체액을 유입하는 순압력은 20 mmHg이다.

    ② 두 압력의 차이인 10 mmHg에 의하여 혈관 밖 즉 간질로 혈장액이 유출한다.

  2) 정상 모세혈관 정맥쪽

    ① 동맥에 비하여 혈관 내 압력이 작아 정수압이 15 mmHg로 감소하지만 이에 대항하는 간질의 압력은 변화가 없이 5 mmHg이다. 혈장액을 혈관 밖으로 유출하는 순압력이 10 mmHg이다. 교질삼투압은 혈관 내 25 mmHg, 간질 5 mmHg로 변동이 없이 유지하여 혈관 안으로 체액을 이동시키는 순압력은 20 mmHg이다.

    ② 두 압력의 차이 즉 −10 mmHg에 의하여 혈관 밖 즉 간질에서 혈장액을 혈관

안으로 회수한다.

3) 쇼크(shock)가 있으면 Starling장력에 의하여 체액이 간질로 이동하는 제3구획현
상(third spacing)이 일어난다.

4) 오랫동안 서 있으면 혈장수분 중 10 ~ 12%가 혈관 밖 간질로 이동하여 hematocrit,
혈청의 단백과 응고인자의 농도가 증가하여 혈액응고 즉 혈전이 생길 수 있다.

표 1-1. 모세혈관과 간질의 정수압, 교질삼투압과 Starling장력

모세혈관	정수압 *(mmHg)*		교질삼투압 *(mmHg)*		순압력차 *(mmHg)*
	혈관	간질	혈관	간질	
동맥 측	35	5	25	5	10
정맥 측	15	5	25	5	−10

III. 구획의 전해질농도와 물질운반체

● 각 구획의 전해질농도

1. 주된 양이온은 세포외액에서는 소디움, 세포내액은 포타시움이다. 세포막의 Na^+-K^+ ATPase에 의하여 소디움은 세포 외로, 포타시움은 세포 내로 3:2의 비율로 이동하여 항상 일정한 농도를 유지한다.
2. 주된 음이온은 세포외액에서는 클로라이드, 세포내액은 인과 단백질음이온이다.
   1) 세포내액에는 세포외액에 비하여 포타시움, 마그네슘, 인과 단백질음이온이 훨씬 많다.
   2) 세포내액에는 유기음이온인 인과 단백이 많아 음이온의 90%를 차지하며 세포막을 통과하지 못한다. 이에 따라 Gibbs-Donnan평형에 의하여 세포외액에 주로 분포하는 클로라이드, HCO_3^-과 평형을 이룬다.

● 물질운반체(transporter)의 발생과 진화

1. 생명체는 해수에서 탄생하여 진화하였다. 차음에는 포타시움이 많고 소디움, 칼슘, 마그네슘은 적었다.
   ○ 많은 세월이 흐르며 포타시움은 규산염의 형태로 바닥에 침전하여 현재의 해수와 같이 소디움이 많고 포타시움은 줄었다. 한편으로 태양에 의하여 증발한 수분이 비가 되어 육지에 나누어지며 해수의 농도는 점점 높아졌다. 현재 해수의 전해질비율 즉 염도가 3.5%에 이른다(35 g/kg).
   ○ 현재 해수의 조성 (mM): [Na] 469, [K] 10.2, [Ca] 10.3, [Mg] 52.8, [Cl] 546, [H] 10.8, [SO$_4$] 28.2
2. 생명현상을 유지하기 위하여 꼭 필요한 물질을 세포의 안팎으로 이동하기 위하여 세포막에 특별한 단백질인 물질운반체를 만들어 조절하고 있다.
   1) 처음 생명체는 단세포였다. 세포 안의 농도는 처음 해수의 조성과 같이 포타시움의 농도가 높고 소디움의 농도가 낮았다.
   2) 진화하며 수많은 세포가 모여 조직, 기관을 형성하였고 서로 연관을 맺고 조절 및 통합 즉 소통하기 위하여 세포외액이 생겼고 해수와 비슷한 조성비였다.
   3) 이후 해수의 조성이 변하며 이에 적응하기 위하여 세포외액은 해수의 농도와 같이 소디움 농도는 높고 포타시움농도가 낮게 되었다. 그러나 세포 안은 그간 이루어

표 1-2. 세포내액, 간질 및 혈장의 전해질농도 (mM)

	세포내액	간질액	혈청	혈장
[Na]	25	145	135 ~ 145	151
[K]	150	5	3.5 ~ 5	4 ~ 5.5
[Cl]	2	115	95 ~ 105	105 ~ 115
[HCO$_3$]	6	27	25	27
[Ca]	0.01	5.5	2.4	2.6
[Mg]	15	1.8	1.2	1.3
[P]	50	2.3	2	2.2

* 혈장의 93%는 수분이므로 혈청 소디움농도가 140 mM이라면 이는 혈장 중 93%를 차지하는 혈장수분에 있는 것이다. 따라서 혈장 소디움농도는 140 mM ÷ 0.93 즉 150.5 mM이다.

놓은 대사과정을 유지하기 위하여 원래의 조성을 그대로 유지하려 애썼다.

4) 결과적으로 세포는 부족한 물질은 세포 안으로 끌어 들이고 필요하지 않거나 넘치는 성분은 세포 밖으로 내보내는 물질의 운반기전을 만들었다.

5) 세포막에는 세포 안의 조성을 유지하기 위하여 여러 종류의 이온펌프(ion pump)와 물질운반체(transporter)가 있다. 이들은 에너지를 직접 혹은 간접으로 사용하여 물질을 세포 안팎으로 능동으로 이동한다. 이에 따라 생긴 농도경사 혹은 전위차에 의하여 세포막의 통로(channel)나 세포사이의 치밀이음부(tight junction)를 통하여 수동으로 이동한다.

3. 스스로 ATP 등 에너지를 사용하는 것을 일차 능동물질운반체(primary active transporter) 혹은 이온펌프라고 하며 H$^+$ ATPase, H$^+$-K$^+$ ATPase, Na$^+$-K$^+$ ATPase, Na$^+$-Ca^{2+} ATPase 등이 진화하며 순차적으로 나타났다. 이후 이들의 에너지에 의하여 이차적으로 물질 이동이 이루어지는 이차 능동물질운반체(secondary active transporter)가 나타났고 통로와 같은 수동물질운반체가 나타났다.

● 각 구획의 삼투질농도(osmolality)가 같도록 유지한다. 이러한 삼투질농도의 평형을 유지하기 위하여 세포 안팎으로 수분이 이동한다.

○ 체내의 수분은 구획 간 삼투질농도의 차 즉 삼투압에 의하여 분포가 결정된다. 수분은 세포 내외로 자유롭게 이동하여 각 구획의 삼투질농도가 같게 유지한다. 이를 삼투질평형 혹은 등장의 유지라고 한다. 이때 이동한 수분의 압력을 삼투압이라 한다.

1. 삼투질농도

   1) 삼투질농도는 수분(용액)에 들어 있는 용질(solute, particle)의 수를 의미하며 오스몰랄농도(osmolality)와 오스몰농도(osmolarity)의 2가지가 있다.

   2) 오스몰랄농도는 수분 1 kg, 오스몰농도는 수분 1 L에 있는 용질의 수이다. 즉 1 오스몰랄 용액은 수분 1 kg에 용질 1 mol을 함유하고 있으며 각 용질의 분자량이나 원자가와는 관계가 없다. 즉 단백 1 mol, 소디움 1 mol, 수소 1 mol은 각각 1 오스몰랄이다.

   3) 수분 1 kg은 거의 1 L로 큰 차이가 없지만 오스몰랄농도는 온도와 압력에 따라 변화하지 않기 때문에 오스몰농도보다 더 정확하다. 임상에서는 주로 오스몰랄농도로 표시하며 단위는 mOsm/kgH$_2$O 혹은 mOsm/kg로 표기한다.

2. 정상 혈장 삼투질농도 혹은 오스몰랄농도(plasma osmolality, P$_{Osm}$)는 280 ~ 295 mOsm/kg이며 1 ~ 2%만 변하여도 조절기전이 나타난다.

3. 각 분획의 삼투질농도는 모두 같게 즉 등장을 유지한다.

   ◦ 혈청 소디움이나 당의 농도가 높아 삼투질농도가 증가하더라도 이들은 세포 안으로 이동할 수 없다. 대신 삼투압에 의하여 수분이 세포에서 유출하여 혈장 삼투질농도를 낮추고 등장을 유지한다.

   1) 혈장 삼투질농도(plasma osmolality, P$_{Osm}$)의 계산

     ◦ 소디움과 음이온(클로라이드, HCO$_3^-$), 당, 요소(BUN)가 혈장의 주된 삼투질이므로 다음과 같이 계산한다. 음이온은 소디움과 결합하므로 혈청 소디움농도로 대신한다.

$$P_{Osm} \; (mOsm/kg) = 2 \times [Na] \, (mM) + \frac{혈당 \; (mg/dL)}{18} + \frac{BUN \; (mg/dL)}{2.8}$$

       * 당의 분자량은 180이지만 mg/dL단위로 측정하므로 mmol/L 즉 mM로 전환하려면 18로 나누며, BUN은 요소에 있는 2개의 N을 측정하므로 분자량이 28이지만 역시 dL에서 L로 전환하려면 2.8로 나눈다.

   2) 혈장 유효삼투질농도(effective P$_{Osm}$, E$_{Osm}$)의 계산

     ◦ 요소는 세포막을 자유로이 통과하여 세포 내외의 수분이동에 영향을 주지 않는다. 수분의 이동을 초래하는 유효삼투질농도는 요소를 제외하고 아래와 같이 계산한다. 이를 유효삼투질농도 혹은 긴장도(tonicity)라고 한다.

$$E_{Osm} \; (mOsm/kg) = 2 \times [Na] \, (mM) + \frac{혈당 \; (mg/dL)}{18}$$

3) 삼투질농도차(osmolal gap, OG)

① 실제 측정한 혈장 삼투질농도와 계산한 삼투질농도의 차이며 정상은 10 mOsm/kg 미만이다.

② 심한 패혈증이나 쇼크, 만니톨의 투여, 독성알코올(ethanol, methanol, ethylene glycol)의 중독에서 삼투질농도차가 증가하여 15 ~ 20 mOsm/kg 이상이 된다.

● 세포 내외의 이온(ion)이동

◦ 수분은 구획 간 삼투질농도의 차에 따라 수동적으로 이동한다. 수분 이외 세포 내외의 물질이동은 필요에 따라 반드시 에너지를 쓰며 세포막에 있는 물질운반체(transporter, channel)를 통하여 이루어진다.

1) 일차 능동물질운반체(primary active transporter) 혹은 이온펌프(ion pump)

① 직접 ATP의 가수분해에 의하여 발생한 에너지를 이용하여 세포막 내외의 농도경사나 전위차를 거슬러 용질이 이동한다.

② H^+ ATPase, H^+-K^+ ATPase, Na^+-K^+ ATPase, Ca^{2+} ATPase 등이 있다.

2) 이차 능동물질운반체(secondary active transporter)

◦ 일차 능동물질운반체에 용질이 이동하며 생성한 세포 내외의 농도경사나 전위차에 따라 다른 용질도 함께 이동한다.

① Cotransporter 혹은 symporter

◦ Na^+-glucose transporter(SGLUT, SGLT), Na^+-phosphate transporter(NPT), Na^+-anion transporter(MCT, NaDC), NCC, NKCC2, KCC, Na^+-bicarbonate cotransporter (NBC)

② Exchanger 혹은 antiporter

◦ Na^+-H^+ exchanger(NHE), Na^+-Ca^{2+} exchanger(NCX), $Cl^--HCO_3^-$ exchanger (AE)

3) 수동물질운반체: 농도경사나 전위차에 따라 용질이 이동한다.

① 촉진물질운반체(facilitated transporter): AQP2, UT

② K^+ 혹은 Cl^-통로(channel)

③ 농도경사와 전위차에 의한 확산, 삼투질농도의 차에 따른 이동(삼투이동) 등 대개 세포사이로 재흡수하며 claudin이 대표적이다.

● 혈청 전해질농도와 세포의 흥분도(excitability)

1. 혈청 전해질농도는 신경, 심장, 근육 세포 등 흥분세포(excitable cell)의 흥분도를 결정한다.

   ○ 흥분도 $\propto \dfrac{[Na] + [K] + [H]}{[iCa] + [Mg]}$

2. 세포 내외의 전해질농도 비도 세포막의 흥분도를 결정하지만, 임상에서는 혈청 전해질농도가 중요하다. 일반적으로 1가 양이온과 2가 양이온의 혈청농도의 비를 일정하게 유지하는 것이 중요하다.

   예: 고칼륨혈증이 있을 때 저칼슘혈증을 동반하면 심장의 흥분도가 더욱 증가하여 치명적이다. 따라서 반드시 혈청 포타시움과 칼슘을 동시에 교정하여야 한다.

IV. 전해질농도의 단위

- 전해질농도의 단위는 mmol/L 혹은 mM, mEq/L, mg/dL 등을 사용한다. 예외적으로 산(H^+)의 농도는 매우 낮아 nmol/L 혹은 nM로 표시한다.
  - NaCl 1 mmol은 1 mmol의 소디움(Na^+)과 1 mmol의 클로라이드(Cl^-)가 결합한 것이다. 소디움이나 클로라이드가 1가 이온이므로 mmol과 mEq가 같다.
  - 소디움 1mmol 즉 23 mg과 클로라이드 1 mmol 즉 35.5 mg은 원자량이 서로 달라도 원자수(원자가, valence)가 1가로 같아 두 물질은 정확히 결합한다.
  - $CaCl_2$는 1 mmol은 2가의 칼슘(Ca^{2+}) 1mmol 즉 40 mg과 1가의 클로라이드 2 mmol 즉 71 mg이 결합한 것이다. 즉 칼슘 2 mEq와 클로라이드 2 mEq가 결합한 것이다.
  - 다른 원자량과 다른 원자가를 가진 두 물질이 결합한 화합물에서 원자량과 원자가에 상관이 없이 단지 화학결합능(chemical combining capacity)이 있는 입자의 수를 표시하는 것이 mEq이다.

1. mmol, millimole
   1) 1 L에 있는 전해질(mg)의 농도를 mM 혹은 mmol/L로 환산하려면 그 전해질의 원자량(mg)으로 나누면 된다.
      ① mmol = [물질의 양 *(mg)*] ÷ 원자량
      ② 소디움 4.6 mg/dL일 때 1 L에는 소디움이 46 mg이 있다. 이를 원자량 23으로 나누면 2 mM(mmol/L)이 된다.
   2) NaCl과 같이 분자를 구성하는 모든 원자의 원자가가 1이면 mmol과 mEq는 일치한다. 그러나 원자가가 1보다 큰 물질에서는 mmol과 mEq는 다르다.
   3) mmol/L는 mM로 생략하여 표기한다.

2. mEq, milliequivalent
   1) 다른 물질과 정확히 결합할 수 있는 화학결합능이 있는 입자의 수를 나타내는 단위이다.
   2) mg을 mEq로 환산하려면 mg에 원자가(valence)를 곱하고 이를 원자량으로 나눈다.
      ① mEq = [물질의 양 *(mg)* × 원자가] ÷ 원자량
      ② 원자량이 23인 소디움의 농도가 2.3 mg/dL이면 1 L에는 소디움이 23 mg이 있다. 이는 1 mM이며 1 mEq/L이다. 원자가가 1인 소디움(Na^+) 1 mmol은 원자

가가 1인 클로라이드(Cl^-) 1 mmol과 결합한다.

③ 인은 체내에서 인산염의 형태로 존재하며 정상 pH 7.4에서 $H_2PO_4^{2-}$와 $H_3PO_4^-$의 2가지로 그 비는 4:1이다. 이를 인(phosphorus) 혹은 중성인산염(neutral phosphates)이라고 한다. 4 mM의 2가 음이온과 1mM의 1가 음이온으로 총 5 mM에 9개의 음이온이 있어 원자가(valence)는 1.8이다. 즉 1 mM의 인은 1.8 mEq/L이다.

④ 칼슘은 원자량이 40이고 원자가가 2이다(Ca^{2+}). 원자가가 2인 1 mmol의 칼슘은 원자가가 1인 클로라이드 2 mmol과 결합한다. 즉 $CaCl_2$는 클로라이드 2원자가 칼슘 1원자와 결합하고 있는 화합물이다.

  ◦ 칼슘의 1당량(equivalent) 또는 결합량(combining weight)은 20 mg이다. 따라서 20 mg의 칼슘은 0.5 mmol이고 1 mEq이다. 즉 2가 이온인 전해질의 농도 mEq/L는 mM의 2배이다.

3. mg, miligram

   1) 무게의 단위로 1 mg은 0.001 g이다.

   2) 화학결합능이나 원자의 개수(원자가)를 나타내지 않는다.

● 전해질농도의 단위를 환산하는 방법

1. 대부분의 혈청 전해질과 용질의 농도는 mM(mmol/L), mEq/L와 mg/dL을 사용하므로 각 단위로 환산하는 방법을 아는 것이 좋다.

2. 일반적으로 전해질은 mM이나 mEq/L의 단위를 사용하지만 칼슘과 인은 mg/dL로 표시한다.

3. 단위 간의 환산

   1) mg/dL를 mM로 환산: mM = [mg/dL × 10]/원자량

   2) mg/dL를 mEq/L로 환산: mEq/L = [mg/dL × 10 × 원자가]/원자량

   3) mM을 mg/dL로 환산: mg/dL = [mM × 원자량]/10

   4) mEq/L를 mg/dL로 환산: mg/dL = [mEq/L × 원자량]/[원자가 × 10]

   5) 단위전환의 예

      ① 혈청 소디움농도 322 mg/dL: [322 × 10]/23 = 140 mM(mEq/L)

      ② 혈청 칼슘농도 5 mEq/L: 2.5 mM, [5 × 40]/[2 × 10] = 10 mg/dL

      ③ 혈청 클로라이드 농도 100 mM: 100 mEq/L, [100 × 35.5]/10 = 355 mg/dL

표 1-3. 단위 전환표

	원자량	원자가	당량	전환계수[*]		정상 혈청 농도		
				mg/dL	*mEq/L*	*mM*	*mEq/L*	*mg/dL*
Na^+	23	1	23	2.3	1	140	140	322
K^+	39	1	39	3.9	1	4.5	4.5	17.5
Cl^-	35.5	1	35.5	3.55	1	100	100	355
Ca^{2+}	40	2	20	4.0	2	2.5	5	10
Mg^{2+}	24	2	12	2.4	2	1	2	2.4
$P^{\#}$	31	1.8	17.2	3.1	1.8	1.3	2.3	4.0

* 전환계수는 mM을 mg/dL이나 mEq/L로 바꿀 때 곱하는 수치이다.

인은 체내에서 $H_2PO_4^{2-}$와 $H_3PO_4^-$의 2가지 인산염의 형태로 있고 그 비는 4:1이다.
  총 5 mM에 9개의 음이온이 있어 원자가(valence)는 1.8이다.

제2장
신세관의 기능
(Transport Physiology of Renal Tubules)

I. 신세관의 기능(Functions of Renal Tubules)

I-1. 개요

● 신장의 구성

• 신장 1개는 비록 150 g에 불과하지만 생체항상성을 유지하기 위하여 복잡한 기능을 수행하는 신원(腎元) 혹은 네프론(nephron)이라는 작은 단위가 100 ~ 150만 개 이상이 있다.

1. 네프론은 모세혈관이 뭉쳐 있는 사구체(絲毬體, glomerulus)와 이에 연결된 신세관(腎細管, renal tubule) 혹은 요세관(尿細管)으로 이루어진다. 한쪽 신장에 있는 사구체의 전체 면적은 2 m²가 넘고 세관을 모두 펴서 이으면 전체 길이가 무려 120 ~ 140 km에 달한다.

2. 사구체는 신장에 오는 혈액을 끊임없이 걸러내는 체(sieve)와 같은 여과장치의 역할을 한다. 혈구나 단백질 등 분자량이 12,000 Da을 넘는 큰 물질은 사구체를 통과하지 못한다.

3. 사구체에 의하여 거른 여과액은 생체의 필요에 따라 재흡수하거나 배설을 한다.

① 노폐물 특히 질소화합물과 체내에 넘치는 물질은 배설한다.

② 비타민, 아미노산, 지방산, 포도당 등의 영양소는 물론 소디움, 포타시움, 알칼리, 칼슘, 마그네슘, 인 등 전해질과 수분과 같이 체내에 꼭 필요한 성분은 세관에서 재흡수한다.

③ 대사를 통하여 생성한 산, 독성물질이나 약제의 대사산물 등은 세관에서 배설한다.

4. 1일 100 ~ 180 L를 여과하며 99% 이상을 재흡수하여 최종 1일 요량은 0.5 ~ 1% 인 0.5 ~ 2 L이다.

● 신세관 혹은 요세관

1. 신세관은 사구체 이하 차례대로 분절(segments) 혹은 부위로 나뉜다.

　1) 근위세관(近位細管, proximal tubule, PT)

　2) 헨레loop(loop of Henle, LH)

　　(1) 가는 내림가지 혹은 박하행각(薄下行脚)(thin descending limb, tdl)

　　(2) 가는 오름가지 혹은 박상행각(薄上行脚)(thin ascending limb, tal)

　　(3) 굵은 오름가지 혹은 비후상행각(肥厚上行脚)(thick ascending limb, TAL)

　3) 원위곡세관(遠位曲細管, distal convoluted tubule, DCT)

　　(1) 상위 원위곡세관(early DCT, DCT1)

　　(2) 하위 원위곡세관(late DCT, DCT2)

　4) 연결세관(連結細管, connecting tubule, CNT)

　5) 집합관(集合管, collecting duct, CD)

　　(1) 피질집합관(皮質集合管, cortical CD, CCD)

　　　◦ 기시집합관(基始集合管, initial CD, ICD): 피질집합관의 시작부위를 기시집합관 으로 따로 구분하기도 한다.

　　(2) 외수질집합관(外隨質集合管, outer medullary CD, OMCD)

　　(3) 내수질집합관(內隨質集合管, inner medullary CD, IMCD)

　　　① 기시부(基始部) 내수질집합관(initial IMCD, iIMCD)

　　　② 말단부(末端部) 내수질집합관(terminal IMCD, tIMCD)

　6) 이후 신배(renal pelvis)를 거쳐 요관(ureter), 방광을 거쳐 요도에 이른다.

2. 신세관의 각 분절이나 부위에 따라 고유의 기능이 있다. 이들이 기능의 조화를 이루기 때문에 섭취한 음식물이 크게 달라도 노폐물의 배설과 산염기평형, 수분과

전해질평형 등 체내의 내환경(internal milieu)을 일정하게 유지한다.

● 용질과 수분의 재흡수와 배설

1. 정상 성인의 1일 사구체 여과량은 75 ~ 125 mL/m 즉 100 ~ 180 L이지만, 세관 각 부위의 재흡수, 배설과 분비를 통하여 1%에 해당하는 1.5 ~ 2 L만 요로 배설한다.

2. 체내의 필요에 따라 요로 배설하는 용질의 양을 조절한다. 세관의 각 부위마다 고유한 물질의 재흡수와 배설 혹은 분비의 기능이 있다. 이는 부위에 따라 특이 적으로 존재하는 세포막의 물질운반체에 의한다.

3. 내강의 세관세포는 일정한 부피 내에서 표면적을 최대로 늘리기 위하여 매우 작고, 세포가 배열하는 면도 직선대신 중첩하는 곡선으로 융모(villi)를 형성하였다. 이에 의하여 많은 양의 물질이 이동할 수 있다.

4. 용질의 재흡수와 배설을 결정하는 인자

   1) 사구체여과율

   2) 내강의 유량(flow rate)

   3) 내강과 세관세포 사이의 농도경사(concentration gradient) 혹은 전위차(potential difference)

   4) 용질에 따라 평형을 조절하는 고유의 호르몬과 그 수용체에 의하여 정교하게 조절한다.

   5) 수분은 용질의 재흡수와 배설에 따라 수동으로 이동한다. 집합관에서 항이뇨호르몬(antidiuretic hormone, ADH)에 의하여 최종으로 많은 양의 수분을 재흡수하여 요량이 줄고 농축된다.

● 세관에서 물질의 이동경로

○ 세포를 통한 관통경로와 치밀이음부(tight junction)를 통한 세포사이경로 등 2가지가 있다.

1. 세포관통경로(transcellular pathway)

   1) 물질운반체는 ATP결합운반체(ATP-binding cassette)인 ABC와 용질운반체(solute carrier) 즉 SLC의 2종류가 있다.

   ① Na^+-K^+ ATPase, H^+ ATPase, H^+-K^+ ATPase 등 에너지를 직접 사용하여

물질을 이동하는 운반체 즉 ABC를 일차적 능동운반체(primary active trans-porter)라 한다.

② ATPase에 의하여 생긴 에너지에 의하여 이차적으로 물질을 이동하는 운반체 즉 SLC를 이차적 능동운반체(secondary active transporter)라 한다.

2) 세포마다 내강막(luminal 혹은 apical membrane, LM)과 기저외측막(basolateral membrane, BLM)에는 고유의 물질운반체가 있다.

① 내강막의 운반체로 내강의 용질이나 수분을 세포 내로 재흡수하고 이는 다시 기저외측막의 상응하는 운반체를 통하여 세포 외 즉 간질이나 혈액으로 이동한다.

② 배설이나 분비하는 물질은 이와 반대로 이동하여 내강으로 이동한다.

3) 이온통로(ion channel)는 수동운반체(passive transporter)로서 농도경사(con-centration gradient)나 전위차(potential gradient)에 의하여 이동시킨다.

4) AQP2, UT는 AVP에 의하여 운반체매개운반 혹은 담체운반(carrier-mediated)에 의한 촉진운반(facilitated transport)을 한다. 수동운반체이지만 농도경사나 전위차, 삼투압 차에 의한 이동보다 훨씬 많은 양이 이동한다.

2. 세포사이경로(paracellular pathway)

1) 능동운반체에 의한 물질이동으로 생긴 농도경사나 전위차에 의하여 이차적으로 용질이나 수분이 수동이동한다. 확산이나 용매유입(solvent drag)에 의한다.

2) 세포사이의 치밀이음부에는 막관통단백(transmembrane protein)인 claudin이 있고 그 종류에 따라 특정한 용질 혹은 수분에 특이한 통로가 되거나 장벽이 된다.

● 세관세포에서 물질운반에 필요한 에너지

◦ 세관에서 물질의 이동에 필요한 에너지는 대부분 기저외측막의 Na^+-K^+ ATPase에 의하여 생긴다. 예외적으로 집합관의 사이세포(intercalated cell)에서는 H^+ ATPase, H^+-K^+ ATPase 등 이온펌프가 스스로 에너지를 사용하여 산을 배설한다.

1. Na^+-K^+ ATPase

1) 집합관의 사이세포를 제외한 모든 세관세포의 기저외측막에 존재하여 이의 에너지에 의하여 농도경사나 전위차를 형성한다. 이에 따라 물질운반체에서 이차적으로 물질의 능동운반이 이루어진다.

◦ 세관세포에서 $3Na^+$를 밖으로 내보내고 $2K^+$를 세포 내로 끌어들이므로 세포 내외로 전위차가 생긴다. 이에 따라 내강의 양이온을 세포로 유입하여 새로운 농도차

가 생긴다.

2) Na^+-K^+ ATPase는 비후상행각(TAL)에 가장 많이 분포한다. 허혈이나 저산소증이 있으면 비후상행각이 가장 먼저 손상을 받는다.

  ○ 예를 들어 급성세관괴사(acute tubular necrosis, ATN)이 발생할 때 비후상행각에서 손상이 시작되므로 요소디움농도 즉 U_{Na} 혹은 FE_{Na}가 증가한다.

3) Na^+-K^+ ATPase에 의하여 세포 내외에 생기는 에너지는 1 cm에 200,000 V이다.

  ○ 세포 내외의 전위차는 − 70 mV이고 세포막의 두께 3.5 nm이므로 세포내외 1 cm 당 전압차는 0.07 *(V)* ÷ (3.5 × 10^{-7}) *(cm)*로 200,000 V가 된다.

2. H^+ ATPase, H^+-K^+ ATPase

1) A형사이세포의 내강막에 존재하여 산 즉 H^+을 내강으로 배설한다.

2) B형사이세포의 기저외측막에 존재하여 산을 혈액으로 재흡수한다.

I-2. 세관의 기능

● 세관 각 부위의 기능을 평가하는 방법

1. 체외(in-vitro)

  1) 단일세관 미세관류(isolated tubule perfusion)

   (1) 미세해부 현미경(microdissecting microscope)으로 직경 20 μm 미만인 단일 세관(single tubule)을 0.5 mm 이내의 길이로 미세 해부한다.

   (2) 현미경으로 세관의 한 쪽 끝에 세공한 가는 유리관(직경 15 ~ 200 μm)을 삽입하여 내강으로 실험액을 관류한다. 세관의 다른 쪽 끝을 잡고 있는 mineral oil로 채운 비교적 직경이 큰 유리관 안으로 가는 유리피펫을 삽입하여 10 nL 정도의 시료를 얻은 후 농도를 측정한다. 측정한 농도를 처음 주입한 실험액과 비교하면 그 부위에서 특정 물질의 재흡수나 배설을 확인할 수 있다.

  2) 면역세포염색(immunocytochemistry)

   ○ 단일세관 미세관류로 확인한 세관부위의 고유한 기능에 따라 물질운반체를 예측한 후 이의 존재를 면역화학염색으로 확인한다.

2. 체내(In-vivo)

  1) 청소율(clearance)

(1) 특정 물질의 혈청과 요농도, 요량을 통하여 청소율을 계산한다. 신장 전체의 기능을 평가할 수 있지만 세관부위별 기능을 나누어 평가할 수 없다.

(2) 이뇨제 등 특정 세관부위를 차단하는 약제를 투여한 후에 청소율의 변화를 평가하면 그 부위의 기능을 간접적으로 평가할 수 있다.

2) 미세천자 및 관류(micropuncture and microperfusion)

(1) 신장의 외막을 제거하여 노출하고 가는 유리관(부위에 따라 직경이 15 ~ 200 μm) 으로 세관을 천자하여 내강의 성분을 분석한다.

(2) 피질에 있는 근위세관, 원위세관과 피질집합관의 기능을 평가할 수 있지만 깊은 수질의 세관부위를 평가할 수 없다.

3) 공초점 형광현미경(confocal fluorescence microscope, CFM)

◦ 형광표지가 가능한 물질의 연속단층영상을 초점면이 겹치지 않도록 얻고 3차원구축을 하여 대상물질의 체내분포와 이동을 평가한다.

4) MR spectroscopy

◦ 핵자기공명(nuclear magnetic resonance, NMR)을 기반으로 ^{13}C, ^{15}N, ^{19}F, ^{23}Na, ^{31}P, ^{1}H의 체내 영상(imaging, MRI)을 얻어 이들 물질의 체내분포를 정량한다.

● 세관 각 부위의 물질운반체

◦ 일반적인 세포막과 다르게 세관의 부위 혹은 분절의 고유기능에 따라 분포하는 물질운반체(transporters, channels)가 다르다. 즉 세포에 분포한 운반체가 다르기 때문에 부위마다 기능이 다르다.

표 2-1. 세관 각 부위의 물질운반체

세관부위	내강막	기저외측막
	Na$^+$-H$^+$ exchanger (NHE3) H$^+$ ATPase Na$^+$ dependent dicarboxylate cotransporter (NaDC1) Na$^+$ dependent monocarboxylate cotransporter (NaMC) Na$^+$-glucose cotransporter (SGLUT2, SGLUT1)	Na$^+$-K$^+$ ATPase KCl cotransporter (KCC3, KCC4) Na$^+$- HCO$_3^-$ cotransporter (NBC1) GLUT

근위세관 (PT)	Na$^+$–phosphate cotransporter (NPT2a, NPT2c, PiT2)	NPT (Na–Pi)
	Broad specificity Na$^+$–a.a. cotransporter (B$^°$AT) Na$^+$–H$^+$ dependent a.a. cotransporter	L-type a.a. transporter (LAT2, LAT1) System N/A transporter (SNAT3)
	Organic anion transporter (OAT4) Urate anion exchanger (URAT1) Multidrug–resistant protein2, 4 (MRP2. MRP 4)	Organic anion transporter (OAT1, OAT3) NaDC1, 3
	Multidrug–resistant protein1–ATPase (MDR1) Multidrug and toxin extrusion protein (MATE2/2k)	Organic cation transporter (OCT2)
	Aquaporin1 (AQP1)	AQP1
박하행관 (tdl)	NHE3	Na$^+$–K$^+$–ATPase
	AQP1	AQP1
	ClC–K1	ClC–K1
	Urea transporter (UT–A2)	UT–A2
박상행각 (tal)	ClC–K1	ClC–K1
비후 상행각 (TAL)	Na$^+$–K$^+$–2Cl$^-$ cotransporter (NKCC2, BSC)	Na$^+$–K$^+$–ATPase Cl channel (ClC–Kb = ClCNKB)
	Renal outer medullary K$^+$ channel (ROMK = Kir1 = SK)	K channel (Kir 4.1/5.1) K$^+$–Cl$^-$ cotransporter (KCC4)
	NHE3 ?NH$_3$ transporter	NHE4 NBCn1
원위 곡세관 (DCT)$^\#$	Na$^+$–Cl$^-$ cotransporter(NCC = NCCT = TSC)	Na$^+$–K$^+$–ATPase
	Epithelial Ca^{2+} channel(ECaC = **TRPV5, TRPV6)	Plasma membrane Ca^{2+} ATPase (PMCA) Na$^+$–Ca^{2+} exchanger (NCX)

	Mg^{2+} channel (***TRPM6, TRPM7)	?Na$^+$–Mg^{2+} exchanger
		?Mg^{2+} ATPase
	ROMK	Kir 4.1/5.1, KCC, NDCBE
	BK (maxi–K)	ClC–K2
	Na$^+$ dependent Cl$^-$–HCO$_3^-$ exchanger (NDCBE)	
집합관 (CD)	**주세포(PC)**	
	Epithelial Na$^+$ channel (ENaC)	Na$^+$–K$^+$–ATPase
	ROMK	KCC
	BK (maxi–K)	Kir 4.1/5.1, KCC4
	KCC3	ClC–K2
	AQP2	AQP3, 4
	사이세포(ICC) A (α cell)	
	H$^+$ ATPase	HCO$_3^-$–Cl$^-$ exchanger (AE1)
	H$^+$–K$^+$ ATPase	NHE1
	Cl$^-$ transporter (A11)	
	Rhcg	Rhbg, Rhcg
	BK (maxi–K)	NKCC1
	사이세포(ICC) B (β cell)	
	HCO$_3^-$–Cl$^-$ exchanger (Pendrin)	H$^+$ ATPase
	?H$^+$–K$^+$ ATPase	H$^+$–K$^+$ ATPase
	Na$^+$ dependent Cl$^-$–HCO$_3^-$ exchanger (NDCBE)	AE4
	내수질집합관세포(IMCD cell)	
	AQP2	AQP4
	UT–A1, 3	UT–A3
	ENaC	Na$^+$–K$^+$–ATPase

* BSC, bumetanide–sensitive Na$^+$ channel; TSC, thiazide–sensitive Na$^+$ channel;

** TRPV, transient receptor potential cation channel (TRPC) for vanilloid;

*** TRPM, transient receptor potential cation channel for melastatin.

\# DCT: 최근에는 상위 원위곡세관(early DCT, DCT1)과 하위 원위곡세관(late DCT, DCT2)으로 나눈다. DCT2에는 ENaC, 사이세포가 함께 있고 aldosterone에 의하여 활성화하는 알도스테론반응 원위신원 (aldosterone-sensitive distal nephron, ASDN)의 일부이다.

● 알도스테론반응 원위신원(aldosterone-sensitive distal nephron, ASDN)

(Duc C et al. J Cell Biol 1994;127:1907; Loffing J et al. Am J Physiol Renal Physiol 2001;281:F1021)

○ 최근 피질미로(cortical labyrinth)에 있는 원위곡세관 즉 하위 원위곡세관(late DCT, DCT2)에 연결세관과 수질방사부(medullary ray)에 있는 기시집합관(initial CD)에는 NCC와 함께 ENaC이 있는 것으로 밝혀졌다.

○ ENaC은 aldosterone에 의하여 활성화하므로 이 부위를 알도스테론반응 원위신원이라 한다.

1) ASDN에서는 aldosterone에 의한 ENaC의 활성화와 이차적인 ROMK의 활성화가 있다.

2) ENaC의 활성도는 하위 원위곡세관과 연결세관에서 가장 크고 다음이 피질집합관이었다. 수질집합관에서는 매우 작다.

3) 사이세포도 있어 aldosterone에 의하여 활성화하는 산의 배설이 있다.

4) 칼슘재흡수와 관련한 ECaC, PMCA, NCX, calbindin은 상부, 하위 원위곡세관과 연결세관과 피질집합관의 시작 부위(기시집합관)까지 분포한다. 그러나 피질집합관에서 칼슘의 재흡수는 거의 없다.

● 세포사이의 운반경로와 Claudin

(Yu ASL. J Am Soc Nephrol 2015;26:19)

○ 세관세포를 이어 주는 치밀이음부에는 물질운반이 이루어지는 작은 구멍(pore) 즉 소공인 claudin이 있고 이를 통하여 세포사이경로로 용질이나 수분의 이동이 이루어진다.

1. Claudin은 전 세관에 분포하는 막관통단백으로 CLDN유전자에 의하여 조절하며 분포하는 claudin 종류에 따라 특정 물질의 통로 혹은 장벽이 된다. 그 분포에 따라 각 세관 부위의 기능이 다르다.

2. Claudin10은 전 세관에 분포하며 근위세관, 비후상행각, 피질집합관의 10a는 클

로라이드의 통로이며, 비후상행각, 수질집합관의 10b는 소디움의 통로가 된다.

3. Claudin3, 4, 7, 8, 10은 원위곡세관과 집합관 등 ASDN에서 aldosterone에 의하여 활성화하는 소디움의 재흡수에 관여한다.

4. Claudin2는 소디움의 재흡수에 따른 칼슘의 재흡수에 관여한다.

5. Claudin14는 비후상각에서 CaSR(calcium-sensing receptor)의 조절에 의하여 2가 양이온의 통로인 16 즉 paracellin1과 19을 억제하여 칼슘과 마그네슘의 재흡수를 억제한다.

6. Claudin의 종류, 분포와 기능

  1) 근위세관

    ① Claudin2는 소디움과 수분, 칼슘, 마그네슘, 포타시움을 재흡수한다.

    ② Claudin10a, 17은 클로라이드를 재흡수한다.

  2) 박하행각

    ① Claudin7, 8, 10이 있다.

    ② 기능이 확실하지 않지만 NaCl 혹은 소디움의 재흡수에 관여할 것으로 추정한다.

  3) 박상행각

    ① Claudin3, 4, 10, 16, 17, 19

    ② 소디움과 클로라이드가 재흡수와 관련이 있을 것으로 추정한다.

  4) 비후상행각

    ① Claudin3, 10b, 14, 16, 17, 18, 19

    ② 14는 CaSR에 의하여 활성하면 16(paracellin1)과 19를 억제하여 칼슘과 마그네슘의 재흡수를 억제한다. 16, 19는 합체하여 칼슘과 마그네슘 등 2가 양이온을 재흡수한다.

  5) 치밀반: Claudin3, 7, 10

  6) 원위곡세관

    ① Claudin3, 7, 8, 10, 17

    ② 7은 NaCl의 재흡수, 8은 알도스테론(aldosterone)에 의한 소디움의 재흡수와 관련이 있다.

  7) 집합관

    ① Claudin3, 4, 7, 8, 18 및 피질집합관의 10a, 수질집합관의 10b

    ② 4, 7, 8은 재흡수한 소디움이 역류(backleak)하는 것을 막고 전위차에 따라 클

로라이드를 재흡수한다.

표 2-2. Claudin의 세관 부위별 분포와 기능

Claudin	분포	기능
2	PT, tdl	Na^+, K^+, Ca^{2+} 및 수분의 통로
3	tal, TAL, DCT, CD	비특이 장벽
4	tal, CD	Na^+ 장벽 및 Cl^- 통로
7	tdl, DCT, CD	Cl^- 장벽 혹은 Cl^- 통로
8	tdl, DCT, CD	Na^+, K^+, H^+ 장벽과 Cl^- 통로
10a	PT, TAL, CCD	Cl^- 통로
b	TAL, MCD	Na^+ 통로
14	TAL	Na^+ 장벽, Na^+ 및 Ca^{2+} 장벽
16	tal, TAL	Na^+ 통로 혹은 Ca^{2+} 및 Mg^{2+} 통로
17	PT, tal, TAL, DCT	Cl^- 통로
18	TAL, CD	Na^+ 및 H^+ 장벽
19	tal, TAL	Cl^- 장벽 혹은 Ca^{2+} 및 Mg^{2+} 통로

* 장벽, barrier; 통로, pore.

● **칼슘감지수용체**(calcium-sensing receptor, CaSR)
  ◦ G단백으로 구성된 수용체로 부갑상선의 주세포, 갑상선의 C세포, 신세관에 위치한다.
  ◦ 혈청의 이온화 칼슘(iCa)의 농도를 감지하여 칼슘대사를 조절한다.
  ◦ 칼슘 이외 마그네슘의 대사에도 함께 관여하며, 비후상행각에서는 NaCl의 재흡수에
    도 관여한다.
1. 부갑상선에서 PTH의 생성과 분비를 조절
  1) 부갑상선의 주세포에 있는 CaSR은 혈청 iCa농도를 감지하여 PTH의 분비를 조절
    한다.
  2) 혈청 iCa농도가 증가하여 칼슘이 CaSR에 많이 결합하면 활성화한다. CaSR가 활
    성화하면 phospholipase C를 통하여 세포 내의 iCa가 증가하고 PTH의 생성과
    분비가 감소한다.
2. 각 세관에서 CaSR이 활성화하면 신장에서 칼슘, 마그네슘, 소디움, 포타시움, 클로
  라이드, 산과 수분의 재흡수와 배설에 영향을 준다.
  1) CaSR은 근위세관과 집합관은 내강막, 비후상행각은 기저외측막, 원위곡세관에서
    는 내강막과 기저외측막에 양측에 있다.

2) CaSR은 혈청 iCa나 마그네슘농도가 증가하거나 혈장 pH가 증가하면 활성화한다.

(Riccardi D, Brown EM. Am J Physiol 2010;298:F485; Nature Rev Nephrol 2016;12:414)

3. CaSR활성화에 따른 효과

1) 근위세관: 인의 재흡수를 억제, $1,25(OH)_2D$의 생성과 비타민D수용체(VDR)의 증가

2) 비후상행각

　① 수질 비후상행각에서는 calcitonin, AVP의 효과를 차단하여 소디움, 클로라이 드, 칼슘, 마그네슘의 재흡수가 감소한다.

　② 피질 비후상행각에서는 먼저 claudin14를 억제한다. 이차적으로 claudin16, 19를 억제하여 칼슘과 마그네슘의 재흡수가 감소한다. 또한 NKCC2, ROMK를 억제하여 소디움, 포타시움. 클로라이드, 칼슘, 마그네슘의 재흡수가 감소한다.

3) 사구체인접세포(juxtaglomerular cell, JGC)와 치밀반에서는 renin분비가 감소한다.

4) 원위곡세관, 연결세관에서는 TRPV5를 활성화하여 칼슘재흡수가 증가한다.

5) 피질 및 외수질집합관 A형사이세포에서는 H^+ ATPase를 활성화하여 산배설이 증가한다.

6) 집합관 주세포와 내수질집합관세포에서는 AVP의 효과를 차단하여 AQP2의 감소에 따라 수분재흡수가 감소한다.

표 2-3. 각 세관부위에 CaSR의 활성화가 미치는 효과

부위	1차 효과	재흡수와 배설에 대한 효과
근위세관	PTH1R감소 $1\alpha-$ hydroxylase의 활성화 p38 MAPK의 활성화	인 재흡수의 감소 $1,25(OH)_2D_3$생성 증가 VDR 증가
수질TAL	H^+-K^+ ATPase의 활성화 Calcitonin과 AVP에 의한 cAMP생성을 억제	H^+ 배설의 증가 NaCl, Ca^{2+}, Mg^{2+} 재흡수의 감소
피질TAL	Claudin14에 의한 16, 19의 억제 NKCC2, ROMK의 비활성화 PTH에 의한 cAMP 생성의 감소	Ca^{2+}, Mg^{2+} 재흡수의 감소 NaCl, Ca^{2+}, Mg^{2+} 재흡수의 감소 Ca^{2+} 능동재흡수의 감소
원위곡세관/ 연결세관	TRPV5의 감소	Ca^{2+} 능동재흡수의 감소
피질/외수질집합관	H^+ ATPase의 증가	H^+ 배설의 증가
외/내수질집합관	내강막 AQP2의 감소	수분 재흡수의 감소

I-3. 세관의 부위별 기능

● 근위세관(proximal tubule, PT)

1. 소디움, 영양소와 수분의 재흡수

  ◦ 근위세관에서는 사구체 여과액의 60 ~ 90%를 삼투질농도의 차에 의하여 재흡수한다. 주로 소디움은 능동재흡수하며 수분과 클로라이드는 수동재흡수한다.

  1) 기저외측막의 Na^+-K^+ ATPase에 의하여 내강과 세포 사이에 전위차가 생기면 이차적으로 내강막에서 소디움을 재흡수한다.

  (1) NHE3를 통하여 산을 배설하며 대신 소디움을 재흡수한다.

  (2) 포도당은 S1, S2분절에 있는 SGLUT2를 통하여 소디움과 함께 1:1로 재흡수한다. 전체 재흡수한 포도당의 90%에 해당한다.

  ① SGLUT1은 S3분절에 있고 소디움 2, 포도당 1의 비로 재흡수한다.

  ② 기저외측막에서는 GLUT에 의하여 포도당만 재흡수한다(uniporter).

  ③ 최근 SGLUT2 억제제인 gliflozins이 개발되어 2형 당뇨병의 치료에 사용하고 있다. 이뇨효과는 거의 없다. Dapagliflozin(Farxiga), canagliflozin(Invokana)과 empagliflozin(Jardiance) 등이 있다.

  (3) 아미노산은 $B^\circ AT$, 지방산은 FATP2를 통하여 소디움과 함께 재흡수한다.

  (4) 인은 NPT2a 혹은 2c, PiT2를 통하여 소디움과 함께 재흡수한다.

  ① NPT2a와 PiT-2는 $3Na^+$와 HPO_4^{2-}, NPT2c는 $2Na^+$와 HPO_4^-를 함께 재흡수한다.

  ② 기저외측막에서 혈액으로 인을 재흡수하는 과정은 아직 확실하지 않다.

  (5) 구연산염은 NaDC1, 유산염은 MCT 혹은 NaMC를 통하여 소디움과 함께 재흡수한다.

  2) 내강에서 소디움을 재흡수하며 생긴 삼투압경사에 의하여 수분을 재흡수한다.

  ① 수분의 재흡수는 삼투압경사가 있을 때 열리는 수분통로(water channel) 단백인 aquaporin1(AQP1)을 통하여 이루어진다.

  ② AQP1은 내강막과 기저외측막 양쪽에 있고 내강의 수분을 재흡수하여 간질이나 혈액에 회수한다.

  ③ 여과한 수분의 60 ~ 80%를 재흡수한다.

2. 산염기대사의 조절

1) 산의 배설

① 근위세관에서 1일 0.3 ~ 0.5 mmol/kg의 산을 배설한다. 배설하는 H^+의 60 ~ 70%를 NHE3, 나머지를 H^+ ATPase로 배설한다.

② 배설한 산은 내강에서 주로 인산염($H_2PO_4^-$/HPO_4^{2-})과 결합하여 적정가능산(titratable acid, TA)이 된다. 일부는 NH_3와 결합하여 암모늄이 된다.

2) 알칼리의 재흡수

(1) 중탄산염(HCO_3^-)의 재흡수

① 여과량의 70 ~ 90% 즉 80%를 재흡수한다.

② 내강의 HCO_3^-는 내강에서 NHE3나 H^+ ATPase에서 분비한 H^+와 결합하여 H_2CO_3 즉 탄산이 된다. 이어 탄산무수효소(carbonic anhydrase, CA) IV에 의하여 수분과 용해된 CO_2가 되어 내강막의 AQP1을 통하여 재흡수한다.

③ 재흡수한 CO_2와 수분은 세포 내에서 다시 CA II에 의하여 H^+, HCO_3^-로 해리한다.

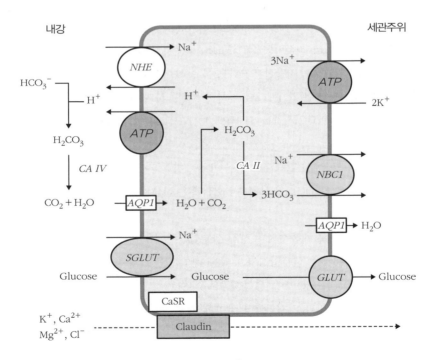

그림 2-1. 근위세관의 산(H^+) 배설과 Na^+, HCO_3^-, 포도당의 능동재흡수
(K^+, Ca^{2+}, Mg^{2+}, Cl^-는 세포사이로 수동재흡수)

48

④ 산은 NHE3로 배설하고 HCO_3^-는 기저외측막의 NBC1을 통하여 혈액으로 재흡수한다.

(2) 알칼리 전구물질인 염기의 재흡수

① 체내에서 알칼리로 전환하는 음이온 염기(base) 중 구연산염(citrate), α-KG^{2-}, 인산염 등 2가 음이온은 내강의 Na^+-dicarboxylate cotransporter 즉 NaDC1, 유산염(lactate), 초산염(acetate) 등 1가 음이온은 Na^+-monocarboxylate cotransporter 즉 NaMC 혹은 monocarboxylate transporter (MCT)에 의하여 소디움과 함께 재흡수한다.

② 세포 내에서 HCO_3^-로 전환하여 NBC1을 통하여 혈액으로 재흡수한다.

(3) 암모니아/암모늄의 생성

① 글루타민에서 암모니아(NH_3)나 암모늄(NH_4^+)을 생성한다. 주로 기저외측막의 LAT2, SNAT3와 일부는 내강의 $B°AT$를 통하여 세포 내로 들어온 글루타민은 대사를 거쳐 NH_4^+와 HCO_3^-가 된다.

② NH_4^+는 NHE3를 통하여 소디움과 교환하여 내강으로 배설하거나 NH_3의 상태로 내강으로 확산한다.

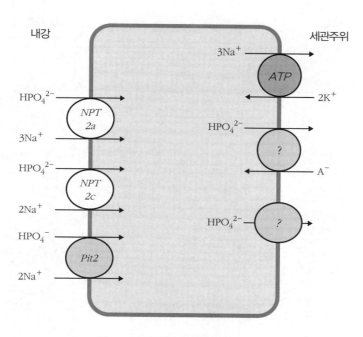

그림 2-2. 근위세관에서 인의 재흡수

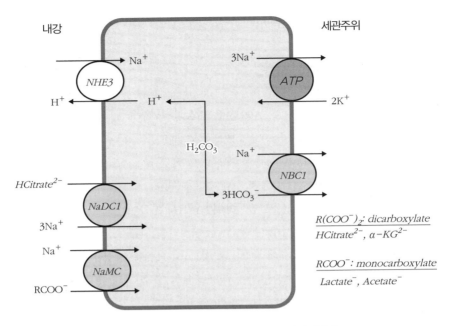

그림 2-3. 근위세관에서 염기(citrate, lactate)의 재흡수

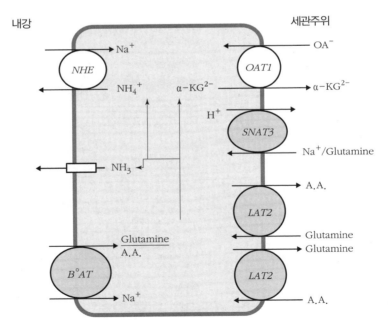

그림 2-4. 근위세관의 아미노산(a.a.)의 재흡수와 NH_3/NH_4^+ 생성 및 배설

③ 대사성 산증이나 저칼륨혈증이 있을 때 활성화하여 요암모늄의 생성과 배설이 증가한다.

3. 요산의 재흡수

1) 동물은 요산을 배설하지만 사람은 재흡수한다. 여과한 요산의 98 ~ 100%를 재흡수하고 S2에서 5 ~ 10%를 분비한다.

2) 여과 후 3단계의 과정으로 조절한다. 재흡수하였다가(presecretory reabsorption) 다시 분비하고 이를 다시 재흡수한다(postsecretory reabsorption).

① 주로 내강막의 urate anion exchanger(URAT1)를 통하여 재흡수한다. 일부는 OAT4, GLUT9ΔN에서도 재흡수한다. 상응하는 음이온인 구연산염, 유산염, 초산염과 함께 재흡수한다.

② 기저외측막의 OAT1 혹은 3, GLUT9을 통하여 혈액으로 재흡수한다.

③ 기저외측막의 OAT1 혹은 3에 의하여 세포로 유입한 요산은 내강막의 MRP4 혹은 OATv1(NPT1), NPT4를 통하여 내강으로 배설한다. 이 과정은 아직 명확하지 않다.

3) 약물의 작용 *(Moriwaki Y. J Bioequiv Availab 2004;6:10)*

(1) 혈청 요산농도의 감소

① Probenecid, benzbromarone은 URAT1과 OAT1 혹은 3을 억제한다. Benzbromide은 GLUT9도 억제한다.

② URAT1 억제: Zurampic(lesinurad), losartan, fenofibrate, 고용량의 aspirin

(2) 혈청 요산농도의 증가

① 내강막의 NPT1, 4를 길항 및 억제: furosemide, bumetanide

② 내강막의 MRP4를 길항 및 억제: furosemide, thiazide

③ 내강막의 OAT4를 길항 및 억제: hydrochlorothiazide, torasemide

④ 기저외측막의 OAT1, 3를 길항 및 억제: torasemide, 저용량의 aspirin

⑤ 내강막의 OAT1을 통한 요산재흡수의 증가?: lactate, nicotine, PZA, cyclosporine

4. 세포사이경로를 통한 수동재흡수

◦ 세포사이경로로 Claudin2, 10a에 의하여 농도경사에 따라 포타시움(여과량의 65 ~ 70%), 클로라이드, 칼슘(60 ~ 70%)과 마그네슘(10 ~ 30%)을 재흡수한다.

5. 유기양이온(organic cation, OC)과 유기음이온(organic anion, OA)의 배설

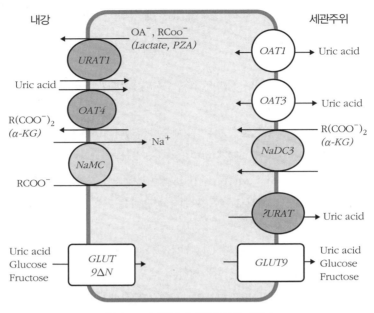

그림 2-5. 근위세관에서 요산의 재흡수

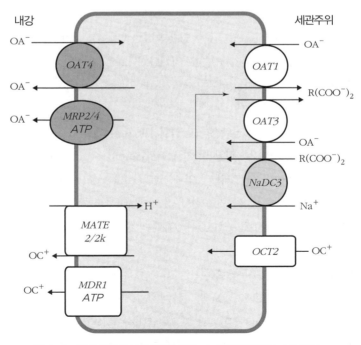

그림 2-6. 근위세관에서 유기음이온(OA), 유기양이온(OC)의 배설

◦ 근위세관의 S2 분절에서 유기양이온과 유기음이온을 배설한다.

1) 유기양이온의 배설

① OC는 기저외측막의 organic cation transporter(OCT2)를 통하여 세포로 들어온 후 내강막의 multidrug-resistant protein1(MDR1), multidrug and toxin extrusion protein(MATE2/2k)로 배설한다.

② Creatinine 등 대사산물, metformin, cisplatin 등 약제, ethidium bromide 과 같은 독성물질을 배설한다.

③ Cimetidine, trimethaprim 등은 OCT2에 먼저 결합하여 길항하므로 혈중 creatinine, 약물이나 독성물질의 배설이 감소하여 혈청 농도가 증가한다.

2) 유기음이온의 배설

① OA는 기저외측막의 organic anion transporter(OAT1 혹은 3), NaDC를 통하여 세관세포로 들어온다. 이는 다시 내강막의 OAT4, MRP2 혹은 4를 통하여 배설한다.

② Creatinine, 요산, hippurate나 dicarboxlate(oxalate, citrate 등), prostaglandin 이나 cAMP, folate, 약제(이뇨제, salicylate, barbiturate, 페니실린, methotrexate, tonofovir 등)과 중금속(수은)과 요독(indol sulfate, kyurenine) 등을 배설한다.

③ Probenecid는 OAT1, 3에 먼저 결합하여 상기 물질의 배설을 억제한다.

3) Furosemide, thiazide는 OAT, amiloride, triamterene은 OCT를 통하여 근위세관에서 내강으로 배설하여야 작용부위에 도달하여 약리효과를 나타낸다.

● 헨레loop의 가는 가지(thin limb of Henle's loop)

◦ 헨레loop의 가는 가지는 요농축과 희석에서 중요한 역할을 한다.

◦ Na^+-K^+ ATPase가 거의 없다(박하행각 > 박상행각).

◦ 가는 가지에서 전체적으로 여과액의 15%를 재흡수한다.

1. 박하행각(thin descending limb, tdl)

1) 수분의 재흡수

① 박하행관의 첫 40%의 부위에는 내수질에 위치한 내강막이나 기저외측막에 있는 AQP1에 의하여 수분에 대한 투과성은 높지만 용질에 대한 투과성은 상대적으로 낮다.

② AQP1이 없는 나머지 60% 부위에는 클로라이드 통로인 ClC-K1이 있고 이는

박상행각까지 이어진다.

③ 세관 내강의 수분이 AQP1을 통하여 상대적으로 삼투질농도가 높은 수질간질 (medullary interstitium)로 재흡수하므로 내강의 소디움농도가 증가하게 된다.

2) 요소의 재흡수

○ 내강막의 요소운반체(urea transporter, UT)인 UT-A2에서 요소를 재흡수하여 수 질간질로 이동하여 수질의 삼투질농도를 높게 유지한다.

3) NHE3가 있지만 그 기능은 확실하지 않다.

2. 박상행각(thin ascending limb, tal)

○ 단일세관 미세관류에서 수분의 투과성은 낮지만 요소의 투과성은 중등도이고 소디 움과 클로라이드에 대한 투과성은 높은 것으로 확인하였다.

1) 소디움과 클로라이드의 재흡수

① ClC-K1이 있지만 소디움의 재흡수와 관련된 운반체는 현재까지 증명하지 못하 였다.

② 소디움은 주로 세포사이로 수동재흡수한다.

2) 내강으로 요소를 분비할 것으로 추정하지만 현재까지 운반체는 증명하지 못하였다.

● 헨레loop의 굵은 오름가지(비후상행각, thick ascending limb, TAL)

1. 소디움, 포타시움과 클로라이드의 재흡수

1) 여과한 소디움과 포타시움의 25%를 재흡수한다.

2) 세포의 내강막에는 가장 강력한 소디움운반체인 NKCC2가 있다. NKCC2에 의하 여 내강의 소디움, 포타시움과 클로라이드를 1:1:2의 비율로 재흡수한다. 포타시 움 대신 수화(hydration)한 크기가 비슷한 암모늄(NH_4^+)을 재흡수하기도 한다.

3) 치밀반(macula densa, MD)에 의한 조절

○ 치밀반 세포막의 NKCC2를 통하여 소디움과 클로라이드가 세포 안으로 유입하는 양이 증가하면 세관사구체균형(tubuloglomerular feedback, TGF)에 의하여 수입 세동맥(afferent arteriole)이 수축한다. 이에 따라 사구체여과율이 감소하여 소디움 의 여과와 재흡수가 감소한다.

2. 요농축과 요희석에서 가장 중요한 부위로 단일효과(single effect)의 시작부위이다.

1) 수질TAL(medullary TAL, mTAL)

① 많은 양의 소디움, 포타시움, 클로라이드를 재흡수하여 간질의 삼투질농도를 최

대로 유지한다.

② 최대 요농축에 필수적이다.

2) 피질TAL(cortical TAL, cTAL)

① 소디움, 포타시움, 클로라이드를 지속적으로 재흡수하여 내강의 삼투질농도가 낮아지고 요희석이 최대가 된다.

② cTAL의 끝부분에서 내강의 삼투질농도는 50 ~ 150 mOsm/kg까지 감소한다.

3. 산염기대사의 조절

1) NH_3, NH_4^+의 재순환(ammonium recycling)

(1) 내강막의 NKCC2를 통하여 NH_4^+를 재흡수하거나 혹은 NHE3를 통하여 내강의 NH_4^+를 재흡수하고 대신 세포의 포타시움을 배설한다.

(2) 세포로 들어 온 NH_4^+는 세관주위의 간질로 이동한다. 이후 인접한 집합관의 A형사이세포로 유입한 후 집합관의 내강으로 배설한다.

① 기저외측막의 NHE4를 통하여 세관주위의 간질로 유입한다.

② NH_3와 H^+으로 나뉘어 NH_3는 기저외측막으로 확산하여 세관주위의 간질로 유입한다. H^+는 기저외측막의 Na^+–bicarbonate cotransporter(NBCn1)를 통하여 소디움과 함께 세포로 들어 온 HCO_3^-과 결합하여 수분과 CO_2를 형성하고 CO_2는 간질로 확산한다. 이는 다시 CA에 의하여 H^+과 HCO_3^-로 해리되어 H^+은 NH_3와 결합하여 NH_4^+가 된다.

③ 간질의 NH_4^+나 NH_3는 인접하여 있는 집합관의 A형사이세포의 기저외측막의 Rhbg, Rhcg를 통하여 세포로 들어간다. 이후 NH_3 형태로 내강막의 Rhcg를 통하여 내강으로 분비되고 사이세포에서 분비되는 산과 결합하여 NH_4^+을 형성한다.

2) HCO_3^-의 재흡수

① 세포 내의 대사산물인 CO_2가 CA II에 의하여 산(H^+)과 HCO_3^-으로 전환하면 기저외측막의 NBCn1을 통하여 혈액으로 재흡수한다.

② 전체 재흡수한 HCO_3^-의 15%에 해당한다.

4. 마그네슘과 칼슘의 재흡수

1) cTAL은 칼슘과 마그네슘의 재흡수의 중요한 부위로 여과한 칼슘의 20%, 마그네슘의 60 ~ 70%를 재흡수한다.

2) Na^+–K^+ ATPase에 의해 내강이 양전하 우위로 되면 전위차에 따라 claudin16 즉

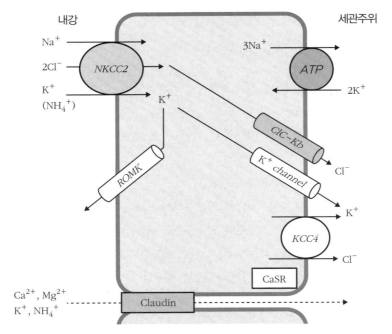

그림 2-7. 비후상행각에서 Na^+, K^+, NH_4^+, Ca^{2+}, Mg^{2+}, Cl^- 의 이동

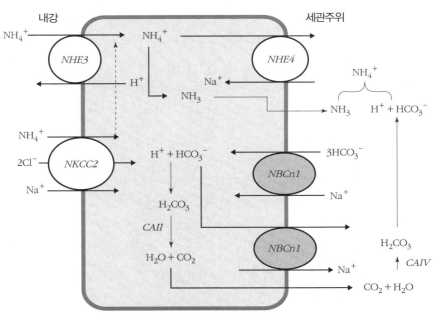

그림 2-8. 비후상행각에서 NH_3/NH_4^+와 HCO_3^-의 재흡수

paracellin1과 19에 의하여 세포사이로 칼슘과 마그네슘을 재흡수한다.

3) CaSR가 활성화하면 claudin14를 통하여 claudin16과 19를 억제한다.

● **원위곡세관**(distal convoluted tubule, DCT)

◦ 원위곡세관은 상위 원위곡세관(early DCT, DCT1)과 하위 원위곡세관(late DCT, DCT2)로 나뉜다.

◦ 하위 원위곡세관부터 피질집합관 기시부 즉 기시집합관까지 NCC, ENaC이 함께 있는 알도스테론반응 원위신원(ASDN)이라 한다.

1. 소디움의 재흡수

   1) 여과한 소디움의 5 ~ 10%를 재흡수한다.

   2) NCC에 의해 소디움을 재흡수하며 수분에 대한 투과성이 거의 없으므로 세관액이 더욱 희석되어 삼투질농도가 50 ~ 100 mOsm/kg까지 감소한다.

   3) 최근 NCC도 aldosterone에 의하여 조절되는 것이 알려졌다.

2. 포타시움의 배설

   1) Aldosterone에 의하여 활성화 ENaC에 의하여 이차적으로 ROMK가 활성화한다.

   2) 내강의 유량이 증가하면 활성화하는 BK 즉 maxi-K가 있다.

   ① 주로 DCT2가 활성화하지만 내강의 유량이 매우 많으면 DCT1의 BK도 활성화한다.

   ② ROMK에 비하여 더 많은 양의 포타시움을 배설한다.

   3) 일부 KCC를 통하여 포타시움을 배설한다.

3. 칼슘의 능동재흡수

   1) 여과한 칼슘의 10 ~ 15%를 주로 하위 원위곡세관(DCT2)에서 재흡수한다. 5%는 연결세관(CNT)과 기시집합관(ICD)에서 재흡수한다.

   ① 주로 TRPV5 즉 ECaC(epithelial Ca^{2+} channel)을 통하여 칼슘을 능동재흡수한다.

   ② 비타민D_3는 세포의 VDR을 통하여 Ca^{2+} binding protein(CBP, calbindin-D)의 생성을 촉진한다. Calbindin은 보다 많은 칼슘을 결합하여 이동한다.

   ③ 기저외측막의 plasma membrane Ca^{2+} ATPase(PMCA1b)나 Na^+-Ca^{2+} exchanger(NCX1)를 통하여 칼슘을 혈액으로 유입한다.

   2) PTH, 비타민D3, calcitonin, estrogen, androgen 등이 조절한다.

3) Thiazide는 NCC를 차단하는 대신 TRPV5 즉 ECaC을 활성화하여 칼슘을 재흡수
한다.

  ◦ 고칼슘뇨(hypercalciuria)가 있는 환자에서 요로결석이나 골다공증의 예방을 위하
  여 thiazide를 사용한다.

4) 하위 원위곡세관, 연결세관, 기시집합관에 ECaC이 있어 칼슘을 재흡수한다.

4. 마그네슘의 능동재흡수

1) 여과한 마그네슘의 5 ~ 10%를 원위곡세관, 연결세관, 기시집합관에서 능동재흡수
한다.

2) 내강막의 Mg^{2+} channel(TRPM6, 7)을 통하여 마그네슘을 재흡수하고 Mg^{2+}
binding protein에 의하여 세포 내로 이동한다. 기저외측막에서 plasma mem-
brane Mg^{2+} ATPase나 Na$^+$–Mg^{2+} exchanger로 혈중으로 유입할 것으로 추정
하고 있지만 아직 확실하지 않다.

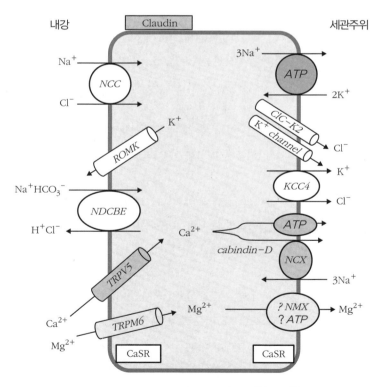

그림 2-9. 원위곡세관에서 Na$^+$, Cl$^-$, K$^+$, Ca^{2+}, Mg^{2+}의 이동

5. 하위 원위곡세관(late DCT, DCT2)

  1) 알도스테론반응 원위신원(ASDN)의 일부이다. NCC와 함께 aldosterone에 의하여 활성화하는 ENaC이 있다. 이차적으로 활성화되는 ROMK도 있다.

  2) 집합관의 A와 B형사이세포도 분포하여 산염기대사에 관여할 것으로 생각하고 있다.

  3) ECaC, PMCA, NCX, calbindin이 있어 칼슘을 재흡수한다.

● **치밀반**(macula densa)

1. 원위곡세관에서 사구체의 혈관극과 접촉하는 부위에 있는 밀집된 핵을 가진 세포이다. 수입소동맥(afferent arteriole)과 그와 연접한 사구체인접세포(juxraglo-merular cell, JG cell)와 수출세동맥(efferent arteriole)과 함께 사구체인접장치(juxtaglomerular apparatus, JGA)라 한다.

2. 원위곡세관 내강의 NaCl농도를 감지하여 사구체여과율을 조절한다. 즉 원위곡세관 내강의 NaCl농도가 감소하면 치밀반 세포막의 NKCC2를 통하여 세포로 유입하는 NaCl이 감소한다.

  1) 수입세동맥을 확장하여 혈류가 증가한다.

  2) 치밀반에서 분비한 prostaglandin(PG)는 사구체인접세포(JG cell)에서 renin의 생성을 촉진하고 이를 수입세동맥으로 분비한다.

  3) 사구체인접세포에서는 치밀반과 무관하게 압력수용체와 $\beta1$교감신경계에 의하여 renin의 분비가 증가하기도 한다.

3. 세관사구체 되먹임(tubuloglomerular feedback, TGF)

  1) 사구체여과율이 감소하면 원위곡세관의 NaCl농도나 내강유량이 감소한 것을 치밀반이 감지하여 레닌(renin)의 분비가 증가한다. 레닌에 의하여 활성화한 Ang II는 수출세동맥을 수축하여 사구체의 정수압이 증가한다. 결국 여과가 늘어 사구체여과율을 유지한다.

  2) 원위곡세관의 NaCl농도나 내강유량이 증가하면 renin의 분비를 억제하고 수입세동맥을 수축하여 사구체여과율이 감소한다.

  3) Loop이뇨제는 비후상행각은 물론 치밀반의 NKCC2를 차단하여 레닌의 생성과 분비가 증가한다. 체액량이 감소하였어도 사구체여과율은 감소하지 않고 이뇨효과를 유지한다. 그러나 thiazide를 사용하면 그에 의하여 원위곡세관의 유량과 NaCl농도가 증가한 것을 치밀반에서 감지하여 renin의 분비가 감소한다. 결국 사

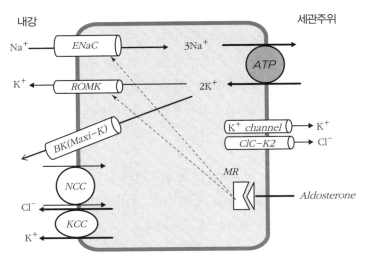

그림 2-10. 하부 원위곡세관(DCT2)에서 Na⁺, Cl⁻, K⁺의 이동
(Ca^{2+}, Mg^{2+} 의 이동은 DCT1과 같다)

구체여과율이 감소한다.

● **연결세관**(connecting tubule, CNT)

1. 원위세관과 같이 PTH, calcitonin이 조절하는 칼슘통로를 통하여 칼슘을 재흡수한다. 마그네슘도 재흡수한다.
2. 집합관의 주세포와 같이 aldosterone에 의하여 활성화하는 소디움의 재흡수와 포타시움의 배설이 있다.
3. 집합관의 A형사이세포와 같이 산의 배설과 HCO_3^-의 재생이 이루어진다. B형사이세포도 있지만 정상에서는 기능이 거의 없다.
4. Kallikrein-kinin의 생성과 분비를 한다.

● **집합관**(collecting duct, CD)

구성

1. 집합관은 피질에서 유두(papilla) 말단부까지 분포하고, 피질, 외수질, 내수질로 구분하며, 각각의 부위에 따라 구성세포가 다르다.
2. 원위세관이나 연결세관 3 ~ 5개가 1개의 집합관으로 이어진다.

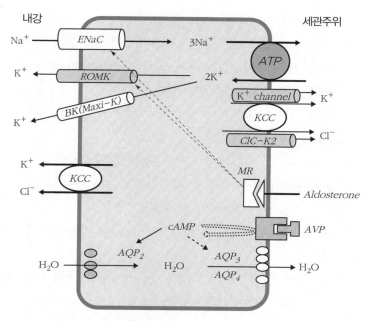

그림 2-11. 집합관 주세포에서 Na⁺, Cl⁻, K⁺, 수분의 이동

세포

1. 주세포(principal cell, PC)
   - 하위 원위곡세관에서 기시부 내수질집합관까지 분포한다.
     1) 소디움의 재흡수와 이차적 포타시움의 배설
        ① Aldosterone에 의하여 활성화하는 내강막의 ENaC에서 소디움을 재흡수한다.
        ② 이차적으로 내강막의 ROMK가 활성화하여 포타시움을 배설한다.
     2) 수분재흡수
        ① 기저외측막의 V2수용체에 AVP가 결합하면 세포 내 adenylyl cyclase가 활성화하여 세포질의 AQP2가 내강막으로 결집하여 다량의 수분을 재흡수한다.
        ② 기저외측막의 AQP3나 4를 통하여 혈액으로 유입한다. AVP는 AQP3를 일부 활성화하지만 AQP4에는 영향을 미치지 않는다.
        ③ 요량을 마지막으로 줄여 요농축을 최대로 한다.
     3) 포타시움의 배설
        ① Aldosterone에 의한 ENaC의 활성화에 따른 이차적인 ROMK의 활성화로

포타시움을 배설한다.

② Aldosterone에 상관이 없이 내강의 유량에 의하여 활성화하는 포타시움을 배설하는 통로 BK(big K) 혹은 maxi-K channel이 있다. 내강유량이 증가하면 다량의 포타시움을 배설한다.

2. 사이세포(intercalated cell, IC)

1) A(α)형

◦ DCT2, 연결세관, 피질집합관과 외수질집합관까지 분포한다.

◦ 연결세관과 피질집합관에서 H^+ 혹은 H^+-K^+ ATPase의 활성도가 가장 높다.

(1) 산의 배설과 동량의 HCO_3^-의 재흡수

◦ 세포의 대사에 의하여 생성한 CO_2가 CA II에 의하여 H^+과 HCO_3^-를 생성한다.

① 내강막의 H^+ 혹은 H^+-K^+ ATPase에 의하여 산을 배설한다. 1일 0.5 ~ 0.7 mmol/kg의 산을 배설한다.

② 기저외측막의 AE1에서 클로라이드와 교환하여 HCO_3^-가 혈액으로 유입한다.

③ Aldosterone은 H^+ ATPase와 H^+-K^+ ATPase를 활성화하여 이 과정을 조절한다.

(2) 포타시움의 재흡수

① H^+-K^+ ATPase에 의하여 포타시움을 재흡수한다.

② 여과량의 10%에 해당한다.

(3) NH_3, NH_4^+의 재순환

① 기저외측막의 Rhbg, Rhcg로 NH_3, NH_4^+가 세포로 들어온 후 내강막의 Rhcg로 NH_3를 내강으로 배설한다.

② 내강에서 산을 중화하여 NH_4^+를 생성하고 NH_4Cl형태로 요배설한다. 요 NH_4Cl의 양은 산배설량을 반영한다.

2) B(β)형

◦ DCT2, 연결세관, 피질집합관에 분포한다.

(1) A형과 반대로 알칼리를 배설하고 산을 체내로 회수한다. 평시에는 적지만 알칼리증이 있으면 활성화하며 그 수도 증가한다.

(2) 내강막의 음이온교환체인 pendrin으로 클로라이드를 재흡수하고 HCO_3^-

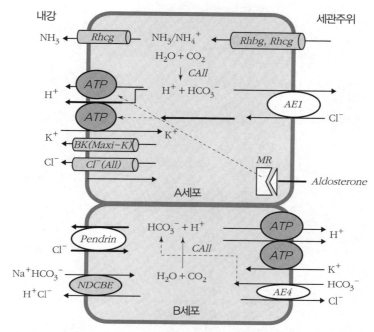

그림 2-12. 집합관 사이세포A, B에서 H^+, NH_3/NH_4^+, HCO_3^-, Cl^-, K^+의 이동

을 배설한다. 기저외측막의 H^+ ATPase와 H^+-K^+ ATPase에 의하여 산이 혈액으로 들어온다.

(3) Pendrin에서 클로라이드를 재흡수하므로 주세포에서 재흡수한 소디움과 더불어 NaCl이 된다. 최근 etrahydropyrazolopyridine, pyrazolothiophenesulfonamide 등 pendrin억제제가 thiazide와 같이 NaCl의 재흡수를 억제하는 이뇨효과가 있다고 알려졌다.

3) non-A non-B(NANB)

◦ 아직 기능이 확실하지 않고 특정한 상황에서 A 혹은 B형사이세포로 전환할 것으로 생각하고 있다.

3. 내수질집합관세포

1) 수분의 재흡수

① 주세포와 같이 AVP에 의하여 AQP2를 매개로 다량의 수분을 재흡수하여 요농축을 완성한다.

② 기저외측막에는 AQP4가 있어 수분을 혈액으로 유입한다.

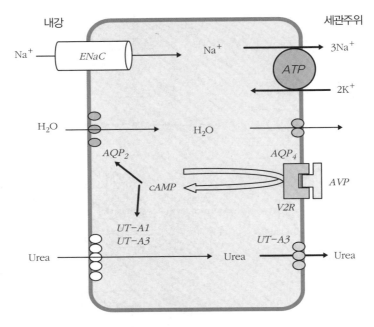

그림 2-13. 말단부 내수질집합관(tIMCD) 세포에서 Na^+, 수분, 요소의 이동

③ 피질집합관에서 수분을 가장 많이 재흡수하고 내수질집합관에서는 최종으로 요를 농축하는 역할을 한다.

2) 요소의 재흡수

○ AVP에 의하여 내강막의 UTA1, 3을 통하여 요소를 재흡수하고 기저외측막의 UTA3를 통하여 내수질 간질로 유입하여 간질의 삼투질농도를 최대로 유지하여 요농축을 한다.

부위별 세관세포의 분포

1. 피질집합관(cortical collecting duct, CCD)

1) 기시집합관(initial collecting duct, ICD)와 수질방사부(medullary ray)로 나뉜다.

2) 주세포와 사이세포가 있다.

① 전체 세포의 2/3가 주세포이며 1/3은 사이세포이다.

② 사이세포는 형태가 명확히 구분되는 A형(α cell), B형(β cell)과 드물게 non-A non-B 세포가 있다(A >> B >> NANB).

3) 기시집합관까지 칼슘이나 마그네슘을 재흡수하는 물질운반체가 있지만 그 이

후에는 없다. 피질집합관에서 이들의 재흡수는 거의 없다.

2. 외수질집합관(outer medullary collecting duct, OMCD)

◦ 피질집합관과 같이 2/3의 주세포와 1/3의 사이세포로 구성되어 있으며 A형사이세포만 있다.

3. 내수질집합관(inner medullary collecting duct, IMCD)

　1) 초반 1/3의 기시부IMCD(iIMCD)와 후반 2/3의 말단부 IMCD(tIMCD)로 구분한다.

　2) 기시부 내수질집합관은 대부분 주세포로만 구성되며 사이세포는 거의 없다.

　3) 말단부 내수질집합관에는 주세포나 사이세포와 형태학적으로 확연히 구분되는 내수질집합관세포(IMCD cell)만 있다.

표 2-4. 집합관 부위별 세관세포의 분포

	주세포	사이세포		원위곡세관세포 (Ca^{2+} 운반체)	내수질집합관세포
		A	B		
연결세관	+	+	+	+	-
피질집합관	+	+	+	-	-
외수질집합관	+	+	±	-	-
내수질집합관					
기시부	+	-	-	-	-
말단부	±	-	-	-	+

기능

◦ 집합관은 세관의 마지막 부분으로 요의 성분과 양을 최종적으로 결정하며 내환경의 항상성을 유지하는 가장 중요한 부위이다.

◦ 집합관의 주세포와 내수질집합관세포는 aldosterone과 AVP, 사이세포는 aldosterone의 영향을 받는다.

　① 소디움과 포타시움의 요배설을 최종으로 결정하는 부위이다.

　② 막대한 양의 수분과 요소를 재흡수하여 요농축을 하는 최종의 부위이다.

　③ 체내에 축적한 산을 배설하고 알칼리를 재생하여 산염기균형을 유지한다.

1. 요농축

　1) 수분의 재흡수

　　① 최종적으로 많은 수분을 재흡수하여 요를 농축하고 요량을 줄인다.

　　② 집합관에서 수분의 재흡수는 내강과 수질간질의 삼투질농도의 차이에 의해

서 일어나며 AVP에 의하여 조절한다. AVP 분비가 없는 상태에서 집합관 주세포나 IMCD세포는 수분의 투과가 거의 없다. 그러나 AVP가 기저외측막의 V_2수용체와 결합하면 AQP2 단백이 내강막으로 삽입되고 막대한 양의 수분을 재흡수한다(facilitated carrier mediated transport). 기저외측막에 있는 AQP3, 4는 AVP의 영향을 거의 받지 않는다.

③ AVP가 집합관 주세포와 IMCD세포의 기저외측막의 V2수용체에 결합하면 세포질의 AQP2가 활성화하여 내강막으로 집결하여 다량의 수분을 세포 내로 재흡수한다.

④ 주세포 기저외측막의 AQP3, IMCD세포 기저외측막의 AQP4는 세포 내의 수분을 혈관이나 간질로 유입한다.

2) 요소의 재흡수

① 말단부 IMCD에서는 AVP에 활성화하는 요소운반체(urea transporter, UT-A1, 3)에 의하여 많은 양의 요소를 재흡수한다(facilitated carrier mediated transport).

② 재흡수한 요소는 UT-A3를 통하여 수분의 재흡수에 의하여 삼투질농도가 감소한 유두부를 포함한 깊은 내수질의 간질로 이동한다. 새로이 첨가된 요소에 의하여 내수질의 삼투질농도가 증가하여 요농축능을 유지한다.

2. 소디움의 재흡수

1) 전체 여과된 소디움 중 10% 미만을 집합관에서 재흡수하여 양적으로는 다른 세관에 비해 적다. 그러나 다른 부위에서는 사구체여과율, 소디움 부하 등 조절이 불가능한 조건에 의하여 결정되지만 집합관에서는 체내의 상태에 따라 세밀한 조정을 한다. 즉 소디움의 요배설을 최종으로 결정한다.

2) Aldosterone이 주세포에 작용하면 내강막의 ENaC의 수와 활성도가 증가하여 소디움의 재흡수를 촉진한다. ENaC을 통한 소디움의 재흡수는 다른 부위와 달리 내강을 음전하로 만들고 전위차를 만들어 이차적으로 ROMK를 활성화하여 세포의 포타시움을 배설한다.

3. 포타시움의 배설과 재흡수

1) 피질집합관의 주세포와 피질집합관과 외수질집합관의 A형사이세포

(1) 주로 피질집합관의 주세포에서 ENaC에 의하여 소디움을 재흡수하면 내강의 음전하가 증가하며 세포에서 내강으로 포타시움을 배설한다. ROMK와

BK에 의하여 여과량의 10%를 배설한다.

(2) 피질집합관과 외수질집합관의 A형사이세포에서 H^+-K^+ ATPase를 통하여 여과한 포타시움의 10%를 재흡수한다. 저칼륨혈증이 있을 때 특히 중요한 역할을 한다.

2) 이 부위에서 일어나는 포타시움의 배설은 ENaC의 활성도와 내강유량에 좌우 되며 최종 요배설량을 결정한다.

(1) ROMK(renal outer medullary K channel; SK, Kir1.1, KCNJ1)

① 집합관의 주세포에 분포하여 내강으로 포타시움을 배설한다.

② 30, 70 pS로 작은 크기(small K channel, SK)로 전도도(conductance)가 낮다.

③ Aldosterone에 의하여 ENaC이 활성화되어 소디움을 재흡수하는 만큼 포타시움의 요배설이 증가한다.

④ 저마그네슘혈증이 있으면 통로를 막고 있는 Mg^{2+}가 없어 포타시움의 요 배설이 증가한다.

(2) BK(big K) 혹은 maxi-K

① 하위 원위곡세관, 연결세관과 피질집합관에 분포하지만 aldosterone에 상관이 없고 내강의 유량(flow rate)과 세관세포 내 Ca^{2+}에 의하여 활성 화한다.

② 내강유량이 많을수록 BK가 활성화하여 포타시움의 요배설이 증가하고 칼슘이 부족하면 BK가 비활성화하여 포타시움의 요손실이 없다.

③ 150 pS 크기로 높은 전도도로 포타시움을 배설한다.

4. 산과 알칼리의 조절

1) 체내에 대사로 생긴 0.5 ~ 0.7 mmol/kg/d의 산을 배설하고 동량의 HCO_3^- 즉 알칼리를 체내로 유입하여 산염기균형을 일정하게 유지한다.

2) A형사이세포는 산의 배설, B형사이세포는 알칼리의 배설이 주기능이다. 정상에 서는 산의 배설이 주가 되므로 주로 A형이 활성화하며 알칼리증이 있으면 B형 세포가 활성화한다.

3) 사이세포의 세포 안에서 대사산물인 CO_2가 CA II에 의하여 산(H^+)과 HCO_3^- 으로 전환하면 사이세포의 종류에 따라 배설 혹은 재흡수가 된다.

(1) A형사이세포

① Aldosterone에 의하여 활성화하는 내강막의 H$^+$ ATPase 혹은 H$^+$-K$^+$ ATPase를 통하여 산을 배설한다,

② 배설된 산은 기저외측막의 Rhbg, Rhcg를 통하여 세포 내로 유입되어 내강막의 Rhcg로 배설한 NH$_3$와 결합하여 요암모늄(NH$_4$Cl)을 생성한다. 즉 1일 0.5 ~ 0.7 mmol/kg의 요암모늄을 생성한다.

③ 기저외측막의 음이온교환체(anion exchanger, AE1) 즉 Cl$^-$-HCO$_3$$^-$ 교환체를 통하여 배설한 산과 동량의 HCO$_3$$^-$를 혈액으로 유입한다. 전체 HCO$_3$$^-$ 재흡수량의 5 ~ 10%에 해당한다.

(2) B형사이세포

① 기저외측막에는 H$^+$ ATPase, 내강막에는 AE1과 다른 Cl$^-$-HCO$_3$$^-$ 교환체 즉 pendrin이 있어 HCO$_3$$^-$을 요로 배설하고 클로라이드를 재흡수하며 산을 혈액으로 재흡수한다.

② 주세포의 ENaC에서 재흡수한 소디움과 B형사이세포의 pendrin을 통한 클로라이드의 재흡수로 집합관에서 NaCl의 재흡수를 완성한다.

③ Gitelman증후군과 같이 NCC가 억제된 때는 pendrin과 ENaC을 통한 NaCl의 재흡수가 증가한다.

④ 알칼리증, 저칼륨혈증에서 활성화한다.

(3) non-A non-B(NANB)

① 아직 정확한 기능이 밝혀지지 않았다.

② 내강막에 H$^+$ ATPase, pendrin, Rhcg, 기저외측막에 Rhbg가 있다.

I-4. 요농축(urine concentration)과 요희석(urine dilution)

● 2종류의 네프론이 있고 수질옆신원(juxtamedullary nephron) 혹은 긴 loop신원(long-loop nephron)이 요농축에서 중심 역할을 한다.

◦ 요농축능은 포유류와 조류에서만 관찰할 수 있다.

◦ 각 종(species)은 질소노폐물을 배설하는 방식에 따라 신장이 발달하였다.

① 어류는 가장 간단한 질소화합물인 NH$_3$를 피부를 통하여 물로 확산한다.

② 조류는 비교적 간단한 요산으로 배설한다. 날 때 무게를 줄이기 위하여 방광이 발

달하지 않아서 요와 변을 함께 배설한다.

③ 포유류는 오랫동안 체내에 있어도 무해한 요소로 배설하며 존재가 드러나지 않도록 배설을 참아야 하므로 요농축능이 가장 발달하였다.

1. 네프론 즉 신원은 2종류가 있다.

   1) 피질신원(cortical nephron) 혹은 짧은 loop신원(short-loop nephron)

      ① 신원의 70 ~ 80%는 표피에 가까운 피질 바깥쪽 2/3에서 시작하여 외수질까지 이어진다.

      ② Henle loop이 짧고 직혈관(vasa recta)이 근위세관의 곡부와 원위곡세관 이외의 모든 세관 주위에 있다.

      ③ 박상행각(tal)이 없다.

   2) 수질옆신원(juxtamedullary nephron) 혹은 긴 loop신원(long-loop nephron)

      ① 신원의 20 ~ 30%는 피질 안쪽 1/3 즉 수질 바로 위에서 시작하여 깊은 내수질까지 이어진다.

      ② Henle loop이 매우 길고 직혈관(vasa recta)이 근위세관의 곡부와 원위곡세관 등 곡세관 주위에만 있다.

2. 긴 loop신원은 요량을 줄이기 위하여 요의 농축이 필요한 새와 포유류에서 관찰된다.

   1) 요농축이 필요하지 않은 일상생활을 할 때 혹은 다뇨 등으로 요희석능이 증가할 때는 짧은 loop신원이 주로 기능한다.

   2) 긴 loop신원은 요농축이 필요할 때 핵심 기능을 한다. 깊은 내수질까지 이어져 있어 요를 1,200 ~ 1,400 mOsm/kg까지 농축한다.

3. AVP의 증가와 감소에 따른 각 부위의 삼투질농도 *(mOsm/kg)*

	AVP증가	AVP결핍
1) 피질 직혈관(vasa recta)	290	290
2) 긴 loop의 tip부분	1,200	600
3) 상위 원위곡세관	140	140
4) 하위 원위곡세관	290	100
5) 말단부 내수질집합관	1,150	65
6) 내수질 직혈관	1,200	

(Gottschalk CW, Nille M. Am J Physiol 1959;196:927)

● 요농축 및 희석과 관련한 신장의 물질운반체

∘ 요농축능이나 요희석능에 관여하는 운반체는 다음과 같다. 그중 많은 수의 운반체를
  AVP가 조절한다(＿＿＿으로 표시한 운반체).

1. 박하행각(tdl)

   1) Long loop

      ① 외수질: AQP1, NHE3

      ② 내수질: AQP, NHE3, UT-A2

   2) Short loop

      ① 상부: AQP1

      ② 하부: UT-A2

2. 박상행각(tal): ClC-K1

3. 비후상행각(TAL)

   1) 수질부(mTAL): NKCC2, NHE3, ROMK, ClC-K2, KCC4

   2) 피질부(cTAL): NKCC2, NHE3, ROMK, ClC-K2, KCC4

4. 원위곡세관: NCC, ClC-K2, KCC4

5. 하부 원위곡세관, 연결세관: AQP2, AQP3, ENaC, ROMK, ClC-K2, KCC4

6. 피질집합관: AQP2, AQP3, ENaC, ROMK, ClC-K2

7. 외수질집합관: AQP2, AQP3, AQP4, ENaC, ClC-K2

8. 내수질집합관

   1) 기시부(iIMCD): AQP2, AQP4, NKCC1, ENaC, ClC-K2

   2) 말단부(tIMCD): AQP2, AQP4, UT-A1, UT-A3, NKCC1, ENaC, ClC-K2

● 요농축 기전: Henle loop의 반류기전

1. 반류 혹은 역류증폭계(countercurrent multiplier)

   ∘ Henle loop, 원위곡세관, 집합관이 서로 가깝게 평행으로 있고 그 내강액의 흐름이
     서로 반대 방향인 것이 중요하다.

   1) 요농축에서 반류 혹은 역류기전(countercurrent mechanism)은 삼투질농도를 같
      게 만드는 교환과정(countercurrent exchange)이 아니라 피질과 내수질의 삼투질
      농도의 경사를 유지하며 증폭하는 과정이다.

      ① 피질의 300 mOsm/kg에 비하여 Henle loop의 tip이 있는 깊은 내수질의 농

도는 600 ~ 1,200 mOsm/kg까지 큰 농도의 경사가 있다.

② 박하행각이 수질로 내려가며 내강액의 삼투질농도가 점차 증가하고, 박상행각과 비후상행각으로 올라가며 내강액의 삼투질농도가 점차 감소한다.

③ 원위곡세관에 이르면 < 100 mOsm/kg로 희석이 된다.

④ 이후 피질집합관에서 내수질로 내려가면 점차 삼투질농도가 증가한다. AVP가 증가하면 말단부 내수질집합관에서 1,150 ~ 1,200 mOsm/kg로 농축이 된다.

2) 세관 내강액의 흐름이 서로 반대인 세관이 평행하며 매우 가까이 있어 세관 내강액과 간질의 삼투질농도를 같게 유지한다. 이를 통하여 삼투질농도의 경사를 유지한다.

3) 비후상행각과 박하행관이 깊은 내수질의 삼투질농도를 높게 유지하는 증폭계의 역할을 한다.

2. 단일효과(single effect, Vervielfältigung des Einzeleffektes)

1) 1942년 Kuhn과 Ryffel이 제창하였다.

(Kuhn W, Ramel A. Helvetica Chimica Acta 1959;2:628)

2) 비후상행각에서 NKCC2에 의하여 NaCl을 능동재흡수하는 것이 단일효과의 시작이다.

① 비후상행각에서 NaCl을 재흡수하지만 수분의 재흡수는 없다.

② NaCl은 비후상행각 주위의 간질로 이동하여 고장액이 된다.

③ 간질이 고장이므로 간질 내의 박하행각에서 AQP1을 통하여 수분을 재흡수하여 간질의 삼투질농도를 낮추고 내강액의 삼투질농도를 높인다.

④ 박하행각의 내강액의 삼투질농도가 높기 때문에 저장의 여과액이 근위세관에서 계속 내려온다.

⑤ 이 과정을 반복하며 피질과 내수질사이에 삼투질농도의 경사를 유지한다.

(Gottschalk CW, Mylle M. Science 1958;128:594)

3) 사막에서 사는 낙타는 loop이 매우 길어 요를 최대한 농축한다. 그러나 물가에 사는 비버는 loop이 매우 짧아 요농축이 거의 없다.

3. 직혈관(vasa recta)의 삼투질농도는 loop과 그 주위 간질의 삼투질농도와 같다.

1) 직혈관은 삼투질농도를 주위에 있는 세관내강과 간질의 삼투질농도를 유지하는 반류 교환과정(countercurrent exchange)이다.

2) 피질과 깊은 내수질에서 삼투질농도의 경사를 유지한다.

4. 용질의 재순환(recycling)

○ 요소와 NH_3/NH_4^+는 재순환하며 반류기전에 참여한다.

  1) 요소
      ① 내수질의 박하행각에서 UT-A2를 통하여 재흡수하여 내수질 간질의 삼투질농도가 증가한다.
      ② 미세천자나 단일세관 미세관류로 박상행각에서 요소를 내강으로 배설하는 것을 확인하였다. 다만 운반체는 아직 확인하지 못하였다.
      ③ 말단부 내수질집합관에서 AVP에 의하여 활성화한 UT-A1, 3을 통하여 요소를 재흡수하여 깊은 내수질의 삼투질농도를 유지한다.

  2) NH_3/NH_4^+
      ① 근위세관에서 NH_3/NH_4^+를 배설한다.
      ② 비후상행각에 이르기까지 내강의 삼투질농도를 유지한다.
      ③ 비후상행각의 NKCC2에서 재흡수하여 주위 간질의 삼투질농도를 높인다.

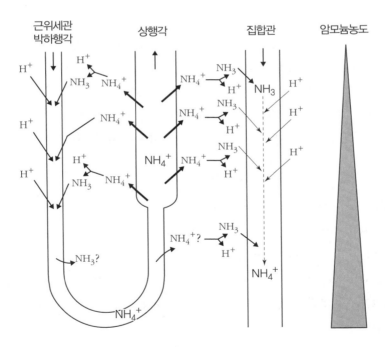

그림2-14. 암모늄의 재순환(NH_3/NH_4^+ recycling)

● 요농축의 수동모델(passive model)

◦ 1972년 Kokko와 Rector, 그리고 Stephensen이 각각 수동모델을 제시하였다.

  (Kokko JP, Rector FC. Kidney Int 1972;2:214; Stephensen JL. Kidney Int 1972;2:85)

1. 개요: ( )안에 현재 확인한 사실을 기술

   1) 외수질의 비후상행각(TAL)에서 수분이나 요소는 재흡수하지 않고 NaCl만 능동 재흡수한다. *(현재 확인한 사실)*

   2) 피질부터 수질 집합관을 지나며 AVP에 의하여 수분을 재흡수하여 내강의 요소농 도가 크게 증가한다. *(현재 확인한 사실)*

   3) 내수질에서 집합관 내강의 요소는 농도경사에 의하여 주변 간질로 확산한다. *(AVP에 의하여 UT를 통하여 요소를 재흡수)*

   4) 내수질 간질의 요소가 증가하면 박하행각(tdl)에서 삼투질농도 경사에 의하여 수 분을 간질로 재흡수한다. 이에 따라 간질의 NaCl농도가 감소한다. *(박하행각 시작 40%에는 수분이 투과하지만 그 아래 60%에서는 수분이 투과할 수 없다.)*

   5) 박상행각(tal)

   ① 간질 내 농도가 높은 요소는 내강으로 배설하여 이후 비후상행각부터 내수질 집합관까지 재순환한다. *(요소에 대한 투과성은 높지만 UT는 박상행각이 아닌 박 하행각에서 발견)*

   ② 간질 내 농도가 낮은 NaCl은 박상행각에서 재흡수하여 내수질 간질의 삼투질 농도를 높인다. *(박하행각의 끝부분부터 박상행각 전체에 ClC-K1이 있어 클로라이 드의 투과성이 크다.)*

2. 문제점

   ◦ 수동모델이 작동하려면 박상행각(tal)에서 요소와 NaCl의 높은 투과성이 가장 중요 하다.

   ◦ 현재까지 이 부위에서 측정한 요소투과율로는 수학적으로 충분하게 내강과 간질의 삼투질농도경사(axial osmotic gradient)를 형성할 수 없다.

3. 최근 내수질의 박하행각, 박상행각, 직혈관, 내수질집합관과 입체적인 관계를 수학 적 모델(three dimensional mathematical model)로 만든 여러 가설이 있다. 그러 나 아직 확정된 가설은 없다. *(Wexler AS et al. Am J Physiol Renal Physiol 1991;260:F368; Wexler AS et al. Am J Physiol Renal Physiol 1991;260:F384)*

4. 현재까지 확인한 사실

◦ 현재까지 확실히 증명한 사실을 근거로 하여 실제로 작동이 가능한 수학적 삼차원 모델(three-dimensional model of mathematical operation)을 정립하여야 하는 것이 앞으로 과제로 남아있다.

1) 박하행각(tdl)의 시작부 40%에는 AQP1이 있고 수분의 투과성(water permeability)이 매우 크다. 그러나 하부 60%에는 AQP1이 없고 수분이 투과할 수 없다.

2) 박하행각(tdl)의 아래 굽어지기 전(prebend segment)부터 박상행각(tal) 전체에 ClC-K1이 있어 클로라이드의 투과성이 크다.

3) 박하행각(tdl)과 박상행각(tal)은 모두 요소의 투과성이 크다. 그러나 요소운반체 UT-A2는 박하행각에서만 관찰할 수 있다.

4) 집합관 주변으로 박하행각, 박상행각과 직혈관(vasa recta)과 3차원적으로 디자인된 집단(cluster)을 이룬다. 박하행각과 하행 직혈관은 cluster 안쪽에 있고 박상행각과 상행 직혈관은 안쪽과 바깥쪽에 모두 있다.

5) 삼차원cluster 내에서 박상행각, 상행 직혈관과 집합관은 간질의 혹부 간질세포의 위와 아래에서 교차하는 공간(interstitial nodal space)을 만들어 용질과 수분이 섞인다.

6) 유두(papilla) 첨부까지 뻗어 있는 loop는 가로로 넓게 굽어 있다(wide lateral bends). 내수질에서 매우 높은 삼투질농도를 유지하는데 중요한 역할을 할 것이다.

● 요농축에서 집합관과 AVP의 역할

1. 요농축의 최종적인 조절은 집합관에서 이루어진다.

2. 수분의 재흡수: 하위 원위곡세관 ~ 말단부 내수질집합관

   1) AVP에 의하여 내강막의 AQP2가 활성화여 수분을 재흡수한다.

      ① 매개체에 의한 촉진운반으로 많은 양의 수분을 재흡수한다.

      ② 기저외측막의 AQP3는 피질집합관까지 AQP4는 외수질과 내수질집합관에서 간질로 수분을 재흡수하는 통로가 된다.

      ③ AVP는 AQP2와 3를 조절한다.

   2) 내강의 요는 농축이 되지만 간질의 삼투질농도는 감소한다.

3. 요소의 재흡수: 말단부 내수질집합관

   1) AVP에 의하여 말단부 내수질집합관의 UT-A1과 3가 활성화한다.

   2) 매개체에 의한 촉진운반으로 많은 양의 요소를 재흡수한다.

① 깊은 내수질의 간질은 수분의 재흡수 때문에 삼투질농도가 감소한다.

② 깊은 내수질의 삼투질농도를 높게 유지하기 위하여 용질인 요소를 재흡수하여 첨가한다.

● 요희석

◦ 수분이뇨(water diuresis)가 있을 때

1. Henle loop에서 수분의 배설은 일어나지 않는다.

2. 비후상행각에서 NKCC2를 통하여 NaCl을 재흡수하여 주변의 간질보다 내강의 삼투질농도가 더욱 낮게 되는 것이 가장 중요하다.

　① 원위곡세관에서 NCC에 의하여 NaCl의 재흡수가 일어나 내강의 삼투질농도가 더욱 낮아진다.

　② 비후상행각이나 원위곡세관에서 수분의 재흡수는 없다.

　③ AVP가 매우 낮아 집합관에서 수분과 요소의 재흡수가 없어 내강과 간질의 삼투질농도가 매우 낮다.

3. 요가 희석되고 요량이 증가한다.

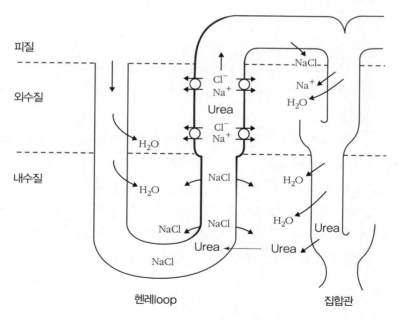

그림 2-15. Kokko 와 Rector의 수동적 요농축기전(passive model)

참고문헌

1. Curthoys NP, Moe OW. Proximal tubule function and response to acidosis. *Clin J Am Soc Nephrol* 2014;9:1627 ~ 38.

2. Dantzler WH. Urine-concentrating mechanism in the inner medulla: function of the thin limbs of the loops of Henle. *Clin J Am Soc Nephrol* 2014;9:1781 ~ 9.

3. Mount DB. Thick ascending limb of the loop of Henle. *Clin J Am Soc Nephrol* 2014;9:1974 ~ 86.

4. Subramanya AR, Ellison DH. Distal convoluted tubule. *Clin J Am Soc Nephrol* 2014;9:2147 ~ 63.

5. Pearce D. Collecting duct principal cell transport processes and their regulation. *Clin J Am Soc Nephrol* 2015;10:135 ~ 46.

6. Roy A. Collecting duct intercalated cell function and regulation. *Clin J Am Soc Nephrol* 2015;10:305 ~ 24.

7. Gottschalk CW. History of urinary concentrating mechanism. *Kidney Int* 1987;31:507 ~ 11.

저자문헌

8. Han JS, Thompson KA, Chou CL, Knepper MA. Experimental tests of three—dimensional model of urinary concentrating mechanism. *J Am Soc Nephrol* 1992;2(12):1677 ~ 88.

9. Han JS, Maeda Y, Ecelbarger C, Knepper MA. Vasopressin-independent regulation of collecting duct water permeability. *Am J Physiol Renal Physiol* 1994;266(1 Pt 2):F139 ~ 46.

10. 한진석. 요농축기전. *전정판 신장학*. 서울대학교출판부. pp.71 ~ 86, 1993.

11. 한진석, 엄재호. 신세관의 기능. *임상신장학*. 광문출판사. pp.22 ~ 9, 2001.

12. 한진석. 요세관 기능. *전정판 신장요로학*. 서울대학교출판부. pp.19 ~ 32, 2005.

II. 물질운반체 결손에 의한 신세관의 장애
(Disorders of Renal Tubular Function due to Defective Transporters)

- 운반체 결손에 의한 세관의 기능장애는 매우 다양하다. 이를 전부 언급하기는 매우 어렵고 실제 환자의 진료에 큰 도움이 되지 않는다.
- 이 장에서는 주로 내과에서 진료하게 되는 장애를 언급하려 한다. 특히 저자가 40년 동안 경험하였던 선천적인 원인과 후천적으로 발생한 질환을 중심으로 서술하였다.

II-1. 근위세관의 장애

● Fanconi증후군
1. 원인
　상염색체열성 유전이나 전신질환 혹은 독성물질에 의하여 이차적으로 발생한다.
　1) 소아에서는 대부분 선천성 대사이상에 의하여 발생한다.
　　① CTNS(cystinosin)의 기능상실변이(loss-of-function mutation)에 의한 cystine 뇨증, CLCN5(CLC-5) 혹은 ORCL1(OCLRL1)의 기능상실변이에 의한 Dent병, ORCL1의 기능상실변이에 의한 Lowe증후군(oculocerebrorenal syndrome) 등에 의한다.
　　② 항암화학요법의 합병증으로도 발생한다.
　2) 성인에서는 대부분 후천성으로서 이상단백혈증(dysproteinemia), 카드뮴(Cd)이나 납(Pb) 등 중금속의 중독, 광방기(aristolochic acid)중독 혹은 면역장애가 원인이다.
　　① 노인에서 Fanconi증후군이 있다면 우선 다발성골수종을 생각한다.
　　② Aristolochic acid nephropathy(AAN) 혹은 Chinese herbs nephropathy(CHN)은 광방기(Aristolochia fangchi)를 섭취하여 생긴다. 과거 Balkan nephritis는 aristolochic acid의 농도가 매우 낮아 증세가 경미하였던 것으로 생각하고 있다. 조기에 저칼륨혈증을 교정하면 말기신부전으로 진행하지 않는다고 알려졌지만 저자의 1예는 진행하여 신이식을 하였다.
　　③ 낭창성신염, Sjögren증후군 등에서 세관간질의 병변이 있을 때에도 나타난다.
　　④ 중금속에 의한 신장장애

2. 임상소견

1) 근위세관에서 재흡수하는 모든 물질의 요배설이 증가하며 혈청 농도가 감소한다.

   ① 소디움, 포타시움, 칼슘, 인, 마그네슘, 중탄산염(HCO_3^-), 요산, 아미노산, 단당류, 저분자 단백 및 수분 등의 요배설이 증가한다.

   ② 심한 저칼륨혈증, 저인혈증, 저요산혈증, 산증이 특징이다.

   ③ 저혈량증이 있으나 신기능이 정상이면 소디움과 더불어 수분을 함께 손실하여 저나트륨증은 흔하지 않다.

2) 포타시움의 심한 결핍으로 다뇨와 근력의 저하가 나타난다.

3) 칼슘, 인과 비타민D의 장애, 대사성 산증에 의하여 대사성 골질환 즉 소아에서는 구루병, 성인에서는 골연화증이 흔하다.

4) 저칼륨혈증이 지속하면 신장의 간질의 섬유화와 세관의 위축이 나타나며 만성신부전으로 진행하기도 한다.

3. 진단

근위세관의 모든 기능에 장애가 있는 것을 확인한다.

1) 혈청: 저칼륨혈증, 저칼슘혈증, 저인혈증, 저요산혈증, 근위신세관산증에 의한 대사성 산증

2) 요: 포타시움과 인 배설의 증가, 아미노산뇨, 신성 당뇨, 고칼슘뇨, 세관 단백뇨 즉 글로불린뇨

3) 요 $\beta2$-microglobulin

   ① $\beta2$-microglobulin은 100% 여과하고 근위세관에서 95 ~ 99%를 재흡수하여 대사가 된다.

   ② 근위세관의 손상이 있으면 재흡수가 되지 않아 요배설이 증가한다.

4) HCO_3^- 분획배설률(FE_{HCO3})

   ① 혈청 HCO_3^- 농도가 $\geq$ 20 mM면 부하검사가 필요하지 않고 그 미만이면 알칼리 즉 $NaHCO_3$를 부하한다.

   ② FE_{HCO3}가 15%를 넘으면 근위세관에서 HCO_3^- 재흡수의 장애가 있는 근위신세관산증으로 진단한다. 정상은 < 5%이고 5 ~ 15%에서는 근위신세관산증을 의심하여야 한다.

4. 치료

1) 포타시움, 칼슘, 인을 반드시 보충하여야 한다. 마그네슘의 결핍이 있으면 함께 보

충한다.

2) 비교적 많은 양의 알칼리 보충이 필요하다. 1일 10 mmol/kg 이상의 HCO_3^-를 투여한다.

3) 아미노산, 요산, 당에 대해서 특별한 치료가 필요하지 않다.

증례: Aristolochic acid에 의한 Fanconi증후군

32세 여자 환자로 3개월 전에 부기조절을 위하여 광방기(Aristolochia fangchi)를 달인 물을 매일 200 mL씩 15일간 복용하였다. 복용한 약제는 후에 HPLC로 분석하여 Aristolochic acid인 것을 확인하였다.

1개월 전부터 전신쇠약, 구역, 구토의 증상이 나타났다.

검사는 다음과 같았다.

- BUN 16 mg/dL, creatinine 1.9 mg/dL, [Na] 135 mM, [K] 3.0 mM, [Cl] 94 mM, 요산 1.5 mg/dL, [P] 0.6mg/dL, AG 23 mM

- ABGA: pH 7.29, [HCO_3] 8.1 mM

- 요검사: pH 6.0, 당 3+, albumin 3+

- 요: [Na] 31 mM, [K] 50.2 mM, AG 25.2 mM, TTKG 16.2

- 24시간 요: Na 246 mmol, 당 25.4 mg(정상 0.5 ~ 1.5), 단백 3,500 mg, 요산 483 mg, cystine 1,821.4 μmol/gCr(정상 10 ~ 250)

- 요 $\beta2$-microglobulin: > 1,600 μg/L(정상 0 ~ 30)

- 요전기영동: albumin 19.1%, globulin 80.9%

- 알칼리부하 후 FE_{HCO3}: 25.9%

• 포타시움과 알칼리 및 부족한 전해질을 보충하였지만 4개월 후에는 말기 만성신부전으로 이행하였다.

- BUN 82 mg/dL, creatinine 7.7 mg/dL, [Na] 136 mM, [K] 5.7 mM, [Cl] 94 mM, 요산 8.9 mg/dL, [P] 5.8 mg/dL

- 신조직 생검: 사구체는 모두 정상, 신세관의 심한 위축과 간질의 섬유화

• 2년간 혈액투석을 하다가 신장이식을 하였다.

증례: Aminoglycoside 독성에 의한 염손실 신병증

(pan-electrolytes-losing nephropathy)

28세 남자 환자로 2주 전부터 시작한 호흡곤란, 연하곤란과 양측 하지의 감각의 이상으로 내원하였다.

환자는 8주 전에 폐렴으로 6주간 치료하였다. 치료로 사용한 항생제는 kanamy-cin 42g, cephaloridine 12g, carbenicillin 40g이었다.

혈압 130/100 mmHg, 맥박 108회였다. 양측 하지의 감각이상과 심부건반사의 저하가 있었고 수족경축(carpopedal spasm), Chvostek징후가 있었다.

◦ Creatinine 1.1 mg/dL, [Na] 128 mM, [K] 2.4 mM, [Cl] 97 mM, [Ca] 2.4 mg/dL, [P] 2.7 mg/dL, [Mg] 0.9 mM, $\beta2$-microglobulin 2,200 μg/L

◦ ABGA: pH 7.56, $PaCO_2$ 45.6 mmHg, [HCO_3] 34 mM

◦ PRA 4.8 ng/mL/h, aldosterone 160 pg/mL

◦ 24시간 요: Na 167 mmol, K 48 mmol, Cl 259 mmol, Ca 138 mg, P 372 mg, Mg 5.7 mmol

◦ 요 $\beta2$-microglobulin: 1,897 μg/L

◦ 신 조직생검: 정상 사구체. 근위세관의 괴사, 간질의 부종과 단핵구의 침윤

• 입원하여 KCl과 $CaCO_3$를 10일간 투여하였으나 호전이 없었다. 이후 $MgSO_4$와 Julie액으로 인을 추가로 보충하고 호전이 되었다. 입원 8주 후에는 모든 검사소견이 정상이었다.

● **근위신세관산증**(proximal renal tubular acidosis, pRTA, 제2형 신세관산증)

1. 원인

　1) 유전(상염색체우성, 상염색체열성, X염색체관련)으로 NBC1, NBCn1의 기능상실변이(loss-of-function mutation)에 의하며 드물다.

　2) CA II의 기능상실변이에서는 근위신세관산증과 원위신세관산증이 함께 나타난다.

　　◦ CA II는 근위세관뿐 아니라 집합관에도 있는 효소이므로 이의 결핍이 있으면 근위와 원위신세관산증이 함께 나타난다. 이를 제3형 신세관산증이라 한다.

　3) Fanconi증후군이나 근위세관의 장애를 초래하는 다른 질환, CA를 억제하는 ac-

etazolamide 등에 의해 발생한다.

2. 임상소견

　　1) 산중과 관련된 증상: 성장부전, 식욕부진, 영양 및 체액의 결핍

　　2) 저칼륨혈증에 따른 증상: 근쇠약, 다뇨, 야뇨

　　3) 골질환: 골파괴가 증가하고 칼슘과 인의 요손실이 증가하며 구루병, 골연화가 나타난다.

　　4) 고칼슘뇨가 있지만 근위세관에서 구연산(citrate)의 재흡수가 감소하므로 구연산의 요배설이 증가하여 신석회증이나 요로결석은 드물다.

3. 진단

　　1) 경증의 고클로라이드혈증 대사성 산중이 있고 요 pH는 다양하다. 처음에는 HCO_3^-의 요배설이 증가하여 요 pH가 높지만 지속되는 HCO_3^-의 손실로 산중이 심하면 요 pH가 5.5 미만으로 된다.

　　2) 확진은 HCO_3^-분획배설률(FE_{HCO3})이 15% 이상으로 증가한 것을 확인하면 된다. 혈청 [HCO_3]이 $\geq$ 20 mM면 부하검사가 필요하지 않고 그 미만이면 알칼리($NaHCO_3$) 부하검사를 한다.

　　3) 산(NH_4Cl)을 부하하면 요 pH가 < 5.5로 되어 원위신세관산중과 구별이 된다.

4. 치료

　　1) 산중을 교정하면 정상적인 성장이 가능하고 구루병이나 골연화증의 호전이 있다. 칼슘과 인의 결핍을 동반하므로 칼슘, 인과 비타민D를 함께 보충하여야 한다.

　　2) 알칼리의 투여

　　　∘ 알칼리를 보충하여 혈청 [HCO_3]이 증가하면 HCO_3^-의 여과량이 늘어 HCO_3^-의 요손실이 증가하므로 원위신세관산중에 비하여 훨씬 많은 10 ~ 30 mmol/kg/d의 알칼리를 투여하여야 한다.

증례: 근위신세관산증

　50세 여자 환자가 4개월 전부터 시작한 다뇨와 체중의 감소(5 kg)가 있다가 2주 전부터 심한 쇠약감과 구역으로 내원하였다.

　혈압은 140/90 mmHg이었고 검사소견은 다음과 같았다.

- BUN 4.1 mg/dL, creatinine 1.3 mg/dL, [Na] 143 mM, [K] 1.7 mM, [Cl] 106 mM, [Ca] 8.9 mg/dL, [P] 1.0 mg/dL. 요산 1.3 mg/dL
- ABGA: pH 7.29, $PaCO_2$ 31 mmHg, [HCO_3] 14.7 mM
- 요검사: pH 8.0, SG 1.010, albumin 3+, glucose 3+
- 24시간 요: 요량 5,800 mL, 단백 1,519 mg, Ca 252 mg, P 330 mg, 요산 435 mg, amino산 분석에서 각종 amino산이 검출되었음
- 요 $\beta2$-microglobulin: 9,200 $\mu g/L$(정상 0 ~ 30)
- 알칼리(NaHCO3)부하: 기저FE_{HCO3} 13.7%, 부하 후 FE_{HCO3} 25.4%
- 원인을 찾기 위하여 Cadmium(Cd)을 측정하였더니 혈장 11.7 $\mu g/L$(정상 < 5), 요 68 $\mu g/gCr$(정상 < 1)으로 매우 증가하였다.

● 유전성 신성 저요산혈증(hereditary renal hypouricemia, HRH)

1. 원인

1) 주로 근위세관의 URAT1의 기능상실변이에 의하며 동형과 이형접합(homo-, heterozygote)이 모두 있다.

2) 드물게 GLUT9의 기능상실변이도 보고되었다.

2. 임상소견

(Ichida K et al. J Am Soc Nephrol 2004;15:164. Dinour D et al. Nephrol Dial Transplant 2011;26:2175. Kuwabara M et al. PLoS ONE 2017;12(4)e0176055)

1) 전 인구의 0.12 ~ 0.73%에서 나타난다.

2) 저요산혈증: 0.5 ~ 2.0 mg/dL이며 동형접합에서는 1.0 mg/dL 미만(정상 2.5 ~ 6 mg/dL)

3) 요산 요배설의 증가

① 요산분획배설률(fractional excretion of uric acid, FE_{UA})이 10% 이상으로 증가하며 동형접합에서는 50% 이상이었다.

② FE_{UA}가 10% 이상이면 진단적이다.

4) 운동 후 발생하는 급성신손상

- 전체 환자의 6.5 ~ 9.5%에서 나타나며 급성 요산염신증(uric acid nephropathy)이거나 신장의 말초동맥의 수축에 따른 신장의 허혈에 의한다.

5) 재발성 신결석증 (recurrent nephrolithiasis)

　◦ 전체 환자의 8.5 ~ 12.5%에서 나타나며 주로 요산결석이다.

3. 진단

　1) 저요산혈증과 요산분획배설률의 증가를 확인한다.

　2) 요산배설촉진제(uricosuric drug)의 부하검사 및 요산배설억제제(antiuricosuric drug)에 의한 억제검사

　　(1) 정상: Probenecid 2 g 혹은 benzbromarone 100 mg을 투여하면 혈청 요산 농도가 감소하고 요산청소율(C_{UA})이 증가하며 pyrazinamide(PZA) 3 g을 투여하면 혈청 요산농도가 증가하고 C_{UA}가 감소한다.

　　(2) Probenecid를 먼저 투여한 후 PZA를 투여하면 PZA를 단독으로 투여한 때보다 C_{UA}가 증가한다.

　　(3) 약제부하 혹은 억제검사에 따른 신성 저요산혈증의 5가지 유형

　　　① 분비 전 재흡수의 장애(presecretory reabsorptive defect): PZA 혹은 probenecid를 투여하여도 C_{UA}는 큰 변화가 없다.

　　　② 분비 후 재흡수의 장애(postsecretory reabsorptive defect): PZA을 투여하면 C_{UA}가 감소하며 probenecid를 투여하여도 변화가 없다.

　　　③ 분비전후 전체 재흡수의 장애(total inhibition of reabsorption): PZA을 투여하더라도 C_{UA}가 사구체여과율보다 크다.

　　　④ 분비장애(enhanced secretion): PZA을 투여하여 감소한 C_{UA}가 probenecid를 투여하면 증가한다.

　　　⑤ 재흡수와 분비의 동반장애(subtotal defect of urate transport): PZA나 probenecid를 투여하여도 C_{UA}의 변화가 없다.

　3) 원인이 분명하지 않은 급성신손상이나 재발성 신결석이 있는 환자에서 저요산혈증이 있으면 원인으로 생각하고 감별하여야 한다.

　급성신손상이 있고 혈청 요산농도가 10 mg/dL 미만이면 반드시 이 질환을 감별하여야 한다.

4. 치료

　특이적인 치료는 없다.

　1) 결석의 예방

　　① 1일 > 2 ~ 2.5 L의 수분을 섭취한다.

② K-citrate를 복용하여 요 pH를 6이상으로 유지한다.

③ 소디움의 섭취를 5 ~ 7 g으로 제한한다. 그 효과는 확실하지 않다.

2) 운동 전후로 충분하게 수분을 섭취하고 NSAIDs를 복용하지 않는다.

증례: 신성 저요산혈증에 의한 요로결석

22세 남자 환자가 5년 전부터 요관의 방사통증의 발작과 결석의 요배출을 반복하였다.

혈압은 정상이었다.

- Creatinine 1.1 mg/dL, 요산 0.8 mg/dL, [Na] 142 mM, [K] 4.3 mM, [Cl] 105 mM
- 요: creatinine 79 mg/dL, 요산 40.3 mg/dL, [Na] 92 mM, [K] 39 mM, [Cl] 104 mM
- 24시간 요: 요량 2,610 mL, creatinine 1.59 g, Ca 92 mg, 요산 91 mg, citrate 320 mg
- FE_{UA}: 70.1%

(경희의대 문주영 교수 증례)

증례: 신성 저요산혈증에 의한 급성신부전

18세 남자 환자가 1주 전에 감기, 몸살을 앓은 후 핍뇨가 있었고 안면부종이 생겼다. 5일 전 집 근처 병원에서 하였던 검사 중 혈청 creatinine농도가 3.5 mg/dL이어서 내원하였다.

부종은 없었고 혈압은 110/70 mmHg이었다.

- BUN 22.1 mg/dL, creatinine 2.8 mg/dL, 요산 1.6 mg/dL, [Na] 141 mM, [K] 4.6 mM, [Cl] 104 mM
- 요: creatinine 101 mg/dL, 요산 44.6 mg/dL, [Na] 85 mM, [K] 29 mM, [Cl] 108 mM
- $U_{UA/Cr}$: 0.44, FE_{UA}: 77.3%
- 초음파나 ^{99m}TC scan으로 patchy renal vasoconstriction을 검사하였으나 음성

- 특별한 치료를 하지 않고 4주 후 경과를 관찰하였다. BUN 18.0 mg/dL, creatinine 1.2 mg/dL, 요산 0.6 mg/dL이며 FE_{UA} 50.7%였다.

II-2. 비후상행각 혹은 원위곡세관의 장애

● Bartter증후군

1. 원인

  1) 제1형: 내강막의 NKCC2(SLC12A1)의 기능상실변이

  2) 제2형: 내강막의 ROMK(KCNJ1)의 기능상실변이

  3) 제3형: 기저외측막의 ClCNKB의 기능상실변이

  4) 제4형: 기저외측막의 ClC의 β subunit인 Barttin(BSND)의 기능상실변이

   * BSND: Bartter syndrome with sensorineural deafness

  5) 제5형: CaSR의 기능획득변이

2. 병태생리

  1) 고전적 Bartter증후군은 치명적인 수분의 손실부터 경한 근육의 약화에 이르기까지 다양하다.

  2) 비후상행각에서 NaCl과 포타시움의 재흡수가 감소하고 요손실이 증가하여 체액량이 감소한다. 이에 따라 RAAS의 활성화가 있고 저칼륨혈증과 대사성 알칼리증이 나타난다.

  3) 저혈량증이 지속되면 이에 따라 증가한 Ang I, II와 kallikrein-kinin과 AVP에 의하여 PGE2의 생성이 증가한다.

   ① PGE2의 요배설이 증가한다(hyperprostaglandin E syndrome).

   ② 최근에는 PGE2의 증가가 없는 보고가 많아 과거와 같이 진단에서 필수요건은 아니다.

  4) 대부분의 환자에서 칼슘과 마그네슘의 요배설이 증가한다. 고칼슘뇨증은 일률적이지만 저마그네슘혈증은 일부에서 나타난다.

  5) NaCl, 포타시움, 칼슘, 마그네슘 등 용질의 요배설이 증가하여 요농축능의 장애가 생긴다.

3. 임상소견

1) 1962년 Bartter 등이 상염색체열성으로 유전하며 저칼륨혈증, 저클로라이드혈증과 대사성 알칼리증이 있는 예를 처음 발표하였다.

2) 혈장 renin활성도와 알도스테론농도가 증가하여 사구체인접장치(JGA)의 과잉증식이 있다. 그러나 혈압이 정상이거나 낮고 Ang II를 투여하여도 혈압이 상승하지 않는다.

3) 포타시움의 요배설이 증가한다.

4) 유아나 소아에서 진단이 되고 종족, 인종 또는 성별에 관계없이 발생한다.

5) 다뇨, 다음, 성장장애, 탈수, 저혈압, 근무력, 경련, 테타니, 감각이상 등이 주요 증상이다.

6) 신석회증(nephrocalcinosis)이 나타나며 신부전으로 진행한다.

4. 진단

1) Loop이뇨제를 장기간 사용한 환자에서도 Bartter증후군과 같은 소견을 보이므로 사춘기 이후의 환자에서는 반드시 loop이뇨제의 요농도를 측정하여야 한다.

2) 이뇨제부하검사(diuretics loading test)

(1) 부하검사 전일 저녁부터 환자를 금식하도록 하고 검사일 아침 수분 20 mL/kg를 경구로 투여하고 0.45%식염수 40 mL/h를 정맥으로 주사하며 매 20분마다 요량과 요삼투질농도를 측정한다. 요량에 20 mL를 추가하여 수분을 마시게 한다.

(2) 요량이 최대에 이르면 요삼투질농도가 최소에 이른다. 최대 자유수분청소율(C_{H2O}), 클로라이드청소율(C_{Cl}), 원위부클로라이드 분획재흡수율(DFCR), 소디움과 클로라이드의 분획배설률(FE_{Na}, FE_{Cl})을 측정하고 이후 이뇨제를 투여한 후의 결과와 비교한다.

(3) Thiazide부하검사를 위하여 100 mg의 hydrochlorothiazide(HCT)를 경구로 투여하고 역시 요량과 요삼투질농도를 측정하고 요량이 최대로 이르면 상기 지표를 측정한다.

(4) 이후 다시 수분을 충분하게 준 후 loop이뇨제부하검사를 위하여 40 mg의 furosemide를 정맥으로 주사한 후 앞의 과정을 되풀이하고 요량이 최대로 이르면 상기 지표를 측정한다.

(5) 지표의 변화

Maximal $C_{H2O} = (1 - U_{Osm}/P_{Osm}) \times V$; $C_{Cl} = U_{Cl} \times V/S_{Cl}$

Distal fractional chloride reabsorption(DFCR) = $C_{H2O}/(C_{H2O} + C_{Cl}) \times 100$ (%)

Fractional excretion of electrolyte A(FE$_A$) = C_A/C_{Cr}

① 정상에서는 thiazide나 loop이뇨제를 투여한 후에는 C_{Cl}, FE$_{Na}$, FE$_{Cl}$은 증가하고 DFCR은 감소한다.

② Bartter증후군은 furosemide를 투여하여도 C_{Cl}, FE$_{Na}$, FE$_{Cl}$의 변화가 없다. 그러나 원위곡세관은 정상이므로 thiazide를 투여하면 C_{Cl}, FE$_{Na}$, FE$_{Cl}$은 증가하고 DFCR이 감소하는 정상반응을 한다.

③ Gitelman증후군은 thiazide에 반응이 없지만 furosemide 투여에 C_{Cl}, FE$_{Na}$, FE$_{Cl}$가 증가하고 DFCR은 감소한다.

(6) 과거에는 Cl⁻를 중심으로 한 지표를 비교하였지만 요즈음에는 소디움의 요배설(U_{Na})이나 FE$_{Na}$의 변화로 판단한다.

4. 치료

1) 혈청 포타시움의 정상화

① KCl을 경구로 투여한다. 1일 요구량은 3 g에서 수십 g에 이르기까지 환자마다 다양하다. 속쓰림 등 위장장애와 위장출혈이 있는 예가 많아 증상을 잘 살펴야 한다.

② Spironolactone 혹은 amiloride를 투여하면 포타시움의 요구량을 줄일 수 있다.

③ 저마그네슘혈증이 있으면 반드시 마그네슘을 함께 보충하여야 저칼륨혈증이 교정된다.

2) 비스테로이드 소염제: indomethacin과 같은 PG억제제를 병용한다. 그 효과는 다양하다.

3) ACEI나 ARB로 치료하면 성장장애를 개선하며 신부전으로 진행하는 것을 늦출 수 있다.

● Gitelman증후군

1. 원인 및 병태생리

1) 원위곡세관 내강막의 NCC(SCL12A3)의 기능상실변이

2) 여과한 NaCl의 5 ~ 7%를 재흡수하는 원위곡세관에서 NaCl이 재흡수가 되지 않

아 집합관으로 다량의 NaCl이 도달한다.

① RAAS가 활성화하여 집합관 주세포에서 포타시움, A형사이세포에서 산의 배설이 증가한다.

② 경도의 저칼륨혈증과 대사성 알칼리증이 나타난다.

2. 임상소견

1) 1966년 Gitelman이 Bartter증후군의 한 변이형태로 저칼륨혈증, 저클로라이드혈증과 대사성 알칼리증이 있으며 저마그네슘혈증과 저칼슘뇨증이 있는 예를 보고하였다. 상염색체열성으로 유전한다.

2) Bartter증후군에 비하여 체액량의 감소나 AVP, RAAS의 활성화는 경미하고 요 PGE_2의 생성도 정상이다.

3) 저칼슘뇨증(hypocalciuria)이 이 증후군의 특징이며 진단에 큰 도움이 된다.

① NCC의 결손으로 소디움의 재흡수가 감소하여 세관세포의 소디움농도가 감소하여 음전위가 된다. 이에 따라 내강막의 ECaC(TRPV5)을 활성화하여 칼슘의 재흡수가 증가하고 칼슘의 요배설이 크게 감소한다.

② 요 Ca/Cr($U_{Ca/Cr}$) *(mM/mM)*: < 0.15

  ◦ Bartter증후군은 > 0.2 mmol/mmol이므로 감별진단에서 유용한 지표이다.

③ 혈중 칼슘이 증가하여 관절이나 안구의 맥락막(choroid)에 침착한다.

4) 저마그네슘혈증

  ◦ Gitelman증후군의 대부분에서는 마그네슘의 요배설이 증가하여 현저한 저마그네슘혈증이 있으나 Bartter증후군에서는 저마그네슘혈증이 흔하지 않고 있더라도 경하다.

5) 증상이 경하여 성인에서 우연히 진단하는 예가 많다. Chondrocalcinosis에 의한 관절통이 있지만 신석회증은 없다.

6) 만성신질환으로 이행하지 않는 것으로 알려졌다. 그러나 저자의 1례에서 심한 체액량감소가 지속되며 말기신부전으로 이행하였다. 신이식을 한 후에 Gitelman증후군의 소견이 소실되었다.

3. 진단

1) Thiazide이뇨제를 장기간 복용하였거나 만성 구토나 변비치료제를 사용한 환자와 감별이 필요하며, 병력, 요클로라이드와 이뇨제의 측정이 도움이 된다.

2) Bartter증후군과의 감별 진단

① 칼슘의 요배설

② 이뇨제부하검사에서 결손부위에 작용하는 thiazide에 반응이 없지만 furose-
mide에는 U_{Na}, FE_{Na}, FE_{Cl}는 증가하고 DFCR은 감소한다.

4. 치료

1) 포타시움의 보충과 spironolactone이나 amiloride가 주된 치료이다.

2) 저마그네슘혈증이 있으면 마그네슘을 공급하여야 저칼륨혈증이 교정된다.

● Gitelman과 Bartter증후군의 새로운 분류

(Seyberth HW. Nat Clin Pract Nephrol 2008;4(10):560; Ellison DH. Clin J Am Soc Nephrol 2012;7;379)

◦ 2008년 Seyberth는 Gitelman과 Bartter증후군에 의한 유전적 염손실신병증을
Bartter유사 증후군(Bartter-like syndrome)이라 하고 유전적 결손과 이뇨제에 대한
반응에 따라 약리유형(pharmacotype)으로 분류하였다.

표 2-5. Bartter증후군과 Gitelman증후군의 새로운 분류

결손유전자	기존의 병명	결손부위	약리유형
헨레loop			
NKCC2	Bartter 1형	비후상행각	Furosemide
ROMK	Bartter 2형	비후상행각 (+ 집합관)	Furosemide (+ amiloride)
원위곡세관			
NCC	Gitelman	원위곡세관	Thiazide
ClCKNB	Bartter 3형	원위곡세관 (+ 비후상행각)	Thiazide (+ furosemide)
Kir4.1 (KCNJ10)	EAST/SeSAME	원위곡세관	Thiazide
복합형			
ClCKa/Kb	Bartter 4형	비후상행각 + 원위곡세관	Furosemide + thiazide
Barttin	Bartter 5형	비후상행각 + 원위곡세관	Furosemide + thiazide

* EAST(epilepsy, ataxia, sensorineural deafness and tubulopathy) 혹은 SeSAME(seizure, sensorineural deafness, ataxia and mental diasability and electrolyte imbalance)로 신경증상과 저칼륨혈증, 저마그네슘혈증, 알칼리증이 나타난다.

표 2-6. Bartter증후군과 Gitelman증후군의 차이

	Bartter증후군	Gitelman증후군
결손세관	비후상행각	원위곡세관
물질운반체의 결손	NKCC2, ROMK, ClCNKB Barttin, CaSR	NCC (TSC)
증상의 발현	영아 ~ 유아	청소년기 ~ 초기 성인
양수과다증	+	−
성장부전	+	드물다
증상	흔하다	간혹
다뇨	+	−
다음	+	−
피부염	−	+
근육경련	−	+++
연골석회증	−	+
신석회증	++	−
맥락막석회화	−	+
저칼륨혈증	심하다	경도 ~ 중등도
PRA, aldosterone	증가	증가
JG세포의 과증식	++	++
요희석능	장애	장애
소디움의 요손실	증가	증가
저마그네슘혈증	20%	100%
칼슘의 요배설 $U_{Ca/Cr}$ (mM/mM)	고칼슘뇨증 > 0.2	저칼슘뇨증 < 0.15
Furosemide투여 후 요 NaCl배설 Thiazide투여 후 요 NaCl배설	변화 없음 증가	증가 변화 없음
치료	KCl Indomethacin Spironolactone	KCl Spironolactone, Amiloride 마그네슘보충

증례: Gitelman증후군

27세 여자환자로 12년 전부터 간헐적으로 하지에 감각이상이 있었고 1주일 전부터 하지에 근경직과 감각이상이 생겼다.

집 근처 병원에서 하였던 검사는 [Na] 135 mM, [K] 1.95 mM, [Cl] 94 mM, [Mg] 0.7 mM, ABGA: pH 7.549, $PaCO_2$ 36.4 mmHg, [HCO_3] 30.4 mM이었다. 이 후 KCl을 1주일간 투여하였으나 효과가 없어 전원하였다.

혈압 110/70 mmHg이었고 검사소견은 다음과 같았다.

○ BUN 11 mg/dL, creatinine 0.8 mg/dL, [Na] 139 mM, [K] 3.1 mM, [Cl] 97 mM, T_{CO2} 29 mM, [Mg] 0.5 mM, TTKG 6.8

○ ABGA: pH 7.45, $PaCO_2$ 47.2 mmHg, PaO_2 85.1 mmHg, [HCO_3] 31.4 mM

○ PRA 14.7 ng/mL/h, aldosterone 247 pg/mL

○ 24시간 요: 요량 1,000 mL, Na 209 mmol, K 33 mmol, Cl 170 mmol, Ca 14 mg, Mg 0.9 mmol

• K, Mg을 보충하며 spironolactone을 복용하며 1개월 후에 혈청 [K] 4.2 mM, [Mg] 1.0 mM로 정상으로 유지하였다.

증례: Gitelman증후군 + 대사성 알칼리증 + 호흡성 산증

27세 남자환자로 1년 전에 Gitelman증후군으로 진단받았다.

당시 혈압은 110/70 mmHg이었고 [Na] 139 mM, [K] 3.1 mM, [Cl] 94 mM, T_{CO2} 41 mM, [Mg] 0.95 mM, 24시간 요Ca 59 mg/d였다.

어머니도 같은 질환이었고 SLC12A3의 mis-sense변이가 확인되었다. Thiazide에는 반응이 없었지만 furosemide를 투여하였더니 FE_{Na}가 크게 증가하였다.

2일 전부터 구토가 지속하며 요량이 감소하였고 1일 전부터 의식이 혼미하여졌다. 키 184cm, 체중 47.5 kg, 혈압 96/60 mmHg이었고 검사소견은 다음과 같았다.

○ BUN 53 mg/dL, creatinine 11.3 mg/dL, [Na] 132 mM, [K] 3.5 mM, [Cl] 50 mM, T_{CO2} 58 mM, [Mg] 0.4 mM

○ ABGA: pH 7.59, $PaCO_2$ 72.6 mmHg, [HCO_3] 67.6 mM

○ 요: [Na] 61 mM, [K] 73.6 mM, [Cl] < 10 mM

• 중환자실에 입원하여 혈액투석을 하며 등장식염수 1일 3 ~ 4 L를 정맥주사하며 K^+, Mg^{2+}, Ca^{2+}을 보충하였다. 입원 3일 째 체중이 56.3 kg로 증가하며 명료하게 의식을 회복하였다.

- Creatinine 4.9 mg/dL, [Na] 135 mM, [K] 3.1 mM, [Cl] 99 mM, T_{CO2} 23 mM, [Mg] 0.9 mM
- 요: [Na] 110 mM, [K] 127 mM, [Cl] 75 mM
- 입원 16일째 체중 51.2 kg, creatinine 4.0 mg/dL, [Na] 140 mM, [K] 4.4 mM, [Cl] 97 mM, T_{CO2} 29 mM인 상태로 퇴원하였다.

● Gordon증후군 혹은 가성 저알도스테론증 II (pseudohypoaldosteronism II)

1. 원인 및 병태생리

- NCC의 결손이 없이 WNK(with no lysine serine/threonine protein kinase)1과 WNK4의 변이에 의하며 2가지 유형이 있다. *(MaCormick J, Ellison DH. Physiol Rev 2011;91;177; MaCormick J, Ellison DH. J Am Soc Nephrol 2017;28:2555)*

  1) WNK1의 기능획득변이
     ① NCC와 SGK1에 의한 ENaC의 활성화로 소디움의 재흡수가 증가하여 고혈압이 나타난다.
     ② ROMK를 억제하여 고칼륨혈증이 나타난다.

  2) WNK4의 기능상실변이
     ① WNK4의 NCC 억제효과가 손실되어 소디움의 재흡수가 증가하여 고혈압이 발생한다.
     ② 하부신원의 유량(distal flow)이 감소하여 집합관에서 포타시움과 산의 배설이 감소하여 고칼륨혈증과 대사성 산증이 나타난다.

2. 임상소견

- Gitelman증후군과는 정반대(mirror image) 소견이다.
  1) 상염색체우성으로 유전하며 가족성 고칼륨혈증성 고혈압(familial hyperkalemic hypertension(FHH) 혹은 가성 저알도스테론증 II(pseudohypoaldosteronism II)이라고도 한다.
  2) 고혈압, > 6 mM인 심한 고칼륨혈증과 대사성 산증이 특징이다.
  3) 혈장 renin활성도와 aldosterone농도가 낮다.

3. 진단

  1) 다른 질환을 배제(rule out)하는 것이 중요하다.

2) 진단적인 임상소견

   ① 혈압강하제에 반응이 없는 고혈압, 일반적인 치료에 반응하지 않는 고칼륨혈증과 산증

   ② Thiazide를 투여하면 3 ~ 7일 내에 고칼륨혈증과 산증이 정상화되며 고혈압이 호전된다.

4. 치료

1) 소디움의 섭취를 제한한다.

2) Hydrochlorothiazide를 1일 25 ~ 50 mg을 2회에 나누어 투여한다.

증례: Gordon증후군

22세 남자 환자로 2년 전에 고혈압을 발견하였다. 당시 혈압은 150/80 mmHg이었고 혈청 [Na] 145 mM, [K] 5.8 mM, [Cl] 111 mM이었다.

1년 전에 이차성 고혈압을 감별하기 위하여 모 병원에 입원하여 검사하였으나 정상이었다.

7개월 전에 혈압이 더욱 상승하여 170/80 mmHg이었고 당시 혈청 [K] 8.0 mM이었다. 여러 혈압강하제를 복용하였으나 호전이 없었다.

입원하였을 때 혈압은 160/100 mmHg이었고 검사소견은 다음과 같았다.

- [Na] 139 mM, [K] 6.5 mM, [Cl] 110 mM, T_{CO2} 20 mM. TTKG 2.8
- PRA 0.1 ng/mL/h, aldosterone 12.4 pg/mL
- ABGA: pH 7.36, $PaCO_2$ 29.4 mmHg, PaO_2 119.5 mmHg, $[HCO_3]$ 16.9 mM
- Thiazide 25 mg을 경구로 복용하고 2, 4시간 후 혈압과 혈청 [K]을 측정하였다. 혈압은 기저 165/100, 2시간 후 150/100, 4시간 후 140/80 mmHg로 감소하였고 혈청 [K]은 6.0에서 각각 5.5, 5 mM로 감소하였다.
- Thiazide 25 mg을 1일 2회 투여하고 4개월 후의 혈압은 120/70 mmHg, 혈청 [K]는 4.6 mM로 유지하였다.

II-3. 집합관의 장애

● Liddle증후군

1. 원인 및 병태생리

   1) 집합관 주세포의 epithelial Na^+ channel(ENaC)의 subunit인 SCNN1B이나 SCNN1G의 기능획득변이(gain-of-function mutation)에 의한다. 상염색체우성으로 유전한다.

   2) ENaC이 구조적으로 활성화(constitutive activation)하여 소디움을 재흡수한다.

   ① 체액량이 증가하여 저레닌 저알도스테론(hyporeninemic hypoaldosterone)인 고혈압이 나타난다.

   ② ENaC의 활성화로 ROMK에 포타시움을 배설하여 저칼륨혈증이 생긴다.

2. 임상소견

   1) 1963년 Liddle이 처음 발견한 어린 나이의 심한 고혈압, 저레닌혈증, 정상 혹은 저알도스테론혈증, 저칼륨혈증과 대사성 알칼리증이 특징이다.

   2) Spironolactone이나 dexamethasone에는 반응이 없다.

   3) 고혈압이 없이 저칼륨혈증으로 처음 나타나는 예가 많다.

3. 진단

   ◦ 비슷한 임상소견이 나타나는 질환을 배제하는 것이 중요하다.

   1) 혈장 renin활성도와 aldosterone농도: 저레닌 저알도스테론혈증

   2) 부신 호르몬(혈장 및 요 cortisol, DHEA-s, 요중 17-hydrxycorticosterone, 17-ketosteroid, 혈장 11-deoxycorticosterone, 11-deoxycortisol 등)이 정상인 것을 확인한다.

4. 치료

   1) 염분의 섭취를 제한한다.

   2) Amiloride 혹은 triamterene을 투여하면 고혈압, 저칼륨혈증이나 혈장 renin활성도, aldosterone농도가 모두 정상으로 된다.

증례: Liddle증후군

24세 남자환자로 10년 전부터 간헐적인 심한 두통이 있었고 4년 전에 고혈압으로 진단받았다. 이후 amlodipine 5 mg, enalapril 10 mg, atenolol 50 mg을 각각 1일 2회 복용하였으나 혈압이 완전하게 조절되지 않았다.

혈압은 160/120 mmHg이었고 검사는 다음과 같았다.

◦ Creatinine 1.0 mg/dL, [Na] 140 mM, [K] 2.7 mM, [Cl] 105 mM, T_{CO2} 31 mM, TTKG 7.2, PRA 0.3 ng/mL/h, aldosterone 17 pg/mL

◦ 요: [Na] 70 mM, [K] 64 mM

◦ 이차성 고혈압의 원인을 감별하기 위한 검사: 모두 음성

• Amiloride 5 mg을 1일 2회 복용하고 6개월 후 혈압은 130/80 mmHg, 혈청 [K] 는 4.2 mM이었다.

● **원위신세관산증**(distal renal tubular acidosis, dRTA, 제1형 신세관산증)

1. 원인

◦ 체내 대사과정을 통해 생긴 비휘발성 산(non-volatile acid)의 대부분은 암모늄으로 배설한다. 암모늄은 $NH_3 + H^+ \rightarrow NH_4^+$ 반응에 의해 이루어지므로, 암모늄의 배설 은 집합관의 내강으로 확산하는 암모니아와 A형사이세포의 산배설량에 따른다.

◦ A형사이세포에서 산의 배설에 장애가 있으면 HCO_3^-의 재생이 되지 않아 이차적인 알칼리의 손실에 의한 고클로라이혈증 산증(정상 음이온차 산증)이 생긴다.

1) 분비장애 (secretory defect)

(1) 집합관에서 산의 분비는 A형사이세포의 내강막의 H^+ ATPase와 H^+-K^+ ATPase, 기저외측막의 AE1과 세포 내의 CA II에 의하여 이루어진다.

이 중 어느 하나라도 결손이 생기면 산의 배설이 감소하고 이에 따른 동량의 HCO_3^-를 재생할 수 없다.

(2) H^+ ATPase의 $\beta1$ subunit(ATP6V1B1), $\alpha4$ subunit(ATP6V0A4)와 AE(SCL4A1) 의 기능상실변이가 확인되었다.

(3) 세관간질을 침범하는 질환 즉 낭창성신염, Sjögren증후군, amyloid증에서 나 타난다.

(4) 저칼륨혈증을 동반한다.

(5) 불완전 원위신세관산증(incomplete dRTA)

① 신석회증(nephrocalcinosis)나 신결석(nephrolithiasis)의 중요한 원인으로 통상적인 검사에서는 혈중 pH, $[HCO_3]$이 모두 정상이다.

② 저구연산뇨(hypocitraturia)나 저칼륨혈증은 흔하지만 대개 고칼슘뇨증(hypercalciuria)은 없다.

③ AE1의 유전자변이에 의한 예도 있는데 이때는 구상적혈구증(spherocytosis)에 의한 용혈성 빈혈이 나타난다. *(Rysava R et al. Nephrol Dial transplant 1997; 12:1869)*

④ 산 즉 NH_4Cl을 부하하여 산증을 유발하고 요 pH가 > 5.5면 확진한다.

2) 전압형성 장애(voltage defect)

(1) 피질집합관에서 소디움의 재흡수가 저하하면 전위차가 생기지 않아 산과 포타시움의 분비가 감소한다.

(2) 원인

① 저알도스테론혈증이나 aldosterone에 대한 반응이 저하할 때로 제4형 신세관산증으로 분류하기도 한다. 당뇨병성 신증, 중등도 신부전, 저알도스테론혈증에서 나타난다.

② 체액량 혹은 유효 순환혈액량의 결핍이 심하여 집합관에 도달하는 소디움이 감소할 때

③ Amiloride 혹은 triamterene, trimethoprim(Bactrim)과 같은 ENaC을 차단하는 약제를 사용할 때

(3) 고칼륨혈증이 나타난다.

3) 투과성 혹은 농도경사장애(permeability or gradient defect)

(1) 집합관의 치밀이음부에서 농도경사에도 불구하고 분비된 산이 세포나 세포사이로 역류하지 않아 집합관 내강의 pH가 세포외액에 비하여 낮게 유지한다. 그러나 amphotericin B는 이의 장애를 초래하여 산이 역류(back-leak)하여 암모늄의 요배설이 감소한다.

(2) 저칼륨혈증이 나타난다.

4) 암모니아장애(NH_3 defect)

(1) 산의 배설은 정상이지만 근위세관에서 암모늄의 생성이 감소하거나 비후상행각에서 암모늄의 재흡수에 장애가 있거나 하위 원위세관 혹은 집합관에서 암

모니아의 배설에 장애가 있으면 암모늄의 요배설이 감소한다.

(2) 사구체여과율 20 ~ 30 mL/m 이하의 신부전이나 고칼륨혈증이 있으면 근위세관의 암모늄의 생성이 감소한다.

- 만성신우신염 혹은 진통소염제에 의한 세관간질신염이 있으면 비후상행각에서 암모늄의 재흡수가 감소한다.

(3) 혈청 포타시움농도는 정상이다.

2. 임상소견

- 저칼륨혈증, 산증, 혹은 결석과 관련한 증상이 나타난다.

1) 저칼륨혈증

① 근쇠약, 마비, 심하면 횡문근융융해증과 호흡근마비

② 요농축의 장애에 따른 다뇨

2) 대사성 산증

① 소아에서는 산증으로 성장부전이 초래된다.

② 소아에서는 구루병, 성인에서는 골연화증이 생긴다.

③ 만성 산증으로 골파괴가 증가하며 세관에서 칼슘의 재흡수가 감소하여 칼슘의 요배설이 증가한다. 활성 비타민D의 생성에 장애가 있고 이차성 부갑상선기능항진증이 생긴다.

3) 신석회증 및 신결석

① 산증과 저칼륨혈증으로 근위세관의 NaDC1이 활성화하여 구연산(citrate)의 재흡수가 증가하고 구연산의 요배설이 감소한다.

② 고칼슘뇨, 알칼리 요와 저구연산뇨에 의하여 내강에서 칼슘의 결정(crystallization)이 증가한다. 칼슘인산염 결석이나 신석회증이 생긴다.

4) 아침 공복상태에서 2번째 요 pH

① > 5.5: 분비장애, 전압장애 및 투과성장애

② < 5.5: 암모늄장애

3. 진단

1) 아침 공복상태에서 2번째 요 pH

(1) 산증 상태에서 산의 분비장애, 전압장애 및 투과성장애가 있으면 모두 요 pH가 5.5 이상이다.

(2) 신세관산증 이외 요 pH가 5.5 이상일 때

① 요소를 분해하는 세균에 의한 요로감염

② 심한 포타시움의 결핍에 의하여 내강의 암모니아가 증가하여 산에 비하여 과잉일 때

③ 위장관에서 체액의 손실이 있어 유효 순환혈액량이 감소하여 집합관에 도달하는 소디움이 감소하고 이차적으로 산의 분비가 감소할 때

2) 산부하검사(NH$_4$Cl loading test)

◦ 원래는 NH$_4$Cl 0.1 ~ 0.2 g/kg/d를 3일간 경구로 투여한 후 요 pH를 측정하여 판단하였으나 복통, 구토 등 심한 위장장애로 어려움이 컸다.

◦ 최근 NH$_4$Cl 0.1 ~ 0.2 g/kg를 식사와 함께 천천히 복용하고 4 ~ 8시간 후에 요 pH를 측정한다.

① 산혈증이 뚜렷하지 않다면(혈청 [HCO$_3$] ≥ 20 mM) 산부하검사로 산혈증을 유발하고 요 pH가 > 5.3 ~ 5.5이면 원위신세관산증이다.

② 불완전 원위신세관산증(incomplete dRTA)을 확진하는 검사이다.

◦ 신석회증이나 신결석의 중요한 원인으로 통상적인 검사에서는 혈중 pH, [HCO$_3$]이 모두 정상이다.

◦ NH$_4$Cl부하를 하여 요 pH가 > 5.3 ~ 5.5면 확진한다.

3) 알칼리부하검사

(1) 요 이산화탄소분압(UP$_{CO2}$)은 집합관에서 분비하는 산의 양에 비례하여 증가한다.

◦ 알칼리를 부하하면 집합관 내강의 HCO$_3$가 배설한 산과 동량으로 결합하여 CO$_2$를 생성한다. 즉 산의 배설에 따라 요의 P$_{CO2}$가 비례하여 증가한다.

(2) NaHCO$_3$ 1 mmol/kg를 30분에 걸쳐 정맥으로 투여하거나 0.84%NaHCO$_3$를 요[HCO$_3$]이 80 mM에 이를 때까지 투여한다. 부하 전후로 요와 혈장 이산화탄소분압의 차이(U-BP$_{CO2}$)가 증가하는지 관찰한다.

(3) 요-혈장의 PCO$_2$차(U-BP$_{CO2}$)

① > 30 ~ 50 mmHg: 투과성장애, 암모니아장애

② < 30 mmHg: 분비장애, 전압장애

4. 치료

1) 치료의 목표는 혈청 [HCO$_3$]를 22 ~ 24 mmol/L로 유지하는 것이다.

2) NaHCO$_3$나 sodium citrate(Shohl액)를 1일 1 ~ 2 mmol/kg로 투여한다.

표 2-7. 신세관산증의 종류

	원위(제1형)	근위(제2형)	제4형
주된 장애	H^+ 배설	HCO_3^- 재흡수	Aldosterone장애
장애부위	A형사이세포	근위세관	집합관
요 pH	> 5.5	< 5.5 (산증에서)	< 5.5
$S_{[HCO3]}$ (mM)	< 10	> 15	> 15
FE_{HCO3} (%)	< 5	> 15 (alkali부하 후)	< 5
$S_{[K]}$	저칼륨혈증	정상/경한 저칼륨혈증	고칼륨혈증
관련 질환		Fanconi증후군	당뇨병, 신부전
Alkali치료 (mmol/kg/d)	1 ~ 3	10 ~ 30	필요 없음
합병증	신석회증 신요로결석	골연화증 구루병	

* 3형은 CA II의 결손에 의하여 1형과 2형이 함께 나타난다. 신결석이나 신석회증은 아직 보고가 없다.

3) K-citrate

① 지속적인 저칼륨혈증이나 신석회화 혹은 신결석이 있을 때 단독 혹은 $NaHCO_3$ 와 함께 투여한다.

② 구연산의 요배설이 낮을 때가 많아 고칼슘뇨증을 함께 교정하는 것이 중요하다. 적절한 citrate의 투여가 이루어지는 것을 확인하기 위하여 요 Ca/Creatinine (U_{Ca}/U_{cr}), citrate/Creatinine (U_{Cit}/U_{cr})을 추적하여 검사한다. U_{Ca}/U_{cr}는 > 0.326, U_{Cit}/U_{cr}는 > 0.2(mg/mg)를 기준으로 제시하고 있지만 소아의 기준이고 아직 논란이 있다. (Srivastava T et al. Ped Res 2009;66:85)

■ 신세관산증의 종류에 따른 신석회증과 신결석의 발생

(Alexander RT et al. J Am Soc Nephrol 2016;27:3511)

1. 원위신세관산증

1) 집합관에서 산의 배설이 감소하면 근위세관에서 산의 배설이 증가한다.

① 근위세관의 NaDC1을 활성화하므로 구연산의 재흡수가 증가한다. 결국 저구연산뇨증(hypocituria, hypocitraturia)가 초래되어 칼슘의 용해도가 감소하여 신석회증이나 결석이 쉽게 생긴다.

② 원위곡세관 내강의 산이 증가하면 TRPV5를 억제하여 칼슘의 재흡수가 감소하고 요배설이 증가한다. 신석회화나 결석이 쉽게 생기는 조건이다.

2) 집합관에서 산의 배설이 감소하여 집합관 내강의 pH가 증가하면 내수질집합관에

표 2-8. 신세관산증의 종류에 따른 고칼슘뇨증, 신석회증 및 신결석의 빈도

신세관산증 (결손운반체)	고칼슘뇨 (%)	신석회증 (%)	신결석 (%)
원위 (제1형)			
H$^+$ ATPase β1	89	100	72
H$^+$ ATPase α4	78	100	?
AE1	89	66	50
근위 (제2형)			
NBC1	0	0	0
제3형			
CA II	0	?	?
Fanconi증후군	60 ~ 89	48 ~ 76	17 ~ 41

* ?: 아직 보고가 없음

서 칼슘의 용해도가 감소하여 칼슘인산염 결정체가 생긴다. 신석회화가 생기며 결석도 생긴다.

3) 신석회증과 결석이 생기는 기전의 차이는 아직 정확하게 밝혀지지 않았다.

2. 근위신세관산증

1) 근위세관의 손상이 있으면 NaDC1을 통한 citrate의 재흡수가 이루어지지 않아 citrate의 요배설이 증가하여 칼슘의 용해도가 증가하여 침착이나 결석이 생기지 않는다.

2) 세관 내강의 HCO$_3$$^-$의 농도가 증가하면 원위곡세관에서 칼슘재흡수가 증가한다.

증례: 원위신세관산증

48세 여자환자로 수년 전부터 지속된 상부 복통과 구토로 수시로 응급실에 내원하였다. 내시경 검사 등 여러 검사를 하였지만 특별한 소견이 없었다. 불안과 초조가 심하여 정신의학과에서 상담치료를 하였다.

2일 전에 구토, 전신쇠약, 호흡곤란으로 응급실로 내원하였다.

혈압은 110/70 mmHg, 맥박 110회이었고 호흡곤란이 있었다. 호흡근의 마비, 양측 하지의 감각이상과 심부건반사의 소실이 있었다.

∘ [Na] 123 mM, [K] 0.8 mM, [Cl] 99 mM, T$_{CO2}$ 12 mM, AG 12 mM

∘ ABGA: pH 7.25, PaCO$_2$ 32 mmHg, [HCO$_3$] 15 mM

◦ 요: [Na] 78 mM, [K] 63 mM, [Cl] 151 mM, AG 10 mM

• 중환자실에서 인공호흡기로 치료하며 등장식염수와 포타시움을 공급하였다.

4일 째에 양측 하지에 압통이 있는 종창이 나타났고 혈청 CK, 요 myoglobin의 급격한 증가가 있었다. Tc^{99m}골scan에서 양측 하지에 Tc^{99m}의 섭취가 매우 증가하여 횡문근융해증으로 진단하였다.

2주간 인공호흡기치료 후 일반 병실로 옮겼다. 상태가 안정된 1개월 후 산(NH_4Cl) 부하검사를 하였고 요 pH 5.9였다.

• 이후 NaHCO3 1g을 1일 3회 2년간 복용하며 위장관증상 등 모든 증상이 사라졌다.

증례: 불완전 원위신세관산증

34세 남자환자로 5년 전부터 지속한 요관 통증과 결석의 요배출이 있었다. 최근 1년 전부터는 1주일에 2 ~ 3회 나타났다. 여러 병원에서 검사를 받았지만 정상이었다. 혈압 110/70 mmHg이었고 다른 소견은 정상이었다.

◦ [Na] 140 mM, [K] 4.0 mM, [Cl] 105 mM, T_{CO2} 24 mM, AG 11 mM

◦ 요: [Na] 80 mM, [K] 67 mM, [Cl] 134 mM, AG 14 mM

특별한 소견이 없어 NH_4Cl를 3일간 복용하게 한 후(산부하검사) 공복의 2번째 요 pH를 측정하였더니 6.2였다.

• 이후 1일 $NaHCO_3$ 3g을 20년간 복용하였고 첫 1년 6개월에 1번 증상이 나타났다. 이 후 1년에 1번 정도 나타났다.

최근 5년 전부터 K-citrate 1,080 mg(10 mM)을 1일 3회 복용하였고 증상이 없이 지냈다.

● **신성 요붕증**(nephrogenic diabetes insipidus, NDI)

1. 원인 및 병인

◦ 신성 요붕증은 선천적으로 혹은 후천성으로 발생하며, 혈장의 AVP농도가 높지만 신세관 즉 집합관의 V2수용체의 결손이나 AQP2의 결손에 의하여 수분의 재흡수가 감소하는 질환이다.

1) 유전

① 90%는 V2수용체유전자(arginine vasopressin receptor2, AVPR2)의 기능상실변이에 의하며 성염색체열성으로 유전한다.

② 10%는 AQP2의 유전자 변이에 의하며 상염색체우성 혹은 열성으로 유전한다.

2) 후천적: 세관간질신염, 저칼륨혈증, 양측요로 폐색, 고칼슘혈증, 급만성신부전, 리튬 중독

2. 임상소견

1) 요농축능의 저하

① 저장성 다뇨가 있어 1일 요량이 10 L 이상 되기도 한다. 이로 인하여 탈수가 생기며 다음증이 있다.

② 선천성은 대부분 태어나자마자 증세가 나타나며 영아에서는 탈수와 관련된 여러 비특이 증세로 발현하며 대부분의 환자가 생후 2.5년 이내에 진단된다.

2) 고나트륨혈증과 비특이 증상

① 구토, 식욕부진, 성장장애, 발열, 변비

② 행동이나 의식의 장애, 뇌혈종

3) 요로폐쇄 및 말기신부전

① 급성 요로저류

② 장기적인 다뇨로 요로의 이완성확장(atonic dilatation)에 의한 수신증(hydrone-phrosis)이 생기면 말기신부전으로 진행한다.

3. 진단

1) 조기진단이 매우 중요하다. 적절한 수분의 제한과 공급을 통하여 요량을 줄이고 탈수에 의한 증세와 합병증의 예방을 위하여 매우 중요하다.

2) 요삼투질농도의 감소, 요전해질농도의 감소가 특징적이다.

4. 치료

◦ 요로폐쇄에 의한 말기신부전으로 진행하는 것을 예방하기 위하여 1일 요량을 3 L 이내로 조절하는 것이 가장 중요하다. 이때 고나트륨혈증이나 탈수의 발생에 유의하여야 한다.

1) 용질의 섭취를 제한

① 용질을 배설하며 수분이 함께 배설하므로 용질의 배설을 줄이는 것이 중요하다.

② 탈수를 치료할 때에 등장인 5%포도당액보다 저장의 포도당액이 더 낫다.

③ 단백질과 소디움의 섭취를 최소로 제한 한다.

2) Thiazide

① 세포외액이 감소하여 근위세관에서 소디움과 수분의 재흡수가 증가하여 요량
을 줄인다.

② 집합관의 AQP2가 증가하여 수분의 재흡수가 증가한다.

3) Amiloride는 단독으로는 사용하지 않으며 thiazide의 효과를 높이고 thiazide에
의한 포타시움의 요손실을 줄여 저칼륨혈증의 위험을 줄인다.

4) 비스테로이드 진통소염제(NAIDs): 프로스타글란딘(PG)은 AVP에 길항하므로 PG
의 생성을 억제하여 요농축능이 증가한다.

5) dDAVP: 대부분의 신성 요붕증은 AVP에 일부 반응을 하므로 위의 치료가 효과가
없을 때 사용한다.

참고문헌

1. Asplin JR, Coe FL. Tubular disorders. *in Harrison's Principles of Internal Medicine*, 16th eds, McGraw-Hill 2004;1694 ~ 1702.

저자문헌

2. 한진석 등. Aminoglycosides 항생제에 의한 전해질 이상 및 대사성 염기증. *대한내과학회잡지* 1982;25(1):67 ~ 73.

3. 조종태, 김근호 등. 원위부 신세뇨관 산증의 임상적 특징. *대한내과학회잡지* 1990;39(6):865 ~ 74.

4. 김근호, 엄재호, 한진석. 신세관성 산증. *대한내과학회지* 2001;61(Suppl2):488 ~ 95.

5. Han JS, Kim GH, Kim J et al. Secretory-defect distal renal tubular acidosis is associated with transporter defect in H^+-ATPase and anion exchanger-1. *J Am Soc Nephrol* 2002;13(6):1425 ~ 32.

6. Kim GH et al. Antidiuretic effect of hydrochlorothiazide in lithium-induced nephrogenic diabetes insipidus is associated with upregulation of aquaporin -2, Na-Cl co-transporter, and epithelial sodium channel. *J Am Soc Nephrol* 2004;15(11):2836 ~ 43.

7. 한진석. 신장 물질운반체의 결손에 의한 정상 혈압의 저칼륨혈증. *대한내과학회지* 2005;69(1):3 ~ 9.

8. 장혜련 등. 신세관성 산증의 임상적 특성. *대한내과학회지* 2004;66:167 ~ 74.

9. Kim S, Kim GH, Han JS et al. The urine–blood PCO_2 gradient as a diagnostic index of H^+–ATPase defect distal renal tubular acidosis. *Kidney Int* 2004;66:761 ~ 7.

10. 이재욱 등. 광방기에 의해 발생한 Chinese herb nephropathy 1예. *대한내과학회지* 2006;71(2):224 ~ 8.

11. Jang HR et al. From bench to bedside: diagnosis of Gitelman's syndrome –defect of sodium–chloride cotransporter in renal tissue. *Kidney Int* 2006; 70(4):813 ~ 7.

12. Lee JH, Lee J, Han JS. Gitelman`s syndrome with vomiting manifested by severe metabolic alkalosis and progressive renal insufficiency. *Tohoku J Exp Med* 2013;231(3):165 ~ 169.

13. Lee JW et al. Mutations in SLC12A3 and CLCNKB and their correlation with clinical phenotype in patients with Gitelman and Gitelman–like syndrome. *J Korean Med Sci* 2016;31:47 ~ 54.

14. Lee J, Heo NJ, Han JS. Osmolal gap as a biomarker in kidney injury: focusing on the differential diagnosis of metabolic acidosis. *Biomarkers in Kidney disease,* Patel VB and Preedy VR ed. Springer Science, 2016, pp.41 ~ 52.

III. 신기능 저하에 따른 세관적응 기전
(Tubular Adaptation to Renal Dysfunction)

III-1. 내적환경과 신장

● 신기능이 감소하여도 체내의 항상성을 유지하기 위하여 세관에서는 수분과 용질을 적절하게 배설하도록 최대한 적응한다.

1. 사구체여과율이 25%에 이를 때까지 혈청 칼슘, 인 및 산의 농도를 정상으로 유지하며 뚜렷한 증상이 없다.

2. 사구체여과율이 5 ~ 10%에 이를 때까지 신장에서 수분, 소디움이나 포타시움을 적절하게 배설하는 적응기전이 있다. 즉 요량, 혈청 소디움농도나 포타시움농도를 정상으로 유지한다.

3. 신원의 수가 감소하면 기능이 남아있는 나머지 신원에서 적응하여 구조가 변하고 적응하는 기전도 나타나 말기신부전에 이를 때까지 체액과 용질의 항상성(homeostasis)을 유지한다.

III-2. 신원의 손실에 따른 수분 및 용질 요배설의 적응기전

● 사구체(초)여과(glomerular ultrafiltration)의 감소에 따른 사구체의 적응

• GFR (mL/m) = LpS × $(P_{gc} - P_{bs} - \pi_p)$

   * Lp: 사구체모세혈관의 투과성, S: 사구체모세혈관의 면적(여과면적), P_{gc}: 여과압,
   P_{bs}: Bowman's space의 압력, π_p: 사구체혈관 내의 교질삼투압

1. 사구체여과율(glomerular filtration rate, GFR)을 결정하는 인자

   1) 사구체의 모세혈관정수압(hydraulic pressure): 여과압

   2) Bowman강의 압력

   3) 사구체혈관 내의 교질삼투압(oncotic pressure)

   4) 사구체혈류

   5) 사구체모세혈관의 투과성

   6) 사구체모세혈관의 면적 즉 여과면적

2. 사구체여과율이 감소하는 원인

   1) 여과압의 감소: 쇼크, 저혈량증

   2) Bowman강 혹은 신세관의 압력이 증가: 폐쇄성 요로질환

   3) 사구체혈관의 교질삼투압이 증가: 저혈량증으로 혈액농축, 이상단백혈증(dyspro-
   teinemia)

   4) 신 혹은 사구체혈류의 감소: 심한 저혈량증, 심부전

   5) 사구체투과율의 감소: 미만성 사구체신염

   6) 여과면적의 감소: 신부전에 따른 신원 손실, 미만성 사구체신염

3. 신원의 손실에 대한 사구체의 적응

   1) 과여과(hyperfiltration)

   ○ 신원이 50% 이상 손실되면 처음에는 사구체여과율 감소가 있지만 2주 후부터 기
   능이 남아있는 신원에서 단일신원의 사구체여과율(single nephron GFR, SNGFR)
   이 증가하여 수개월 내에 정상의 80%까지 회복한다.

   2) 단일신원의 사구체여과율이 증가하는 것은 사구체혈장량의 증가, 사구체모세혈관
   의 정수압이 증가하는 혈역학의 적응과 함께 구조적으로 사구체가 비후하기 때문
   이다.

   3) 사구체의 비후가 지속되면 사구체경화(glomerular sclerosis)로 진행한다.

4. 사구체세관 균형(glomerulotubular balance, GTB)

   1) 정상신원 가설(intact nephron hypothesis)

   ① 정상적으로 남아 있는 신원이 손상된 신원의 기능을 대신한다. 신원당 삼투질
   부하(osmotic load per nephron)가 증가하면 수분과 용질의 배설이 증가하여
   요량을 유지한다. 사구체세관 균형은 말기신부전까지 유지한다.

   ② 잔여신원에 지속적으로 용질의 부하가 있으면 처음에는 신원소실에 대한 적응
   을 하지만 결국은 잔여신원에 경화증이 생기며 말기신부전으로 진행한다.

   ③ 신원의 손실이 50% 미만이면 20 ~ 30년간 지속되어도 증세가 나타나지 않지만,
   50% 이상 손실하면 처음에는 적응하지만 결국 사구체비후가 지속된다. 결국
   사구체경화가 되어 단백뇨의 증가와 사구체여과율의 감소가 진행한다.

   2) 사구체경화증의 예방

   ① 단백질의 섭취를 제한하여 각 신원에 걸리는 삼투질의 부하를 줄인다.

   ② Angiotensin-converting enzyme inhibitor(ACEI), Ang II수용체차단제(ARB)

가 효과가 있다.

● 신기능의 저하에 따른 혈청 용질농도의 적응
◦ 사구체여과율이 감소하면 이에 따라 용질의 요배설이 감소하고 배설하지 못한 용질이 저류(retention)한다. 체내에 축적한 용질의 혈청과 체액의 농도가 증가한다.
◦ 신기능이 감소하며 3가지 유형의 적응기전에 따라 혈청 용질농도가 다르게 변한다.

1. 무적응(no regulation or adaptation)
   1) A곡선: BUN, creatinine 등 질소대사산물은 사구체여과율이 50% 이하로 감소하면 급격히 혈청 농도가 증가한다. 만성신부전에서 대부분의 용질이 이에 해당한다.
   2) 신원의 50%까지 소실되더라도 BUN, creatinine 치는 정상치를 유지할 수 있지만 그 이상 감소하면 용질의 축적으로 혈청 농도가 상승하고 만성신부전의 전형적인 임상증세가 나타난다.

2. 부분적응(limited regulation or partial adaptation)
   1) B곡선: 인(PO_4^{3-}), 요산, 산(H^+)은 사구체여과율이 감소하더라도 정상 농도를 유지하다가 사구체여과율이 25% 미만으로 감소하면 급격히 혈청 농도가 증가한다. 혈청 칼슘농도는 상응하여 감소한다.
   2) 세관의 물질운반기전이 변하며 PTH 등 호르몬 등에 의하여 골(bone)과 같은 다른 장기를 희생하여 적응한다. 칼슘, 인, 산의 농도를 유지하기 위하여 골흡수와 파괴가 증가하고 결국 골의 병변(renal osteodystrophy, metabolic bone disease)을 초래한다.
   3) A곡선에 비하여 혈청 농도가 늦게 증가한다.
   4) 골을 희생하며 적응하므로 불평등거래가설(trade-off theory)이라 한다.

3. 완전적응(complete regulation or adaptation)
   1) C곡선: 사구체여과율이 5% 미만이 될 때까지 소디움, 포타시움은 혈청 농도를 정상으로 유지한다. 포타시움이 B곡선에 해당한다는 문헌도 있지만 틀린 것이다.
   ◦ 최근 GFR < 15 mL/m이 될 때까지 특별한 원인이 없는 한 혈청 포타시움농도를 5.5 mM 이내로 유지한다고 확인하였다. *(Palmer BF, Clegg DJ. Clin J Am Soc Nephrol. 2018;13(1):155)*
   2) 신기능이 감소함에 따라 세관에서 배설이 증가하여 여과된 양의 더 많은 분획을 배설하는 분획배설률(fractional excretion of filtered load)의 확대에 의한다.

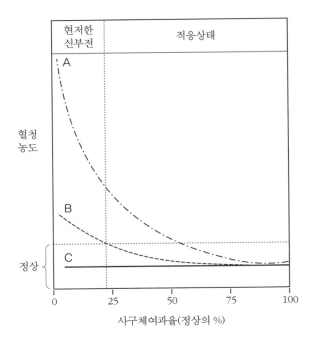

그림 2-16. 사구체여과율 감소에 따른 혈중 용질농도 변화의 3가지 유형

3) 확대 혹은 확장가설(magnitude or magnification theory)이라 한다.

● 신기능의 저하에 따른 세관의 적응기전

1. 소디움

1) 신기능이 감소하는 것에 따라 소디움분획배설(fractional excretion of filtered Na⁺, FE_{Na})이 상응하여 증가한다.

2) 사구체여과율이 5% 미만으로 감소하여도 혈청 소디움농도를 정상으로 유지한다.

3) FE_{Na}가 정상 0.5 ~ 1%에서 최대 30%까지 증가한다.

4) 소디움의 분획배설률의 확대에 관여하는 인자

    (1) 세관주위 모세혈관의 Starling힘

        ① 신원이 감소하면 세관주위 모세혈관의 Starling힘이 변화하여 근위세관에서 소디움의 재흡수가 감소한다.

        ② 만성신질환에서는 고혈압이 생기며 세관주위 모세혈관의 정수압은 증가하고 이에 따라 여과분획(filtration fraction, FF)이 감소한다.

③ 저알부민혈증으로 세관주위 모세혈관의 교질삼투압이 감소한다. 결국 소디움의 재흡수가 감소하고 요배설이 증가한다.

(2) 소디움의 요배설을 촉진하는 인자 즉 ANP, PGE2가 증가한다.

(3) 강제적인 용질의 배설 증가

    ① 요소와 다른 용질의 저류에 따른 삼투이뇨(osmotic diuresis)

    ② 단일신원에 삼투질부하(osmotic load per single nephron)가 증가하여 신원당 용질의 여과가 증가하여 요배설이 증가하면 이에 상응하는 수분을 함께 배설한다.

    ③ 수분에 녹아있는 소디움은 용매유입(solvent drag)으로 함께 요배설이 증가한다.

(4) 세관간질신염에 의한 염손실신질환 (salt-losing nephropathy)

    ① 어떠한 원인이었건 만성신질환이 진행하며 세관간질신염이 진행한다. 세관간질신염, 만성신우신염, 다낭신, 수질낭종이 있으면 초기부터 나타난다.

    ② 세관의 구조와 기능의 결손으로 소디움의 재흡수가 감소하여 요손실이 증가한다.

2. 수분

1) 소디움과 마찬가지로 사구체여과율이 감소하는 것에 따라 수분의 분획배설이 증가하여, 사구체여과율이 5 mL/m 미만이 되어도 수분의 균형을 유지한다.

2) 요농축능과 희석능이 감소하여 다뇨, 야뇨, 수분과잉 즉 저나트륨혈증 등이 나타난다.

3) 집합관의 AVP에 대한 반응이 저하하여 수분과 요소의 재흡수가 감소한다. 이에 따라 내수질의 삼투질농도가 감소하여 요농축이 되지 않는다.

4) 사구체여과율이 정상의 25% 미만이면 등장뇨(isosthenuria)가 나타난다.

5) 기전

(1) AVP의 작용에 대한 세관의 저항

    ① 요농축능의 감소로 수분의 요배설이 증가

    ② 요소의 재흡수가 감소하며 내수질의 삼투질농도가 감소하여 요농축능이 감소

(2) 용질에 의한 삼투이뇨

    ◦ 신원당 용질의 여과가 증가하여 요배설이 증가하면 이에 상응하여 수분의 요배설이 증가한다.

6) 예: 1일 배설할 삼투질부하(obligatory solute load)는 10 mOsm/kg 즉 60 kg이면 600 mOsm이다. 요삼투질농도 300 mOsm/kg일 때 1일 요량은 2 L가 된다. 이 요량은 정상인 사구체여과율(180 L)의 약 1% 정도이지만 사구체여과율이 1일 4 L로 감소된 만성신질환에서는 50%에 해당한다.

요삼투질농도 (mOsm/kg)	필수적인 1일 요량 (L)
정상	
50 ~ 1,200	0.5 ~ 12
만성신질환	
250 ~ 350	1.7 ~ 2.4

3. 칼슘과 인

1) 이차성 부갑상선기능항진증

① 사구체여과율이 감소하면 인이 체내에 저류하여 혈청 인농도가 증가하며 혈청 칼슘농도가 감소하여 이차적으로 PTH가 증가한다. PTH에 의한 골흡수로 혈청 인과 칼슘의 농도를 정상으로 유지하지만 PTH농도는 지속적으로 상승한다.

② 사구체여과율이 정상의 25%까지 적응이 가능하지만 그보다 저하하면 적응이 되지 않고 혈청 칼슘농도가 감소하고 인농도의 증가가 뚜렷하다.

③ 활성 비타민D 즉 $1,25(OH)_2D_3$는 PTH의 분비를 억제하고, 장의 칼슘과 인의 흡수를 촉진하고 인의 요배설을 억제한다. 그러나 만성신질환에서는 1α-hydroxylase에 의한 활성화가 감소하여 활성 비타민D_3가 감소한다.

　가. 혈청 칼슘농도는 저하하고 인농도는 증가한다.

　나. 활성 비타민D가 감소하며 부갑상선의 비타민D수용체도 감소하여 PTH의 분비를 억제하지 못한다.

④ 신원이 감소하여 혈중 PTH의 분해가 감소한다.

2) Trade-off의 결과

① PTH가 증가하여 골파괴로 골조직에서 칼슘을 유리하여 혈청 칼슘농도를 정상으로 유지하고 인의 농도가 감소한다. 즉 이차성 부갑상선기능항진증이 생긴다.

② 골흡수로 칼슘을 유리하고 골파괴를 하여 만성신질환의 만성이라는 증거가 되는 신성골이영양증(renal osteodystrophy) 즉 대사성골질환(metabolic bone disease, MBD)이 나타난다.

4. 산(H^+)과 알칼리(HCO_3^-)

1) 사구체여과율 25%까지는 정상으로 유지하지만 그 미만으로 감소하면 대사성 산
중으로 pH, PCO_2, HCO_3^- 농도의 감소가 뚜렷하게 나타난다.

2) 초기에는 요암모늄의 생성이 감소하며 정상음이온차 대사성산증(normal anion
gap metabolic acidosis)이 나타나지만, 진행하면 사구체여과율의 감소에 의하여
인산, 황산을 비롯한 여러 측정하지 않은 음이온(unmeasured anions)의 배설이 감
소하고 체내에 축적하여 고음이온차성(high anion gap) 대사성산증이 된다.

3) 초기에는 신장에서 요암모늄의 생성이 증가하여 적응하지만 산의 생성이 이를 넘어
서면 골조직에서 Ca-P apatite, $CaCO_3$와 결합하여 중화하며 골파괴가 일어난다.

4) 골에서 산을 중화하여 혈청 [HCO_3]는 14 ~ 18 mM 정도로 유지할 수 있지만 신성
골이영양증이 나타난다(trade-off hypothesis).

5. 포타시움

1) 포타시움도 소디움과 같이 신기능이 감소하여도 그에 따라 포타시움분획배설률
(FE_K)이 증가하여 비교적 말기까지 혈청 포타시움농도를 유지한다.

2) 사구체여과율이 5% 미만으로 감소하여도 혈청 포타시움농도를 정상으로 유지한다.

3) FE_K가 정상 10%에서 최대 300%까지 증가한다.

4) 포타시움의 분획배설률의 확대에 관여하는 인자

  (1) Aldosterone의 증가

  (2) 강제적인 용질배설의 증가

    ① 신원당 삼투질부하가 증가에 따른 여과가 증가하여 용질의 요배설이 증가하
면 이에 상응하는 수분이 함께 배설된다.

      가. 포타시움은 용매유입으로 수분과 함께 요배설이 증가한다.

      나. 원위신원의 내강의 유량이 증가하여 포타시움의 요배설이 증가한다.

    ② 내강에 인이나 황산염과 같은 비흡수성 음이온이 증가하여 내강과 세포 사
이의 전위차가 커져 포타시움의 요배설이 증가한다.

  (3) Aldosterone에 의하여 대장(large intestine)에서 포타시움의 배설이 증가한다.
정상에서는 변을 통한 포타시움의 손실이 전체 배설하는 양의 10% 이내이지만
신기능이 저하하면 30%까지 증가한다.

표 2-9. 소디움과 포타시움의 분획배설률의 확대(Magnification of fractional excretion of filtered Na^+ and K^+)

1일 Na^+섭취 125 mmol (7.35 g 식염), S_{Na} 140 mM				
사구체여과율 (L/d)	144 (100%)	72 (50%)	14.4 (10%)	7.2 (5%)
여과량 (mmol/d)	20,160	10,080	2,016	1,008
FE_{Na} (%)	0.5	1	5	10
1일 K^+섭취 80 mmol, S_K 5 mM				
사구체여과율 (L/d)	144 (100%)	72 (50%)	14.4 (10%)	7.2 (5%)
여과량 (mmol/d)	720	360	73	36
FE_{Na} (%)	11	22	110	220

(Bricker NS et al. NEJM 1978;299:1287; Morrison G, Murray TG. Med Clin North Am 1981;65:429)

● 신기능의 저하가 있을 때 혈청 소디움과 포타시움농도의 변화

1. 신기능이 저하한 환자에서 일반적으로 혈청 소디움의 농도는 큰 변화가 없지만 고칼륨혈증은 흔하게 나타난다.

2. 이는 분획배설률의 확대가 문제가 있는 것이 아니고 확대가 충분하더라도 혈청 소디움과 포타시움의 농도가 크게 차이가 있기 때문이다. 즉 정상에서 소디움과 포타시움의 혈청농도가 30:1로 큰 차이가 나기 때문에 적은 양의 포타시움이 체내에 유입하여도 혈청 포타시움의 농도는 크게 상승한다.

   1) 예: 70 kg인 남자 환자(TBW 70 × 0.6 = 42 L)에서 1일 섭취량이 배설되지 않고 체내에서 새로운 평형을 이루었다고 가정하면

      (1) 1일 K^+ 섭취량 70 mmol/d, 혈청 [K] 5 mM

         1일 섭취량이 모두 체내에 축적되면 세포외액의 포타시움농도의 증가는 70 (mM) ÷ 42 (L) 즉 1.6 mM이다. 새로운 혈청 포타시움농도는 5 + 1.6 즉 6.6 mM이 되어 치명적이다.

      (2) 1일 Na^+ 섭취량 125 mmol/d (7.35 g NaCl): 혈청 [Na] 140 mM

         섭취량이 모두 체내에 축적된다고 가정하면 세포외액에서 소디움농도의 증가는 125 (mM) ÷ 42 (L) 즉 3 mM이다. 새로운 혈청 소디움농도는 143 mM로 큰 변화가 없다.

   2) 위의 예는 실제에 비하여 과장된 상황이지만 포타시움의 요배설이 확대되어도 말기신부전에서 섭취가 조금만 증가하여도 고칼륨혈증이 생기는 것을 설명한다.

   3) 신기능이 저하하였을 때에는 확장가설에도 불구하고 항상 고칼륨혈증에 유의하여

야 한다. 그러나 GFR < 15 mL/m이 될 때까지 특별한 원인이 없는 한 혈청 포타시움농도를 5.5 mM 이내로 유지한다. *(Palmer BF, Clegg DJ. Clin J Am Soc Nephrol. 2018;13(1):155)*

● **신기능의 저하가 있을 때 수분, 소디움 및 포타시움의 섭취**
 1. 배설량만큼 섭취하면 문제가 없다.
   ① 용질의 배설은 주로 요배설을 하므로 요배설량에 준하면 된다.
   ② 변에 의한 배설은 설사가 없는 한 미미하며 심한 발한이나 제3구획에 손실이 없는 한 불감손실도 문제가 되지 않는다.
 2. 수분은 1일 요량에 불감손실량을 더하여 섭취한다.
   ① 일반적으로 음식에 포함된 수분과 음식이 체내에서 대사되어 생기는 수분의 합은 불감손실량과 거의 같다.
   ② 음식물을 잘 섭취하는 환자에서 수분은 요량만큼 섭취하면 된다.
   ③ 신기능이 저하되었더라도 다량 수분섭취는 신보호에 도움이 되지 않아 특별히 권하지 않는다. 다만 탈수에는 유의한다.
   ④ 고령의 환자에서는 구갈기전이 저하되어 있어 충분한 수분을 섭취하지 않으면 탈수의 위험이 있다. 탈수에 의하여 신기능이 저하할 수 있으므로 유의하여야 한다.
 3. 소디움이나 포타시움의 손실이나 배설은 거의 대부분이 요배설에 의하므로 요배설량만큼 섭취하면 된다.
   ① 24시간 요소디움과 포타시움을 측정하여 배설한 만큼 1일 섭취량으로 한다.
   ② 요소디움의 배설 17 mmol마다 NaCl 1 g, 요포타시움의 배설 14 mmol마다 KCl 1 g을 섭취하도록 한다.

참고문헌

 1. Brenner RM, Brenner BM. Adaptation to renal injury. *in Harrison's Principles of Internal Medicine,* 16th eds, McGraw-Hill 1639 ~ 44, 2004.

 2. Morrison G, Murray TG. Electrolyte, acid-base, and fluid homeostasis in chronic renal failure. *Med Clin North Am* 1981;65(2):429 ~ 47.

3. Schon DA, Silva P, Hayslett JP. Mechanism of potassium excretion in renal insufficiency. *Am J Physiol* 1974;227:1323 ~ 30.

4. Palmer BF, Clegg DJ. Hyperkalemia across the continuum of kidney function. *Clin J Am Soc Nephrol* 2018;13(1):155 ~ 7.

5. Shrier RW, Berl T. Nonosmolar factors affecting renal water excretion. *N Engl J Med* 1975;292:141 ~ 5.

6. Simpson DP. Control of hydrogen ion homeostasis and renal acidosis. *Medicine* 1971;50:503 ~ 41.

7. Bastl C, Hayslett JP, Binder HJ. Increased large intestinal secretion of potassium in renal insufficiency. *Kidney Int* 1977;12:9 ~ 16.

8. Bricker NS. Magnification phenomenon in chronic renal diseases. *N Engl J Med* 1978;299:1287 ~ 93.

저자문헌

9. 한진석. 만성신질환 환자의 전해질 대사 및 장애. *Nephrol Hypertens Update* 2005;1:29 ~ 33.

10. Kim S, Heo NJ et al. Changes in the sodium and potassium transporters in the course of chronic renal failure. *Nephron Physiol* 2010;115(4):31 ~ 41.

제3장

소디움 및 수분대사의 장애
(Disorders of Sodium and Water Balance)

I. 소디움대사의 장애(Disorders of Sodium Balance)

소디움대사와 항상성

● 소디움의 대사는 세포외액(ECF) 즉 혈관내액(IVS)과 간질액(ISF)의 양을 결정한다.
1. 유효 순환혈액량(effective circulatory volume)과 혈압은 신장에서 소디움과 수분의 재흡수와 배설, 동맥의 혈관저항에 의하여 결정된다.
2. 소디움의 손실이나 결핍이 있으면 세포외액이 감소한다. 혈관내액량 즉 혈장량이나 유효 순환혈액량이 감소하여 임상소견이 나타난다. 심하면 쇼크(shock)로 진행한다.
3. 소디움이 체내에 증가하여 저류(retention)가 있으면 2가지 소견이 있다.
    1) 혈관내액이 주로 증가하면 고혈압, 간질액이 주로 증가하면 부종으로 나타난다.
    2) 수분의 체내 저류량에 따라 고혈압 혹은 부종의 차이가 생긴다.
        ① 수분이 정상 혈청 소디움농도를 유지할 정도로 증가하면 고혈압이 나타난다.
        ② 수분의 저류가 더 많아 저나트륨혈증이 생기면 부종이 생긴다.
4. 소디움과 그에 상응하는 음이온에 따라 체액량에 미치는 영향이 다르다. NaCl이

체액량에 가장 크게 영향을 준다. *(Kurtz TW et al. N Engl J Med 1987;317:1043)*

1) NaCl이 체내에 증가하거나 저류가 있으면 혈장량의 증가나 혈압의 상승, 칼슘의 요 배설 증가 등 세포외액의 증가가 뚜렷하다.

2) Na-citrate, NaHCO₃가 체내에 증가하면 NaCl와 같이 체중의 증가, 혈장 renin활 성도나 aldosterone 농도는 감소하지만 혈장량이나 혈압, 칼슘의 요배설은 변화가 없다.

3) 최근 105, 205일 동안 사람에서 소디움의 섭취를 1일 6 g, 9 g, 12 g으로 변경하며 관찰하였다. *(Rakova N et al. J Clin Invest 2017;127(5):1932)*

   ① 소디움의 섭취가 늘면 수분의 섭취는 오히려 감소하지만 체액량은 증가하였다.

   ② 소디움의 섭취가 1 mmol 증가할 때마다 체내의 수분은 3.7 mL씩 증가하였다.

   ③ 소디움의 섭취가 증가하면 24시간 요aldosterone의 배설은 감소하고 24시간 요cortisone의 배설은 증가하였다. 두 호르몬은 수분의 섭취는 감소하고 전 해질 배설의 증가에 따라 요량이 증가하여 체내 수분량이 감소하도록 조절하 였다.

● 소디움은 세포외액에서 농도가 140 mM로 가장 많은 양이온이며 세포외액 삼 투질농도의 90 ~ 95%를 차지한다. 세포외액에 국한하여 세포내액과 삼투경사 (osmotic gradient)를 이룬다.

1. 체내의 총소디움은 40 ~ 60 mmol/kg로 3,000 ~ 3,500 mmol이다. 이 중 85 ~ 90%가 세포외액에 있고 나머지 10 ~ 15%는 피부, 연골 및 골조직 등 세포에 있다.

2. 세포외액에 소디움이 증가하면 세포내액에서 세포외액으로 수분이 이동하는 유 효삼투압(effective osmolality) 혹은 장력(tonicity)이 생긴다. 소디움은 세포외액 에서 유효삼투압의 90% 이상을 차지한다.

3. 소디움은 세포막의 Na^+-H^+ exchanger 즉 NHE를 통하여 피부, 연골, 골 조직 내로 들어가 다중음이온(polyanion)인 프로테오글리칸(proteoglycans) 즉 gly-cosaminoglycans(GAGs)에 저장된다.

1) Na-GAGs는 상응하는 수분이 없이 소디움을 저장하고 이를 세포외액으로 유출 하지 않는다.

   ① 삼투적으로 비활성화한 형태의 소디움으로 저장한다(osmotically inactive and non-exchangeable sodium storage). 그러나 아직 생리기능은 정확하지 않다.

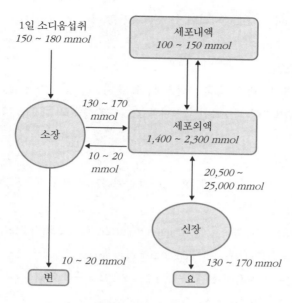

그림 3-1. 소디움의 섭취, 배설 및 체내 분포

② 무중력 상태에서 2주간 지낸 우주선 비행사들이 소디움을 총 800 mmol(지상에서 5 ~ 8 L의 체액 증가가 있을 양)을 섭취하였지만 체중이 증가하지 않았다. 이는 섭취한 소디움을 모두 GAGs에 저장하여 체액량의 증가가 없었기 때문이다. *(Gerzer R, Heer M. Current Pharm Biotech 2005;6:299)*

2) 드물게 특수한 조건에서 Na-GAGs에서 소디움을 세포 외로 유출한다는 보고도 있다.

  ◦ 육상 선수 2,134명 중 5.6%인 119명에서 운동 후 탈수가 없고 오히려 체중의 증가가 있고 고나트륨혈증이 관찰되었다. 피부에 저장한 삼투적으로 비활성인 Na-GAGs에서 소디움이 교환하여 세포 외로 유출한 것이다. *(Noakes TD et al. PNAS 2005;102:18550)*

● 정상 혈액량

1. 혈액량(blood volume)

  ◦ 70(60 ~ 75) mL/kg(근육이 많을 때 75, 마른 체형일 때 65, 비만이면 60, 여성은 65 mL/kg)

2. 혈장량(plasma volume)

◦ 혈액량의 대략 55%에 해당하며 35 ~ 40 mL/kg이다.

● 체액량의 조절

◦ 체액량 중 혈관내액 즉 유효 순환혈액량을 유지하는 것이 가장 중요한 조절기전이다. 유효 순환혈액량이 감소하면 혈역학과 소디움과 수분의 대사를 조절하여 정상으로 회복한다.

1. 혈역학의 조절

◦ 수분 내에 심박 수와 말초혈관의 저항이 증가하고 정맥용적이 감소한다.

1) 교감신경의 활성화

2) 혈관수축을 매개하는 물질 즉 catecholamine(CTA), arginine vasopressin(AVP), endothelin(ET)1, Ang II, PGH2, thromboxaneA2의 활성화

3) 혈관확장을 매개하는 물질 즉 PGE2, ANF, NO 등을 억제

2. 소디움과 수분대사의 조절

◦ 수시간 내 구갈기전이 나타나고 신장에서 소디움과 수분의 재흡수가 증가한다.

1) 교감신경의 활성화

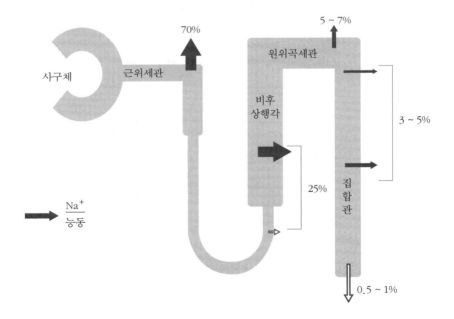

그림 3-2. 세관 부위별 소디움의 재흡수 및 배설

2) 소디움의 재흡수를 촉진하는 CTA, AVP, Ang II, aldosterone 등의 증가

3. 소디움의 배설을 촉진하는 PGE2, ANF 등을 억제

● 신장의 체액량 조절

◦ 세포외액량은 신장에서 NaCl을 재흡수 혹은 배설하는 것에 따라 결정된다.

1. 근위세관

1) 소디움의 재흡수

(1) 근위곡세관(PCT)과 근위직세관(PST)에서 여과한 소디움의 60 ~ 70%를 재흡수
한다. 곡세관에서 근위세관 재흡수의 75%를 재흡수한다.

(2) NHE3, Na^+-dependent cotransporters(인, glucose, a.a., lactate, citrate 등)
에 의한 능동재흡수를 한다.

(3) Ang II은 NHE3를 활성화하여 산의 배설과 소디움의 재흡수를 촉진한다.

2) 클로라이드의 재흡수

(1) 치밀이음부의 claudin2에 의하여 조절되는 세포사이로 수동재흡수한다.

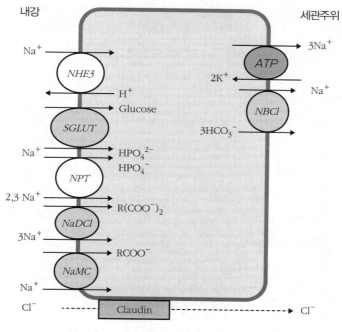

그림 3-3. 근위세관에서 Na^+, Cl^-의 재흡수

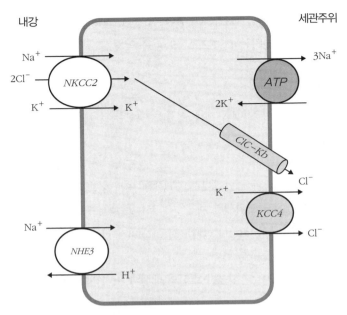

내강   세관주위

그림 3-4. 비후상행각에서 Na^+, Cl^-의 재흡수

(2) 소디움의 재흡수에 따른 삼투질농도나 전위의 차이로 AQP1을 통하여 수분을 재흡수한다. 이에 의하여 생긴 농도경사에 의하여 세포사이로 클로라이드와 포타시움, 칼슘, 마그네슘을 수동재흡수한다.

2. 비후상행각

1) 소디움의 재흡수

(1) 여과한 소디움의 25 ~ 30%를 재흡수한다.

(2) 주로 NKCC2로 능동재흡수하며 일부는 NHE3로 재흡수한다.

(3) NKCC2는 소디움을 재흡수하는 단일물질운반체로서는 가장 강력하고 많은 양의 소디움을 재흡수한다.

① 기저외측막의 Na^+–K^+ ATPase은 세관 부위 중 TAL에서 가장 많다. 즉 에너지를 가장 많이 사용하여 저산소중, 저혈액량에 제일 먼저 손상을 받아 급성신세관괴사(ATN)의 시작점이 된다.

② NKCC2를 차단하는 loop이뇨제가 가장 강력한 이뇨효과가 있다.

2) 클로라이드의 재흡수

(1) NKCC2가 소디움, 포타시움, 클로라이드를 세포 안으로 재흡수하면 소디움

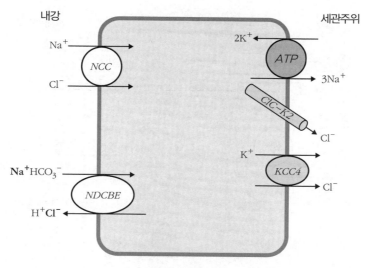

내강   세관주위

그림 3-5. 원위곡세관에서 Na^+, Cl^-의 재흡수

은 기저외측막의 Na^+-K^+ ATPase를 통하여 $3Na^+$가 나가고 $2K^+$가 들어온
다. 클로라이드는 이 전위차로 기저외측막의 클로라이드통로 즉 ClC-Kb 혹은
ClCNKB를 통하여 혈액으로 유입한다.

(2) 클로라이드가 세포 밖으로 나가서 생긴 전위차를 보상하기 위하여 내강막의
ROMK를 통하여 포타시움을 내강으로 배설하지만 그 양은 많지 않다.

3. 원위곡세관

1) 여과한 소디움의 5 ~ 7%를 재흡수한다.

2) NCC를 통하여 NaCl의 형태로 재흡수한다.

3) 상위(DCT1, early DCT)와 하위(DCT2, late DCT)로 나뉜다. DCT1에서는 NCC,
DCT2에서는 NCC와 ENaC으로 재흡수한다.

4. 집합관

1) 소디움의 재흡수

(1) 여과한 소디움의 3 ~ 5%를 재흡수한다.

(2) 하위원위곡세관(DCT2), 연결세관(CNT), 피질집합관(CCD)의 주세포에서 al-
dosterone이 활성화하는 ENaC을 통하여 재흡수한다(ASDN). 이차적으로
ROMK가 활성화하여 포타시움을 배설한다.

(3) B형사이세포의 Na^+-dependent Cl^--HCO_3^- exchanger(NDCBE)를 통하여

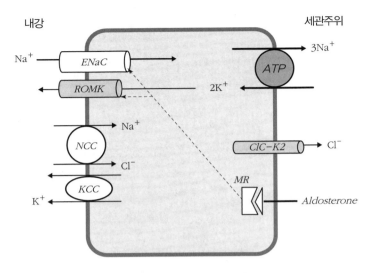

그림 3-6. 하부 원위곡세관(DCT2)에서 Na^+, Cl^-의 재흡수

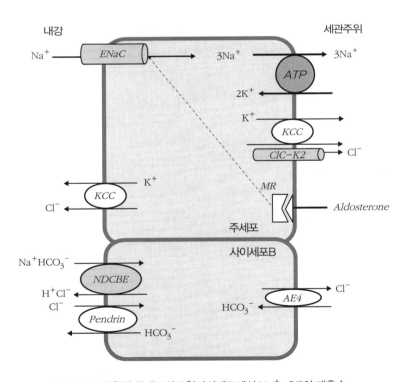

그림 3-7. 집합관 주세포와 B형사이세포에서 Na^+, Cl^-의 재흡수

일부 재흡수한다.

2) 클로라이드의 재흡수

◦ B형사이세포의 내강막의 pendrin을 통하여 HCO_3^-을 배설하고 클로라이드를
재흡수한다. 세포 내의 클로라이드는 기저외측막의 AE4를 통하여 혈액으로 유입
한다.

● 체내 수분의 조절

◦ 체내의 수분은 요량과 불감손실량의 합 즉 손실량과 섭취량이 균형을 이루어 일정하
게 유지한다.

1) 수분의 생성과 섭취: 1일 2,000 Cal의 식사는 음식물에 함유된 수분과 이의 대사
에 의해 0.6 ~ 0.8 L의 수분을 생성한다. 구갈기전에 의하여 추가로 1 ~ 1.5 L의
수분을 섭취한다.

2) 수분의 손실: 호흡이나 발한, 변으로 1일 0.8 ~ 1 L, 요를 통하여 1 ~ 1.5 L의 수분
을 손실한다.

소디움평형에 대한 학설

● 기존의 학설

["저염식을 하다가 소디움의 섭취가 급격하게 증가하면 첫 날에는 섭취량의 50%만 요
로 배설한다. 나머지 50%는 체내에 체류하여 체내 소디움(total body Na, TBNa)이 증
가한다. 이에 따라 혈장 삼투질농도가 상승하며 구갈이 심하여 지고 항이뇨호르몬 즉
AVP가 증가한다. 수분 섭취와 신장에서 수분의 재흡수가 증가하여 체내에 수분의 저류
가 생기고 유효 순환혈액량과 체중이 증가한다.

3 ~ 4일이 지나면 소디움의 섭취가 증가한 만큼 소디움의 요배설이 증가하여 새로운
평형상태(steady state)가 된다.

소디움의 섭취가 감소하면 같은 과정을 거쳐 소디움의 요배설이 감소하여 새로운 평형
상태가 된다."]

1. 3가지의 이론

① 섭취한 소디움은 일부만 저장형태로 전환하고 주로 세포외액에 저류하여 체액이

증가한다(equilibrium theory).

② 소디움이 체내에 증가하거나 혹은 손실이 있으면 여러 기전에 의하여 엄격하게 조절하여 평형상태를 유지한다(steady-state theory). 체내 소디움의 양을 아주 작은 범위에서 변하도록 한다.

③ 체액량이 증가하면 신장에서 압력증가에 따른 소디움이뇨(pressure natriuresis)로 체액량을 줄인다.

2. 실제 관찰소견

① 소디움의 섭취를 줄이면 혈압이 저하한다.

② 소디움의 섭취가 증가하면 소디움의 체내 저장이 증가한다.

③ 혈압과 체내 소디움의 양은 관련이 있다.

④ 체내에 소디움이 증가하면 상응하여 수분이 반드시 증가한다.

● 최근의 개념

◦ 대사연구나 MRI로 ^{23}Na를 직접 측정한 연구에서 체액량이나 체중의 증가가 없이 소디움을 체내에 축적하는 것으로 알려졌다.

(Kirkendall AM et al. Lab Clin Med 1976;87(3):411; Titze J et al. Am J Kidney Dis. 2002; 40(3):508; Heer M et al. Am J Physiol Renal Physiol. 2000;278(4):F585; Kopp C et al. Hypertension 2013;61(3):635; Schneider MP et al. J Am Soc Nephrol 2017;28(6):1867)

◦ 장기간 소디움의 섭취량과 세포외액량 즉 혈액량, 혈압, 체중은 관계가 없다. 소디움의 요배설은 1주일마다 조절하며 체내 소디움의 양은 1개월 이상의 주기로 조절한다.

(Titze J. Curr Opin Nephrol Hypertens 2014;23(2):101; Titze J et al. Kidney Int 2014;85:759)

1. 소디움이 증가하여도 상응하는 수분 즉 체액의 증가가 없이 피부에 저장한다.

고염식을 하면 피부에서 glycosaminoglycans(GAGs)을 많이 생성하여 상응하는 수분의 증가가 없이 Na-GAGs 상태로 저장한다. 따라서 피부의 소디움농도는 매우 높다(180 mM). 저염식을 하면 반대로 GAGs가 감소하여 피부 간질의 세포 외 기질(extracellular matrix)에서 소디움을 유출한다.

1) 체내 소디움의 증가가 있으면 혈장량은 증가하여도 총체액량이나 체중은 증가하지 않았다. *(Heer M et al. Am J Physiol Renal Physiol 2000;278:F585)*

① ^{51}C-RBC로 측정한 혈장량은 1일 소디움 섭취가 550 mmol(NaCl 32.4 g, Na$^+$ 12.7 g)이면 혈장량이 300 mL 증가하였다. 즉 Na$^+$ 1 mmol마다 0.55 mL,

NaCl 1 g마다 9.3 mL씩 증가하였다.

② 체내 소디움은 1,700 mmol이 증가하였으나 체액량이나 체중은 증가하지 않았다. 이는 고염식으로 체내 수분의 증가가 없이 간질의 수분이 혈관 내로 이동하였기 때문이다.

2) 체내 소디움의 증가가 있어도 체중의 증가가 없다. *(Tirze J et al. Am J Kidney D 2002; 40:508)*

① 정상인이 135일간 우주비행사와 같은 상태를 유지하였더니 소디움은 2,973 ~ 7,324 mmol이 체내에 저류하고 체중은 5.1 ~ 9.3 kg 증가하였다.

② 처음에는 체내 소디움의 증가에 비례하여 체중이 증가하였으나 관찰이 끝날 무렵에는 소디움의 저류가 체중의 증가에 비하여 훨씬 많았고 일부에서는 오히려 체중이 감소하였다. 소디움이 삼투적으로 비활성화 형태로 저장된 것을 의미한다.

3) 단기간은 소디움의 섭취량에 따라 세포외액의 양이 변하지만 장기적으로는 소디움의 섭취량과 세포외액 즉 혈액량은 상관이 없다. 이는 소디움의 요배설을 일주일 주기(一週日 週期, circaseptin rhythm)로 조절하고 체내 소디움의 양을 일주기(日週期, circadian rhythm)가 아닌 하주일 주기(下週日 週期, infradian rhythm)로 조절하기 때문이다. *(Rakova N et al. Cell Metab 2013;17:125)*

(1) 105일, 205일간 우주비행사와 같은 조건에서 매일 소디움 섭취량, 소디움 요배설량을 측정하였다. 기간을 나누어 1개월 이상 식염(NaCl)을 1일 12 g(Na$^+$ 200 mmol), 9 g(Na$^+$ 150 mmol), 6 g(Na$^+$ 100 mmol) 그리고 다시 12 g을 차례로 섭취하도록 하였다. 1일 포타시움의 섭취량은 100 mmol로 유지하였다.

① 체내 소디움의 양은 세포외액량, 체중, 혈압과 무관하였고, 소디움의 섭취와 무관하게 1 개월 이상마다 주기적(infradian rhythm)으로 조절하였다.

② 체내 소디움의 양은 소디움 섭취와 상관없이 주기적으로 증가 혹은 감소하였고 호르몬에 의하여 조절되었다.

③ Aldosterone의 요배설은 1주일마다 크게 변하였지만 cortisol과 cortisone 의 요배설은 주로 28일을 주기로 변하였다.

가. 수 주일간 일정한 양의 소디움을 섭취를 하면 1주일마다 aldosterone의 요배설의 변화가 있었다. Aldosterone의 요농도가 증가하면 소디움의 요배설은 반비례하여 감소하였다.

나. Cortisol과 cortisone의 요배설은 주로 28일을 주기로 변하였고 이들의 요농도가 증가하면 소디움의 요배설이 증가하였다.

4) 최근 105, 205일 동안 사람에서 소디움의 섭취를 변경하며 관찰한 실험에서 소디움의 섭취가 늘면 수분의 섭취는 오히려 감소하지만 체액량은 증가하였다.

○ 소디움의 섭취가 1 mmol 증가할 때마다 체내의 수분은 3.7 mL씩 증가하였다.

(Rakova N et al. J Clin Invest 2017;127(5):1932)

(1) 소디움의 1일 섭취가 100 mmol(NaCl 6 g)씩 증가하면 체내 수분은 370 mL가 증가한다. 즉 소디움의 섭취가 1 mmol 증가할 때마다 체내의 수분은 3.7 mL씩 증가한다

① 자유수분청소율은 540 mL씩 감소하지만 요삼투질농도는 201 mOsm/kg씩 증가하였다. 자유수분청소율이 감소한 양만큼 체내에 수분이 축적한다.

② 1일 수분의 섭취량은 요량에 비하여 32%가 더 많았다. 이 차이를 자유수분의 불감손실로 생각하면 실제 체내 자유수분량의 증가는 540 mL × (1 − 0.32) 즉 367 mL이다.

③ 이러한 체내 자유수분의 증가는 요농축능이 증가하기 때문이었다. 그러나 구갈기전이 저하하여 1일 수분 섭취량은 293 mL씩 감소하였다.

④ 내수질 간질에 요소와 포타시움이 축적하여 요농축능을 유지한다.

(2) 소디움의 섭취가 증가하면 24시간 요 aldosterone의 배설은 감소하고 24시간 요cortisone의 배설은 증가한다.

① Aldosterone 즉 mineralocorticod가 비활성화하면 염분의 섭취와 상관이 없이 수분의 섭취가 감소하고 요량이 증가하여 체내 수분량이 감소하며 체중도 감소한다.

② Cortisone 즉 glucocorticoid가 활성화하면 수분의 섭취에는 영향이 없고 요량이 증가하여 체내 수분량이 감소하지만 체중은 다소 증가하여 큰 변화가 없다.

③ 결국 소디움의 섭취가 증가하면 상기 2가지 호르몬의 영향으로 수분의 섭취는 감소하고, 전해질 배설에 의하여 요량이 증가하여 체내 수분량이 감소하도록 조절한다.

2. 고혈압이나 체내 소디움이 증가한 환자는 체액량보다 피부 혹은 근육의 소디움 양과 관련이 있다.

∘ ^{23}Na-MRI를 이용하여 체내 피부와 근육의 소디움의 양을 측정하고 ^{1}H-MRI로 수분량을 측정 *(Kopp C et al. Kidney Int 2012;82:1343; Hypertension 2013;61:635)*

1) 정상인은 고염식으로 근육의 소디움이 증가하지 않지만 mineralocorticod수용체가 활성화하면 근육 내 소디움이 증가한다.

① 이차적 알도스테론증과 고나트륨혈증이 있을 때 근육의 소디움양이 크게 증가하였다. 이후 원인이 교정된 후 근육 내 소디움이 정상으로 되었다.

② 일차성 고알도스테론증에서 고혈압의 정도는 피부와 근육의 소디움양과 비례하지만 부신절제나 spironolactone 치료 후에는 체중의 변화가 없이 피부와 근육에서 소디움이 빠르게 감소하였다.

③ 치료에 잘 듣지 않는 고혈압 환자는 근육의 소디움양이 증가하였지만 spirono-lactone을 투여한 후 감소하였다.

2) 질환에 따른 체내 소디움의 변화

① 다발성 경화는 뇌에 소디움이 증가하였다.

② 혈액투석을 하는 말기신부전 환자에서는 피부와 근육에 소디움양이 증가하였다. 혈액투석을 시작하고 4시간 후에 근육의 소디움이 감소하였다.

③ 나이가 들면 피부와 근육의 소디움양이 증가하며 고혈압이 발생하였다. 여자보다 남자에서 훨씬 뚜렷하였다.

I-I. 저혈량증(Hypovolemia)

● 정의

1. 저혈량증(hypovolemia)은 체액결핍(volume deficit 혹은 depletion)으로 혈관내액량 즉 혈장량이나 유효 순환혈액량이 감소한 상태이다.

2. 체내의 소디움이 부족하거나 결핍이 있을 때 유효 순환혈액량의 감소에 의한 임상소견이 나타난다. 소디움과 함께 수분의 결핍도 있지만 소디움의 결핍이 더 큰 역할을 한다.

3. 소디움이 부족하거나 결핍이 있으면 세포외액 즉 혈관내액과 간질액이 감소한다.

1) 혈관내액이 감소하면 혈장량이나 유효 순환혈액량 즉 혈류가 저하하여 순환이 저하한다.

① 혈장량이 감소하며 혈압과 유효 순환혈액량을 유지하려 말초혈관의 수축과 심장의 박동 수가 증가한다.

② 초기에는 잠재적이며 기립성 저혈압(postural 혹은 orthostatic hypotension)으로 나타나고 저혈량증이 심하면 뚜렷한 쇼크(shock)가 된다. 경정맥 등 중심정맥의 압력이 감소한다.

2) 간질액이 감소하면 피부탄력(turgor)이 감소하고 액와(axilla)의 건조가 관찰된다.

● 원인

◦ 주로 신장과 위장관에서 소디움의 손실과 그에 따른 이차적인 수분의 손실에 의한다. 전해질이 없는 자유수분(free water)의 손실만 있어도 체액결핍이 생길 수 있으나 손실량이 매우 많아야 한다. 수분이 손실되는 양의 2/3는 세포내액에서 유래하므로 임상적으로 수분손실이 저혈량증에 미치는 영향은 작다.

① 신장에서는 150 ~ 180 L을 여과하여 그중 99%를 재흡수하여 1일 1 ~ 2 L의 요를 배설한다. 소디움 등 많은 전해질을 함께 배설한다.

② 위장관에는 1일 섭취한 수분 2 L와 위장관에서 분비한 7 L 등 총 9 L의 장액이 있지만 그중 98%를 재흡수하고 100 ~ 200 mL만 변으로 배설한다.

③ 신장에서 재흡수의 장애가 있거나 위장관에서 흡수의 장애가 있으면 소디움과 수분의 손실이 생긴다.

1. 신장의 손실

1) Mineralocorticoid의 결핍: 저알도스테론증, 부신부전

2) 세관에서 소디움재흡수의 장애

① 신세관산증, Bartter증후군, Gitelman증후군

② 세관간질신염, 삼투이뇨, 이뇨제의 투여, 요로폐쇄 후 이뇨

3) 요붕증(diabetes insipidus, DI)

① 중추성: AVP의 결핍

② 신성: 집합관의 AVP에 대한 반응이 저하

2. 신장 외 손실

1) 위장관의 손실: 구토, 설사, 위장관루(gastrointestinal fistula), 배액

2) 피부 및 호흡기를 통한 손실: 과도한 발한, 화상, 과호흡

3) 제3구획에 체액의 격리(3rd space sequestration): 간질, 복막, 후복강, 흉막 등의 체

액 저류 혹은 출혈, 장폐쇄

● 임상 소견

1. 유효 순환혈액량의 감소

   ① 기립성 저혈압, 경정맥압의 감소, 빈맥, 쇠약감, 어지럼증

   ② 저혈압 혹은 쇼크

   ③ 혈관 수축: 말초 청색증, 수족의 냉감, 핍뇨, 흉통, 복통, 의식 장애

2. 간질액의 감소

   ① 피부탄력의 감소, 액와의 건조

   ② 구강점막의 건조(중한 환자는 흔히 구호흡을 하므로 정확하지 않고 위생적으로 나빠 요즈음은 이용하지 않는다.)

▲ 기립성 저혈압(postural, orthostatic hypotension)과 기립성 빈맥

1) 상체를 세우거나(sitting, head-up tilt) 혹은 서게 한(standing) 후 2 ~ 3분 후에 측정한 혈압이 누워 있을 때(supine)에 비하여 수축기 혈압이 10 ~ 20 mmHg, 이완기 혈압이 10 mmHg 이상 감소하며 맥박수가 분당 10 ~ 15회(10%) 증가한다.

2) 최소한 5 ~ 10%의 체액량의 결핍을 의미한다. 체액량이 20% 이상 결핍이 있으면 뚜렷한 쇼크가 나타난다.

3) 혈압의 감소는 있지만 맥박수의 증가가 없으면 자율신경기능의 이상을 의미한다.

● 진단

1. 병력과 진찰소견으로 충분히 진단이 가능하며 검사소견이 도움이 되기도 한다.

2. 심한 저혈량증은 응급상황이므로 활력징후(vital signs)가 불안정하면 먼저 치료를 하여 안정시킨 후 원인을 감별한다.

3. 반드시 심부전 등 체액결핍이 없는 유효 순환혈액량의 감소를 감별하여야 한다.

4. 저혈량증이 있으면 혈청 BUN, creatinine농도가 증가하고 그 비가 20 이상, hematocrit(Hct), albumin농도가 증가한다.

5. 단회 요나 수시 요의 소디움, 클로라이드농도와 삼투질농도가 원인의 감별에 도움이 된다. 이뇨제, Bartter증후군, Gitelman증후군의 감별에는 요Ca/Creatinine의 비가 도움이 된다.

1) 요소디움농도(U_{Na}), 요삼투질농도(U_{Osm})와 요소디움분획배설률(FE_{Na}): FE_{Na}은 U_{Na}와 같은 의미이며 1%를 기준으로 판단한다.

　① $U_{Na} > 30\ mM$, $U_{Osm} < 450\ mOsm/kg$: 신장을 통한 소디움 손실

　② $U_{Na} < 15 \sim 30\ mM$, $U_{Osm} > 450\ mOsm/kg$: 신장 외의 소디움 손실

2) 요Cl농도(U_{Cl}) *(mM)*

　◦ 대사성 알칼리증이 있으면 세관 내강의 HCO_3^-와 결합하여 소디움과 포타시움의 요배설이 증가한다. $U_{Na} > 30\ mM$인 환자의 원인감별에 유용하다.

　① < 10: 구토　② > 20: 이뇨제, Bartter증후군, Gitelman증후군

3) 요Ca/Cr($U_{Ca/Cr}$) *(mmol/mmol)*

　◦ $U_{Cl} > 20\ mM$인 이뇨제, Bartter증후군, Gitelman증후군의 감별진단에 유용하다.

　① > 0.2: loop이뇨제, Bartter증후군

　② < 0.15: thiazide, Gitelman증후군

▲ 체액결핍이 없는 유효 순환혈액량의 감소

1. 원인

　1) 심박출량의 감소: 급성 심근경색증, 심막 혹은 심장압전(cardiac tamponade)

　2) 정맥 내 체류하는 체액의 증가: 패혈증 혹은 간경변증, 말초 혈관확장제

　3) 체액이 혈관 내에서 간질로 유출(capillary leak)

　　① 저알부민혈증: 신증후군, 간부전, 영양실조

　　② 염증: 급성 췌장염, 횡문근융해증(rhabdomyolysis), 장경색(bowel infarction), 패혈성 쇼크

2. 진단에서 유의점

　◦ 패혈증과 같이 정맥혈의 체류로 생긴 저혈량증은 저혈압, 핍뇨는 있지만 심박출량의 감소가 있을 때와 다르게 사지는 따뜻하다. 그러나 패혈증도 진행하여 쇼크에 이르면 감별이 어렵다.

3. 치료의 원칙

　◦ 중심정맥압(central venous pressure, CVP), 폐모세혈관쐐기압(pulmonary capillary wedge pressure, PWP), 심계수(cardiac index, CI) 등 침습적인 혈역학 감시(invasive hemodynamic monitoring)가 필요하며 이에 따라 적절한 수액이나 심근수축제를 투

여한다.

● 치료의 원칙

1. 어떠한 원인 혹은 상태라도 혈압, 맥박 등 활력징후가 불안정하면 혈청 소디움농도에 상관이 없이 등장식염수를 투여하여 이를 정상으로 유지한다.

2. 소디움결핍량의 계산과 투여속도

   1) 소디움결핍량 $(mmol)$ = TBW × (목표[Na] − S_{Na})   * S_{Na}: 혈청 소디움농도

   2) 수액의 투여속도 (mL/h) = $\dfrac{\text{소디움결핍량} \times 1,000}{\text{수액[Na]} \times \text{시간}}$ * 수액[Na]: 수액의 소디움농도 (mM)

3. 소디움의 부족은 등장식염수 등 결정질수액(crystalloids)으로 치료하고 수분의 부족은 포도당액(D/W)으로 치료한다.

4. 화상이나 심한 순환장애(circulatory collapse)가 있을 때 albumin이나 plas-manate 등 교질수액(colloids)을 투여하기도 한다.

5. 뚜렷한 출혈이 있으면 농축적혈구(packed RBC)를 투여하고 많은 양의 출혈이 지속하여 쇼크가 우려되면 전혈(whole blood)을 투여한다.

6. 수액의 종류에 따라 투여 후 체내분포가 다르다. 각종 수액 1,000 mL를 투여할 때 각 구획에 분포하는 양은 표와 같다.

7. 치료 후 회복기에는 체액과잉에 의한 심부전, 폐부종 등 심혈관계 합병증이 생기지 않도록 유의한다.

표 3-1. 수액의 종류와 1,000 mL를 정맥으로 주었을 때 체내 분포(mL)

수액종류	체내 분포	첨가된 양 (mL)			*보충계수 (× 결핍량)
		혈관	간질	세포	
5% D/W	전 체액	83	250	667	8 ~ 12
0.9% NaCl	세포외액	250	750	0	2.5 ~ 4
0.45% NaCl		165	500	335	5 ~ 6
500 mL 수분	전 체액	40	125	335	
500 mL 0.9% NaCl	세포외액	125	375	0	
Plasma (5% albumin)	혈관	1,000	0	0	1

* 각 수액의 체내 분포는 이론적인 것이며 실제와 차이가 많다. 체액량의 부족을 치료할 때에는 부족한 체액량에 보충계수(replacement factor)를 곱한 양의 수액을 투여한다. 이는 실측치를 근거로 한 안전한 투여량이지만 환자마다 편차가 크므로 항상 감시하며 상황에 맞게 조정하여야 한다.

● 저혈량증의 3가지 유형에 따른 치료원칙

◦ 소디움과 수분의 손실한 상대적인 양에 따라 3가지 유형이 있고 그에 따라 치료가 다르다.

1. 등장저혈량증(isotonic hypovolemia)

　　1) 소디움과 수분의 손실이 동일한 비율이면 혈청 소디움농도가 정상으로 유지한다.

　　　　예: 배액

　　2) 등장식염수 등 결정질수액으로 부족한 체액을 보충한다.

2. 저장저혈량증(hypotonic hypovolemia)

　　1) 수분의 손실에 비하여 소디움의 손실이 상대적으로 많을 때 저나트륨혈증이 나타난다.

　　2) 세포외액은 감소하여도 세포내액은 증가한다.

　　　　예: 심한 설사에서 많은 수분을 섭취, 고혈압의 치료로 장기간 thiazide이뇨제를 투여

　　3) 등장식염수 등 결정질수액으로 부족한 체액을 보충한다.

　　　　고장식염수를 투여하면 세포내액이 급격하게 감소하므로 사용하지 않지만, 뇌부종의 위험이 있을 때 사용한다.

3. 고장저혈량증(hypertonic hypovolemia)

　　1) 소디움 손실에 비하여 수분의 손실이 상대적으로 많은 상태로 고나트륨혈증이 나타난다.

　　2) 세포외액의 감소에 비하여 세포내액의 감소가 더욱 심하다.

　　3) 소디움의 손실량에 따라 치료가 다르다.

　　　　① 순수한 수분의 손실

　　　　　　요붕증, 의식 장애로 구갈에 따른 수분 섭취가 감소하거나 발한에 의한 손실이 있으면 5% 혹은 10%포도당액(D/W)으로 부족한 체액을 보충한다.

　　　　② 소디움의 손실보다 수분의 손실이 많을 때

　　　　　　예를 들어 심한 구토가 있고 수분의 섭취를 못하는 때이다. 먼저 등장식염수로 유효 순환혈액량을 회복하여 활력징후를 정상화한다. 이후 상태에 따라 1/2 ~ 1/4식염수를 투여하여 혈청 소디움농도를 정상으로 교정한다.

● 치료의 흐름

(Maier RV, Approach to the patients with shock, in Harrison's Principle of Internal Medicine 19th eds, chapter 324, 2015)

불안정한 활력징후: 맥박수 > 120 /m + 수축기 혈압 < 90 mmHg

1. CVP (mmHg)

   (1) > 15: 심부전 혹은 심장압전(tamponade)

   (2) < 15: 결정질수액을 투여 ± 출혈이 있으면 혈액을 투여하여 10 ~ 15 mmHg를 유지한다.

2. 결정질수액 치료에도 지속적인 불안정한 활력징후나 산증이 있으면 폐모세혈관 압력(pulmonary wedge pressure, PWP)과 심계수(cardiac index, CI)를 감시

   • PWP (mmHg), CI (L/min/m²)

   1) PWP < 15, CI < 3.5: 결정질수액 ± 혈액 (PWP >15, Hct > 30이 될 때까지)

   2) 15 < PWP < 20, CI < 3.5

      ① 결정질수액 500 mL를 급속투여(bolus) 후 CI가 정상일 때까지 반복

      ② CI가 정상으로 되면 PWP를 정상, Hct을 30 정도 유지하도록 결정질수액 ± 혈액을 투여

   3) PWP > 20, CI < 3.5 : 심근수축제(inotrope)를 투여한다.

      ① Dobutamine: 2 ~ 5 μg/kg/m으로 시작하여 20 μg/kg/m까지 증량하여 투여

      ② Dopamine: 3 ~ 5 μg/kg/m으로 시작하여 20 ~ 50 μg/kg/m까지 증량하여 투여

      ③ Milrinone: 50 μg/kg를 10분 간 투여하고 0.5 μg/kg/m로 유지

      ④ Norepinephrine: 2 μg/m로 시작하여 증량하여 투여

I-II. 고혈량증(Hypervolemia)

● 정의

1. 고혈량증(hypervolemia)은 체액과잉(volume excess 혹은 overload)으로 혈관내 액이나 혹은 간질액이 증가한 상태이다.

2. 고혈량증은 주로 체내에 소디움이 증가할 때 나타나며 수분의 증가를 동반한다.

1) 소디움과 상응하는 음이온이 클로라이드일 때 특히 체액량이 영향을 받는다.

　① NaCl의 증가나 저류가 있으면 세포외액량의 증가가 뚜렷하다.

　② 다른 소디움염(Na-lactate, Na-acetate, Na-phosphate 등)의 저류가 있으면 체액량의 증가가 뚜렷하지 않다.

2) 고혈량증의 증상은 체액의 증가가 최소한 3 ~ 4 L 이상일 때 나타난다. 초기의 뚜렷하지 않은 부종은 체중이 증가하거나, 바지가 맞지 않거나, 신발이 작아 조이거나, 반지가 손가락에 맞지 않는 등 사소한 변화로 감지할 수 있다.

3. 고혈량증은 2가지 유형이 있어 그에 따라 임상 소견과 치료법이 다르다. 즉 aldosterone의 증가가 있지만 AVP가 정상이면 주로 혈관내액의 증가가 있고, aldosterone과 AVP가 모두 증가하면 주로 간질액의 증가가 있다.

1) 혈관내액의 증가

　(1) 수분에 비하여 소디움이 더 많이 증가한 상태로 저나트륨혈증이 없어 구획 간 수분의 이동이 없다.

　(2) 주로 혈관내액의 용적이 증가하여 고혈압이 나타난다.

　　예: 알도스테론증, 고염식, 고농도의 소디움을 함유한 수액 투여

　(3) 치료: 소디움의 섭취를 제한하고 필요하면 이뇨제를 투여한다.

2) 간질액의 증가

　(1) 소디움에 비하여 수분이 더 많이 증가한 상태로 저나트륨혈증이 있어 혈관내액의 수분이 간질로 이동하여 축적한다. 이에 따라 유효 순환혈액량이 감소한다.

　(2) 간질에 비정상적으로 체액이 축적되는 부종이 나타난다.

　(3) 유효 순환혈액량이 감소하여 저혈량증의 임상 소견이 나타나므로 유의하여야 한다.

　　① 유효 순환혈액량이 감소하여 신장에서 aldosterone과 AVP가 함께 증가한다. 즉 이차 알도스테론증과 AVP의 증가로 신장에서 소디움과 수분의 재흡수가 증가한다. 수분을 소디움보다 더 많이 재흡수하여 저나트륨혈증이 생긴다.

　　② 부종질환: 신증후군, 간경변증, 울혈성 심부전

　(4) 치료

　　① 경한 상태는 가장 먼저 자유수분의 섭취를 제한하여 혈청 소디움농도를 교정한다.

② 수분의 섭취를 제한하여 소디움농도가 정상으로 되면 소디움의 섭취도 제한
한다.

③ 위의 치료로 호전이 되지 않으면 이뇨제를 투여한다.

④ 유효 순환혈액량의 감소가 있으므로 원인질환을 빨리 치료하여야 한다.

⑤ 심한 유효 순환혈액량의 감소로 저혈량증의 증상이 나타나면 식염수 등 결
정질 수액의 투여가 필요하지만 체액과잉으로 폐부종, 심부전 등 간질 부종
이 악화하는 것에 매우 주의하여야 한다. 유효 순환혈액량을 유지하면 신장
에서 소디움과 수분의 배설이 증가하므로 치료에 큰 도움이 된다.

⑥ 뇌부종의 위험이 있는 심한 저나트륨혈증(severe hyponatremia)에서는 3%
식염수로 치료하여야 한다.

3) 혼합형

(1) 신장에서 소디움과 수분의 배설이 감소하여 저류한 상태로 혈관내액과 간질액
이 모두 증가한다.

(2) 임상적으로 고혈압, 부종과 저나트륨혈증이 함께 있다.

예: 급성신손상, 만성신부전, 급성사구체신염

● 원인

◦ 체액과잉은 주로 소디움과 수분의 요배설이 감소하여 생긴다.

1. 신장에서 소디움과 수분의 재흡수 증가

1) 소디움의 재흡수 증가: 일차(원발성) 알도스테론증

2) 수분과 소디움의 재흡수 증가: 부종질환

◦ 유효 순환혈액량의 감소에 따른 이차 알도스테론증 및 AVP 증가: 신증후군, 간경
변증, 울혈성 심부전

2. 신장에서 소디움과 수분의 배설 감소(사구체여과율의 감소): 급성사구체신염, 급만
성신부전

● 임상소견

◦ 체액의 증가가 최소한 3 ~ 4 L 이상일 때 나타난다. 체중이 갑자기 증가하는 것이 특
징이다. 고혈압, 호흡장애(dyspnea), 복부팽창, 하지부종 등 다양한 증상이 나타난다.

1. 혈관내액의 증가

◦ 고혈압, 경정맥 팽창, 간경정맥역류(hepatojugular reflux), 폐수포음(rales), S3 심음

2. 간질액의 증가

◦ 앉아 있거나 서있을 때 하지 전경부나 발등, 누워 있을 때 안검이나 천골 부위의 부종 등 체위의존 부종(dependent edema), 흉수, 복수

● 진단

1. 고혈량증의 진단은 검사보다 병력, 진찰소견이 훨씬 도움이 된다. 검사는 원인질환의 감별에 유용하다.

2. 유효 순환혈액량이 예후나 치료에 중요하다. U_{Na}이 15 ~ 30 mM 미만이면 유효 순환혈액량이 감소한 것이다.

3. 흉수나 폐부종의 진단에 흉부영상이 유용하다.

● 치료의 원칙

1. 전술한 2가지 유형에 따라 치료에 차이가 있지만 소디움과 수분의 섭취를 제한하고 이뇨제를 투여하는 것이 원칙이다.

2. 심한 체액과잉으로 심부전이나 폐부종이 생기면 응급상황이므로 rotating tourniquet, 사혈(phlebotomy) 후 자가 농축적혈구의 수혈, 이뇨제, digitalis 등 강심제, 심근수축제를 투여하며 초여과(ultrafiltration)를 하기도 한다.

II. 수분대사의 장애(Disorders of Water Balance)

수분대사

● 정상일 때 섭취나 대사를 통하여 얻는 수분의 양만큼 손실이 생겨 평형을 이룬
  다. 수분은 주로 요와 불감손실에 의하여 손실한다.

 1. 수분의 획득과 손실

    1) 수분의 획득

      ○ 1일 1 ~ 1.5 L의 수분을 섭취하며, 섭취한 음식물에 있는 수분과 함께 체내 대사
        를 통하여 500 ~ 800 mL의 수분을 얻는다.

    2) 수분의 손실

      ○ 수분은 측정이 가능한 요와 변, 측정을 할 수 없는 불감손실(insensible loss)인 피
        부, 호흡을 통하여 손실한다. 불감손실은 거의 일정하여 1일 600 ~ 800 mL 즉 10
        mL/kg, 400 ~ 500 mL/m^{2}이다.

        ① 피부: 1일 손실은 400 ~ 600 mL 즉 7 ~ 8 mL/kg로 발한이 있으면 100 mL 이
          상을 추가

        ② 호흡: 1일 손실은 200 ~ 250 mL 즉 2 ~ 3 mL/kg

 2. 체내에서 음식물과 대사에 의하여 얻는 수분의 양과 불감손실의 양은 거의 같다.

 3. 변으로 배설하는 수분은 1일 100 mL 이내이기 때문에 수분의 평형은 주로 섭취
    량과 요량(urine volume, UV)에 의하여 결정된다. 1 ~ 1.5 L의 수분을 요로 배설
    한다.

● 기본적으로 필요한 1일 수분의 양(normal maintenance fluid)은 30 mL/kg이다.

 1. 체중기준

    1) 성인: 30 mL/kg, 1일 2,000 mL 정도

    2) 최소 수분섭취량: 1,500 mL + 15 mL/kg × [체중 - 20](kg)

      ○ 성인의 최소섭취량이지만 노령에서는 적정량이다. (Chidester JC, Spangler AA. J Am
        Diet Assoc 1997;97:23)

    3) < 10 kg: 100 mL/kg, 10 ~ 20 kg: 50 mL/kg

 2. 체표면적기준: 1,500 ~ 2,000 mL/m^2

● 신장의 수분대사 조절

◦ 1일 150 ~ 180 L의 수분을 여과하지만 대부분 재흡수한다. 0.5 ~ 1%인 0.5 ~ 2 L만
요로 배설한다.

1. 근위세관

　　1) 세관 중 가장 많은 양의 수분을 재흡수한다. 여과한 수분의 80%를 재흡수한다.

　　2) 내강과 세관세포의 삼투질농도의 경사에 따라 AQP1을 통하여 재흡수하며, 일부
세포사이로도 재흡수한다. AQP1은 AVP의 영향을 받지 않는다.

2. 가는 내림가지(박하행관)

　　1) 여과한 수분의 6 ~ 7%를 재흡수한다.

　　2) 상부 40%까지 AQP1이 있다. 그 이하에서는 수분의 재흡수가 없다.

3. 집합관

　　1) 여과한 수분의 10 ~ 13%를 재흡수한다.

　　2) 집합관의 주세포에서 AVP에 의하여 활성화하는 AQP2가 매개하여 많은 양의 수
분을 재흡수한다.

　　　① 주로 피질부에서 많은 양의 수분을 재흡수한다.

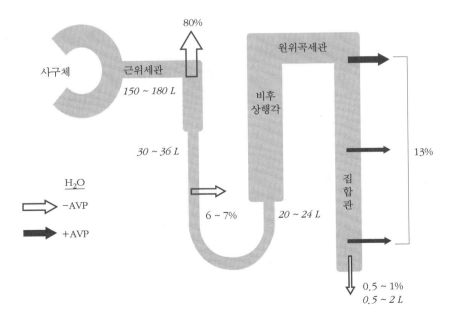

그림 3-8. 세관 부위별 수분의 재흡수

② 말단부 내수질집합관(tIMCD)에서 최종적으로 수분을 재흡수하여 요농축을 완성한다.

● **요량의 변화에 따른 수분손실과 보충**

1. 요량은 요농축능(concentration capacity) 즉 요의 삼투질농도에 따라 다르다.
   1) 대사를 거쳐 체내에서 생성하는 삼투질은 1일 10 mOsm/kg 즉 600 ~ 700 mOsm로 이는 반드시 요를 통하여 배설하여야 한다. 이러한 생성한 삼투질의 부하를 요삼투질농도로 나누면 1일 요량이다.
   2) 1일 삼투질생성량 혹은 부하량 *(mOsm/d)* = 1일 요량 *(L)* × U_{Osm} *(mOsm/kg)*에서 1일 요량 *(L)* = 600 ÷ U_{Osm}이다.
2. 정상에서 요삼투질농도는 400 ~ 600 mOsm/kg이므로 1일 요량은 1 ~ 1.5 L이다.
   1) 요삼투질농도가 300 mOsm/kg로 등장이면 2 L, 600 mOsm/kg면 1 L의 요를 배설한다.
   2) 요가 최대로 농축하면 요삼투질농도가 1,200 mOsm/kg로 요량은 0.5 L이다.
   3) 1일 요량에 따른 병적인 상태
      ① 핍뇨(oliguria): 1일 요량이 0.5 L 즉 0.35 mL/m 미만이면 병적인 상태이다.
      ② 다뇨(polyuria): 1일 요량이 3 L 즉 2 mL/m 혹은 2 L/m^{2}를 넘으면 다뇨라 한다. 농축이 되지 않은 등장뇨 2 L에 자유수분의 섭취를 감안하여 2.5 ~ 3 L를 넘으면 병적인 상태로 정의한다.
3. 요량에 따른 수분보충의 양
   1) 급성신손상에서 1일 요량이 < 100 mL인 무뇨(anuria)나 심한 핍뇨에서는 불감손실량 즉 1일 600 ~ 800 mL의 수분만 보충한다.
   2) 다뇨에서는 요량만큼 수분을 보충한다.
   3) 부적절 항이뇨증후군(syndrome of inappropriate antidiuresis, SIAD)에서는 정상 유지량(maintenance)의 50%를 보충한다.

혈장 삼투질농도의 조절

● 체액의 각 구획에서 삼투질농도가 동일하게 즉 등장(isotonicity)을 유지하기 위하

여 세포 안팎으로 수분을 이동한다.

1. 혈장 삼투질농도 혹은 오스몰랄농도(P_{Osm})는 정상 280 ~ 295 mOsm/kg에서 1 ~ 2%만 변하여도 조절기전이 시작한다.

2. 각 체액의 분획은 삼투질농도가 동일하게 즉 등장을 유지한다.
   ① 혈청 소디움이나 당의 농도가 높아져 혈장 삼투질농도가 증가하더라도 이들은 직접 세포 내로 이동할 수 없다. 대신 삼투압에 의하여 수분이 세포에서 세포외액으로 유출하여 혈장 삼투질농도를 낮추고 세포내외의 삼투질농도를 같게 한다(등장 유지).
   ② 이러한 수분의 이동에 따른 압력을 삼투압(osmotic pressure)이라 한다.

3. 무효삼투질(ineffective osmoles)과 유효삼투질(effective osmoles)
   1) 요소(urea)는 세포외액의 농도가 증가하면 자유롭게 세포 안으로 확산하여 양측의 등장을 유지한다. 수분의 이동이 없는 무효삼투질이다.
   2) 소디움이나 포도당은 반투과성(semi-permeable)인 세포막을 통하여 자유롭게 세포 안으로 이동할 수 없기에 수분이 세포 밖으로 이동하여 등장을 유지한다. 이렇게 삼투압으로 수분의 이동을 초래하는 용질을 유효삼투질이라 한다.

● 혈장 삼투질농도의 조절기전(osmoregulation)

1. 혈장 삼투질농도가 증가하면 시상하부(hypothalamus)의 삼투질농도를 조절하는 중추(osmostat)의 삼투질수용체(osmoreceptor) 혹은 갈증수용체(thirst sensor)가 감지한다. 이에 따라
   1) 수분의 섭취가 증가한다.
   2) 뇌하수체 후엽에서 항이뇨호르몬(antidiuretic hormine, ADH) 즉 AVP(arginine vasopressin)의 분비가 증가한다.
   3) 삼투질수용체는 혈청 소디움과 상응하는 음이온의 농도에 매우 민감하게 반응하지만 요소나 당의 농도에는 반응하지 않는다.

2. 혈액량이나 혈압이 10 ~ 20% 감소하거나 혹은 저하하면 심장과 큰 동맥에 있는 압력수용체(baroreceptor)에서 감지하여 설인신경(glossopharyngeal nerve)이나 미주신경(vagus nerve)을 통하여 뇌간(brain stem)으로 전한다. 이는 다시 시상하부로 전하여 삼투질수용체가 활성화하여 AVP의 분비가 증가한다. 이를 비삼투성 조절기전이라 한다.

3. 임신, 월경 중이거나 혹은 급성으로 혈액량이 감소하거나 혈압의 저하가 있으면 삼투질수용체의 역치(set-point)가 낮아져 AVP분비가 빠르게 증가한다.
4. 삼투질수용체의 반응경로인 AVP에 의하여 집합관 주세포에서 AQP2이 활성화한다. 이에 의하여 많은 수분을 재흡수한다.

● 항이뇨호르몬 AVP의 기능
  ∘ 사람의 항이뇨호르몬은 AVP이다. AVP는 하위 원위세관(DCT2), 연결세관, 피질집합관과 수질집합관의 주세포의 기저외측막에 있는 V2에 작용하여 adenyl cyclase를 활성화한다. 이에 따라 세포질의 AQP2가 내강막으로 결집한다.
  ∘ AQP2는 내강에 있는 많은 양의 수분을 재흡수하는 통로역할을 한다. 세포로 들어온 수분은 기저외측막의 AQP3, 4를 통하여 세관 주위의 간질과 혈액으로 유입한다.
1. AVP의 분비를 조절하는 인자
  1) 혈장 삼투질농도(P_{Osm})
    ① 혈장 삼투질농도가 280 mOsm/kg, 혈청 소디움농도가 135 mM 이상이면 분비를 시작한다.
    ② 혈장 삼투질농도가 280 mOsm/kg 미만이면 AVP의 분비가 없다.
    ③ 혈장 삼투질 혹은 혈청 소디움농도가 1 ~ 2%만 증가하여도 분비하고 2 ~ 4% 증가하면 항이뇨효과가 최대에 이른다. 즉 혈장 AVP의 농도가 5 pg/mL에 이르면 요는 최대로 농축한다.
    ④ 혈장 삼투질 혹은 혈청 소디움농도의 증가에 따라 혈장 AVP농도는 일직선으로 증가한다.
  2) 체액량
    ① 체액량이 감소하면 비삼투성 조절에 의하여 AVP를 분비한다.
    ② 혈장 삼투질농도의 변화가 없거나 혹은 280 mOsm/kg 미만이라도 혈액량이나 혈압이 10% 이상 감소하면 혈장 AVP의 농도가 급격히 증가한다.
  3) 기타
    (1) AVP농도의 증가를 초래하는 원인
      ① 구역(AVP농도가 50 ~ 100배 증가하며 일시적이며 구토는 나타나지 않음), 통증, 스트레스, 저혈당, glucocorticoid의 감소, Ang II의 증가, 흡연
      ② 약물: nicotine, narcotics, vincristine, cyclophosphamide, chlorpropa-

mide, 우울증치료제(selective serotonin reuptake inhibitor, SSRI)

  (2) AVP농도의 감소를 초래하는 원인

   ① ANP의 증가

   ② 약물: ethanol, narcotic antagonists, phenytoin

2. 신장에서 AVP에 의한 수분재흡수의 조절

  1) AVP의 분비가 없는 최대 요희석(urine dilution)

   ① 비후상행각에서는 여과한 소디움과 클로라이드의 20 ~ 25%를 재흡수하기 때문에 원위곡세관에서 집합관의 시작부위까지 삼투질농도는 50 mOsm/kg로 매우 낮다.

   ② AVP를 분비하지 않거나(중추성 요붕증) 혹은 하위 원위곡세관, 연결세관, 피질집합관과 수질집합관의 주세포에서 AVP가 제대로 작용을 하지 못하는 신성 요붕증에서 요삼투질농도는 50 mOsm/kg까지 감소하여 요량이 5 ~ 20 L/d(0.2 mL/kg/m)까지 증가한다. 즉 요희석이 최대로 된다.

  2) AVP는 집합관에서 AQP2를 활성화하여 많은 양의 수분을 재흡수한다. AVP의 효과가 최대로 되면 요삼투질농도는 수질의 최대 농도인 1,200 ~ 1,400 mOsm/kg까지 증가하여 요량이 0.5 L/d 즉 0.35 mL/m까지 감소한다. 요농축이 최대가 된다.

3. 기타 효과

  ◦ 고농도의 AVP는 V2는 물론 V1a, 1b, oxytocin수용체에도 작용한다. 심한 탈수나 고나트륨혈증이 있어 AVP농도가 급격히 증가하면 V1a수용체에 작용하여 혈관이 수축하여 혈압이 상승하기도 한다.

  1) V1a

   ① 분포: 혈관평활근, 혈소판, 간세포, 자궁근

   ② 전신, 폐, 내장, 신장, 관상동맥 등의 혈관수축, 심근비후, 혈소판응집, 글리코겐의 분해, 자궁수축

  2) V1b (V3)

   ① 분포: 뇌하수체 전엽

   ② ACTH, prolactin과 endorphin의 분비, 기억 및 체온을 조절하는 신경전달물질의 분비

  3) V2

   ① 분포: 신장(DCT2, CNT, CD의 주세포, IMCD세포), 혈관평활근

② 신장에서는 AQP2의 합성의 증가는 물론 활성화하여 내강의 수분을 재흡수한다. NO의 생성이 증가하여 혈관을 확장한다.

4) Oxytocin수용체

① 분포: 자궁근, 유선근세포, 혈관평활근

② 자궁수축, 유즙분비, NO합성이 증가하여 혈관확장

● 갈증 혹은 구갈

1. 혈장 삼투질농도가 증가하면 삼투질농도를 조절하는 중추를 자극하여 갈증 즉 구갈을 느끼고 수분을 섭취한다. 의식장애가 있거나 고령에서는 이 기전이 없거나 저하하여 있다.

2. 갈증은 혈장 삼투질농도가 AVP가 분비하는 역치보다 훨씬 더 높은 290 mOsm/kg가 되어야 나타난다. 즉 비교적 낮은 혈장 삼투질농도에서 이미 AVP에 의하여 신장에서 수분을 충분히 재흡수하였어도 수분의 결핍이 지속되면 이후 갈증을 유발하여 수분을 섭취한다.

3. 혈장 삼투질농도가 증가하지 않아도 혈액량이 10% 이상 감소하면 Ang II에 의하여 갈증이 나타난다.

수분대사와 혈청 소디움농도

● 혈청 소디움농도는 체내 수분대사를 반영한다. 즉 소디움농도는 소디움의 양(Na^+ content)을 체액량으로 나눈 것이다.

1. 세포외액은 소디움의 농도가 포타시움보다 훨씬 높고 세포내액은 포타시움이 소디움보다 훨씬 높다. 임상에서 혈장이나 혈청의 농도만 측정하므로 이를 중심으로 해석하여야 한다.

$$S_{Na} \ (mM, mmol/L) = \frac{세포외액의\ 소디움총량\ (mmol)}{세포외액의\ 수분량\ (L)} \qquad * S_{Na}: 혈청\ 소디움농도$$

2. 혈청 소디움의 농도는 주로 수분량의 변화가 결정한다. 즉 수분이 과잉이면 저나트륨혈증(hyponatremia), 수분이 부족한 상태 즉 탈수(dehydration)가 있으면 고나트륨혈증(hypernatremia)이 나타난다.

3. 드물게 수분에 비하여 상대적으로 소디움이 더 많이 결핍되어 저나트륨혈증이 나타나고, 수분에 비하여 소디움의 과잉으로 고나트륨혈증을 초래하기도 한다.

   1) 소디움대사의 장애는 체액량의 부족이나 과잉으로 판단할 수 있다.

   2) 소디움의 결핍으로 인한 저나트륨혈증은 체액량의 감소 즉 저혈량증이 있고, 수분에 비하여 소디움의 과잉으로 고나트륨혈증이 나타나면 체액량의 증가 즉 고혈량증이 있다.

표 3-2. 탈수와 체액량 결핍의 임상소견

	탈수	체액량 결핍
징후 및 증상		
갈증	심함	경증 ~ 중등도
의식장애	흔함	간혹
기립성 저혈압 혹은 빈맥	없음	흔함
액와의 건조	흔함	흔함
피부긴장도(탄력)의 감소	간혹	흔함
핍뇨	흔함	흔함
검사소견		
고나트륨혈증	흔함	없음
고질소혈증	간혹	흔함
혈액농축(Hct의 증가)	없음	흔함
U_{Na}의 감소	간혹	흔함
U_{Osm}의 증가	흔함	흔함
치료		
교정속도	서서히 교정	빠르게 교정
수액종류	수분, 포도당액	등장결정질수액

● 탈수에 의한 고나트륨혈증은 수분을 공급하는 수화(hydration)가 가장 중요한 치료이며, 소디움의 결핍에 따른 저나트륨혈증은 염분 즉 소디움을 공급하여 체액량을 보충하는 것(volume repletion)이 가장 중요한 치료가 된다.

1) 치료에 큰 차이가 있으므로 수분결핍 즉 탈수와 소디움결핍 즉 체액량의 결핍을 반드시 정확하게 구별하여야 한다.

2) 일반적으로 탈수는 수분의 경구 섭취나 포도당액의 정맥주사로 서서히 교정한다. 체액량의 결핍이 있으면 등장식염수 등 등장결정질수액으로 비교적 빠르게 교정하여야 한다.

● 혈청 소디움농도의 장애(dysnatremia)

◦ 소디움은 세포외액의 가장 많은 용질이기 때문에 수분대사에 따라 쉽게 농도가 변할 수 있다. 세포의 기능을 정상으로 유지하려면 세포내액과 외액의 삼투질농도가 같게 즉 등장(isotonicity)을 유지하여야 한다.

◦ 혈청 소디움농도의 장애가 임상에서 중요한 문제가 되는 것은 수분의 이동에 의한 뇌의 용적이 변하기 때문이다.

1. 혈청 소디움농도에 따른 뇌용적의 변화

　1) 급성 혹은 심한 저나트륨혈증에서는 뇌부종이 생길 수 있다.

　　① 저나트륨혈증이면 등장을 유지하기 위하여 세포 안으로 수분이 유입한다.

　　② 다른 기관과 달리 두개골에 의하여 뇌의 용적을 엄격하게 유지하므로 뇌세포에 수분이 들어가 뇌부종(brain edema)이 생기면 뇌신경증상이 생긴다.

　　③ 뇌의 용적이 8 ~ 10 % 이상 증가하면 치명적이다.

　2) 심한 고나트륨혈증에서는 뇌혈류의 감소, 뇌출혈이나 탈수초(demyelination)가 생길 수 있다.

　　① 뇌세포의 수분이 감소하며 용적이 줄며 관통혈관(perforating vessels)과 하부의 작은 혈관이 당겨져 혈류가 감소한다.

　　② 심하면 뇌실질부, 지주막하 혹은 경막하 출혈이나 탈수초가 생겨 뇌신경증상이 나타난다.

2. 혈청 소디움농도의 변화에 대한 뇌용적의 적응(cerebral volume regulation)

　1) 저나트륨혈증

　　◦ 뇌세포로 수분이 유입하여 부종이 생기는 것에 대응하여 뇌세포의 용적을 감소시키는 적응기전이다(volume regulatory decrease, VRD). 48 ~ 72시간 동안 뇌용적의 증가를 8 ~ 10% 미만으로 조절한다.

　　　(1) 급성 적응: ≤ 48시간

　　　　① 30분 내: 세포의 Na^+, Cl^-를 세포 밖으로 배출

　　　　② 1 ~ 3 시간: 세포의 K^+을 세포 밖으로 배출

　　　(2) 만성 적응: > 48시간

　　　　◦ 세포 내의 유기삼투질(idiogenic osmoles. idiosmoles)인 myoinositol, sorbitol, betaine, taurin 등이 감소

　2) 고나트륨혈증

◦ 수분의 손실에 적응하여 뇌용적을 증가시킨다(volume regulatory increase, VRI).

  (1) 급성

    ① 30분 내: 세포 밖의 Na^+, Cl^-를 세포로 유입

    ② 1 ~ 3시간: 세포 안의 K^+ 증가

  (2) 만성

    ◦ 세포 내의 유기삼투질인 myoinositol, sorbitol, betaine, taurin 등이 증가

● 혈청 및 요 포타시움농도가 체액의 평형에 미치는 영향

1. 1958년 Edelman은 혈청 소디움농도는 체내의 교환가능한 총소디움(exchange-able Na^+)을 총체액량(TBW)으로 나눈 값($[Na]_e$/TBW)과 비례하지 않았지만(ɤ, 0.27), 소디움과 함께 포타시움을 더하여 체액량으로 나눈 값 즉 $\{[Na]_e + [K]_e\}$/TBW은 상관관계가 매우 좋다고 하였다(ɤ, 0.92). 이로부터 혈청 소디움농도(S_{Na})를 아래의 식으로 표시하였다. *(Edelman IS et al. J Clin Inv 1958;37:1236)*

  (1) $S_{Na} = 1.11 \times \{[Na]_e + [K]_e\}$/TBW − 25.6   * $[Na]_e$: 교환가능 Na^+, $[K]_e$: 교환가능 K^+

  (2) $\{[Na]_e + [K]_e\}$/TBW는 혈청 소디움농도는 물론 혈청 삼투질농도도 잘 반영하였다(ɤ, 0.91).

2. 저장의 저나트륨혈증(hypotonic hyponatremia)은 체내 소디움과 포타시움의 총량에 비하여 수분이 과잉일 때 생긴다. *(Adrogué et al. J Am Soc Nephrol 2012:23;1140)*

  ① 섭취의 감소나 손실로 체내의 포타시움이 감소하면 저혈량 저나트륨혈증이 생긴다.

  ② SIAD와 같이 포타시움의 손실이 거의 없으면 정상 혈량의 저나트륨혈증이 나타난다.

3. 혈청 포타시움의 농도는 비록 낮지만 소디움과 같이 유효삼투질로 작용한다. 특히 혈청 소디움농도가 감소하였을 때 중요하다. 요의 포타시움농도는 상당히 높아 정상 요삼투질농도의 15 ~ 20%를 차지한다.

  1) 요에서는 포타시움농도가 삼투질농도에 매우 크게 기여한다. 즉 혈청 [Na], [K]은 각각 140 mM, 4 ~ 5 mM로 25 ~ 40 : 1이지만 요에서는 30 ~ 150 mM과 20 ~ 80 mM로 그 비가 2 ~ 4 : 1이다. 따라서 요 포타시움은 요량이나 수분의 요배설에 매우 큰 영향을 준다.

  2) 예: 혈청 소디움농도가 120 mM인 체중 50 kg인 SIAD환자에서 요량 1 L이었다. 요의 소디움과 포타시움의 농도가 합하여 180 mM이었다면 혈청 소디움농도는

<u>117.5 mM로 감소한다.</u>

환자의 체액량 0.5 × 50 = 25 L, S_{Na} 120 mM: 요[Na + K] 180 mM, 요량 1 L이면 Δ[Na + K]는 120 − 180 = − 60 mmol, ΔTBW: 25 − 1 = 24 L가 된다.

결국 ΔS_{Na}는 −60/24 = − 2.5 mM이므로 새로운 S_{Na}는 120 − 2.5 즉 117.5 mM이 된다.

● 수액을 투여하거나 체액의 손실이 있을 때 혈청 소디움농도의 변화

1. Adrogué−Madias의 식 *(Adrogué HJ et al. N Engl J Med 2000;342:1581)*

    1) 수액(infusate)을 1 L를 투여하였을 때 혈청 소디움농도의 변화

    (1) $\Delta S_{Na} = \dfrac{[Na + K]_{inf} - S_{Na}}{TBW + 1}$ * $[Na + K]_{inf}$: 투여한 수액 1 L 내의 소디움과 포타시움을 합한 농도

    ** 전체액량(TBW)은 남자는 체중(BW)의 60%, 여자는 50%이다. 따라서 체중에 남자는 0.6, 여자는 0.5를 곱하면 된다. 고령에서는 남자 50%, 여자 45%로 감소한다.

    (2) 제한점

    ① TBW의 산정에 건체중(dry BW)을 사용하여야 하지만 실제로 체중을 측정하기 어려울 때가 많다.

    ② 소디움, 포타시움 등 전해질과 수분이 요나 위장관 등을 통하여 지속하는 손실이 있으면 이를 수정하여야 한다.

    2) 체액(fluid) 1 L의 손실이 있을 때 혈청 소디움농도의 변화

    $\Delta S_{Na} = \dfrac{S_{Na} - [Na + K]_f}{TBW - 1}$

    * $[Na + K]_f$: 손실한 체액 1 L 내의 소디움과 포타시움을 합한 농도

2. Adrogué−Madias의 식을 응용한 새로운 식

    ° Barsoum 등이 요 및 신장 외의 체액 손실을 감안하여 새로운 식을 정리하였다.

    (Barsoum NR, Levine BS. Nephrol Dial Transplant 2002;17:1176)

    1) 요배설만 있을 때

    $\Delta S_{Na} = \dfrac{(V_i)[Na + K]_{inf} - V_u[Na + K]_u - \Delta VS_{Na}}{TBW + \Delta V}$

    2) 요와 그 이외의 체액 손실이 있을 때

$$\Delta S_{Na} = \frac{(V_i)[Na + K]_{inf} - V_u[Na + K]_u - V_o[Na + K]_o - \Delta VS_{Na}}{TBW + \Delta V}$$

  * $[Na + K]_{inf}$: 주사한 수액의 소디움과 포타시움을 합한 농도 *(mM)*

    $[Na + K]_u$: 요의 소디움과 포타시움을 합한 농도 *(mM)*

    $[Na + K]_o$: 요 이외로 손실한 체액의 소디움과 포타시움을 합한 농도 *(mM)*

  ** V_i: 주사한 수액의 양 *(L)*, V_u: 요량 *(L)*, V_o: 요 이외의 체액손실량 *(L)*

    ΔV: 체액량의 변화 즉 $V_i - (V_u + V_o)$

II-1. 저나트륨혈증(Hyponatremia)

● 정의

1. 정의: 혈청 소디움농도 < 135 mM (mmol/L, mEq/L)

    1) 경증 130 ~ 135 mM, 중등도 125 ~ 129 mM, 중증 < 125 mM

    2) 임상소견은 저나트륨혈증의 경중도에 반드시 따르지 않는다.

2. 급성과 만성 저나트륨혈증의 구분은 발생 후 48시간을 기준으로 한다.

    1) 48시간 이내를 급성이라 하고 이를 넘으면 만성이라 한다.

    2) 그러나 발생 시간을 추정하기가 어려울 때가 많아 증상이 뚜렷하지 않으면 일단 만성으로 생각한다.

    3) 이러한 구분은 뇌에서 혈청 소디움농도의 변화에 따른 적응기전이 48시간 이전과 그 후가 다르기 때문에 나타나는 증상이나 치료에 차이가 있어 중요하다.

    4) 구역, 구토 및 두통 등 초기 신경증상이 나타나면 만성일지라도 급성으로 생각하고 치료한다.

3. 저나트륨혈증의 증상은 특이한 것이 없다. 급성에서는 비교적 증상이 뚜렷하지만 만성에서는 무증상일 때가 많다.

4. 혈청 삼투질농도에 따라 고장(hypertonic), 등장(isotonic), 저장(hypotonic)으로 나눈다.

    1) 저장 저나트륨혈증은 일반적으로 증상이 나타나며 치료가 필요하다.

    2) 고장 저나트륨혈증은 mannitol 등에 의하여 혈중 유효삼투질이 증가하여 세포의 수분이 유출하여 생긴 일시적인 희석 저나트륨혈증으로 치료가 필요하지 않다.

3) 등장은 고지혈증이나 고단백혈증에 의하여 측정치만 낮을 뿐 실제 혈장수분의 소디움농도는 정상이다. 치료는 필요하지 않고 고지혈증이나 고단백혈증을 조절하면 된다.

5. 체액량에 따라 고혈량(hypervolemic), 정상 혈량(euvolemic), 저혈량(hypovolemic)으로 구분한다.

   1) 일반적으로 고혈량 저나트륨혈증(hypervolemic hyponatremia)은 부종의 존재로 뚜렷이 알 수 있지만 저혈량과 정상 혈량을 구분하기 어려울 때가 많다.

   2) 체액이 10% 즉 70 kg인 남자 환자에서 4 L가 증가하면 혈장 삼투질농도나 혈청 소디움농도가 10% 즉 삼투질농도는 28 mOsm/kg, 소디움농도는 14 mM 감소한다.

● 빈도 및 예후

1. 빈도

   1) 중환자실 환자의 30%, 응급실 환자의 25%, 입원 환자의 55 ~ 65%에서 관찰한다.

   2) 15 ~ 65%가 병원 내 의원성(iatrogenic) 저나트륨혈증이고 저장수액을 투여하였던 것이 가장 흔한 원인이다. 환자의 통증, 스트레스, 약제에 의한 AVP의 증가도 중요한 원인이 된다.

   3) 미국 인구 중 1.1 ~ 2.1%에서 관찰된다.

   4) 저나트륨혈증 환자 중 급성이며 증상이 있는 환자 1%, 급성으로 무증상이 4 %, 만성이며 증상이 있는 환자는 15 ~ 25%, 만성이며 무증상인 환자는 75 ~ 80%이다.

2. 예후

   1) 미국에서 저나트륨혈증이 있는 환자의 연간 1인당 진료비가 $ 19,215로 혈청 소디움농도가 정상이거나 고나트륨혈증이 있는 환자의 2배이다.

   2) 저나트륨혈증이 있으면 소디움농도가 정상인 환자에 비하여 사망(2.6), 급성 심근경색(2.83), 심부전(2.47), 폐색전(2.49)과 입원(2.48)의 상대위험(relative risk, RR)이 모두 2배 이상으로 증가한다.

   3) 저나트륨혈증 환자는 정상 소디움농도인 환자에 비하여 사망률이 7 ~ 60 배이다.

   4) 13,816명의 저나트륨혈증이 있는 환자의 메타분석(meta analysis)에서 혈청 소디움농도를 조금이라도 교정하면 사망의 위험이 감소하였고(odd ratio, OR, 0.57), 130 mM 이상으로 교정하면 사망의 위험이 더욱 감소하였다(0.51). *Corona G et al. PLoS One 2015;10:e0124105)*

● 원인

∘ 대부분이 수분의 과잉에 의하여 생긴다. 수분의 배설과 손실에 비하여 더 많은 자유
  수분(free water)을 섭취하거나, 또는 AVP의 과잉, 사구체여과율의 감소와 같이 신장
  에서 수분의 요배설이 감소할 때 생긴다.

∘ 저나트륨혈증의 원인에 따라 체액량이 다르다.

1) 체액량이 증가한 때는 소디움과 수분의 저류가 있지만 수분의 저류가 더 많아 저
   나트륨혈증과 부종이 있다.

2) 체액량이 감소한 때에는 소디움의 결핍이 있을 때로 저혈량증의 소견이 있다.

3) 체액량이 정상일 때는 AVP의 과잉으로 체내에 주로 수분이 축적된 때이다.

1. 가성 저나트륨혈증(pseudohyponatremia)

1) 등장 저나트륨혈증(isotonic hyponatremia)

① 혈청 소디움의 농도는 낮지만 혈장 삼투질농도(P_{Osm})는 정상이므로 세포내외
   로 수분의 이동이 없다.

② 고지혈증, 다발성골수종이나 경연쇄질환에 의한 고단백혈증

③ 특이한 임상소견은 없고 원인을 조절한다.

2) 고장 저나트륨혈증(hypertonic hyponatremia)

① 혈청 삼투질농도가 높은 상태로 수분이 세포에서 세포외액으로 이동하여 희석
   저나트륨혈증(dilutional hyponatremia)이 된다.

② 고혈당, mannitol 등 혈장에 유효삼투질이 증가할 때 나타난다.

∘ 혈당(glucose)이 100 mg/dL 증가할 때마다 혈청 소디움농도는 1.6 ~ 1.7 mM
  씩 감소한다.

가. 삼투질농도의 변화에 따른 식으로 계산: $\Delta1.7$ mM/혈당$\Delta100$ mg/dL(0.55
    mM)

나. Katz식: $\Delta1.6$ mM/혈당$\Delta100$ mg/dL *(Katz MA. N Engl J Med 1973;18;289(16):*
    843)

교정한 S_{Na} *(mM)* = 측정한 S_{Na} + 0.016 × {[혈당 *(mg/dL)*] − 100}

다. Hiller식: $\Delta2.4$ mM/혈당$\Delta100$ mg/dL *(Hillier TA, Abbott RD, Barrett EJ. Am*
    J Med 1999;106:399)

교정한 S_{Na} *(mM)* = 측정한 S_{Na} + 0.024 × {[혈당 *(mg/dL)*] − 100}

라. Tzamaloukas식: $\Delta1.61$ mM/혈당$\Delta100$ mg/dL *(Tzamaloukas AH et al. J*

Diabetes Complications. 2008;22(1):29)

　마. Δ1 mM/혈당Δ3 mM:

혈당 > 8 mM 즉 > 145 mg/dL에서 매 10 mM 즉 180 mg/dL이 증가할 때마다 측정한 혈청 소디움농도는 3 mM씩 감소한다. (Δ1.67 mM/혈당Δ100 mg/dL)

(Pasco J. Electrolyte distubances, in Textbook of Adult Emergency Medicine 4th eds. Churchill Livingstone 2014, p.537)

　③ 일시적이고 원인이 사라지면 정상으로 된다.

2. 진성 혹은 저장 저나트륨혈증(true or hypotonic hyponatremia)

◦ 혈청 소디움의 농도와 P_{Osm}가 모두 낮아 세포 밖의 수분이 세포로 이동하여 세포의 용적이 증가한다. 특히 용적의 변화가 제한된 뇌의 부종으로 뇌신경증상이 생긴다.

◦ 세포외액(ECF) 양에 따라 3가지 유형이 있고 그에 따라 치료의 원칙이 다르다.

　1) 저혈량(세포외액량 감소)

　◦ 소디움의 손실이 수분의 손실보다 많아 체액량이 감소한다.

　◦ 식염수 등 결정질수액으로 염분(NaCl)을 보충하여 반드시 체액량을 회복하여야 한다.

　　(1) 신장 외에서 소디움의 손실이 있으면 요소디움농도(U_{Na})가 감소하고 삼투질 농도(U_{Osm})가 증가하지만, 신장에서 소디움의 손실이 있으면 U_{Na}가 증가하고 U_{Osm}가 감소한다.

　　　① U_{Na} 감소, U_{Osm} 증가: 발한, 화상

　　　② U_{Na} 감소, U_{Osm} 증가: 구토, 설사, 배액, 위장관폐색에 의한 위장관 손실

　　(2) 신 손실(U_{Na} 증가, U_{Osm} 감소)

　　　① 신세관의 손상 혹은 기능장애: 이뇨제, 삼투이뇨, 염손실신증(salt-losing nephropathy), 요로폐쇄 후 이뇨

　　　② 저알도스테론증: 세관에서 소디움 재흡수의 감소

　2) 정상 혈량

　　(1) 수분섭취의 증가(AVP 감소)

　　　① 원발성 다음증(primary polydipsia)

　　　② U_{Na}과 U_{Osm}이 감소한다.

　　　③ 수분의 섭취를 제한한다.

(2) AVP의 증가

① AVP의 증가가 주된 원인이므로 U_{Na}과 U_{Osm}이 증가한다.

가. 부적절 항이뇨증후군(syndrome of inappropriate antidiuresis, SIAD)

나. 이차 항이뇨호르몬의 증가: 부신기능저하증, 갑상선기능저하증

② 소디움 대사에는 변화가 없고 수분만 증가하여 체액량은 정상이거나 다소 증가한다.

③ 치료로 수분의 섭취를 제한하거나 이뇨제를 투여한다. 저나트륨혈증이 심하면 고장식염수나 V2차단제(vasopressin receptor2 antagonist, vaptan)를 투여한다.

3) 고혈량(세포외액의 증가)

① AVP가 증가하여 소디움보다 수분이 체내에 더 많이 축적할 때 나타난다. 소디움의 축적으로 세포외액이 증가하며 수분의 과잉으로 저나트륨혈증이 나타난다. 일종의 희석 저나트륨혈증이다.

② 저나트륨혈증에 의하여 수분이 간질로 이동하여 간질액이 증가하므로 부종이 주된 징후가 된다.

③ 혈관내액 즉 유효 순환혈액량이 감소하여 신장에서 소디움과 수분의 재흡수가 증가하므로 U_{Na}은 감소하고 U_{Osm}은 증가한다.

④ 간경변증, 신증후군, 울혈성 심부전

⑤ 치료로 수분의 섭취를 제한하고 이어 염분의 섭취를 제한한다. 이로 충분하지 않으면 이뇨제를 투여한다.

⑥ 심한 저나트륨혈증으로 뇌신경 증상이 있을 때는 고장식염수 즉 3%NaCl이나 V2차단제를 투여한다.

4) 혼합형: 저장(hypotonic)의 식품이나 음료를 섭취할 때 나타나는 저나트륨혈증

(1) 원인: 맥주(beer protomania), 막걸리, 치료식(그린비아, 메디푸드 등)

　◦ 맥주에 소디움 < 2 mM, 포타시움 10 mM, 막걸리에는 소디움 0.6 mM, 포타시움 6.5 mM이 있다.

(2) 만성적인 소디움의 결핍이 있고 상대적으로 수분의 과잉이 있다. AVP도 감소하고 신피질과 수질부의 삼투질농도의 경사가 크지 않아 요농축능도 저하한다. 일반적으로 U_{Na}과 U_{Osm}이 감소한다.

(3) 저혈량증의 증세가 뚜렷하지 않은 때가 많아 수분섭취를 제한하면 일시적으

로 소디움농도가 교정되지만 곧 악화한다. 먼저 만성적인 소디움의 결핍에 대하여 소디움의 섭취를 늘리고 요농축능을 회복하면 수분섭취를 제한하는 것이 도움이 된다.

● 임상소견

1. 원인에 따라 저혈량 혹은 고혈량의 소견이 나타난다. 고혈량증은 주로 부종으로 나타나며 체액이 3 ~ 4 L 이상 축적하여야 뚜렷하다.

2. 저나트륨혈증의 고유증상은 뇌세포에 수분이 유입하여 생긴 뇌부종에 의한 증상이다. 주로 48시간 내에 발생한 급성 혹은 125 mM 미만의 심한 저나트륨혈증에서 나타난다.

   1) < 125 mM: 구역, 구토, 두통, 무기력, 혼동, 둔감

   2) < 115 mM: 혼미, 경련발작, 혼수, 심하면 뇌탈출증(brain herniation)으로 사망

3. 심한(severe) 증상과 경증(mild) ~ 중등도(moderately severe) 증상

   (Stern RH. Clin J Am Soc Nephrol 2018. https://doi.org/10.2215/CJN.10440917)

   1) 심한 증상

      ① 구토, 심정지, 호흡정지, 반수상태(비몽사몽, deep somnolence), 발작(seizure), 혼수(coma)

      ② 매우 위중한 상태로 사망의 위험이 큼

      ③ 혈청 소디움농도가 1 ~ 2시간 내에 5 mM 증가하도록 치료

      ④ 만성 여부, 혈청 소디움농도, 동반질환의 종류에 따라 치료 방침이 다르다.

   2) 경증 ~ 중등도의 증상

      ① 구토가 없는 구역, 무기력(lethargy), 착란 혹은 혼동(confusion), 두통

      ② 뇌부종으로 진행하거나 악화하지 않도록 치료

      ③ 혈청 소디움농도가 1 ~ 2시간 내에 4 ~ 6 mM 증가하는 것을 목표로 치료

      ④ 첫 24시간 10 mM, 이후 1일 8 mM씩 증가하도록 함

4. 3일 이상 만성적으로 생긴 저나트륨혈증은 증상이 없거나 경미하다. 그러나 혈청 소디움농도가 120 mM 이하인 심한 저나트륨혈증에서는 증상이 나타난다.

   1) 중등도 증상

      ① 구토가 없는 구역, 무기력, 착란 혹은 혼동, 두통

      ② 혈청 소디움농도가 6 ~ 12 시간에 4 ~ 6 mM, 1일 8 mM 이내로 증가하는 것을

목표로 치료

2) 경증

① 무증상이거나 아주 경한 증상

② 혈청 소디움농도가 1일에 4 ~ 8 mM 증가하는 것을 목표로 치료

5. 저나트륨혈증에서 골절이 흔하다.

● 진단

◦ 저나트륨혈증의 감별진단에서 가장 중요한 검사는 혈장 삼투질농도(P_{Osm}), 수시 요의 삼투질농도(U_{Osm})와 소디움농도(U_{Na})이다.

◦ 체액량 특히 세포외액량의 평가도 감별진단에 유용하지만 실제로 판단하기가 쉽지 않다.

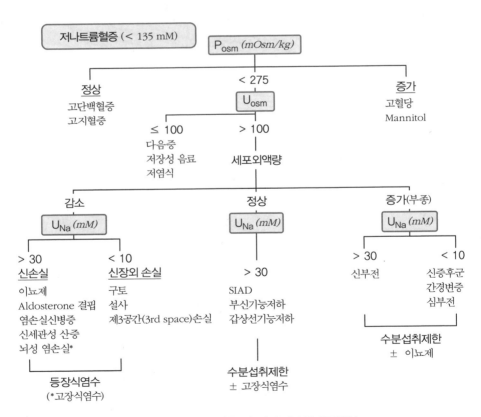

그림 3-9. 저나트륨혈증의 감별 진단 및 치료원칙

1. 혈장 삼투질농도(P_{Osm}) *(mOsm/kg)*

    ① 가성과 저장(진성) 저나트륨혈증을 확인한다.

    ② < 275: 임상적으로 문제가 되는 진성 저나트륨혈증

2. 수시 요(spot urine) 혹은 단회 요(random urine)의 삼투질농도(U_{Osm}) *(mOsm/kg)*

    1) < 100 (요 비중 < 1.003): 원발성 다음증, 저장성 식품이나 음료의 섭취(예: 맥주, 막걸리, 치료식)의 과다 섭취

    2) ≥ 100: 요소디움농도(U_{Na})를 측정하여 신장 혹은 신장 외의 소디움 손실을 감별한다.

3. U_{Na}과 세포외액량

    1) 세포외액량은 임상에서 실제로 평가하기가 쉽지 않아 진단의 민감도는 50 ~ 80% 이지만 특이도는 30 ~ 50%에 불과한 것으로 알려졌다. 따라서 체액량의 평가 이전에 요삼투질농도와 소디움농도를 먼저 평가하는 것이 낫다.

    2) U_{Na} *(mM)*

    ◦ 드물지만 식염의 섭취가 매우 적으면 요소디움농도가 낮고, 이뇨제를 사용하고 있거나 만성신질환에서는 요소디움농도가 높은 점을 염두에 두어야 한다.

    ◦ 30 mM을 기준으로 하면 특이도는 낮고 민감도는 높다. > 30, < 10 mM로 나누어 설명한다.

        (1) < 10: 세포외액의 증가가 있지만 유효 순환혈액량은 감소

            ① 세포외액의 증가: 신증후군, 간경변증, 울혈성 심부전 등 부종질환

            ② 세포외액의 감소: 설사, 구토, 이뇨제의 오랜 사용

        (2) > 30

            ① 세포외액의 감소: 염손실신염, mineralocorticpoid결핍에 의한 염손실, 구토로 인한 알칼리요증(소디움이 재흡수되지 않는 HCO_3^-와 결합하여 요배설이 증가)

            ② 정상 세포외액: SIAD, 부신부전(glucocorticoid 결핍), 갑상선기능저하증

4. 요산분획배설률(fractional excretion of filtered uric acid, FE_{UA}) *(%)*

    1) FE_{UA}

        ① < 4: 저혈량증, 부신부전, 부종질환(울혈성 심부전, 간경변증, 신증후군)

        ② 4 ~ 11: 다음증, osmostat reset

        ③ > 11: SIAD, thiazide이뇨제, 신성 염손실증후군(renal salt wasting syndrome,

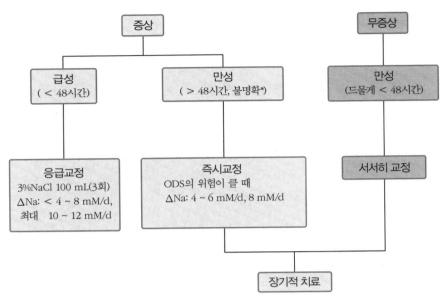

```
              ┌──────┐                              ┌──────┐
              │ 증상  │                              │ 무증상 │
              └──┬───┘                              └──┬───┘
          ┌──────┴────────┐                            │
    ┌─────┴─────┐   ┌──────┴──────┐              ┌──────┴──────┐
    │   급성     │   │    만성       │              │    만성       │
    │ ( < 48시간) │   │(>48시간, 불명확*)│              │(드물게 < 48시간)│
    └─────┬─────┘   └──────┬──────┘              └──────┬──────┘
```

| 급성 (< 48시간) | 만성 (> 48시간, 불명확*) | 만성 (드물게 < 48시간) |

응급교정
3%NaCl 100 mL(3회)
ΔNa: < 4 ~ 8 mM/d,
최대   10 ~ 12 mM/d

즉시교정
ODS의 위험이 클 때
ΔNa: 4 ~ 6 mM/d, 8 mM/d

서서히 교정

장기적 치료

* 발생 시간이 명확하지 않으면 만성으로 생각한다.

그림 3-10. 저나트륨혈증의 치료 방침

RSW)

2) > 12: SIAD의 진단에 매우 유용 *(Fenske et al. J Clin Endocrinol 2008;93:2991)*

3) 식염수를 투여하여 혈청 소디움농도를 정상으로 교정하면 SIAD나 thiazide를 복용한 환자에서는 FE_{UA}가 정상으로 되지만 뇌성 염손실증후군 혹은 신성 염손실증후군에서는 계속 높다. *(Maesaka et al. World J Nephrol 2017;6(2):59)*

5. 요소분획배설률(fractional excretion of filtered urea, FE_{Urea}) *(%)*

  ◦ FE_{Urea} > 55% 혹은 U_{Na} > 30 mM: SIAD의 진단에 특이적이다. *(Maesaka et al. Kidney Int 2009;76:934)*

6. 혈장 AVP농도, copeptin농도

1) 저나트륨혈증 환자의 97%에서 AVP가 증가하므로 원인의 감별에 큰 도움이 되지 않는다.

2) 혈장 copeptin 농도와 요소디움농도의 비($P_{Copeptin}/U_{Na}$)를 이용하면 저혈량 저나트륨혈증(hypovolemic hyponatremia)과 SIAD를 감별하는데 도움이 된다.

● 치료의 원칙

1. 가장 먼저 활력징후와 체액량을 정상으로 회복한다.

2. 수분의 섭취를 제한한다.

  1) 저나트륨혈증이 있더라도 체액량의 감소가 있으면 구갈이나 입이 말라 수분의 섭취를 많이 하므로 모든 종류의 음료를 제한한다.

  2) 소디움이나 단백질의 섭취는 특별히 필요하지 않으면 제한하지 않는다.

  3) 수분섭취를 제한하는 양은 1일 500 mL 이내 혹은 24시간 요량 이내로 한다.

    (1) 수분 섭취량을 제한하는데 유용한 지표는 $U_{[Na+K]}/S_{Na}$이다 .

      ◦ 요량(요량)은 삼투질청소율(osmolal clearance, C_{Osm})과 수분청소율(free water clearance, C_{H2O})의 합이다. 수분청소율은 다음과 같다.

$$UV \ (mL) = C_{Osm} + C_{H2O}$$

$$C_{H2O} = UV - C_{Osm} = UV - [U_{Osm}/P_{Osm} \times UV] = V \times (1 - U_{Osm}/P_{Osm})$$
$$= UV \times (1 - U_{[Na+K]}/S_{Na}) \ (mL)$$

      * 요삼투질농도는 요배설이 비교적 많은 소디움과 포타시움의 합으로 대표하며 혈장 삼투질 농도는 포타시움의 농도가 매우 낮아 혈청 소디움의 농도로 대표한다.

    (2) 수분청소율은 수분의 요배설량을 의미한다.

      ① 0: 혈청과 요의 삼투질농도가 같을 때

      ② > 0: 수분의 요배설이 많아 요가 희석되었을 때

      ③ 0 <: AVP의 작용으로 수분의 요배설이 감소하여 요 용질의 농도가 증가한 상태로 체내에 수분이 축적되었을 때

    (3) $U_{[Na+K]}/S_{Na}$

      ◦ $U_{[Na+K]}/S_{Na}$는 U_{Osm}/P_{Osm}와 같은 의미로 삼투질 즉 용질의 요배설을 의미한다. 증가할수록 AVP에 의한 요농축으로 수분을 체내에 축적한 것을 의미하므로 수분의 섭취를 더욱 줄여야 한다.

      ① > 1: 체내에 수분이 축적된 상태이므로 수분섭취를 1일 500 mL 미만으로 제한

      ② ~ 1: 수분섭취를 1일 500 ~ 700 mL로 제한

      ③ < 1: 수분의 요배설이 충분하므로 수분섭취를 1일 1 L 미만으로 제한

    (4) 수분섭취의 제한으로 치료하기 어려운 때

      ◦ 실제로 수분의 섭취를 1일 500 mL 이내로 제한하면 환자가 견디기 매우 어렵다.

① $U_{Osm} > 500$ mOsm/kg

② $U_{[Na+K]}/S_{Na} > 1$

③ $U_{Na} > 130$ mM

④ 1일 요량 < 1,500 mL

⑤ 1일 1 L로 수분섭취를 제한하였을 때 혈청 소디움농도의 증가 < 2 mM

3. 신장에서 수분배설을 촉진한다.

　1) 이뇨제

　　① Loop이뇨제를 사용한다.

　　② Thiazide는 금기이다. Thiazide를 투여하면 오히려 수분청소율이 감소하여 저나트륨혈증의 위험이 크다.

　2) 요소(urea)

　　(1) 삼투이뇨로 수분을 배설한다.

　　(2) 혈청 소디움농도가 과잉으로 교정이 되기도 하지만 urea가 뇌손상의 위험을 줄여 삼투압성 탈수초증후군(osmotic demyelination syndrome, ODS)이 생기지 않는다.

　　　◦ 저나트륨혈증이 있는 말기 만성신부전 환자에서 투석 후 급격하게 혈청 소디움농도가 교정되어도 ODS가 생기지 않는 것도 같은 이유이다.

　　(3) 경구나 경비 위관으로 투여

　　　① 1일 15 ~ 30 g: 체액량이 정상이고 혈청 소디움농도 120 ~ 134 mM

　　　② 1일 30 ~ 60 g: 체액량이 정상인 심한 저나트륨혈증(혈청 소디움농도 <115 mM) 혹은 체액량이 감소한 저나트륨혈증

　　(4) 비용이 훨씬 적게 들고 vaptan과 효과는 거의 같지만 위장관의 장애가 심하다.

4. AVP의 분비를 감소하도록 하거나 신장에서 AVP효과를 차단한다.

　1) 체액량의 부족이 있으면 식염수를 보충한다.

　2) 원인질환을 치료한다.

　3) Lithium: 1일 900 ~ 1,200 mg을 투여하며 신경부작용과 신독성에 유의한다.

　4) Demeclocycline: 1,200 mg 투여 후 1일 300 ~ 900 mg로 유지하며 신독성, 광과민에 유의한다.

　5) Vaptan(vasopressin2 receptor antagonist)

　　(1) 울혈성 심부전, 간경변증, 신증후군 및 SIAD 등 체액량이 증가하였거나 혹은

정상일 때 사용한다.

(2) 혈청 소디움농도가 과잉으로 교정되는 예와 간독성이 보고되어 유럽의 지침에서는 사용을 권하지 않지만 미국의 지침에서는 사용하도록 하였다.

(3) 다른 치료에 듣지 않았던 SIAD환자 61명에서 tolvaptan을 투여하여 23%에서 혈청 소디움농도가 > 12 mM/d로 과하게 교정되었지만 모두 원래 심한 저나트륨혈증이 있었고 ODS가 발생한 예는 없었다. *(Tzoulis P et al. Clin Endocrinol Oxford 2016;84:620)*

● 만성 저나트륨혈증의 치료

◦ 48 ~ 72 시간 이상에 걸쳐 서서히 발생한 저나트륨혈증으로 고혈량증이거나 정상 체액량이면 수분의 섭취를 제한하고 수분의 요배설을 촉진하는 약물을 투여한다.

1. 수분의 섭취를 제한한다.

1) 일반적으로 1일 500 mL 이내로 수분의 섭취를 제한하기 매우 어려워 SIAD환자의 50 ~ 60%에서만 효과가 있었다.

2) U_{Osm} > 500 mOsm/kg, $U_{[Na+K]}/S_{Na}$ > 1, U_{Na} > 130 mM이면 치료에 반응이 없는 것으로 생각하고 수분의 요배설을 촉진하는 약제를 투여한다.

2. 수분의 요배설이 증가하는 약제 즉 loop이뇨제, vapatan, urea를 투여한다.

3. 증상이 나타날 때

1) 증상의 정도

(1) 중등도 증상

① 구토가 없는 구역, 무기력(lethargy), 착란 혹은 혼동(confusion), 두통

② 혈청 소디움농도가 첫 6 ~ 12 시간에 4 ~ 6 mM 증가하는 것을 목표로 치료

(2) 경도

① 무증상이거나 아주 경한 증상

② 혈청 소디움농도가 24시간에 4 ~ 8 mM 증가하는 것을 목표로 치료

2) 3%NaCl을 정맥으로 투여할 때 ODS를 예방하기 위하여 혈청 소디움농도를 교정하는 속도에 유의하여야 한다. 만성 저나트륨혈증(chronic hyponatremia)에서 혈청 소디움농도를 빨리 교정하면 급성에 비하여 ODS의 발생할 위험이 크다.

(1) 혈청 소디움농도의 증가

① 1시간: < 0.55 mM

② 24시간: 최소 4 ~ 8 mM, 최대 < 10 ~ 12 mM (ODS의 위험이 크면 최소 4 ~ 6 mM, 최대 < 8 mM)

③ 48시간: < 18 mM

　(2) 경한 증상이 있으면 미국의 지침은 3%NaCl 0.5 ~ 2 mL/kg/h로 지속투여하며 유럽의 지침은 150 mL를 20분에 걸쳐 1회 투여한다.

3) 치료 24시간 이내가 가장 중요하므로 혈청 소디움농도를 매 2 ~ 4시간마다 측정하고 증상을 감시한다.

4. 만성이라도 저나트륨혈증이 심하면 급성 혹은 심한 저나트륨혈증에 준하여 치료한다.

1) 경련발작과 같은 심한 뇌신경증상이 있으면 혈청 소디움농도를 1시간에 1 ~ 2 mM (2 ~ 4시간에 2 ~ 4 mM)씩 증가하도록 하지만 24시간에 < 10 ~ 12 mM, 48시간에 < 18 mM으로 제한한다. *(Verbalis JG et al. Am J Med 2007;120(11A):S1; Am J Med 2013;126(S1):S1)*

2) 혈청 소디움농도 128 mM 미만이며 경련발작, 혼수가 있으면 3%NaCl를 다량으로 급속투여(bolus IV)하여 혈청 소디움의 농도가 1 ~ 2시간에 4 ~ 6 mM 증가하도록 한다. *(Stern RH. Clin J Am Soc Nephrol 2018. https://doi.org/10.2215/CJN.10440917)*

① 미국의 지침: 3%NaCl 100 mL를 10분에 걸쳐 투여하며 3회까지 반복

② 유럽의 지침: 3%NaCl 150 mL를 20분에 걸쳐 투여하며 2회까지 반복

● **급성 혹은 심한 저나트륨혈증**(< 120 ~ 125 mM)**에서 뇌부종의 예방 및 치료**

1. 저나트륨혈증에서 혈청 소디움농도가 1시간에 0.5 mM 이상 감소하거나 36 ~ 48시간 내 115 ~ 125 mM까지 감소할 때 급성 뇌부종이 나타나기 쉽다.

　◦ 36 ~ 48시간 이내 발생한 <115 mM인 심한 저나트륨혈증 혹은 뇌신경증상이 뚜렷한 < 128 mM인 저나트륨혈증을 의미한다.

1) 뇌부종이 있으면 뇌압의 상승으로 구토, 두통, 의식저하, 혼수, 경련발작, 호흡장애 등이 나타나며 뇌의 용적이 10%이상 증가하면 사망하게 된다.

2) 뇌부종이 발생하기 쉬운 고위험군

　◦ 뇌손상, 저산소증, 마라톤 주자, SIAD, estrogen의 억제가 있어 뇌혈관의 수축이 있는 월경중인 여성

3) 3%식염수나 vaptan을 투여하여 뇌부종에 의한 뇌신경증상을 예방 및 치료한다.

4) 만성에 비하여 급성 저나트륨혈증(acute hyponatremia)에서 혈청 소디움농도를 빨리 교정하는 것에 잘 적용하여 ODS의 발생이 드물다.

2. 급성 혹은 심한 저나트륨혈증에서는 고장식염수(3%NaCl)가 1차적 치료제이다. 고혈량증 즉 체액과잉이 있는 저나트륨혈증에서는 고장식염수와 loop이뇨제를 함께 투여한다.

1) 혈청 소디움농도를 최소 4 ~ 6 mM 정도 올려야 뇌신경증상이 나아지므로 3%NaCl을 최대 2 ~ 6 mL/kg/h의 속도로 1 ~ 2시간에 걸쳐 투여하였다.

(1) 최근에는 1회 다량 급속투여(bolus)를 하도록 권하고 있다.

(2) 3%NaCl이 없으면 mannitol을 1mL/kg를 투여하며 furosemide를 함께 투여하기도 한다.

2) 소디움결핍량의 계산

이론적인 계산이므로 실제와 차이가 있는 예가 많다.

(1) 소디움결핍량 $(mmol)$ = TBW × (목표 [Na] − S_{Na}) = 0.5 × 체중 × (목표[Na] − S_{Na})

◦ 수액주입속도 (mL/h) = $\dfrac{\text{소디움결핍량} \times 1{,}000}{[Na]_{inf} \times \text{주입시간}}$

* 목표 [Na]: 혈청 소디움농도의 교정하려는 목표, [Na]$_{inf}$: 수액의 소디움농도 (mM)

(2) 앞서 기술한 Adrogué–Madias의 식을 응용한 새로운 식을 이용하여 소디움의 결핍량을 계산하는 것이 더 낫다.

3) 저나트륨혈증의 치료에서 3%NaCl 투여량의 계산

(1) 혈청 소디움농도가 Δ mM 증가하는데 필요한 3%NaCl의 양: 체중 × Δ mL

① 위 소디움 부족량의 계산식에서 목표와 현재 혈청 소디움농도와 차이가 Δ mM이므로 투여할 소디움의 양은 0.5 × 체중 × Δ mmol이 된다.

② 3%NaCl 1 mL에는 0.53 mmol의 소디움이 있으므로 0.5를 대신하여 대입하면 체중 × Δ mL가 된다.

(2) 예: 체중 60 kg인 환자에서 혈청 소디움을 1.5 mmol/L 증가시키려면 3%NaCl을 90 mL를 투여해야 한다.

4) 3%NaCl를 정맥으로 투여할 때 1회 다량 급속투여(bolus IV)를 하는 것이 지속투여(continuos infusion)를 하는 것 보다 나을 것으로 생각하고 있다. 최근 미국이나 유럽의 지침에서 다량 급속투여 하는 것을 권하였다.

(1) 급속투여를 하는 이론적인 근거

◦ 그간 육상종목 등 운동과 관련한 저나트륨혈증(exercise-associated hypona-tremia, EAH)을 중심으로 다량 급속투여와 지속투여를 비교하여 급속투여가 더 낫다는 근거를 제시하였다. *(Moritz ML, Ayus JC. Metab Brain Dis 2010;25(1):91)*

① 뇌부종의 위험이 큰 환자는 혈청 소디움농도를 빠른 시간 내 교정하는 것이 중요하다. 즉 구역, 구토, 두통과 같은 초기증상이 있을 때 1 ~ 2 시간 내 비교적 안전하게 혈청 소디움농도를 5 mM 올릴 수 있다.

② 급성 저나트륨혈증에서는 필요량을 계산하여도 실제와 오차가 매우 크다.

③ Bolus투여가 지속투여보다 혈청 소디움농도를 과잉으로 교정할 위험이 적다.

④ 여러 연구는 있지만 아직 증거는 충분하지 않다. (2D evidence)

(2) 지속투여

◦ 3%NaCl bolus 치료를 주창하였던 Ayus 등은 혈청 소디움농도가 130 mM 미만이며 구역, 구토 및 두통 등 뇌압증가의 증상이 있는 71 증례에서 3%NaCl 500 mL를 6시간에 걸쳐 지속투여를 하였다. *(Ayus JC et al. Am J Kidney Dis 2015;65:435)*

① 97%에서 수시간 내에 신경증상이 개선되었다.

② 24, 48시간 후에 혈청 소디움농도가 각각 10 mM, 14 mM씩 증가하였다.

③ ODS는 발생하지 않았다.

(3) 전문가의 consensus

◦ Bolus투여가 지속투여에 비하여 더 효과적이고 안전할 것으로 주장

① Ayus 등은 그간 자신들의 경험을 종합하여 bolus투여가 지속투여에 비하여 더 효과적이고 안전할 것이라 하였다. *(Achinger SG, Ayus JC. Crit Care Med 2017;45(10):1762)*

② Stern도 bolus투여가 지속투여에 비하여 효과적이고 안전할 것으로 예측하였다. *(Stern RH. Clin J Am Soc Nephrol 2018;doi.org/10.2215/CJN.10440917)*

3. 급성 혹은 심한 저나트륨혈증에서 3%NaCl의 투여

1) 다량 급속투여(bolus)

(Verbalis JG et al. Am J Med 2013;126[Suppl1]:S1; Spasovski G et al. Nephrol Dial Transplant 2014;29[Suppl2]:i1)

(1) 미국의 지침: 3%NaCl 100 mL를 10분에 걸쳐 투여하며 3회까지 반복

(2) 유럽의 지침: 3%NaCl 150 mL를 20분에 걸쳐 투여하며 2회까지 반복

(3) 3%NaCl 2 mL/kg를 급속투여하고 이를 5 ~ 10분마다 반복하여 투여 *(Battison CG et al. Crit Care Med 2005;33:196)*

2) 지속투여

(1) 3%NaCl 500 mL를 6시간에 걸쳐 투여하면 24 ~ 48시간에 혈청 소디움농도가 12 ~ 14 mM 증가하며 증상이 개선되고 ODS도 발생하지 않았다. *(Ayus JC et al. Am J Kidney Dis 2015;65:435)*

(2) 경련 발작이나 뇌탈출증(brain herniation)이 의심되면 증상이 소실될 때까지 수 시간 동안 2 ~ 3 mL/kg를 지속적으로 투여하거나 50 mL를 즉시 투여하고 200 mL를 추가로 4 ~ 6시간 동안 투여한다. *(Kokko JP et al. Kidney Int 2006;69:1291)*

(3) 1 mL/kg/h를 수시간 동안 목표치에 이를 때까지 투여한다. *(Lauriat SM, Berl T. J Am Soc Nephrol 1997;8:1599)*

(4) 경련발작이 있을 때 29.2% 식염수의 사용

◦ 중심정맥에 카데터를 넣고 29.2%식염수 50 mL(Na$^+$ 250 mmol)을 10분에 걸쳐 투여하고 이후 등장성식염수와 furosemide를 투여한다. 현재 사용하지 않고 있다. *(Worthley LIG, Thomas PD. BMJ 1986;292:168; Soupart A et al. Clin Nephrol 1996;46:149)*

● **뇌신경증상이 없는 심한 저나트륨혈증**

◦ 대부분 매우 서서히 진행한 저나트륨혈증으로 혈청 소디움농도가 < 110 ~ 115 mM 이다.

◦ 혈청 소디움농도를 24시간에 8 mM 미만으로 증가하도록 한다. 10 mM 이상 증가하면 ODS가 발생할 위험이 크다.

(Sterns RH et al. Annal Intern Med 1987;107:656; Sterns RH et al. J Am Soc Nephrol 1994;4:1522; Soupart A et al. Kidney Int 1992;41:1662; Karp BI, Laureno R. Medicine 1993;72:359)

● **삼투성 탈수초증후군**(osmotic demyelination syndrome, ODS)

1. 급성보다 만성 저나트륨혈증의 치료 중 더욱 발생하기 쉽다.

2. 저나트륨혈증을 24시간 내 혈청 소디움농도의 증가가 > 10 ~ 12 mM이 되도록 급격하게 교정하면 삼투압의 급격한 변화로 신경섬유의 축색을 싸고 있는 수초

(myelin)가 소실된다.

3. 전에는 뇌교(pons)에 병변이 있어 중심성 뇌교수초용해증(central pontine myeli-nolysis, CPM)이라 하였다. 그러나 뇌교에 70 ~ 90%, 그 외 기저핵(basal ganglia), 내포(internal capsule)와 피질(cortex)에서도 관찰되어 삼투압성 탈수초증후군(ODS)라 한다.

4. 이완성 사지마비, 구음장애, 연하장애, 무기력, 반응의 저하, 감각저하 및 호흡마비가 나타나지만 경련발작은 드물다. 진행하면 3 ~ 5주 내에 사망한다.

5. 고위험군은 알코올 중독, 영양실조, 화상, thiazide를 복용하는 노년의 여성, 간질환, 저칼륨혈증, 심한 저나트륨혈증(<105 mM)이 있었던 환자로 ODS가 쉽게 나타난다.

6. 예방과 치료

   1) 혈청 소디움농도가 증가하도록 하는 원인을 예방하거나 제거한다. 즉 고장식염수를 끊고 염분의 섭취를 제한한다.

   2) 소디움의 농도를 감소시키는 치료(relowering therapy)

   ◦ 원래의 혈청 소디움농도가 120 mM 미만이었던 환자에서 6 ~ 8 mM 이상 교정하였을 때 시작한다.

      (1) 미국의 지침: 수분섭취나 전해질이 없는 수액 즉 포도당액을 1시간에 3 mL/kg로 투여하며 DDAVP 2 ~ 4 μg을 정맥으로 투여하고 매 8시간마다 반복한다.

      (2) 유럽의 지침: 포도당액을 1시간에 10 mL/kg으로 투여하고 필요하면 DDAVP 2 μg를 정맥으로 투여한다.

● 저나트륨혈증에 대한 미국지침과 유럽지침의 차이

1. 2013년 미국의 전문가 위원회(expert panel)에서 저나트륨혈증에 대한 진단, 평가와 치료에 대한 지침(recommendation)을 발표하였다. *(Verbalis JG et al. Am J Med 2013;126[Suppl1]:S1)*

   이어 2014년 유럽에서 유럽 신장학회(European Renal Association), 유럽 투석 및 이식학회(European Dialysis and Transplantation Association), 유럽 내분비학회(European Society of Endocrinology) 및 유럽 중환자학회(European Society of Intensive Care)가 공동으로 저나트륨혈증 지침 개발팀에서 저나트륨혈증의 진단과 치료의 임상진료 지침(guideline)을 발표하였다. *(Spasovski G et al. Nephrol Dial*

표 3-3. 저나트륨혈증에 대한 미국지침과 유럽지침의 비교

저나트륨혈증	미국	유럽
급성 / 신경증상		
중증	3%NaCl 100 mL 10분 이상 급속투여 (× 3회까지)	3%NaCl 150 mL 20분 이상 급속투여 (× 2회까지)
중등도	3%NaCl 0.5 ~ 2 mL/kg/h 지속투여	3%NaCl 150 mL 20분 이상 급속투여 (× 1)
만성		
저혈량	0.9%NaCl	0.9%NaCl나 균형 결정질수액 (속도 0.5 ~ 1 mL/kg/h)
고혈량(부종)	수분섭취의 제한 Vaptan	수분섭취의 제한 Vaptan은 권하지 않음
SIAD	1차: 수분섭취의 제한 2차: Demeclocycline, 요소, vaptan	1차: 수분섭취의 제한 2차: 요소 혹은 loop이뇨제 + 경구NaCl Demeclocycline이나 vaptan은 권하지 않음
교정속도 *(mM/d)*		
최소	4 ~ 8[*](4 ~ 6)	–
최대	10 ~ 12[*](8)	10
과잉교정의 치료 (relowering therapy)	포도당액이나 자유수분 (3 mL/kg) +/– DDAVP 2 ~ 4 μg (8h마다 재투여)	포도당액이나 자유수분 (10 mL/kg) +/– DDAVP 2 μg

[*] ODS의 고위험군에서는 교정속도를 줄인다.

Transplant 2014;29[Suppl2]:i1)

2. Hoorn과 Zietse는 이 두 지침의 배경을 설명하고 진단과 치료에서 차이가 있는
   점을 자세히 설명하였다. *(Hoorn EJ, Zietse R. J Am Soc Nephrol 2017;28:1340)*

● **부적절 항이뇨증후군**(syndrome of inappropriate antidiuresis, SIAD)**과 뇌성 염손
실증후군**(cerebral salt wasting syndrome, CSW)

▲ 부적절 항이뇨증후군(SIAD)

1. 정의
   1) 과거에는 항이뇨호르몬 분비이상증후군(syndrome of inappropriate secretion of
      ADH, SIADH)라 하였다. 즉 AVP의 분비가 증가한다.
   2) 최근 신세관의 V2수용체의 기능획득 변이(gain-of-function mutation)로 AQP2에
      의한 수분의 재흡수가 증가하며 AVP의 분비가 감소하는 질환이 알려졌다
      ① 신성 부적절 항이뇨증후군(nephrogenic SIAD, NSIAD)

② 임상증세가 AVP가 증가한 질환과 같다.

3) 신성 부적절 항이뇨증후군의 규명으로 AVP분비의 증감에 상관이 없이 부적절 항
이뇨증후군(syndrome of inappropriate antidiuresis, SIAD)이라 한다.

2. SIAD의 진단 기준 *(Ellison DH, Berl T. N Engl J Med 2007;356:2064)*

1) 필수적인 기준

① P_{Osm} < 275 mOsm/kg

② U_{Osm} > 100 mOsm/kg

③ 정상 체액량

④ 정상적인 염분과 수분을 섭취할 때 U_{Na} > 40 mM

⑤ 저혈압, 저혈량증이 없으며 부신, 갑상선, 신장의 기능저하가 없는 상태

⑥ 최근에 이뇨제를 사용하지 않음

2) 보조적 기준

① 혈청 요산농도 < 4 mg/dL

② BUN < 10 mg/dL

③ 등장식염수를 2 L를 투여하여도 저나트륨혈증이 교정되지 않음

④ 수분섭취를 제한하면 저나트륨혈증이 교정

⑤ 소디움분획배설률 (FE_{Na}) > 1%

⑥ 요산분획배설률 (FE_{UA}) > 11% (식염수를 투여하여 혈청 소디움농도를 교정하면
정상으로 된다)

⑦ 수분부하를 하면 수분의 요배설이 충분하지 않고 요희석능이 저하되어 있음

⑧ 체액량이 정상이며 혈청 삼투질농도가 낮음에도 AVP 농도가 증가(유용한 지표
는 아님)

3. SIAD의 유형

○ 과거에는 고장식염수를 투여하고 AVP의 농도의 변화에 따라 4가지 유형으로 나누었
다. *(Roberstson GL et al. Am J Med 1982;72:239)*

○ 최근에는 고장식염수를 투여하고 혈장 삼투질농도와 copeptin농도의 관계를 비교
하여 5 유형으로 나누었다. Copeptin은 AVP의 분비를 그대로 반영한다(정상 2 ~ 38
pM). V2차단제(vaptan)에 대한 효과는 유형에 따라 C > A > E의 순으로 좋고 B는
미미하고 D는 전혀 효과가 없다. *(Fenske W et al. J Am Soc Nephrol 2014;25:2376)*

1) A형: 이소성인 AVP의 과다분비 (10%)

① 혈장 삼투질농도에 상관없이 AVP의 분비가 증가한 상태

② 혈장 copeptin > 38 pM (pmol/L)

③ 급성 호흡부전, 폐암, 폐결핵, 정신분열증

2) B형: 삼투압조절중추(osmostat)에서 AVP 분비반응을 재설정(reset osmostat) (14%)

① 정상보다 낮은 혈장 삼투질농도에서 AVP의 분비가 증가하며 혈장 삼투질농도의 증가에 따라 직선적으로 증가

② 폐암, 뇌졸중, 뇌막염, 급성 폐질환

3) C형: 혈장 삼투질농도의 변화에 반응을 하지 못하고 정상적인 AVP의 분비를 유지 (44%)

① 혈장 copeptin 2 ~ 38 pM

② 뇌전증, 축색손상, 폐암, 인두암, 폐결핵

4) D형: 혈장 삼투질농도에 관계없이 AVP의 분비가 저하 (12%)

① 혈장 copeptin < 2 pM

② 집합관의 V2 수용체(AVP2R) 유전자의 기능획득변이(gain-of-function mutation)에 의하여 AQP2가 과잉으로 활성화

5) E형: 혈장 삼투질농도의 증가에 따라 직선적으로 AVP의 분비가 감소(reset barostat) (20%)

4. 원인

1) 종양

① 악성종양: 폐, 췌장, 신장, 방광, 전립선, 위장관

② 림프종, 흉선종, Ewing육종

2) 폐질환: 폐렴, 폐결핵, 기흉, 농양

3) 중추신경 질환

◦ 두부외상, 뇌졸중, 뇌염 및 뇌막염, 뇌농양, 뇌전증(간질), 급성 뇌신경증, 뇌막 혹은 경막하 출혈, 정신분열증, 다발성경화증, Cavernous정맥 색전

4) 내분비 질환: 부신부전(glucocorticoid 결핍), 갑상선기능저하

5) 약물

(1) Oxytocin

(2) AVP분비를 증가시키는 약제

◦ Chloropamide, tolbutamide, vinca, cyclophosphamide, clofibrate, bromocriptin, carbamazepine, narcotics, SSRI

    (3) 신장에서 AVP의 효과를 증가시키는 약제

      ◦ Chloropamide, tolbutamide, carbamazepine, acetaminophen, indometh-acin, thiazide

  6) 수술, 통증, 스트레스

  7) 구역이나 구역을 유발하는 약제

5. 진단

  1) 수분부하

    ◦ 수분 20 mL/kg를 경구로 투여한 후 4시간 이내 배설이 80% 미만이거나 요삼투질농도가 100 mOsm/kg 미만으로 저하하지 않을 때 SIAD로 진단한다. *(Freda BJ et al. Clev Clin J Med 2004;71(8):8)*

  2) 혈장 AVP 및 copeptin농도

    (1) 혈장 AVP농도 (정상 < 1 pg/mL)

      ① 혈장 삼투질농도가 280 mOsm/kg 미만이며 혈장 AVP농도가 1 pg/mL를 넘을 때 SIAD로 정의하지만 부종이 있거나 유효 순환혈액량이 감소하여도 증가하므로 확진할 수 없다.

      ② 혈중 AVP의 80%가 혈소판에 결합된 상태이며 반감기가 10 ~ 20분으로 짧아 불안정하며 현재 AVP농도의 측정방법은 낮은 농도는 제대로 측정이 되지 않아 정확하지 않다.

    (2) 혈장 copeptin농도와 요소디움농도의 비($P_{Copeptin}/U_{Na}$) *(pmol/mmol)*

      (Fenske W et al. J Clin Endocrinol Metab 2009;94:123)

      ① 뇌하수체에서 분비되는 145개의 아미노산으로 구성된 전구호르몬(prohor-mone)으로 AVP, neurophysin과 C-terminal glycoprotein인 copeptin으로 구성되어 있다.

      ② Copeptin은 혈장 삼투질농도, 체액량과 스트레스 등 AVP의 분비가 증가하는 자극에 AVP와 동량으로 분비한다.

      ③ Copeptin은 혈장 내에서 안정적이고 반감기가 길며 sandwich 면역측정법으로 쉽게 측정할 수 있어 혈장 copeptin농도는 AVP를 대신하여 체내 항이뇨호르몬의 상태를 판정하는 지표가 된다.

      ④ $P_{Copeptin}/U_{Na} \times 100$ *(pM/mM)*

◦ 혈장 copeptin농도는 정상인에서 1.7 ~ 11.25 pM(pmol/L)이며 SIAD에서 4 ~ 28 pM로 다양하다.

　가. 체액량의 감소가 있는 다른 원인과 감별하기 위하여 요소디움농도에 대한 비로 보정한다.

　나. SIAD에서는 혈장 copeptin농도가 증가하고 요소디움농도가 비교적 높아 그 비가 낮지만 저혈량 저나트륨혈증에서는 혈장 copeptin농도가 증가하며 요소디움농도가 감소하므로 그 비가 크다.

　　* $P_{Copeptin}/U_{Na} \times 100$ *(pM/mM)* < 30: SIAD로 진단 (85% 정확도)

⑤ 낮은 혈장 copeptin농도는 원발성 다음증을 의미한다.

6. 치료

1) 급성 및 증상이 있을 때

(1) 혈장 삼투질농도나 혈청 소디움농도를 1시간에 1% (2 ~ 3 mOsm/kg/h, 1 mM/h)씩 증가하도록 한다. 최종적으로 삼투질농도가 270 mOsm/kg, 소디움농도가 130 mM에 이를 때까지 치료한다.

(2) 수분의 섭취가 요량보다 적도록 제한한다.

(3) 너무 빠르거나 높게 교정하면 삼투압성 탈수초증후군(ODS)의 위험이 있어 2시간마다 혈청 소디움농도를 측정하여야 한다.

① 3%NaCl

◦ 과거에는 0.05 mL/kg/m(3 mL/kg/h)로 투여하는 것을 권하였다. 최근 미국의 지침은 3%NaCl 100 mL를 10분에 걸쳐 투여하며 3회까지 반복하라 하였고 유럽의 지침은 150 mL를 20분에 걸쳐 투여하며 2회까지 반복하라 하였다.

② Vaptan

2) 만성

(1) 수분의 섭취를 제한

① 대개 요량보다 500 mL 정도 적게 섭취한다.

② 혈청 소디움농도가 1일 1 ~ 2% 증가한다.

(2) Vaptan

◦ SIAD의 치료 중 소디움과 포타시움의 요배설이 증가하여 체액량이 감소하면 수분의 섭취를 제한하거나 혹은 vaptan의 투여는 금기이다. 이때에는 등장 혹

은 고장식염수로 체액량을 먼저 회복하여야 한다.

3) 기타

    (1) 구역의 치료

    (2) Gucocorticoid 결핍이 있으면 먼저 hydrocortisone 혹은 prednisolone을 대개 정상 1일 필요량의 2 ~ 3배인 스트레스 용량으로 투여하고 안정되면 1일 필요량을 투여한다.

    (3) D형 SIAD 즉 NSIAD에서는 삼투이뇨제인 요소를 투여한다.

    (4) 체액량이 증가한 SIAD에서는 수분의 섭취를 제한하고, vaptan을 투여한다.

    (5) 고장식염수의 투여가 필요할 때에는 loop이뇨제를 함께 투여한다.

▲ 뇌성 염손실증후군(CSW) 혹은 신성 염손실증후군(renal salt wasting syndrome, RSW)

1. 1950년 Peters 등이 뇌손상이 있거나 뇌수술을 하였던 환자에서 관찰하고 처음 보고하였다. 최근에는 악성종양이나 다른 내과 질환에서도 나타나므로 뇌성 염손실증후군(CSW) 대신 신성 염손실증후군(RSW)이라 한다.

2. 발생이 매우 적은 것으로 알려졌으나 최근 신경외과 환자 중 SIAD로 진단한 환자에서 동위원소희석법으로 혈장량을 측정하고 체액량 감소가 있어 RWS로 최종 진단한 환자가 67 ~ 94%에 이른다는 보고가 있었다. *(Maesaka JK et al. World J Nephrol 2017;6(2)59)*

3. BNP의 증가에 따른 혈중 aldosterone의 감소가 있으며 근위세관에서 소디움의 재흡수가 감소하여 소디움의 요배설이 증가하여 체액량이 감소한다.

4. 임상소견은 체액량이 감소한 것 이외 SIAD와 차이가 없다.

5. 체액량의 교정에 반응이 없이 요산분획배설률(FE_{UA})이 지속적으로 증가한 것이 SIAD와 주된 감별점이다.

    ∘ 근위세관에서 주로 재흡수되는 요산이 소디움재흡수의 장애로 요배설이 증가하여 요산분획배설률이 증가한다. SIAD와 달리 식염수를 투여하여 체액량이나 혈청 소디움농도가 정상으로 회복되어도 반응이 없이 계속 증가하여 있다.

6. 등장식염수 대신 처음부터 3%NaCl로 치료를 시작한다.

● 탈염현상(desalination)

1. SIAD 환자에서 0.9% NaCl 즉 등장식염수를 투여하면 오히려 저나트륨혈증이 악

화하기도 한다.

2. AVP가 증가한 환자에서 전해질의 요배설이 증가하며 탈염현상이 나타나면 3%NaCl 등 고장식염수로 치료한다.

3. 신장에서 소디움과 수분은 독립적으로 조절되어 AVP가 증가되어 있을 때 0.9%NaCl을 투여하면 소디움과 포타시움의 요배설이 증가하지만 오히려 수분의 재흡수는 증가하여 저나트륨혈증이 악화된다. 이는 투여한 염분은 요로 배설하고 체내에 자유수분을 얻는 탈염현상이다. *(Shafiee MAS et al. Q J Med 2003;96:801)*

   1) 정상에서는 AVP의 효과로 전해질이 없는 자유수분의 요배설은 매우 적다.

   2) 요농축 즉 요삼투질농도의 증가가 있는 SIAD 환자에게 0.9%NaCl을 투여하면 소디움의 부하가 증가하여 요량이 증가한다.

   3) 이에 따라 투여한 소디움에 추가로 포타시움의 요배설이 증가한다. 결국 소디움과 포타시움의 요배설이 투여한 수액으로 소디움의 양보다 많아진다. 즉 요량 × $U_{[Na+K]}$ > 투여한 Na이다. 게다가 증가한 AVP에 의하여 자유수분의 재흡수가 증가하여 체내수분이 증가한다. 이러한 결과로 저나트륨혈증이 더 악화한다.

   4) 예를 들어 0.9%NaCl 즉 [Na] 154 mM 1 L를 정맥으로 투여하면 소디움에 의하여 내강유량이 증가하며 포타시움의 요배설이 증가한다. 소디움과 포타시움의 요배설이 합하여 154 mmol이 넘으면 수분과 함께 요로 배설되며 나머지 수분은 AVP에 의하여 체내로 재흡수한다. 이에 따라 저나트륨혈증이 악화한다.

4. **예**

   ◦ SIAD가 있는 혈청 소디움농도 115 mM인 70 Kg의 남자 환자에서 0.9%NaCl 1L를 2시간 동안 정맥으로 투여하였다. 2시간 후 요량은 0.5 L이었고, 요소디움농도와 포타시움농도는 각각 300 mM, 80 mM이었다.

   $$[Na]_2 \times TBW_2 = [Na]_1 \times TBW_1 + \Delta(Na + K)$$

   $$[Na]_2 = \{[Na]_1 \times TBW_1 + \Delta(Na + K)\}/TBW_2$$

   * $[Na]_1$ 처음의 혈청 소디움농도, $[Na]_2$ 치료 후 혈청 소디움농도

   $TBW_{1,2}$: 치료 전후의 전 체액량. $\Delta(Na+K)$: 치료 후 체내 소디움과 포타시움의 양의 변화

   즉 [Na]1: 115 mM

   Na + K의 투여량: 1 L × 154 mM   = 154 mmol

   Na + K의 요배설량: 0.5 L × (300 + 80) mM   = <u>190 mmol</u>

   $\Delta(Na+K)$ = 154 − 190 mmol   = *− 36 mmol*

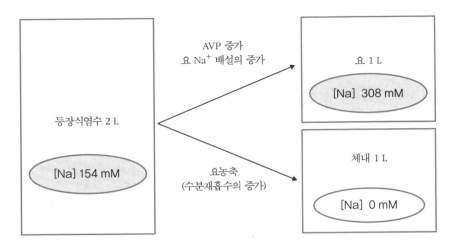

그림 3-11. SIAD에서 등장식염수 투여 후 탈염현상(desalination)의 기전

즉 0.9%NaCl 1 L를 투여한 후 체내의 소디움과 포타시움은 36 mmol이 감소하였다.

    TBW_1: 0.6 × 70 = 42 L, TBW_2 = *42 + (1 − 0.5) = 42.5 L*

    $[Na]_2$ = {[115 mM × 42 L] − 36 mmol}/42.5 L = *113 mM*

결론적으로 치료 후 체액량은 42.5 L로 증가하며(수분의 증가) 혈청 소디움농도는 오히려 113 mM로 감소하였다.

II-2. 고나트륨혈증(Hypernatremia)

● 정의
  ◦ 혈청 소디움농도 > 145 mM (mmol/L, mEq/L)

● 고나트륨혈증의 빈도 및 예후
1. 빈도
    ① 중환자의 10%, 응급실 환자의 0.2%, 상태가 나쁜 환자의 2 ~ 6%에서 관찰된다.
    ② 미국의 양로원에서 의식장애로 응급실에 내원한 환자 중 50 ~ 60%가 수분섭취가
       감소하여 생긴 고나트륨혈증이다.
2. 예후

① 고나트륨혈증이 있으면 소디움농도가 정상인 환자에 비하여 사망률이 2 ~ 3배 증가한다.

② 사망률은 경도 내지 중등도에서 15 ~ 20%, 중증이면 40 ~ 60%에 이른다.

● 원인

◦ 대부분이 수분의 결핍에 의한다. 소디움이나 포타시움 등 전해질의 손실보다 수분의 손실이 많을 때이다.

◦ 수분의 배설과 손실에 비하여 적은 양의 수분을 섭취하거나, AVP가 분비되지 않는 중추성 요붕증(central diabetes insipidus, CDI) 혹은 AVP가 신장에서 효과가 없는 신성 요붕증(nephrogenic DI, NDI) 등과 같이 수분의 요배설이 증가한 때가 흔한 원인이다.

1. 가성 고나트륨혈증: 저알부민혈증

2. 수분의 손실

　1) 신장 외의 수분손실

　　(1) 불감손실: 발한, 인공호흡기 치료(중환자실에서 가장 많은 원인), 화상

　　(2) 위장관 손실: 구토, 설사, 배액, lactulose, sorbitol(소디움보다 수분의 손실이 큼)

　　(3) 세포내로 수분의 이동: 횡문근융해증, 경련발작 후

　2) 신장의 수분손실

　　(1) 중추성 요붕증(CDI)

　　　① AVP의 분비가 75% 이상 감소할 때 나타나고 요량은 1일 50 mL/kg 이상이며 요삼투질농도는 250 mOsm/kg 미만이다.

　　　② 원발성(50%), 뇌하수체 수술 후, 유전성, 두부손상, 뇌종양, 뇌 혈관질환. 혈관염, 뇌막염, 뇌수막염, sarcoidosis, 약제(lithium, phenytoin, ethanol)

　　(2) 신성 요붕증(NDI): 신장에서 AVP의 반응이 없는 상태

　　　① 유전성: XR AVPR2 결손, AR 혹은 AD AQP2 결손

　　　② 전신질환: amyloidosis, sarcoidosis

　　　③ 신세관간질 질환: 고칼슘혈증, 고칼슘뇨증, 저칼륨혈증, 요로폐쇄, 급성신세관괴사

　　　④ 약제: lithium, cisplatin, aminoglycosides, demeclocycline, amphotericin, rifampin, loop이뇨제

　　(3) 삼투이뇨

◦ 고농도 당의 섭취에 인한 당뇨(glycosuria), mannitol, 고단백식에 의한 요소이
  뇨, 스트레스용량 이상의 steroids

(4) 원발성 다음(AVP의 분비가 감소)

3. 수분섭취의 감소

◦ 노인이나 의식의 장애가 있는 환자 등 구갈 혹은 갈증기전이 저하한 상태(가장 흔한
  원인)

4. 외부에서 소디움의 유입: 대개 의원성(iatrogenic)이고 매우 드물다.

◦ 고장식염수 혹은 $NaHCO_3$을 다량투여, 일차성 알도스테론증 등 mineralocorticod
  과잉

● 삼투이뇨(osmotic diuresis)

◦ 삼투이뇨는 단위 신원당 용질 즉 삼투질의 부하(osmotic load/nephron)가 증가한 때
  로 염 혹은 전해질이뇨(salt diuresis, electrolyte diuresis)와 용질이뇨(solute diuresis)
  의 2가지가 있다.

1. 염이뇨 혹은 전해질이뇨

1) Bartter증후군, Gitelman증후군과 같이 소디움과 상응하는 음이온의 요손실이 많
   거나, 이뇨제를 사용하거나 식염수를 과다 투여할 때 나타난다.

2) 산증의 치료나 심폐소생술로 다량의 $NaHCO_3$를 투여하면 HCO_3와 결합하고, 당뇨
   병성 케톤산증에서는 케톤체와 결합하여 소디움의 요배설이 증가한다.

2. 용질이뇨

1) 당뇨병이 있거나 포도당을 0.5 g/kg/h 이상의 속도로 주사하면 근위세관에서 재
   흡수하지 못한 당 등 유기용질이 수분과 함께 배설된다. 이때 수분에 함유된 전해
   질이 함께 배설되는 용매유입 현상(solvent drag)에 의하여 다뇨가 나타난다.

2) 전정맥영양요법(TPN)에 사용하는 수액에 함유된 당, 아미노산 등 삼투질이 이뇨의
   원인이 된다.

3) 고단백식이 후, 급성신부전의 이뇨기, 요로폐쇄를 해소한 후의 이뇨 등은 요소에
   의한 이뇨이다.

● 임상소견

1. 혈장 삼투질농도가 증가하여 세포 특히 뇌세포에서 수분이 빠져 나오며 뇌용적

이 감소하며 생기는 뇌신경증상이 나타날 수 있다. 증상은 혈청 소디움농도가 증가하는 속도에 따른다.

1) 급성 고나트륨혈증에서는 뇌실질의 출혈이나 지주막하 혹은 경막하 출혈이 생긴다. 급성으로 나타나는 심한 증상은 의식장애, 쇠약감, 신경 및 근육의 과민성, 국소적 신경장애, 혼수 및 경련발작이 나타난다.

2) 만성 고나트륨혈증은 대개 증상이 경미하지만 이를 교정할 때 오히려 뇌부종이 발생하기 쉽다.

3) 근육세포막에 삼투손상이 생기며 횡문근융해증이 생길 수 있다.

2. 요붕증에서는 다뇨, 구갈과 다음이 나타나지만 구갈기전의 장애가 없는 한 저혈량증이나 신경증상이 나타나지 않는다.

3. 다뇨(> 3 L/d)가 장기간 있는 환자에서 요관, 방광 등 요로의 무긴장확장(atonic dilatation)으로 요로폐쇄가 나타나고 심하면 말기신부전으로 이행한다.

● 진단

◦ 세포외액량, 요량과 요삼투질농도가 진단의 지표가 된다.

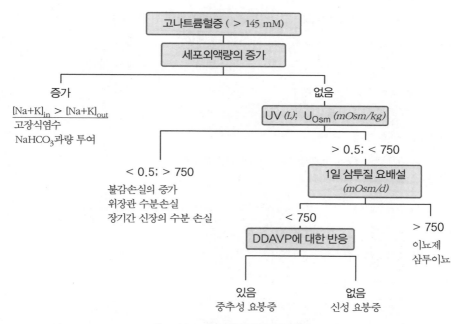

그림 3-12. 고나트륨혈증의 감별진단

1. 세포외액량

   1) 증가: 고장식염수나 $NaHCO_3$의 투여

   2) 감소: 요붕증, 신장 외 즉 피부와 위장관 손실

2. 요량(UV)과 요삼투질농도(U_{Osm}): 세포외액의 증가가 없으면 요량과 요삼투질농도를 측정한다.

   1) U_{Osm} *(mOsm/kg)*

      ① < 250: 다음증, 요붕증

      ② > 300: 삼투이뇨

      ③ > 750 ~ 800: 수분 섭취의 감소, 불감손실 증가, 위장관의 수분손실

   2) 일반적으로 삼투이뇨에서는 NaCl, 당이나 요소의 요배설이 증가하며 요삼투질농도가 300 ~ 750 mOsm/kg이며 삼투질의 1일 요배설은 750 ~ 1,000 mOsm/d를 넘는다.

      ◦ 수분의 이동: 소디움 1mmol 즉 2 mOsm/kg에 3 ~ 5 mL, 포도당 1 mOsm에 5 ~ 8 mL, 아미노산은 포도당보다 다소 적은 양의 수분과 함께 움직인다. *(Petersen KG et al. Eur J Clin Invest.1993;23(5):266).*

      (1) UV < 500 mL/d, U_{Osm} > 750 mOsm/kg

         ① 신장 외 수분의 손실: 불감손실, 위장관을 통한 손실

         ② 혈청 삼투질농도가 295 mOsm/kg이면 AVP가 최대로 분비되어 신장의 기능이 정상이면 요 농축이 최대로 되고 요량은 0.5 L 이내이다.

      (2) 핍뇨가 없거나 다뇨에서는 1일 요삼투질배설을 계산한다.

         ◦ 1일 요삼투질배설 *(mOsm/kg/day)* = 1일 요량 *(L)* × U_{Osm} *(mOsm/kg)*

3. 1일 요삼투질배설 *(mOsm/d)*

   1) > 750 (15 mOsm/kgTBW/d): 삼투이뇨, 최근 이뇨제 투여

   2) < 750

      ◦ Desmopressin(DDAVP) 4 μg을 IM (20 μg 비강분무, 0.3 μg/kg IV, 200 μg 경구)으로 투여하고 4 ~ 6시간 후 U_{Osm}의 증가를 관찰한다.

      (1) U_{Osm}의 증가 > 50% 혹은 > 150 mOsm/kg의 증가가 있으면 CDI이며 U_{Osm}가 800 mOsm/kg에 이르지 못하면 부분적 CDI를 의미한다.

      (2) U_{Osm}의 증가 < 50% 혹은 < 150 mOsm/kg의 증가가 있으면 NDI이다.

4. 다뇨가 빈뇨(frequency, pollakisuria), 야간뇨(nocturia), 야뇨(enuresis)의 증상으

로 나타나기도 하는데 요붕증은 물론 비뇨기질환을 감별하여야 한다.

1) 수분섭취를 제한하지 않은 상태에서 1일 UV *(mL/kg/d)*와 U_{Osm} *(mOsm/kg)*으로 감별한다.

　(1) UV < 40, U_{Osm} > 300: 비뇨기 질환

　(2) UV > 40, U_{Osm} < 300: 혈장 AVP농도(pg/mL) 측정

　　① AVP > 1: NDI

　　② AVP < 1: CDI, 원발성 다음증*

　　　* 원발성 다음증은 뇌MRI에 뇌하수체의 밝은 음영이 나타난다.

2) 기저 copeptin농도를 이용한 요붕증과 다음증의 감별진단

　(Christ-Crain M, Fenske W. Nature Reviews Endocrinology 2016;12:168)

　(1) 수분섭취를 제한하지 않았을 때 혈장 copeptin농도*(pmol/L, pM)*

　　① ≥ 21.4: NDI

　　② < 21.4: 수분 제한으로 혈청 소디움농도를 147 mM 이상으로 유지한 후 copeptin농도를 측정하여 < 4.9 pM면 부분적 CDI이며 ≥ 4.9 pM면 원발성 다음증이다.

　(2) 수분 제한 후의 혈장 copeptin농도가 < 2.6 pM이면 CDI이다.

5. 요와 혈장 삼투질농도의 비(U_{Osm}/P_{Osm})

　◦ 전에는 유용한 지표였으나 현재는 사용하지 않고 있다.

1) > 0.7

　① U_{Na} < 10 mM: 신장 외의 수분 손실

　② U_{Na} > 20 mM: 삼투이뇨, 이뇨제, 염소실신증으로 신장의 수분 손실이 더 많을 때

2) < 0.7

　① U_{Na} > 20 mM: AVP가 감소한 상태에서 수분섭취가 많아 발생한 수분이뇨

　② U_{Na}: 다양함: 요붕증

6. 삼투이뇨의 진단에는 요전해질농도와 요소, 당 및 creatinine농도가 유용하다.

1) U_{Osm}와 $2[U_{Na} + U_K]$

　① $U_{Osm} = 2[U_{Na} + U_K]$: 염 혹은 전해질이뇨

　② $U_{Osm} > 2[U_{Na} + U_K]$: 당, 요소, mannitol, 아미노산 등의 용질이뇨

2) 1일 요전해질배설(U_E) *(mOsm/d)*

○ U_E *(mOsm/d)* = UV *(L)* × 2$[U_{Na} + U_K]$ *(mOsm/L)*

① > 600: 염이뇨

② < 600: 용질이뇨

3) 요음이온차(urine anion gap, U_{AG}) *(mM)*

○ $U_{AG} = U_{Na} + U_K - U_{Cl}$

① < 70: Cl^- 이뇨

② > 70: HCO_3^-이나 케톤, penicillin 등의 음이온의 이뇨

4) 용질이뇨

○ 요에서 당을 확인하고, 필요하면 24시간 요소나 당의 배설을 측정하여 원인을 감별한다.

7. 기타 검사

1) 수분제한(water deprivation test)

○ 체중이 3% 감소하는 것을 목표로 하여 6시간 동안 수분의 섭취를 제한하고 요와 혈장 삼투질농도(U_{Osm}, P_{Osm})를 측정하고 그 비를 계산한다.

(1) U_{Osm}/P_{Osm}: ① ≥ 3: 정상 ② < 1: DI ③ 1 ~ 2: 부분적 DI

(2) 부분적 CDI에서는 소량의 AVP가 분비된다.

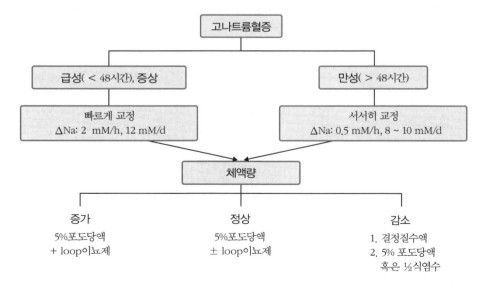

그림 3-13. 고나트륨혈증의 치료 방침

(3) 가성 요붕증 (pseudoDI)

    ① CDI에 뇌하수체 전엽의 기능저하증이 동반하면 요량이 1일 1 ~ 3 L로 감소
      한다.

    ② 전엽의 호르몬인 ACTH가 감소되어 이에 따라 glucocorticoid가 감소하면
      수분의 배설이 감소한다. Steroid를 투여하면 요량이 증가하여 CDI가 발현
      한다.

2) 고장식염수부하(hypertonic saline test)

    ① 3%식염수를 0.08 mL/kg/m의 속도로 2시간 동안 정맥으로 주사한다.

    ② U_{Osm}/P_{Osm}가 ≥ 1이면 정상이고 < 1이면 DI이다.

3) 신경검사

    ◦ 시력과 시야 등을 조사하거나, CT, MRI를 사용하여 시상하부와 뇌하수체의 기질
    적 병변을 확인

● 치료

1. 치료의 순서나 방침은 체액량에 따라 차이가 있다.

    1) 저혈량증으로 기립성 저혈압이나 빈맥 등 활력징후가 불안정하면 등장식염수나 균
    형결정질수액 등 회생수액을 투여하여 활력징후를 안정시킨다.

    2) 아주 심한 고나트륨혈증이 있거나 체액량의 결핍이 심하지 않으면 1/2식염수 혹은
    포도당액을 투여한다. 이후 포도당액이 더 필요한 것인지 판단한다.

    3) 체액량이 정상이면 경구로 수분을 섭취를 하거나 포도당액을 정맥으로 주사하며
    필요에 따라 loop이뇨제를 투여하기도 한다.

    4) 고혈량증이면 포도당액을 정맥주사하며 loop이뇨제를 투여한다.

2. 교정이 가능한 원인을 빨리 정상화한다. 고혈당, 설사, 고칼슘혈증, 저칼륨혈증을
빠르게 교정한다.

3. 수분의 공급으로 고나트륨혈증을 치료한다.

    1) 자유수분을 경구나 경비위관으로 섭취하거나 5%포도당액(5%D/W)을 정맥주사
    한다.

    ① 포도당을 0.5 g/kg/h 이하의 속도로 주입하여야 포도당뇨와 이에 따른 삼투이
      뇨에 의한 수분의 손실이 없다.

    ② 5%포도당액은 1.5 ~ 2 시간에 걸쳐 주어야 한다.

2) 심한 때에는 증류수를 투여하기도 하는데 반드시 중심정맥으로 투여하며 철저히 혈청 소디움농도의 변화를 감시하여야 한다.

3) 수분결핍량의 계산

  ◦ $TBW_1 \times P_{Osm1} = TBW_2 \times P_{Osm2}$, $TBW_1 \times 2[Na]_1 = TBW_2 \times 2[Na]_2$

  $TBW_1 = [Na]_2/[Na]_1 \times TBW_2$

  ([Na]$_1$ 정상 혈청 소디움농도, [Na]$_2$ 수분의 결핍이 있을 때 혈청 소디움농도)

  ◦ 수분결핍량 $(L) = TBW_1 - TBW_2 = \{[Na]_2/[Na]_1 - 1\} \times TBW_2$

  $= 0.6^* \times$ 체중 $\times \{[Na]_2/140 - 1\} = 0.6^* \times$ 체중 $\times \{[Hct]_2/45 - 1\}$ (*여자는 0.5)

4) 기본적인 결핍량에 지속적으로 손실되는 양(불감손실 및 배액)까지 더하여 48 ~ 72 시간에 걸쳐 보충한다.

  (1) 요를 통한 지속적인 손실(on-going loss)을 보충한다.

  ① 자유수분청소율을 계산하여 보충한다.

   ◦ $UV\ (mL) = C_{Osm} + C_{H2O}$

   $C_{H2O} = UV - C_{Osm} = UV - [U_{Osm}/P_{Osm} \times UV] = V \times (1 - U_{Osm}/P_{Osm})\ (mL)$

  ② 당, mannitol, 요소, TPN 내 amino산 등 다른 용질의 요배설이 없으면 전해질이 없는 자유수분청소율(electrolyte-free water clearance)을 이용한다.

   ◦ $C_{H2O} = UV \times (1 - U_{[Na+K]}/S_{Na})\ (mL)$

   * 다른 용질의 요배설이 없다면 요삼투질농도는 요배설이 비교적 많은 소디움과 포타시움의 합으로 대표하며 혈장 삼투질농도는 포타시움의 농도가 매우 낮아 혈청 소디움의 농도로 대표한다.

  (2) 불감손실은 1일 10 mL/kg(600 ~ 800 mL, 400 ~ 500 mL/m^2)이다.

  (3) 배액은 배액의 조성과 양에 따라 보충한다.

  (4) 앞에서 설명한 Adrogué-Madias와 Barsoum의 식을 이용하여 계산하여도 된다.

5) 교정속도

  (1) 급성 (< 48시간)

  ① 혈청 소디움농도를 처음 6 ~ 8시간 동안에는 1시간에 1 mM씩 낮춘다.

  ② 특히 > 160 mM인 심한 고나트륨혈증에서는 1일 8 ~ 10 mM 이내로 낮추고 48시간 이상에 걸쳐 교정한다.

  ③ 증상이 심하여 빠르게 교정할 때는 1시간에 2 ~ 3 mM, 1일 최대 12 mM까

지 낮추기도 하지만 조심하여야 한다.

④ 5%포도당액을 200 mL/h까지 투여하기도 한다.

(2) 만성

① 혈청 소디움농도를 1시간에 0.5 mM씩 낮추며 1일 최대 5 ~ 8 mM까지 낮춘다.

② 수분결핍량을 48시간 동안 교정하도록 한다.

4. 만성적으로 다뇨가 있는 환자는 요로폐쇄를 예방하기 위하여 1일 요량을 2 L 이내로 유지하는 것이 중요하다.

5. 각 원인별 치료

1) CDI의 치료

(1) DDAVP (IV, SC, IM, nasal spray, 경구제): 20 U/mL, 4 μg/mL (1 U = 0.2 μg)

① 주사제: 1 ~ 2 μg를 1일 1 ~ 2회 경피 혹은 정맥으로 투여(투여 15분부터 효과)

② 분무제: 10 ~ 20 μg을 1일 2 ~ 3회 비강에 분무

③ 경구제: 100 ~ 400 μg을 1일 2 ~ 3회 복용(복용 60분부터 효과)

(2) 투여 후 요삼투질농도가 400 ~ 800 mOsm/kg. 요량이 15 ~ 30 mL/kg 이상이면 체내 수분량이 1 ~ 3% 증가하고 혈청 삼투질농도나 소디움농도가 감소하여 갈증이나 다음증이 없어진다.

(3) 저나트륨혈증이 발생할 위험은 크지 않다.

ㅇ DDAVP 투여 후 요량이 1일 10 mL/kg(600 ~ 700 mL) 이상 유지하며, 구갈장애나 의식의 장애가 없으면 저나트륨혈증이 발생할 위험은 없다. 따라서 갈증이 있을 때만 수분을 섭취하도록 교육하고 요량을 15 ~ 30 mL/kg/d로 유지한다.

2) NDI의 치료

(1) 소디움 섭취를 제한하고 thiazide, amiloride, 비스테로이계 소염진통제(NSAIDs) 등을 함께 투여한다.

(2) DDAVP는 일반적인 용량으로 치료되지 않고 10배의 용량에 일부 반응이 있지만 너무 비싸 사용하지 않는다.

3) 염이뇨나 용질이뇨의 치료

(1) 저혈량증이 있는지 먼저 확인하고 있으면 생리식염수를 투여하여 활력징후를 안정하는 것이 가장 중요하다.

(2) 이후 원인이 된 용질을 확인하고 이를 줄이거나 끊은 후 반응을 살펴야 한다.

(3) 수분 섭취와 요량, 체중과 혈청 및 요 전해질 및 삼투질농도를 감시하며 치료방침을 정한다.

4) 원발성 다음증

(1) Thiazide나 carbamazepine(Tegretol)을 투여하면 수분의 요배설이 감소한다.

(2) 일시적으로 고나트륨혈증이 나타났을 때 DDAVP는 수분의 섭취를 줄이게 하는 효과는 좋지만 반드시 저나트륨혈증이 생기므로 투여하지 않는다.

참고문헌

1. Palmer LG, Schnermann J. Integrated control of Na transport along the nephron. *Clin J Am Soc Nephrol* 2015;10:676 ~ 87.

2. Danziger J, Zeidel ML. Osmotic homeostasis. *Clin J Am Soc Nephrol* 2015;10:852 ~ 62.

3. Mange K et al. Language guiding therapy: the case of dehydration versus volume depletion. *Ann Intern Med* 1997;127:848 ~ 53.

4. Bhave G, Neilson EG. Volume deletion versus dehydration: how understanding the difference can guide therapy. *Am J Kidney Dis* 2011;58(2):302 ~ 9.

5. Verbalis JG et al. Diagnosis, evaluation and treatment of hyponatremia: expert panel recommendations. *Am J Med* 2013;126:S1 ~ S42.

6. Spasovski G et al. Hyponatremia guideline development group: clinical practice guideline on diagnosis and treatment of hyponatremia. *Nephrol Dial Transplant* 2014;29[Suppl2]:i1 ~ i39.

7. Rondon-Berrios H, Berl T. Mild chronic hyponatremia in the ambulatory setting: significance and management. *Clin J Am Soc Nephrol* 2015;10(12):2268 ~ 78.

8. Hoorn EJ, Zietse R. Diagnosis and treatment of hyponatremia: compilation of the guidelines. *J Am Soc Nephrol* 2017;28:1340 ~ 9.

9. Adrogue HJ, Madias NE. Hyponatremia. *N Engl J Med* 2000;342(21):1581 ~ 9.

10. Adrogue HJ, Madias NE. The challenge of hyponatremia. *J Am Soc Nephrol* 2012;23:1140 ~ 8.

11. Williams DM, Gallagher M, Handley J et al. The clinical management of hyponatremia. *Postgrad J Med* 2016;92:407 ~ 11.

12. Moritz ML, Ayus JC. 100 cc 3% sodium chloride bolus: a novel treatment for hyponatremic encephalopathy. *Metab Brain Dis* 2010;25(1):91 ~ 6.

13. Ayus JC, Caputo D, Bazerque F et al. Treatment of hyponatremic encephalopathy with a 3% sodium chloride protocol: a case series. *Am J Kidney Dis* 2015;65(3):435 ~ 42.

14. Achinger SG, Ayus JC. Treatment of hyponatremic encephalopathy in the critically ill. *Crit Care Med* 2017;45(10):1762 ~ 71.

15. Stern RH. Treatment of severe hyponatremia. *Clin J Am Soc Nephrol* 2018; https://doi.org/10.2215/CJN.10440917

16. Mushin SA, Mount DB. Diagnosis and treatment of hypernatremia. *Best Pract Res Clin Endocrinol Metab* 2016;30(2):189 ~ 203.

17. Lindner G, Funk G-C. Hypernatremia in critically ill patients. *J Crit Care* 2013;28(216):e11 ~ e20.

18. Adrogue HJ, Madias NE. Hypernatremia. *N Engl J Med* 2000;342(20):1493 ~ 9.

19. 한진석. 소디움 평형장애. *전정개정판 신장학*. 서울대학교출판부. 1999. pp.69 ~ 78.

제4장

포타시움대사의 장애
(Disorders of Potassium Balance)

I. 포타시움대사의 조절

포타시움대사

● 포타시움은 세포 내의 가장 많은 양이온으로 세포의 기능에 필수적이다. 특히 골
격근, 심근, 장의 근육에서 분극과 탈분극에 관여하여 수축과 이완을 조절한다.

1. 체내 총 포타시움은 약 3,500 ~ 4,000 mmol이다.

2. 98%가 세포 내에 있는데 주로 골격근에 분포하며 2%만 세포외액에 있다.

3. 세포의 기능을 정상으로 유지하기 위하여 세포막의 Na^+-K^+ ATPase에 의하여
포타시움의 농도를 세포 내 150 mM, 세포외액이나 혈청은 3.5 ~ 5 mM로 엄격하
게 유지한다.

① 신경, 근육, 심근 등 전기 자극에 반응하는 세포(excitable cells)에서 안정 막전위
(resting membrane potential)를 유지하고 분극과 탈분극을 조절한다.

② 세포 내의 효소의 활성도를 유지하며 단백질과 글리코겐(glycogen)의 합성을 조
절한다.

③ 삼투스트레스(osmotic stress)에 대항하여 세포의 용적을 유지한다.

④ 세포 내외로 포타시움과 산(H^+)을 교환하여 산염기대사를 조절한다.

● 혈청 포타시움의 농도는 3.5 ~ 5 mM 로 매우 낮아 작은 변화에도 생리기능에 큰 변화를 초래하므로 엄격하게 조절한다.

1. 혈청 포타시움농도를 일정하게 유지하기 위하여 포타시움을 세포 내외로 재분포 하는 내적조절을 하며, 장에서 흡수와 배설, 신장에서 재흡수와 배설 등 외적조 절을 한다.

2. 포타시움농도는 세포내액 150 mM, 세포외액 4 ~ 5 mM로 차이가 매우 크다.

   ① 세포에서 세포외액으로 적은 양의 포타시움이 이동하여도 혈청 포타시움농도는 크게 증가한다.

   ② 세포외액에서 세포로 적은 양의 포타시움이 이동하여도 혈청 포타시움농도는 크게 감소한다.

3. 혈청 포타시움농도는 일중변화가 있어 오후 9시에 가장 낮고 오전 9시에 가장 높 다. *(Gumz ML et al. N Engl J Med 2015;373:60; Ellison DH et al. J Am Soc Nephrol 2016; 27:981)*

   ① 그 차이는 0.5 ~ 0.75 mM 정도이다.

   ② 포타시움의 요배설이 자정에 최소가 되고 정오에 최대 5배까지 증가하기 때문이다.

4. 포타시움의 농도는 mM, mEq/L로 표기하며 같은 값이다.

● 포타시움 균형의 조절

○ 포타시움의 1일 섭취는 1 mmol/kg이며 99%를 소장에서 흡수한다. 포타시움의 체외 배설은 전적으로 신장의 요배설에 의한다.

1. 내적조절

   1) 포타시움을 세포 내외로 재분포(redistribution) 혹은 재배치한다.

      (1) 세포 내 포타시움이 부족하면 세포막의 Na^+-K^+ ATPase가 증가하여 $3Na^+$를 세포 외로 배출하고 대신 $2K^+$를 유입한다. 수분 내에 이루어진다.

      (2) Na^+-K^+ ATPase의 활성도에 영향을 주는 호르몬

         ① 증가: insulin, 갑상선호르몬, catecholamine(β_2수용체)

         ② 감소: catecholamine(α수용체)

   2) 내적조절에 관여하는 조건

(1) 세포 내로 포타시움을 유입

　① Insulin, β_2작용제, α차단제, 포도당(GLUT4를 통함)

　② Aldosterone: 세포 내로 포타시움의 유입을 촉진하며 소장과 신장에서 포타시움의 배설을 촉진한다.

　③ 갑상선호르몬, glucocorticoid, HGH

　④ 대사성 알칼리증: pH가 0.1 변할 때마다 포타시움농도는 0.3 ~ 1.1 mM씩 변한다.

(2) 세포 외로 포타시움을 유출

　① Glucagon, β_2차단제, α작용제, 대사성 산증, 과격한 운동

　② 고혈당증과 같이 유효삼투질농도가 증가하면 세포 내의 포타시움이 세포 외로 유출한다. 혈장 유효삼투질농도가 10 mOsm/kg 증가할 때마다 혈장 포타시움농도는 0.4 ~ 0.8 mM씩 증가한다.

2. 외적조절

　1) 섭취하는 포타시움은 1일 60 ~ 100 mmol이며 소장에서 대부분을 흡수한다.

　2) 소장에서 포타시움을 재흡수하면 간문맥 혹은 장의 감지장치(hepatoportal 혹은

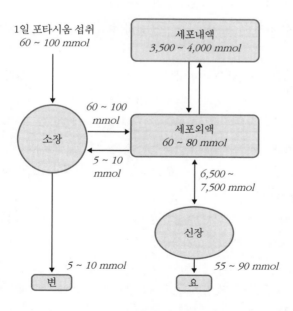

그림 4-1. 포타시움의 섭취, 배설 및 체내 분포

gut sensor)에서 감지한다. 이에 따라 연결세관에서 활성화한 kallikrein-kinin에 의하여 포타시움의 요배설이 증가한다.

3) 포타시움의 체외 배설은 전적으로 요배설에 의한다.

　(1) 정상 신장은 소디움과 수분은 체내로 비축하고 포타시움은 요로 배설하려 한다.

　　① FE_{Na}는 정상일 때 0.5%, 최대일 때 30%이지만 FE_K는 정상 10%, 최대 300% 이다.

　　② 흡수한 포타시움의 90 ~ 95%인 55 ~ 90 mmol를 요로 배설하며 나머지 10% 즉 5 ~ 10 mmol만 변으로 배설한다.

　(2) 거의 대부분을 요로 배설하므로 신장에서 포타시움의 재흡수와 배설을 조절 하는 기전이 중요하다. 다만 신기능이 거의 없으면 변에서 배설이 증가하여 섭 취량의 30%까지 배설한다.

▲ 산의 종류에 따라 세포 안팎의 포타시움의 이동에 차이가 있다.

　◦ 무기산(mineral acid)은 고칼륨혈증을 초래하지만 유기산(organic acid)은 변화가 없다.

1) 무기산

　(1) 염산, 질산, 황산, 인산 등 무기산에 의한 대사성 산증이 있으면 60%에 이르는 산 은 NHE를 통하여 세포로 들어가 중화하며 이에 따라 포타시움을 세포 외로 유출 한다.

　(2) 산증과 함께 고칼륨혈증이 나타난다. pH가 0.1 감소함에 따라 혈청 포타시움농 도는 0.6 mM (0.2 ~ 1.7 mM)씩 증가한다.

　(3) 세포외액에 무기산이 증가하면 $[HCO_3]$가 감소한다.

　　① 세포막의 NBC(Na^+-HCO_3^- cotransporter)를 억제한다.

　　② 소디움을 세포로 유입하는 운반체가 모두 비활성이므로 세포 안의 소디움농도 가 감소한다.

　　③ 이에 따라 Na^+-K^+ ATPase가 억제되고 포타시움이 세포 내로 유입할 수 없다.

　　④ 혈청 포타시움농도가 증가한다.

2) 유기산

　◦ 유산(lactate), 옥살산, 요산, 케톤산 등 유기산(carboxylate)이 증가하면 혈청 포타시 움농도는 변화가 없다.

① 세포외액에 유기산이 증가하면 무기산과 같이 일차적으로 세포막의 NHE와 NBC 를 억제한다.

② 세포막의 H^+-OA^- transporter 즉 monocarboxylate transporter(MCT) 1, 2를 통하여 산과 유기산 즉 유기음이온(organic anion, OA)이 함께 세포 내로 유입한다.

③ 세포의 산은 이차적으로 NHE로 배출하고 대신 세포외액의 소디움이 세포로 유입 한다.

④ 세포의 소디움농도가 유지되며 Na^+-K^+ ATPase, KCl cotransporter 즉 KCC가 활성화하여 세포외액의 포타시움이 세포로 유입한다.

⑤ 혈청 포타시움농도는 정상으로 유지한다.

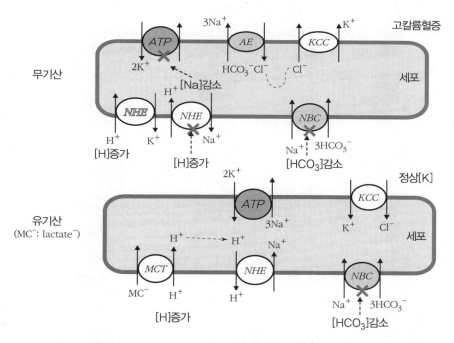

그림 4-2. 무기산 혹은 유기산 증가에 따른 혈청 포타시움농도의 변화

신장에서 포타시움대사의 조절

● 포타시움은 사구체를 자유로이 통과하여 여과한다. 여과한 포타시움의 65 ～ 70%를 근위세관, 25 ～ 30%를 비후상행각, 10%를 집합관 A형사이세포에서 재흡수한다.

　◦ 알도스테론반응 원위네프론(aldosterone–sensitive distal nephron, ASDN)에서 알도스테론에 의하여 활성화하는 ROMK에 의하여 포타시움의 요배설을 조절한다.

　◦ 정상에서 포타시움의 요배설은 여과량의 10% 정도인데 심한 고칼륨혈증이 있으면 최대 300%까지 증가한다.

1. 근위세관: 여과한 포타시움의 65 ～ 70%를 세포사이로 수동재흡수한다.

2. 비후상행각: 여과한 포타시움의 25%를 NKCC2로 재흡수한다.

3. 알도스테론반응 원위네프론(ASDN)

　1) 알도스테론반응 원위세관: aldosterone은 하위 원위곡세관(late DCT, DCT2), 연결세관과 피질집합관의 주세포에서 ENaC에 의하여 소디움을 재흡수하면 내강의 음전하가 증가한다.

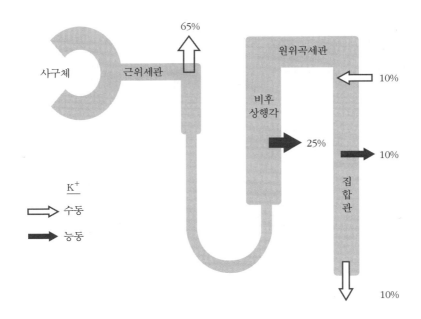

그림 4-3. 세관 부위별 포타시움의 재흡수 및 배설

2) 이차적으로 ROMK를 활성화하여 포타시움의 요배설을 촉진한다.

3) 이 부위에서 일어나는 포타시움의 배설은 ENaC의 활성도에 좌우되며 포타시움의 요배설량을 최종으로 결정한다.

● ASDN의 포타시움통로(K$^+$ channel)

1. ROMK(renal outer medullary K$^+$ channel, SK, Kir1.1, KCNJ1)

1) 비후상행각세포, ASDN의 주세포에 분포하여 내강으로 포타시움을 배설한다.

2) 30, 70 pS로 작은 크기(small K$^+$ channel, SK)로 전도도(conductance)가 낮다.

3) 알도스테론에 의하여 ENaC이 소디움을 재흡수하는 만큼 포타시움의 요배설이 증가한다. ENaC의 활성화에 따라 이차적으로 활성화한다.

4) 저마그네슘혈증이 있으면 ROMK의 문지기 역할을 하는 Mg^{2+}가 부족하므로 통로가 개방되어 포타시움의 요배설이 증가한다.

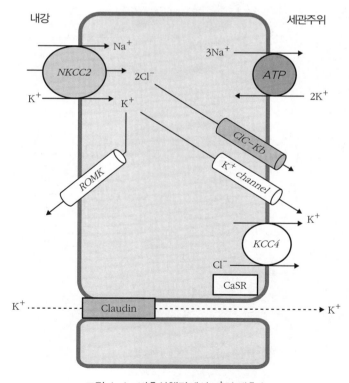

그림 4-4. 비후상행각에서 K$^+$의 재흡수

5) c-src에 의하여 활성화하며, L-WNK1, WNK4는 억제한다.

2. BK(big K⁺ channel) 혹은 maxi-K

1) ASDN에 분포하며 내강의 유량(flow rate)에 따라 포타시움을 배설한다.

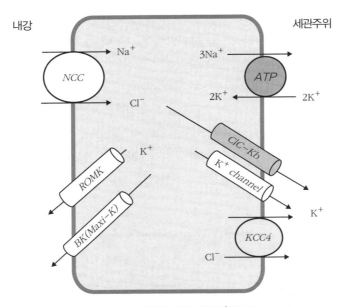

그림 4-5. 원위곡세관에서 K⁺의 이동

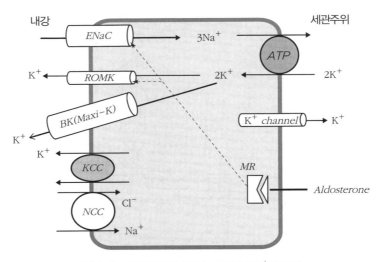

그림 4-6. 하위 원위곡세관(DCT2)에서 K⁺의 배설

2) 150 pS 크기로 높은 전도도로 ROMK에 비하여 다량의 포타시움을 배설한다.

3) Aldosterone의 영향을 받지 않고 내강의 유량과 세관세포 내의 Ca^{2+}에 의하여 활성화한다. 즉 내강유량이 클수록 많은 포타시움의 요배설이 늘며 세관세포의 칼슘이 부족하면 포타시움의 요손실이 없다.

4) KS-WNK1는 활성화하고 WNK4는 억제한다.

● 포타시움의 요배설을 조절하는 인자

1. 혈청 포타시움농도 또는 포타시움의 부하

1) 혈청 포타시움농도가 증가하거나 포타시움의 섭취나 부하가 증가하면 2 ~ 3일 내에는 aldosterone이 증가하지 않지만 4일 이후에 정상의 1,000배 이상으로 증가한다.

2) 급성과 만성 모두에서 포타시움과 함께 소디움의 요배설이 증가한다. 염분의 섭취가 많을 때 포타시움이 많은 음식을 섭취하면 소디움의 요배설이 증가하여 고혈압의 예방에 도움이 된다.

(1) 급성

① 세관주위의 포타시움농도가 증가하면 세관세포의 기저외측막의 Na^+-K^+ ATPase가 활성화한다. 이에 따라 세관세포로 포타시움이 유입한다.

② 포타시움의 부하가 증가하면 NKCC2, NCC를 억제한다. 세관세포로 유입한 포타시움을 배설하지 못하므로 내강에서 양이온을 재흡수하지 못한다.

③ 내강의 소디움이 증가하며 이차적으로 유량이 증가하여 ENaC과 BK가 활성화한다. ENaC이 활성화하므로 이차로 ROMK도 활성화한다.

④ 소디움과 포타시움의 요배설이 증가한다.

(2) 만성

① 급성 때와 같은 기전에 더하여 aldosterone 증가에 따른 효과가 더 있다.

② WNK4에 의하여 NCC, ROMK를 억제하고 WNK1에 의하여 BK를 활성화한다.

③ 소디움과 포타시움의 요배설이 증가한다.

2. Aldosterone

1) NCC와 ENaC을 활성화하여 내강의 소디움을 재흡수를 하고 ROMK로 포타시움을 배설한다.

2) ASDN에 작용한다.

① 주세포에서 소디움의 재흡수가 증가하고 이에 따라 ROMK로 포타시움을 배설한다.

② 사이세포에서 H^+–K^+ ATPase로 산 배설이 증가하며 포타시움을 재흡수한다.

3) Aldosterone은 혈청 포타시움농도(고칼륨혈증), CTA에 의하여 활성화한다. ANF는 억제한다.

3. ASDN으로 이동하는 내강유량(distal flow rate)

1) 유량은 체액이 과잉이거나 이뇨제의 투여 등 내강 내 소디움과 수분량에 의하여 결정된다.

2) 내강유량이 증가하면 NCC, ENaC와 BK가 활성화하여 소디움의 재흡수와 포타시움의 요배설이 증가한다.

4. 세관내강의 음전하와 흡수되지 않는 음이온의 유입

1) 세관내강의 음전하가 증가하거나 ASDN으로 흡수되지 않는 음이온이 많이 유입하면 양이온인 포타시움과 산의 배설이 증가한다.

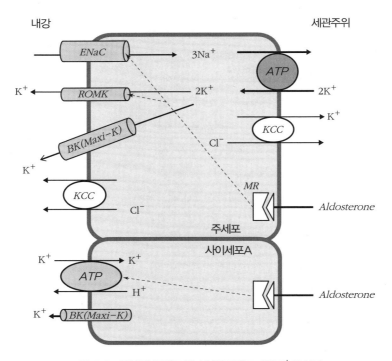

그림 4-7. 집합관 주세포와 A형사이세포에서 K^+의 이동

2) 대사성 알칼리증에 의한 HCO_3^-, 당뇨병성 케톤증에서 케톤체나 penicillin, carbenicillin 등 외부에서 유입한 음이온은 재흡수되지 않는 음이온으로 내강의 음전하가 증가한다. 이에 따라 포타시움과 산의 요배설이 증가한다.

5. AVP

   ◦ 내강 요량은 감소하지만 V1을 통하여 BK가 활성화하고, V2를 통하여 ENaC, ROMK가 활성화한다. 즉 포타시움의 요배설이 증가한다.

6. Ang II: NCC, ENaC를 활성화하고 ROMK를 억제한다.

7. 산염기대사: pH가 0.1 변할 때마다 혈청 포타시움농도는 0.3 ~ 1.1 mM씩 변한다.

   1) 산증

      ① 산이 세포 내로 유입하고 포타시움을 세포 외로 유출하여 고칼륨혈증이 나타난다.

      ② 산이 세관세포에 유입하면 pH가 감소하여 ROMK를 억제하여 포타시움의 요배설이 감소한다. 이에 따라 고칼륨혈증이 더욱 악화한다.

   2) 알칼리증

      ① 산이 세포에서 유출하며 포타시움이 세포 내로 유입하여 저칼륨혈증이 나타난다.

      ② 산이 세관세포에서 유출하면 pH가 증가하여 ROMK를 활성화하여 포타시움의 요배설이 증가한다. 이에 따라 저칼륨혈증이 더욱 악화한다.

● 혈청 포타시움농도와 요암모늄(NH_4^+)의 생성

1. 저칼륨혈증

   1) 요암모늄의 생성이 증가한다.

      ① 비후상행각의 NKCC2에서 부족한 포타시움 대신 NH_4^+의 재흡수가 증가하는 것이 가장 큰 원인이다. 이에 따라 세관과 주위에 NH_4^+가 증가한다.

      ② 근위세관에서 NH_3/NH_4^+의 배설이 증가한다.

   2) 저칼륨혈증이 심할 때 세포의 포타시움 결핍이 있으면 집합관의 A형사이세포에서 H^+-K^+ ATPase로 산배설이 증가하고 포타시움의 재흡수가 증가한다.

      ① 요 pH는 감소하여 산성으로 되며 요암모늄의 생성이 증가한다.

      ② 산의 배설이 증가하여 대사성 알칼리증이 생긴다.

      ③ 대사성 알칼리증 환자에서 역설적으로 요 pH가 산성(<5.5)이면 심한 포타시움

의 결핍을 의미한다(역설적 산뇨, paradoxical aciduria).

2. 고칼륨혈증

1) 요암모늄의 생성이 감소한다.

① 비후상행각의 NKCC2에서 내강에 많은 포타시움을 더욱 많이 재흡수하는 것이 가장 큰 원인이다. NH_4^+의 재흡수가 감소하여 세관 주위의 NH_4^+가 감소한다.

② 근위세관에서 NH_3/NH_4^+의 배설이 감소한다.

2) 세포에 포타시움이 많아 집합관 A형사이세포에서 H^+-K^+ ATPase를 억제한다. 이에 따라 요산성화능의 장애가 따른다.

● **포타시움의 섭취와 혈압**

◦ 포타시움의 섭취가 증가하면 소디움의 요배설이 증가하고 말초혈관의 저항이 감소한다.

1. 소디움이뇨

1) 소장에서 포타시움을 흡수하면 간문맥이나 장의 감지장치(hepatoportal, gut sensor)에서 감지하여 연결세관에서 kinin계가 활성화한다. 이에 따라 포타시움의 요배설이 증가한다.

2) 세관주위에 포타시움농도가 증가하면 기저외측막의 Na^+-K^+ ATPase가 활성화하여 포타시움이 세관세포로 들어온다.

① NKCC2와 특히 NCC가 억제되어 소디움의 재흡수가 감소한다.

② 내강에 소디움이 많고 유량이 증가하여 ASDN의 ENaC과 BK를 활성화한다.

③ ENaC에서 재흡수되는 소디움의 양은 NKCC2, NCC에 비하여 훨씬 적기 때문에 소디움과 포타시움의 요배설이 모두 증가한다.

2. 혈관확장

① 혈청 포타시움농도가 증가하면 혈관평활근세포 세포막의 Na^+-K^+ ATPase가 활성화하여 포타시움이 세포로 들어가고 대신 소디움이 세포 외로 나온다.

② 이에 따라 세포막의 $Ca^{2+}-Na^+$ ATPase 즉 NCX를 억제하여 세포 내 iCa농도가 감소한다.

③ 혈관확장이 일어나 말초혈관의 저항이 감소하여 혈압이 낮아진다.

3. 포타시움의 섭취가 증가하면 혈압이 저하하고 뇌졸중의 발생도 감소한다.

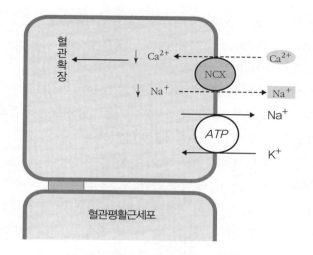

그림 4-8. 고칼륨혈증에서 혈관확장의 기전

고칼륨혈증으로 세포 내 포타시움의 유입과 소디움의 유출이 증가하면 세포막의 NCX가 억제된다. 이에 따라 세포 내 Ca^{2+}의 농도가 감소하여 혈관이 확장한다.

① 충분한 포타시움의 섭취(~ 80 mmol/d)로 수축기 혈압은 3.5 mmHg, 확장기 혈압은 2 mmHg 감소한다. 포타시움의 섭취가 90 ~ 120 mmol/d로 증가하면 수축기 혈압이 7.2 mmHg 감소한다. *(Aburto NJ et al. BMJ 2013;346:f1378; Binia A et al. J Hypertens 2015;33:1509)*

② Intersalt 연구에서 포타시움의 섭취가 매 1 g 증가할 때마다 수축기 혈압은 0.65 mmHg, 확장기 혈압은 0.42 mmHg씩 감소한다. *(Intersalt cooperative research group. BMJ 1988;297;319; McCarron DA et al. Science 1984;224:1392)*

③ 포타시움의 섭취량이 증가할수록 그에 따라 뇌졸중의 발생이 더욱 감소한다. *(Khaw KT et al. N Engl J Med 1987;316:235; He FJ, MacGregor GA. Lancet 2006;367;320)*

● Aldosterone역설(aldosterone paradox)

◦ ASDN에서는 소디움과 포타시움의 재흡수와 배설을 각각 독립적으로 조절한다.

1. 저혈량증 혹은 저염식

◦ 저혈량증에서는 소디움의 재흡수는 최대로 증가하지만 포타시움의 요배설은 최소로 한다. 즉 저칼륨혈증이 드물다.

　1) 근위세관, 비후상행각, 원위곡세관(DCT1)에서 사구체세관균형에 의하여 NaCl의

재흡수가 증가한다. 원위부로 전달하는 요량이 감소한다.

2) PRA, Ang II, aldosterone이 증가한다.

    ① Ang II이 증가하여 c-Src를 통하여 ROMK를 억제한다.

    ② Aldosterone이 증가하며 NCC, ENaC, ROMK이 활성화한다.

3) ENaC은 활성화하지만 내강의 소디움농도가 < 8 mM로 매우 낮아 이차적으로 ROMK를 통한 포타시움의 요배설량이 매우 적다.

4) ASDN의 내강유량이 매우 적어 BK가 활성화하지 않는다.

2. 고칼륨혈증 혹은 포타시움의 다량 섭취

  ◦ 고칼륨혈증에서는 포타시움의 배설은 최대로 하지만 소디움의 재흡수는 최소로 하고 대신 칼슘의 재흡수가 증가한다. 즉 체액의 증가가 없거나 있더라도 많지 않다.

1) Ang II이 감소하면 WNK5를 통하여 NCC는 억제하고 ROMK, BK는 활성화한다.

2) NCC를 억제하므로 대신 TRPV5가 활성화하여 칼슘의 재흡수가 증가한다.

3) Aldosterone이 증가하여 ENaC이 활성화하고 이차적으로 ROMK도 활성화한다.

4) 소디움의 요배설이 많아지며 내강유량이 증가하여 BK가 활성화한다.

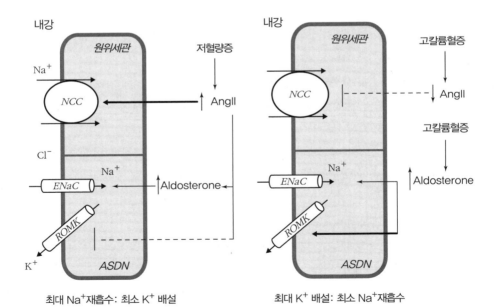

최대 Na$^+$재흡수: 최소 K$^+$ 배설   최대 K$^+$ 배설: 최소 Na$^+$재흡수

그림 4-9. Aldosterone역설

저혈량증에서는 저칼륨혈증이 드물고 고칼륨혈증에서는 체액량의 증가가 드물다.

II. 저칼륨혈증(Hypokalemia)

● 정의

1. 혈청 포타시움농도: < 3.5 mM (mmol/L, mEq/L)

2. 경중도

　① 경증: 3.0 ~ 3.5 mM　② 중등도: 2.0 ~ 3.0 mM　③ 중증: < 2.0 mM

● 원인

　◦ 가장 흔한 원인은 섭취의 감소, 내적인 재분포나 체외로 손실이 증가하는 것이다.

1. 세포로 재분포: 전 체액의 포타시움의 양은 변화가 없다. U_K < 15 mmol/d

　1) Insulin과 포도당

　2) $\beta2$교감신경계 항진

　　◦ 급성 심근경색 후, 두부외상, β_2작용제(xanthine, 카페인, 자궁수축억제제)

　3) 대사성 알칼리증

　4) 세포의 증식: 적혈구 등 세포의 급격한 증식, 전정맥영양(TPN)

　5) 저포타시움혈증 주기성 마비(hypokalemic periodic paralysis), 갑상선중독성 주기
　　성 마비

　6) 기타: 가성 저칼륨혈증, 저체온증, Ba중독

2. 섭취의 부족: U_K < 15 mmol/d, 매우 드물다.

3. 손실의 증가

　1) 신장 이외의 손실: U_K < 15 mmol/d

　　(1) 위장관 손실: 심한 설사, 하제

　　(2) 피부 손실: 과도한 발한, 심한 화상

　2) 신장의 손실: U_K > 15 mmol/d, 만성 저칼륨혈증의 가장 많은 원인

　　(1) ASDN으로 이동하는 내강유량 증가

　　　◦ 이뇨제, 신독성 약제, 염손실신염, Bartter증후군, Gitelman증후군, 신세관산증

　　(2) 내강의 음전하 증가

　　　① Mineralocorticoid의 과잉(일차 혹은 이차 고알도스테론증), Cushing증후군

　　　② ENaC의 활성화: Liddle증후군

　　　③ 구토, 대사성 알칼리증, 근위신세관산증, penicillin 등 비흡수성 음이온

(3) 포타시움 재흡수의 감소: 원위신세관산증

(4) ROMK의 기능이상: 저마그네슘혈증

● 임상소견

1. 입원 환자의 20%에서 관찰되며 심혈관계 증상으로 사망률이 10배 가까이 증가한다.

2. 임상소견은 매우 다양하다. 그 경중은 저칼륨혈증의 정도와 발생 속도에 따라 다르다.

① 주로 심장, 근육, 위장관의 증상이다.

② 저칼륨혈증이 있으면 골격근육, 심근, 장의 근육에서 과분극(hyperpolarization)을 지속하여 탈분극(depolarization) 즉 수축을 할 수 없는 마비 상태가 된다.

③ 혈청 포타시움농도가 3.0 mM 미만이면 나타난다.

3. 저칼륨혈증의 정도에 따른 증상

1) 경증: 피로, 쇠약감, 근 무력감, 근육경련, T파의 평탄화, U파 출현 등 심전도의 변화

2) 중등도(2 ~ 3 mM)

○ 변비, 다뇨, 횡문근융해증, 심방 및 심실 부정맥, digitalis 독성, 간성혼수의 악화

3) 중증 (< 2 mM): 장 마비, 근 마비, 심장마비, 호흡근 마비

4. 저칼륨혈증에 의한 신장 장애

1) 처음에는 근위세관세포에 액포(vacuolization)가 생기지만 오래되면 간질세관신염, 낭종으로 진행한다. 오래 지속하면 급만성신부전으로 진행한다.

2) NaCl, HCO_3^-의 재흡수 증가, 고인뇨증(hyperphosphaturia), 요농축능의 저하로 다뇨, 저구연산뇨증(hypocitruria, hypocitraturia), 대사성알칼리증 등이 나타난다.

5. 만성 저칼륨혈증에 의한 심혈관계 장애

○ 신장에서 소디움의 재흡수가 증가하여 고혈압, 심부전, 뇌졸중 등이 발생한다.

6. 저마그네슘혈증이 저칼륨혈증에 미치는 영향

1) 저마그네슘혈증과 저칼륨혈증이 함께 있을 때 마그네슘을 교정하지 않으면 포타시움을 충분히 보충하여도 저칼륨혈증이 교정되지 않는다.

2) 기전

(1) 마그네슘의 결핍으로 Mg^{2+}의존 Na^+-K^+ ATPase의 활성이 저하한다.

① 포타시움이 근육 등 세포 내로 유입하지 못하여 혈액 내 포타시움이 증가

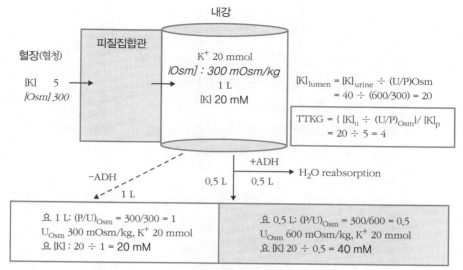

그림 4-10. TransTubular [K] Gradient (TTKG)의 의미
요의 농도는 요농축능에 따라 크게 변하므로 이를 보정한 것이 TTKG이다.

한다.

② 증가한 혈액 내의 포타시움은 사구체에서 여과량이 증가하여 요손실이 증가
한다.

③ 오히려 저칼륨혈증이 발생한다.

(2) 마그네슘은 비후상행각과 피질집합관의 ROMK의 통로를 막는 문지기
(gate-keeper) 역할을 한다. 마그네슘의 결핍 혹은 저마그네슘혈증이 있으면
ROMK의 문지기가 없는 셈이므로 다량의 포타시움을 요배설한다.

7. 저칼륨혈증이 생기는 원인 중 저인혈증, 저칼슘혈증, 저마그네슘혈증이 함께 나타
나는 예가 많다. 결핍이 있는 전해질을 모두 함께 교정하여야 저칼륨혈증을 교정
할 수 있다.

● 진단

◦ 병력과 진찰소견으로 저칼륨혈증의 대부분의 원인을 감별할 수 있다. 포타시움의 요
배설, 산염기 상태, 혈압과 체액량의 평가가 매우 유용하다.

1. 포타시움의 요배설

1) 24시간 요포타시움배설 *(mmol/d)*

① > 15: 신장의 손실　② < 15: 신장 외 손실

　2) 단회 요

　　(1) 요K/creatinine 농도 비 (U_K/U_{Cr}) *(mmol/g, mM/mM)*

　　　◦ > 15 mmol/g, 1.5 mM/mM: 신장의 포타시움 손실

　　(2) TTKG(transtubular K^+ gradient)

　　　◦ 피질집합관에서 포타시움이 분비하는 것을 평가한다. Aldosterone의 활성도
　　　　를 반영하여 ASDN에서 포타시움의 배설이 많을 때 증가한다.

　　　◦ TTKG = $[U_K/(U_{Osm}/P_{Osm})]/S_K$

　　　　* U_{Osm}: 요삼투질농도, P_{Osm}: 혈장 삼투질농도, U_{osm}/P_{Osm}: 수분 재흡수에 따른 U_K를 보정

　　　◦ TTKG의 해석

　　　　① 3: 정상　② > 4: ASDN을 통한 신장의 손실

　　　　③ < 2 : 삼투이뇨 등 내강유량의 증가

　　(3) 요Cl농도(U_{Cl}) *(mM)*

　　　◦ 대사성 알칼리증이 있는 저칼륨혈증의 감별진단

　　　　① < 10: 구토, 클로라이드 설사 등 체액량이 감소한 상태

　　　　② ≥ 20: 이뇨제의 사용, Gitelman증후군, Bartter증후군

　　(4) 요Ca/creatinine농도비(U_{Ca}/U_{Cr}) *(mM/mM)*

　　　◦ 대사성 알칼리증이 있는 저칼륨혈증에서 U_{Cl}이 20 mM을 넘을 때 감별진단

　　　　① > 0.2: loop이뇨제, Bartter증후군　② < 0.15: thiazide, Gitelman증후군

　　(5) 요Na/Cl농도 비(U_{Na}/U_{Cl}) *(mM/mM) (Wu KL et al. Am J Med 2017;130(7):846)*

　　　　① 1 : 신장의 손실, 이뇨제　② > 1: 섭취의 감소　③ < 1: 하제, 설사

2. 산염기상태

　◦ 반드시 혈청 포타시움농도를 3.5 ~ 4.0 mM 이상으로 교정한 후 평가한다. 그렇지 않
　　으면 원인에 상관이 없이 대개 알칼리증이 나타난다.

　1) 신장 외의 손실

　　　① 산증: 설사

　　　② 알칼리증: 오래된 이뇨제 사용, 오래된 구토나 경비 위배액, 심한 발한

　2) 신장 손실에서 혈압이 정상이거나 낮을 때 감별진단에 유용하다.

　　(1) 산증: 신세관산증, 당뇨병성 케톤산증, amphotericin B, acetazolamide

　　(2) 알칼리증: 구토, 클로라이드 설사, 이뇨제, Gitelman증후군, Bartter증후군

(3) 정상: HCO_3^-이외 비흡수성 음이온의 배설(hippurate, penicillin)

3. 혈압, 체액량, 혈장 renin활성도(plasma renin activity, PRA) 및 aldosterone농도의 측정

　◦ TTKG > 4 즉 ASDN에서 포타시움의 손실이 증가한 때에 감별에 유용하다.

　◦ 정상 소디움 식이에서 PRA는 0.3 ~ 3.7 ng/mL/h 또는 3.3 ~ 41 μIU/mL이며 소디움을 제한한 상태에서 앉거나 서 있을 때 2.9 ~ 10.8 ng/mL/h로 증가한다. Aldosterone은 정상 소디움 식이에서 누워 있을 때 < 16 ng/dL, 서 있을 때 4 ~ 31 ng/dL이다. *(Stalker HP et al. J Pediatr 1976;89:256; Pratt R et al. J Biol Chem 1988;263(7):3137)*

　1) 고혈압 혹은 체액량의 증가: aldosterone을 측정

　　(1) aldosterone의 증가

　　　① PRA의 증가: 신혈관성 고혈압, renin분비선종, 악성 고혈압

　　　② PRA의 감소: 원발성 고알도스테론증, 가족성 고알도스테론증 I(familial hyperaldosteronism I, FH-1)

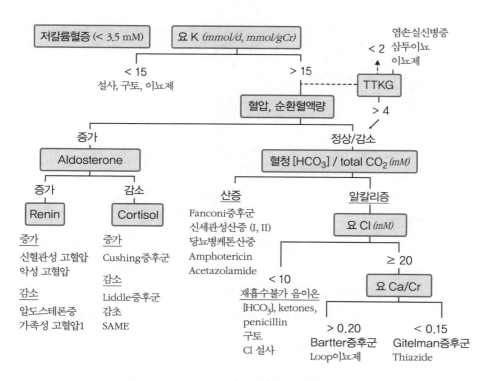

그림 4-11. 저칼륨혈증의 감별진단

③ 혈장 aldosterone/PRA의 비: > 50이면 원발성 고알도스테론증으로 거의 확진

(2) Aldosterone이 감소하였으면 cortisol을 측정한다.

① Cortisol의 증가: Cushing증후군

② 정상 cortisol

◦ Liddle증후군, 감초(licorice), SAME(syndrome of apparent mineralocorticoid excess)

2) 정상 혈압 혹은 체액량 감소가 있으면 앞의 산염기 상태를 통하여 감별한다.

● **치료의 원칙**

1. 치료의 원칙은 다음과 같다.

1) 저칼륨혈증의 정도, 심혈관계의 상태, 혈청 포타시움농도가 감소한 속도에 따라 응급치료의 여부를 결정한다.

2) 생명을 위협할 상황을 치료하고 만성적인 합병증을 막기 위하여 포타시움을 투여한다. 포타시움을 정맥으로 투여할 때는 혈청 포타시움농도를 자주 측정하고 반드시 심전도를 감시한다.

3) 저마그네슘혈증, 저칼슘혈증, 저인혈증 등 다른 전해질대사의 이상이 있으면 함께 치료한다.

4) 원인을 교정하고 더 이상 저칼륨혈증이 진행하지 않도록 한다.

2. 포타시움결핍량의 평가

1) 혈청 포타시움농도에 의한 결핍량의 추정

① 3.0 mM 이상일 때는 1 mM 감소할 때마다 체내 결핍량은 100 ~ 200 mmol 이다.

② 3.0 mM 미만이면 체내 결핍량은 크게 늘어난다. 1 mM 감소할 때마다 200 ~ 400 mmol의 결핍이 있다.

③ 2.0 mM이면 포타시움의 결핍량은 400 ~ 800 mmol에 이른다.

④ 매 100 mmol의 포타시움의 결핍마다 혈청 포타시움농도는 0.27 mM씩 감소한다.

2) 혈중 pH

① 비정상이면 반드시 이를 교정하고 포타시움의 결핍량을 계산하여야 한다.

② pH가 0.1씩 변할 때마다 포타시움농도는 0.3 ~ 1.1 mM씩 변한다.

3) 포타시움 결핍량의 계산

　◦ 포타시움결핍량 (*mmol*) = 0.4 × 체중 × {정상[K] − 현재[K]}

3. 재분포에 의한 저칼륨혈증이더라도 < 2.5 mM로 심한 상태에서는 중한 합병증이 나타날 수 있어 포타시움을 투여할 때도 있다. 다만 원인이 교정된 후에 발생하는 고칼륨혈증(rebound hyperkalemia)의 위험이 크므로 비교적 적은 양을 투여하도록 주의하여야 한다.

4. 급성 두부외상, 급성 심근경색 후, *β2*작용제의 사용 등 심한 교감신경계의 활성화에 의한 심한 저칼륨혈증이 있으면 *β*차단제를 투여한다. 고농도의 propanolol 투여(3 mg/kg)가 효과가 있다. 이 치료로 반등고칼륨혈증이 생길 위험은 없다.

● 치료

1. 경구 포타시움의 투여

　1) 혈청 포타시움농도가 0.1 mM 감소할 때마다 포타시움을 10 mmol씩 투여한다.

　2) 약제:

　　◦ KCl (600 mg T = K^+ 8 mmol; 1 g P = K^+ 13 mmol), K-phosphate monobasic (500 mg T = K^+ 3.7 mmol), K-citrate (1,080 mg T, K^+ = 10 mmol)

　3) 대사성 산증이나 원위신세관산증에서 요로결석의 위험이 있으면 K-citrate를 투여한다.

2. 정맥 투여제

　1) 가장 많이 사용하는 것은 KCl액이며 K-phosphate액도 사용한다. KCl액 1 mL에 포타시움 2 mmol, K-phospahate액 1 mL에 포타시움 4.4 mmol, 인 3 mmol이 있다.

　2) 경구로 투여할 수 없거나 마비, 부정맥 등의 증상이 나타나면 정맥으로 투여한다.

　3) 처음에는 반드시 식염수에 섞어 포타시움을 투여한다.

　　① 초기에는 포타시움을 포도당액에 혼합하여 투여하면 포타시움이 포도당과 함께 세포 내로 유입하므로 저칼륨혈증이 호전되지 않거나 악화하기도 한다.

　　② 포타시움의 결핍을 충분하게 교정한 후에는 세포 내의 포타시움의 결핍을 교정하기 위하여 포도당액에 혼합하여 투여한다.

　4) 포타시움을 정맥투여를 할 때는 반드시 심전도를 감시한다.

5) 투여방법

   (1) 말초정맥

      ① 속도: 포타시움 10 ~ 20 mmol/h(일반적으로 10 mmol/h)

      ② 농도: 식염수 1 L에 포타시움 20 ~ 40 mmol 을 섞는다. 즉 농도를 20 ~ 40 mM로 한다.

      ③ 총량: 포타시움의 총량 1일 60 ~ 80 mmol 이내

   (2) 중심정맥

      ① 혈청 포타시움농도가 < 2.5 mM이거나 임상적으로 위중할 때

      ② 고농도의 포타시움이나 빨리 투여하면 정맥의 염증을 초래하므로 중심정맥을 사용한다. 심장에 직접 고농도의 포타시움이 작용하지 않도록 심장에서 거리가 먼 대퇴정맥(femoral vein)을 사용한다.

      ③ 투여속도: 10 ~ 20 mmol/h로 하지만 마비나 부정맥이 있으면 증량하기도 한다.

      ④ 농도: 식염수 100 mL에 포타시움 10 ~ 20 mmol를 섞는다. 농도는 100 ~ 200 mM이다.

      ⑤ 총량: 1일 200 mmol 이내

3. 마그네슘, 칼슘 혹은 인의 결핍이 있으면 결핍이 있는 모든 성분을 함께 교정한다.

4. 포타시움의 손실을 최소화한다.

   ① 이뇨제를 줄이고 대신 포타시움보존 이뇨제를 병용한다.

   ② 소디움의 섭취를 줄인다.

   ③ ACE억제제, AR차단제나 레닌억제제(aliskiren)도 사용한다.

III. 고칼륨혈증(Hyperkalemia)

● 정의
- 혈청 포타시움농도: > 5.5 mM (mmol/L, mEq/L)
- 중증: > 6 mM, 치명적: > 7 mM

● 원인
○ 급성 고칼륨혈증은 포타시움의 재분포에 의하여 자주 나타나지만 대부분은 신장에서 포타시움의 요배설에 장애가 있을 때이다.
1. 가성 고포타시움혈증
   ① 치료가 필요하지 않음
   ② 혈소판증가증, 백혈구증가증, 검체 채취할 때 오랜 혈류의 정체나 국소적 용혈
2. 포타시움의 세포 외 재분포
   ○ 대사성 산증, insulin 부족, 세포외액의 고장 상태(조영제. mannitol, 고농도의 포도당의 투여), aldosterone 결핍, β_2차단제, digitalis, 고체온증, 종양용해증후군, 운동부족, 주기성 마비
3. ASDN에서 포타시움의 배설 장애
   1) RAAS(renin-aldosterone axis) 억제
      ① ACE억제제, renin억제제(aliskiren), AR차단제(ARB)
      ② ENaC억제제: amiloride, triamterene, trimethoprim, pentamidine
      ③ Aldosterone억제제: sprionolactone, eplerenone
   2) ASDN에 도달하는 내강유량의 감소: 체액부족, 심부전
   3) 저레닌 저알도스테론증
      ① 세관간질신질환: 낭창성신염, 폐쇄성 요로질환, 말기신부전
      ② 당뇨병과 당뇨병성 신증
      ③ 약제: 비스테로이드 진통소염제(NSAID), β_2차단제, cyclosporine, tacrolimus
      ④ 가성 저알도스테론혈증 II(Gordon증후군)
   4) 신부전
   5) 신세관에서 mineralocorticoid에 대한 저항
      ① 가성 저알도스테론혈증I

② 세관간질질환: 낭창성신염, 폐쇄성 요로질환, 유전분증, 급성신세관괴사 후

6) 일차 부신부전

4. 섭취나 부하의 과잉

1) 외인성

① 저장한 적혈구나 혈액

② 신부전이 있을 때 포타시움 많은 식품의 섭취: 채소, 과일, 견과류, 버섯, 커피나 녹차 등 침출차, 감자, 고구마, 해조류(김)

2) 내인성

① 용혈, 위장관 출혈

② 횡문근융해증

● 임상 소견

1. 입원환자의 10%에서 관찰한다. 저칼륨혈증에 비하여 빈도는 낮지만 예후는 매우 나쁘다.

1) > 6.0 mM인 심한 고칼륨혈증은 1%에서 관찰되며 응급상황이다. > 7.0 mM이면 치명적이다.

2) 심장의 흥분도가 증가하여 서맥, 동정지(sinus arrest), 심실빈맥, 심실세동 등 치명적인 부정맥을 초래하므로 응급으로 치료하여야 한다.

2. 각 기관별 증상

1) 심장

① 5.5 ~ 6.5 mM: T파가 높아짐, 6.5 ~ 7.5 mM: P파 소실, 7.0 ~ 8.0 mM: QRS간격의 확장, > 8.0 mM: sine파, 동정지, 심실빈맥, 심실세동

② 심실세동 중 심전에서 우각 차단과 우측 흉부 V1 ~ 3 중 2곳에서 ST절의 상승이 있고 수면 중에 급사하는 Brugada증후도 발현한다.

2) 근골격 및 신경계 증상

① 허약, 구음장애(dysarthria), 연하곤란(dysphagia)

② 상행마비, 감각이상

③ 마비, 횡격막마비 및 호흡부전

3) 소화기계: 장마비, 구역, 구토

4) 대사성 산증: 신장에서 산의 배설을 억제하며 요NH_4^+의 생성을 억제한다.

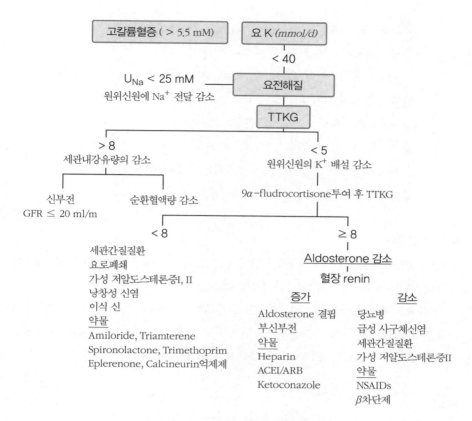

그림 4-12. 고칼륨혈증의 감별진단

● 진단

1. 혈청 포타시움농도가 6 mM 이상이거나 심전도의 이상이 있으면 진단에 앞서 응급상황을 치료한 후 감별진단을 한다.

2. 먼저 가성 고칼륨혈증인지 확인하고 병력, 진찰소견, 약제 복용력, 혈압, 요량, 체액량의 상태와 신기능의 장애를 확인한다.

3. 혈청 전해질(Na^+, K^+, Ca^{2+}, Mg^{2+}), 혈청 BUN과 creatinine, 혈청 삼투질농도와 요의 전해질(Na^+, K^+)과 삼투질농도를 측정한다.

   1) 24시간 요포타시움 배설 *(mmol/d)*: < 40: 신장을 통한 포타시움 배설이 감소

   2) 단일 요

     (1) 요소디움농도 *(mM)* < 25: ASDN에 도달하는 내강 유량의 감소(체액부족, 심부전)

     (2) TTKG

① > 8: 내강유량의 감소: 신부전 (C_{Cr} < 20 mL/m), 체액량 부족

② < 5: ASDN에서 포타시움 배설의 장애

(3) TTKG < 5 미만이면 9α-fludrocortisone(mineralocorticoid) 0.1 mg을 복용한 후 TTKG의 변화를 관찰

① > 8로 회복하면 저알도스테론증으로 PRA 측정

가. PRA의 감소: 저레닌 저알도스테론증

나. PRA의 증가: 부신부전, 알도스테론의 결핍, ACE억제제, ARB

② < 8: 세관에서 mineralocorticoid에 저항

● 치료의 원칙

1. 혈청 농도가 6.0 mM 이상이면 항상 응급으로 생각하여 치료를 하며, 7.0 mM 이상이면 치명적이므로 즉시 응급치료를 한다.

2. 저칼슘혈증(hypocalcemia)이 있으면 고칼륨혈증과 상승작용을 하여 심장의 흥분도가 더욱 증가한다. 고칼륨혈증이 있을 때 반드시 혈청 iCa농도를 측정하고 심전도를 감시하면서 포타시움과 칼슘을 함께 교정한다.

● 치료

◦ 3단계로 치료한다.

1. 즉각적으로 고칼륨혈증이 심장흥분도에 미치는 영향을 차단한다.(10분 이내 효과)

1) 10%Ca-gluconate 10 mL 혹은 10%CaCl$_2$ 3 ~ 4 mL를 2 ~ 3분간 정맥으로 주사한다.

(1) 칼슘은 심장에서 활동전위의 역치를 증가시켜 흥분도를 낮춘다.

① 혈청 포타시움농도에는 영향이 없고 심장, 근육, 신경의 막전압을 안정시킨다.

② 반드시 심전도를 감시하며 치료한다.

(2) 효과와 재투여

① 1 ~ 3분부터 효과가 나타나 30 ~ 60분간 지속한다.

② 5 ~ 10분 후 심전도의 호전이 없거나 다시 악화되면 재투여한다.

(3) Digitalis를 복용하는 환자는 고칼슘혈증이 있으면 digitalis의 독성이 악화하므로 특히 주의하고 효과가 없으면 바로 끊는다. 독성이 나타나면 10% Ca-gluconate 10 mL를 5%D/W 100 mL에 섞어 20 ~ 30분간 정맥으로 천천

히 투여하며 심전도로 감시한다.

2) 3%식염수 50 ~ 250 mL를 정맥으로 투여한다.

① 저나트륨혈증이 있을 때에만 효과가 있다.

② 5 ~ 10분부터 효과가 있고 2시간 지속하며 혈청 포타시움농도에는 영향이 없고 심장, 근육, 신경의 막전압을 안정화한다.

2. 혈청 포타시움농도의 조절(30분 이내 효과)

1) 혈액의 포타시움을 세포 내로 재분포

(1) RI(regular insulin)와 포도당

① 10 ~ 20 U의 RI를 급속 정맥 주사 후에 저혈당을 막기 위하여 25 ~ 50 g의 포도당(50%D/W 50 ~ 100 mL)을 정맥으로 투여한다. 이후 10%D/W를 50 ~ 75 mL/h로 정맥 주사한다.

② 10 ~ 20분부터 효과가 나타나 30 ~ 60분에 최대가 되며 4 ~ 6시간 지속한다.

③ Insulin이 없이 포도당만 투여하면 혈청 당이 상승하여 오히려 세포에서 포타시움이 유출한다. 혈당이 200 mg/dL 이상이면 반드시 insulin을 투여하여야 한다.

(2) β_2작용제

① Salbutamol, formoterol, albuterol을 10 ~ 20 mg 흡입하거나 salbutamol, terbutaline을 0.5 mg을 5%D/W 100 mL에 섞어 정맥으로 투여한다.

② 30분 후부터 효과가 있고 2 ~ 4시간 지속한다. 혈청 포타시움농도를 0.5 ~ 1.5 mM 정도 낮춘다.

③ 관상동맥질환이 있는 환자에서는 주의한다.

④ 말기신부전 환자의 20%에서 β_2작용제에 저항성이 있으므로 RI와 포도당을 함께 투여한다.

⑤ β_2작용제와 RI 및 포도당을 함께 투여하면 추가 효과가 있다.

(3) NaHCO$_3$

① 투여 후 4 ~ 6시간에 효과가 나타나므로 급성 치료에는 의미가 없다.

② NaHCO$_3$ 150 mmol을 5%D/W 1 L에 섞어 지속적으로 투여한다.

2) 체외 배출의 증가(2시간 이내 효과)

(1) 체액량의 회복 및 이뇨제

① 체액량이 부족하면 식염수를 보충한다. 요량이 증가하여 포타시움의 요배설

이 증가한다.

② 체액량이 충분하면 thiazide나 furosemide 등 이뇨제를 투여한다.

(2) 양이온 교환수지: sodium polystyrene sulphonate(SPS)와 Ca-polystyrene sulphonate(Ca-PS)을 사용한다.

① 1일 15 ~ 30 g을 경구로 복용하거나 150 mL의 물이나 20%sorbitol에 섞어 관장액으로 사용한다.

② 1 ~ 2 시간부터 효과가 있고 4 ~ 6시간 이상 지속하므로 매 4 ~ 6 시간마다 투여한다. 혈청 포타시움농도가 0.5 ~ 1.5 mM 정도 감소한다.

③ SPS를 복용한 후 10시간 후 혈청 포타시움농도가 15 g을 복용하면 0.82 mM, 30 g은 0.95 mM, 45 g은 1.1 mM, 60 g은 1.4 mM씩 감소한다.

④ SPS(kayexylate)는 설사, 심한 변비, 급성 장괴사(특히 sorbitol과 함께 사용하였을 때), 고나트륨혈증이 나타난다. Ca-PS(kallimate)는 SPS와 같지만 고나트륨혈증은 나타나지 않는다.

(3) 최근 patiromer calcium, sodium zirconium cyclosilicate 등 새로운 장내 포타시움의 제거제가 개발되었다.

(4) 9α-fludrocortisone

① 저알도스테론혈증에서 경구로 복용하며 대개 1일 0.1 ~ 0.3 mg으로 유지한다. 1.0 mg까지 증량할 수 있다.

② 소디움의 저류와 고혈압이 생길 수 있다.

3. 체내 포타시움의 제거: 혈액투석

4. 급성 치료 후 재발을 방지하기 위한 보존적 치료

① 원인의 치료

② 포타시움의 섭취를 제한하고 고포타시움혈증을 유발하는 약제를 회피한다.

③ 체액량을 유지하여 요배설을 원활하게 한다.

● 최근 개발된 장내 포타시움제거제

1. Patiromer calcium

1) 100 μm의 구슬로 이루어진 흡수되지 않는 유기polymer로 물에 녹여 복용한다.

2) 4.2 g의 patriomer은 2 g의 sorbitol과 0.8 g의 칼슘을 함유하여 장 내의 모든 양이온과 결합하여 배설한다.

① 1일 1회 20 ~ 35 g을 복용하며 장에서 수분을 흡수하여 용적이 커진 후 대장에서 작용하여 효과가 있다.

② 7시간 후에 효과가 있고 혈청 포타시움농도를 교정하는데 48시간 이상, 대개 1주일이 걸린다.

③ 1주일에 혈청 포타시움농도가 0.46 ~ 1.01 mM 감소하며 1개월 내에 76%의 환자에서 혈청 포타시움농도가 정상화한다.

3) 변비(초기 11%, 이후 4%)와 저칼륨혈증(5 ~ 6%)이 나타나며 저마그네슘혈증은 3 ~ 24%로 보고자에 따라 큰 차이가 있었다.

2. Sodium zirconium cyclosilicate

1) 음전하를 띄고 있는 결정격자(crystalline lattice)에서 1가 양이온을 포획하여 제거한다.

2) 선택적인 포타시움이온 포획제(selective potassium ion trap, SKIT)이다.

① 위장관 전체에서 작용하며 1일 5 ~ 10 g을 복용한다.

② 효과가 2시간 후 나타나며 2.2시간부터 혈청 포타시움농도가 교정되며 24시간 내에 98%의 환자에서 효과가 있다.

③ Sorbitol이 암모늄과 결합하여 혈중 BUN은 감소하고 [HCO_3]는 2 mM 증가한다.

④ 48시간 후 혈청 포타시움농도가 0.46 ~ 1.1 mM 감소하며 98%가 정상으로 된다.

3) 경한 위장관증상과 저칼륨혈증(10%), 부종(2.4%)이 나타난다.

참고문헌

1. Palmer BF. Regulation of potassium homeostasis. *Clin J Am Soc Nephrol* 2015;10:1050 ~ 60.

2. Subramanya AR, Ellison DH. Distal convoluted tubule. *Clin J Am Soc Nephrol* 2014;9:2147 ~ 63.

3. Ellison DH, Terker AS, Gamba G. Potassium and its discontents: new insight, new treatments. *J Am Soc Nephrol* 2016;27:981 ~ 9.

4. Gumz ML, Rabinowitz L, Wingo CS. An integrated view of potassium homeostasis. *N Engl J Med* 2014;373:60 ~ 72.

5. Welling PA. Regulation of renal potassium secretion: molecular mechanism. *Semin Nephrol* 2013;33:215 ~ 28.

6. Zacchia M et al. Potassium: from physiology to clinical implications. *Kidney Dis (Basel)* 2016;2(2):72 ~ 9.

7. Greenlee M et al. Narrative review: evolving concepts in potassium homeostasis and hypokalemia. *Ann Intern Med* 2009;150:619 ~ 25.

8. Wu KL et al. Identification of the causes for chronic hypokalemia: importance of urinary sodium and chloride excretion. *Am J Med* 2017;130(7):846 ~ 55.

9. Weiner ID, Wingo CS. Hyperkalemia: a potential silent killer. *J Am Soc Nephrol* 1998;9:1535 ~ 43.

10. Weisberg LS. Management of severe hyperkalemia. *Crit Care Med* 2008;36(12): 3246 ~ 51.

11. Fordjour KN, Walton T, Doran JJ. Management of hyperkalemia in hospitalized patients. *Am J Med Sci* 2012;347(2):93 ~ 100.

12. Bushinsky DA et al. Patiromer induces rapid and sustained potassium lowering in patients with chronic kidney disease and hyperkalemia. *Kidney Int* 2015;88(6):1427 ~ 33.

13. Packham DK et al. Sodium zirconium cyclosilicate in hyperkalemia. *N Eng J Med* 2015;372:222 ~ 31.

14. Weir MR. Current and future treatment options for managing hyperkalemia. *Kidney Int* 2016;6(1):29 ~ 34.

15. Rossingol P et al. Emergency management of severe hyperkalemia: Guideline for best practice and opportunities for the future. *Pharmacol Res* 2016; 113:585 ~ 91.

16. Palmer BF, Clegg DJ. Hyperkalemia across the continuum of kidney function. *Clin J Am Soc Nephrol* 2018;13(1):155 ~ 7.

저자문헌

17. Kim GH, Han JS. Therapeutic approach to hypokalemia. *Nephron* 2002;S1:28 ~ 32.

18. Chang SH et al. Transtubular potassium concentration gradient(TTKG) and urine ammonium in differential diagnosis of hypokalemia. *J Nephrol* 2000;13(2):120 ~ 5.

제5장

대사성 산염기의 장애
(Metabolic Disorders of Acid Base Balance)

I. 산염기대사의 조절

산염기평형

● 혈중 산 즉 H^+농도는 40 nM(pH 7.4)로 거의 변화가 없이 엄격하게 조절한다.

1. 세포외액의 산의 농도 즉 [H]는 40 nM(nmol/L)로 다른 양이온에 비하여 매우 낮다. 그러나 산은 소디움이나 포타시움에 비하여 여러 효소단백질의 음이온에 훨씬 강력하게 결합하므로 정상적인 세포기능을 유지하기 위하여 일정한 농도를 엄격하게 유지하여야 한다.

2. 혈장 산의 농도는 16 ~ 160 nM 즉 pH 7.80 ~ 6.80 이내로 유지하여야 한다. 그러나 체내에서 여러 종류의 완충계(buffer system)가 조절하므로 혈장 산의 농도는 40 nM에서 거의 변화가 없다.

3. 정상 동맥혈의 pH는 7.4, [HCO_3]는 24 mM, 이산화탄소분압 즉 $PaCO_2$는 40 mmHg이다.

4. 정상에서 음식물을 섭취하고 대사를 거치면 1일 1 mmol/kg의 산을 생성한다. 이를 모두 신장으로 배설하여야 한다.

5. 생체는 알칼리증에 비하여 산증에 더 잘 적응하며 대사장애가 호흡장애보다 예후가 좋다. 그러나 동맥혈 pH < 7.0([H] > 100 nM)이거나 혹은 pH > 7.7([H] < 20 nM)이면 치명적이다.

표 5-1. 정상에서 음식물 섭취에 따른 1일 산(H$^+$)의 생성 *(mmol/d)*

영양분	대사산물	산 *(mmol/d)*
산의 생성		
황화 아미노산: cystine, cysteine, methionine	산	70
양이온 아미노산: lysine, arginine, histidine	산	140
유기인산: HPO$_4^{2-}$	산	30
		240
알칼리의 생성		
음이온 아미노산: glutamine, aspartate	알칼리(HCO$_3^-$)	−110
유기음이온: citrate, lactate, acetate	알칼리(HCO$_3^-$)	−60
		−170
1일 산의 생성		70

* 음식물을 섭취하고 대사를 거치면 1일 산 1 mmol/kg을 생성한다. 이를 모두 신장으로 배설하여야 한다.

● 산(acid)과 염기(base)

1. 산은 H$^+$이온을 생성하는 물질이며 염기는 산 즉 H$^+$이온을 받아들이는 물질이다. 산은 상응하는 음이온인 염기와 결합하여 있다.
2. 혈장 H$^+$농도는 40 nM이지만 알칼리인 HCO$_3^-$농도는 24 mM로 H$^+$의 무려 600,000배이다.
3. 산의 세기 즉 강도는 수용액에서 이온화하는 정도에 따라 결정된다. 예를 들어 HCl은 수분에 용해하면 90% 이상이 이온화하여 산을 생성하는 강산이다. 초산 즉 아세트산(CH$_3$COOH)은 용해는 잘되지만 0.4%만 이온화하는 약산이다.

● 완충계와 보상기전

1. 세포외액의 완충(15 ~ 30분)
   1) 세포외액이나 세포내액에 있는 완충제는 대부분 약산과 그 대응염이다.
   2) 세포외액의 가장 중요하고 많은 완충제는 중탄산산염(HCO$_3^-$)이다. 그 외 혈색소 및 단백, 인산염 등이 있어 산을 생성하거나 산이 외부에서 들어오면 15 ~ 30분 이내에 중화한다.

∘ $H^+ + HCO_3^- \leftrightarrow H_2CO_3 \leftrightarrow H_2O + CO_2$

① 이 식을 질량법칙에 따라 정리하면

$$[H] = \frac{K_{a1} \times 0.0306 \times PaCO_2}{[HCO_3]} = 24 \times \frac{PaCO_2}{[HCO_3]} \text{ 가 된다. } (K_a = 800\ nM)$$

② $pH = 6.1 + \dfrac{[HCO_3]}{0.0306 \times PaCO_2}$ (Henderson−Hasselbalch의 식)

3) 혈장 산농도는 호흡으로 조절하는 이산화탄소분압($PaCO_2$)과 신장에서 조절하는 [HCO_3]에 의하여 결정된다.

2. 호흡보상(30분 ~ 1시간)

1) 위의 식에서 이산화탄소분압이 높으면 산의 농도가 증가하고 이산화탄소분압이 낮으면 감소한다.

2) 호흡으로 이산화탄소의 배출량을 조절하여 산의 농도를 일정하게 유지한다.

3. 세포내액의 완충(2 ~ 4시간)

1) 완충계는 세포 내 60%, 혈액 20%, 간질액 20%로 세포 내에 가장 많이 있다.

2) 혈장 산의 농도가 증가하면 산과 상응하는 음이온을 monocarboxylate trans-porter(MCT)1 혹은 4를 통하여 세포 내로 유입하여 혈장 산의 농도를 낮춘다. 세

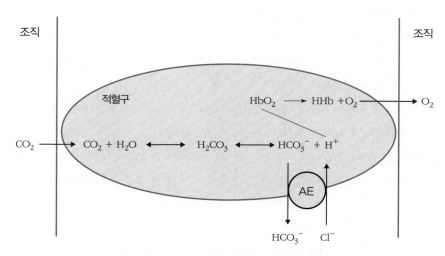

그림 5-1. 클로라이드 이동(chloride shift)

조직에서 생성한 이산화탄소는 적혈구로 이동하여 HCO_3^-를 생성한다. 음이온교환체(AE)를 통하여 혈중 Cl^-와 교환하여 혈액으로 HCO_3^-를 공급한다.

포로 들어 온 산은 단백이나 인 등 다른 음이온과 결합하여 완충한다.

3) 조직에서 대사에 의하여 생성한 CO_2는 적혈구 내로 확산하여 carbonic anhy-drase에 의하여 산과 HCO_3^-가 된다. HCO_3^-는 세포막의 HCO_3^--Cl^-교환체(an-ion exchanger, AE1)인 Band3를 통하여 혈장으로 유입하고 대신 클로라이드가 세포 안으로 들어간다. 이 과정으로 혈중 $[HCO_3]$를 일정하게 유지한다. 이를 클로라이드 이동(chloride shift) 혹은 Hamburger현상이라 한다.

4. 신장의 보상(1 ~ 5일)

　1) 혈장 산농도를 최종적으로 조절하는 기전이다.

　2) 산을 배설하며 동시에 알칼리를 재흡수한다.

● 혈장 산농도는 pH로 표시하며 동맥혈가스분석(arterial blood gas analysis, ABGA)으로 pH와 $PaCO_2$를 측정하고 Henderson-Hasselbalch의 식에 의하여 HCO_3^-농도를 계산한다.

1. 혈장 산농도는 매우 낮아 pH로 측정하고 표시한다.

2. 일반적으로 대사가 활발하게 이루어지는 조직에 이르기 전인 동맥혈의 pH, 이산화탄소분압($PaCO_2$), 산소분압(PaO_2)을 측정한다. 동맥혈 HCO_3^-농도 즉 $[HCO_3]$는 Handerson-Hasselbach식에 의하여 계산한 값이다.

3. 동맥혈 채취는 매우 침습적이므로 꼭 필요할 때만 한다.

　1) 특히 요골동맥(radial artery)을 천자할 때에는 반드시 Allen검사를 하여야 한다.

　　① 수지(hand)에 요골동맥과 천골동맥(ulnar artery)이 동시에 정상으로 혈액공급을 하는지 확인하는 방법이다.

　　② 드물게 동맥이 하나만 혈액공급을 하거나 혹은 동맥의 질환이 있으면 천자 후 요골동맥의 폐쇄가 생기면 수지의 괴사가 생긴다.

　2) Allen검사(*WHO Guidelines on Drawing Blood: Best Practices in Phlebotomy 2010*)

　　① 환자의 천자를 할 손을 들어 올린 후 30초 동안 주먹을 꼭 쥐게 한다,

　　② 의사는 양손을 사용하여 손가락으로 환자의 요골동맥과 천골동맥의 혈류가 동시에 멈추도록 누른다.

　　③ 손은 계속 올린 채 손바닥을 펴게 하고 환자의 손을 관찰하면 핏기 즉 혈색이 없다. 특히 손톱을 보면 뚜렷하다.

　　④ 요골동맥은 계속 누르고 있는 채 천골동맥을 누르고 있던 손가락을 뗀다.

⑤ 5 ~ 15초 후에 손의 혈색을 회복하면 정상이다.

⑥ 그러나 혈색이 돌아오지 않으면 천골동맥의 혈액공급이 원활하지 않다는 의미로 요골동맥의 천자를 금한다.

4. [HCO₃]와 총이산화탄소량(total CO₂, T$_{CO2}$) *(mM)*

1) 혈장 [HCO₃]는 정맥혈로 직접 측정하거나 동맥혈가스분석의 결과로 계산한다. 정맥혈에서 측정한 [HCO₃]는 동맥혈 [HCO₃]과 차이가 3 mM 이내였다. *(Kobold U et al. Clin Chem 2008;54(9):1586)*

① 17,621건의 동시 측정치에서 정맥혈에서 측정한 [HCO₃]는 0.96 × {동맥혈 [HCO₃]} + 0.68 *mM* (r^2, 0.93)이었다.

② 정맥혈은 동맥혈의 [HCO₃]보다 3 mM 이내로 낮았다.

2) 정맥혈의 총이산화탄소량(T$_{CO2}$)은 정맥 혹은 동맥혈에서 측정한 [HCO₃]와 거의 같다.

∘ Total CO₂ (T$_{CO2}$) *(mM)* = [HCO₃] + [H₂CO₃] + [용해된 CO₂]

① 위의 식에서 H₂CO₃은 생기자마자 바로 HCO₃⁻나 수분에 용해된(dissolved) CO₂로 전환하므로 결국 총이산화탄소량은 [HCO₃]과 [용해된 CO₂]를 합한 것이다.

② PvCO₂는 PaCO₂보다 3 ~ 5 mmHg가 높다. *(Byrne AL et al. Respirol 2014;19:168)*. PaCO₂는 정상이 40 mmHg이므로 용해된 CO₂는 0.0306 × 43 혹은 45 즉 1.32 ~ 1.35 mM에 불과하다. 즉 정맥혈 T$_{CO2}$와 정맥혈 [HCO₃]의 차는 < 1.5 mM이다.

③ 정맥혈 T$_{CO2}$와 동맥혈 [HCO₃]의 차는 < 1.7 mM이다. *(Kobold U et al. Clin Chem 2008;54(9):1586)*

3) T$_{CO2}$의 정상치는 23 ~ 30 mM이다. < 23 mM, > 30 mM이면 산염기대사의 장애로 생각하고 정맥 혹은 동맥혈가스분석을 하여야 한다. *(Kraut JA, Madias NE. Clin J Am Nephrol 2018;13(2):343)*

5. 동맥혈가스분석과 정맥혈가스분석(venous blood gas analysis, VBGA)

(Byrne AL et al. Respirology 2014;19(2):168; Kelly AM et al. Emerg Med J 2014;31(e1):e46)

1) 말초 정맥혈가스분석에 의한 pH와 [HCO₃]은 동맥혈과 거의 차이가 없다. [HCO₃]는 동맥 21 ~ 27 mM, 정맥 23 ~ 29 mM이었다.

2) 정맥혈의 PO₂나 PCO₂는 동맥혈과 매우 차이가 크기 때문에 호흡기질환이나 호흡성 산염기장애를 평가하려면 반드시 동맥혈가스분석을 하여야 한다.

① ABGA와 VBGA의 의한 pH나 [HCO₃]는 거의 차이가 없다.

  ◦ 정맥혈은 동맥혈에 비하여 pH는 0.02 ~ 0.04가 낮고 [HCO₃]는 1 ~ 2 mM가 높다.

② ABGA와 VBGA의 의한 PO₂나 PCO₂는 매우 큰 차이가 있다.

  ◦ 정맥혈은 동맥혈에 비하여 PO₂는 -10.7 ~ 2.4 mmHg의 차이가 있고 PCO₂는 27.2 ~ 46.6 mmHg가 높다.

● 용어의 정의

1. pH와 산의 농도

pH	[H] (nM)
7.8	16
7.7	20
7.6	26
7.5	32
7.4	40
7.3	50
7.2	63
7.1	80
7.0	100
6.9	125
6.8	160

◦ pH로부터 산의 농도를 대략 계산하는 방법

  1) pH 7.4의 산의 농도가 40 nM인 것을 기준으로

    ① pH가 0.1 증가할 때마다 0.8씩 곱한다.

      ◦ pH 7.5: 40 × 0.8 = 32, pH 7.6: 40 × 0.8 × 0.8 = 25.6

    ② pH가 0.1 감소할 때마다 1.25씩 곱한다.

      ◦ pH 7.3: 40 × 1.25 = 50, pH 7.2: 40 × 1.25 × 1.25 = 62.5

  2) 이는 $pH = - \log [H^+]$인 logarithm의 원리를 이용한 계산이다.

    ① pH가 0.1 감소하면 위의 식에서 산이 증가한 것이므로

      ◦ $0.1 = 1 - 3 × 0.3 = \log 10 - 3 × \log 2 = \log 10 - \log 2^3$

        $= \log \dfrac{10}{8}$ $\boxed{\dfrac{10}{8} = 1.25}$

② pH가 0.1 증가하면 위의 식에서 산이 감소한 것이므로

$$\circ - 0.1 = 3 \times 0.3 - 1 = \log 2^3 - \log 10$$

$$= \log \frac{8}{10} \qquad \boxed{\frac{8}{10} = 0.8}$$

2. 산염기장애의 정의

1) 산혈증(acidemia)과 알칼리혈증(alkalemia)

① 정상 동맥혈 pH는 7.40 ± 0.05(7.35 ~ 7.45)이며 pH를 기준으로 산혈증 혹은 알칼리혈증으로 구분한다.

② 산혈증은 동맥혈의 pH가 7.35 보다 낮은 즉 혈장의 산농도가 높은 상태, 알칼리혈증은 pH가 7.45보다 높은 즉 혈장의 산농도가 낮은 상태이다.

③ 전적으로 동맥혈 pH를 기준으로 정의한다.

2) 산증(acidosis), 알칼리증(alkalosis)

① 혈장 pH에 관계없이 산 혹은 알칼리를 얻거나 손실하는 병적인 기전이나 과정(process)을 의미한다.

② 산증에서는 체내에 산을 얻거나 알칼리의 손실에 의하여 산을 추가하는 병적인 과정이 있다. 알칼리증에서는 체내에 알칼리를 얻거나 산의 손실로 알칼리를 추가하는 병적인 기전이 있다.

③ 대사장애에 의한 대사성(metabolic), 호흡의 장애에 따른 호흡성(respiratory)으로 산증 혹은 알칼리증이 발생한다.

④ 일반적으로 산증에서는 산혈증, 알칼리증에서는 알칼리혈증이 관찰되지만, 혼합 산염기장애에서는 pH가 반드시 이와 일치하지 않으므로 유의하여야 한다.

예: 동맥혈 pH 7.40, $PaCO_2$ 60 mmHg, $[HCO_3]$ 36 mM인 환자는 pH는 정상이지만 실제로 체내에 호흡성 산증($PaCO_2$의 증가)과 대사성알칼리증(HCO_3^-의 증가)이 함께 있는 혼합 산염기장애(mixed acid base disorder)이다.

산염기대사의 조절

● 산염기대사의 조절에 관여하는 기관

1. 신장
   1) 정상인에서 섭취한 음식의 대사과정을 통하여 1일 1 mmol/kg의 산을 생성한다.
   2) 생성한 산을 모두 배설하고 이에 상응하는 동량의 알칼리 즉 HCO_3^-를 보충하는
      것이 신장의 주된 기능이다.
      ① 체내에 있는 알칼리의 체외 손실을 막기 위한 재흡수를 한다.
      ② 체내에서 생성한 산을 배설하며 산을 중화하기 위하여 사용하였던 알칼리를
         동시에 재생한다.
      ③ 최근에는 재흡수와 재생을 구분하지 않는다.
   3) 정상이거나 대사성 산증에서는 산의 배설과 알칼리의 재흡수가 일어나지만 대사
      성 알칼리증에서는 산의 재흡수와 알칼리의 배설이 나타난다.
2. 폐
   1) 호흡의 횟수보다 주로 깊이를 조절하여 혈장 이산화탄소의 분압을 조절한다.
   2) 산증에서는 과환기(hyperventilation)로 $PaCO_2$를 낮추고 알칼리증에서는 저환기
      (hypoventilation)로 $PaCO_2$를 증가시킨다.
3. 간
   1) 질소화합물로부터 glutamine을 생성하여 신장으로 보낸다. 근위세관세포에서
      NH_3/NH_4^+로 전환하여 산배설에 기여한다.
   2) 유산, 구연산, $\alpha-KG^{2-}$ 등 여러 전구염기로부터 알칼리 즉 HCO_3^-을 생성한다.

● 체내 산염기 평형을 유지하는 기전

1. 세포 내외의 완충제
2. 폐에서 호흡으로 $PaCO_2$를 조절
3. 신장에서 산을 배설하고 이차적으로 체내에 HCO_3^-를 회수

● 산의 생성과 알칼리의 손실에 따른 혈청 음이온의 변화

1. 산의 생성
   1) 체내에서 산을 생성하면 H^+와 동량의 상응하는 음이온(anion, A^-)을 함께 생성한다.

① $H^+A^- + Na^+HCO_3^- \leftrightarrow Na^+A^- + H_2O + CO_2$

② H^+는 혈청 HCO_3^-와 결합하여 수분과 이산화탄소로 전환한다. 음이온(A^-)은 혈청의 Na^+ 혹은 K^+ 등 양이온과 결합한다.

2) 결과적으로 산의 생성은 같은 양의 혈청 $[HCO_3]$의 감소와 음이온의 증가를 초래한다.

2. 알칼리의 손실

1) 산의 생성이 없이 알칼리 즉 HCO_3^-을 손실하면 혈중 양이온인 Na^+ 혹은 K^+에 부족한 HCO_3^- 대신 Cl^-가 결합한다.

2) 결과적으로 알칼리의 손실은 혈청 $[HCO_3]$의 감소, 혈청 $[Cl]$의 증가가 있고 혈중 음이온은 정상이다.

● 호흡에 의한 산염기대사의 조절

1. 이산화탄소(CO_2)계

1) 생체 내에서 가장 즉각적으로 반응하는 세포 외의 완충제인 HCO_3^-와 호흡에 의하여 조절되는 CO_2는 조건에 따라 다음의 반응이 진행된다.

ㅇ $H^+ + HCO_3^- \leftrightarrow H_2CO_3 \leftrightarrow CO_2 + H_2O$

① 혈중 T_{CO2}(total CO_2)는 다음과 같다.

ㅇ Total CO_2 *(mM)* = $[CO_2] + [H_2CO_3]^* + [HCO_3]$ = $0.0306 \times PaCO_2 + [HCO_3]$

= $1.2 + [HCO_3^-]$ (정상 $PaCO_2$ 40 mmHg)

*$[H_2CO_3]$은 이론적인 화합물로 화학반응이 좌측이나 우측으로 즉시 진행하므로 0으로 생각

② $[H]$ *(nM)* = $800 \times \dfrac{[CO_2]}{[HCO_3]}$ = $800 \times \dfrac{0.0306PaCO_2}{[HCO_3]}$ = $24 \times \dfrac{PaCO_2}{[HCO_3]}$

2) 호흡에 의한 산염기대사의 조절

ㅇ 정상 동맥혈 pH 7.40, $[H]$ 40 nM, $[HCO_3]$ 24 mM, PCO_2 40 mmHg, $[CO_2]$ 1.2 mM 상태에서 2 mM의 산이 생성되었을 때 호흡의 상태에 따라 산염기상태가 현격하게 차이가 생긴다.

(1) 폐의 기능이 정상일 때 pH

ㅇ $\underset{2}{H^+} + \underset{24-2}{HCO_3^-} \leftrightarrow H_2CO_3 \leftrightarrow \underset{1.2}{CO_2} + H_2O$ $\quad \downarrow \rightarrow$ 호흡*(2)*

산 2 mM이 혈중 HCO_3^- 2 mM과 중화를 하면 $[HCO_3]$은 22 mM로 감소한다. 이때 새로이 생긴 용해된 $[CO_2]$는 2 mM이 되고 폐의 기능이 정상이라면 모두 호흡을 통하여 체외로 배출한다. 이때 산의 농도는 다음과 같다.

$[H] = 800 \times \dfrac{1.2}{22} = 43.6$ *(nM)* 즉 pH = 7.36으로 정상에 가깝다.

(2) 폐의 기능이 없을 때의 pH

$$\circ\ \underset{2}{H^+} + \underset{24-2}{HCO_3^-} \leftrightarrow H_2CO_3 \leftrightarrow \underset{1.2+2}{CO_2} + H_2O$$

새로이 생긴 용해된 $[CO_2]$는 2 mM는 폐의 기능이 없다면 모두 체내에 머무르게 된다. 이때 산의 농도는 다음과 같다.

$[H] = 800 \times \dfrac{3.2}{22} = 116$ *(nM)* 즉 pH = 6.93로 심한 산증으로 위험한 상태이다.

3) 대사성 산염기장애에서 호흡보상과 그 한계
 ◦ 호흡보상으로는 혈중 pH가 완전히 정상 즉 7.4가 되지 못한다.
 ◦ 호흡보상은 호흡수 대신 호흡의 깊이의 변화로 조절한다.
  (1) 대사성 산증
   ① 혈중 $[HCO_3]$이 1 mM씩 감소함에 따라 $PaCO_2$가 1 ~ 1.25 mmHg씩 감소한다.
   ② 호흡보상의 한계: $PaCO_2 > 12 ~ 15$ mmHg
    혈중 $PaCO_2$가 < 15 mmHg로 감소하면 혈관수축이 일어나고 화학수용체를 통하여 감지하여 과환기를 억제하여 더 이상 $PaCO_2$가 감소하지 않게 된다. 폐포동맥과 폐의 수축(pneumoconstriction)이 일어나 환기를 줄인다.
  (2) 대사성 알칼리증
   ① 혈중 $[HCO_3]$이 1 mM씩 증가함에 따라 $PaCO_2$가 0.6 ~ 0.75 mmHg씩 증가한다.
   ② 호흡보상의 한계: $PaCO_2 < 55$mmHg
    혈중 $PaCO_2$가 55 mmHg까지 이르면 저산소증(PaO_2 70 mmHg)에 따른 호흡중추의 자극으로 환기가 증가하여 더 이상 $PaCO_2$가 증가하지 않는다.
   ③ 이는 폐포와 동맥혈의 산소분압차(alveolar-arterial oxygen gradient, $D_{A-a}O_2$)를 이용하여 계산할 수 있다.

표 5-2. 산염기장애에 대한 호흡보상의 한계

	동맥혈			보상예측치
	pH	[HCO₃]	PaCO₂	[HCO₃] *(mM)*, PaCO₂ *(mmHg)*
대사성				
산증	감소	감소	감소	$PaCO_2 = \{1.5 \times [HCO_3]\} + 8 \pm 2$
				$\Delta PaCO_2 = -1.25 \times \Delta[HCO_3]$
알칼리증	증가	증가	증가	$PaCO_2 = [HCO_3] + 15$
				$\Delta PaCO_2 = 0.75 \times \Delta[HCO_3]$
				$\Delta PaCO_2 = 0.6 \times \Delta[HCO_3]$
				$PaCO_2 = [HCO_3] + 15$
호흡성				
산증	감소	증가	증가	
급성				$\Delta[HCO_3] = 0.1 \times \Delta PaCO_2$
만성				$\Delta[HCO_3] = 0.4 \times \Delta PaCO_2$
알칼리증	증가	감소	감소	
급성				$\Delta[HCO_3] = -0.2 \times \Delta PaCO_2$
만성				$\Delta[HCO_3] = -0.4 \times \Delta PaCO_2$

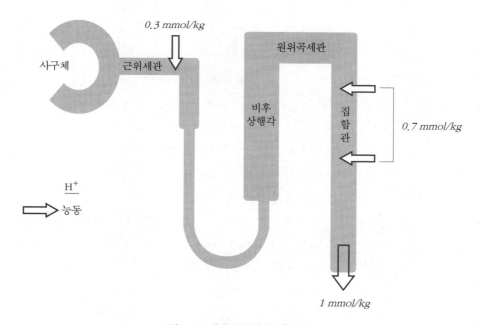

그림 5-2. 세관 부위별 산(H^+)의 배설

$\circ$ $D_{A-a}O_2 = 150 - PaCO_2/0.8 - PaO_2$ *(mmHg)*

정상 $D_{A-a}O_2$는 10 mmHg이므로 10 = 150 - $PaCO_2$/0.8 - 70에서 $PaCO_2$는 0.8 × 70 = 56이다. 즉 PaO_2가 70 mmHg이면 $PaCO_2$는 56 mmHg이다.

● 신장에서 산염기대사의 조절

$\circ$ 신장에서는 섭취한 음식물의 대사로 생성한 1일 1 mmol/kg의 산을 배설하며 산의 배설과 동시에 동량의 알칼리(HCO_3^-)를 체내로 회수한다.

1. 산의 요배설

1) 정상 식사로 체내에 생성되는 산은 1일 1 mmol/kg이며 이를 모두 요로 배설한다. 이를 요산성화능(urine acidification capacity)이라 한다.

2) 순산배설(net acid excretion, NAE)은 요의 적정가능산(titratable acidity, TA)과 암모늄의 합에서 요[HCO_3]를 뺀 것이다.

$\circ$ NAE *(mmol/d)* = TA + U_{NH4} - U_{HCO3}

① 정상에서는 HCO_3^-의 요배설이 거의 없으므로 적정가능산과 암모늄의 요배설이 순산의 배설이다.

② 순산배설의 1/3 ~ 1/2 즉 0.3 ~ 0.5 mmol/kg은 적정가능산, 1/2 ~ 2/3 즉 0.5 ~ 0.7 mmol/kg는 암모늄으로 배설한다.

③ 산증이 생기면 적정가능산은 1.5배 이내로 증가하지만 암모늄은 3 ~ 10배 이상 증가하여 산의 배설은 주로 암모늄의 요배설에 의한다.

3) 세관 부위별 산의 배설

(1) 근위세관

① 산은 주로 내강막의 Na^+-H^+ exchanger(NHE3), 일부 H^+ ATPase로 배설한다. NHE3는 근위세관에서 배설하는 산의 70%를 배설한다.

② 1일 0.3 ~ 0.5 mmol/kg의 산을 배설한다.

③ 산은 내강에서 인산염($H_2PO_4^-$/HPO_4^{2-})과 결합하여 적정가능산을 형성한다.

가. 근위세관에서는 NPT2a나 c는 HPO_4^{2-}, PiT2는 $H_2PO_4^-$를 재흡수한다. 여과한 인산염의 80% 이상을 근위세관에서 재흡수하므로 적정가능산의 생성은 근위세관에 국한하며 집합관에서는 거의 없다.

나. 적정가능산은 대사성 산증이 있어도 정상 1일 20 ~ 30 mmol에서 40 mmol 이내로 매우 적게 증가한다.

④ 염기(base)인 citrate, lactate, succinate, fumarate, α-KG^{2-} 등은 내강에서 산을 중화한 후 내강막의 NaDC1, NaMC을 통하여 세포로 재흡수한다. 이들은 세포에서 HCO$_3$$^-$로 전환하고 NBC1를 통하여 혈액으로 재흡수한다.

　◦ 가장 흔한 염기인 citrate^{3-}는 내강에서 산을 중화하고 H-citrate^{2-}의 형태로 NaDC1을 통하여 재흡수하며 lactate는 NaMC을 통하여 재흡수한다.

⑤ 일부의 산은 내강의 NH$_3$와 결합하여 NH$_4$Cl을 형성하지만 그 양이 적다.

　(2) 집합관 A형사이세포(intercalated cell type A)

① 내강막의 H$^+$ ATPase와 H$^+$-K$^+$ ATPase로 산을 배설한다.

② 1일 0.5 ~ 0.7 mmol/kg의 산을 배설한다,

③ Aldosterone에 의하여 H$^+$ ATPase와 H$^+$-K$^+$ ATPase가 활성화한다. Aldosterone의 농도가 증가하면 산의 배설도 증가한다.

④ 산은 내강의 암모니아(NH$_3$)와 결합하여 NH$_4$Cl로 요배설한다. 이를 요암모늄생성(urine ammoniagenesis)이라 하며 요산성화능, 즉 신장의 산배설에서 가장 중요한 역할을 한다.

⑤ 대사성 산증이 있으면 1일 40 ~ 50 mmol에서 정상의 3 ~ 10 배 즉 100 mmol 이상으로 산의 배설 즉 요암모늄의 배설이 증가한다. 1일 최대 500 mmol까지 증가한다.

2. 알칼리의 재흡수

◦ HCO$_3$$^-$는 근위세관에서 80%, 비후상핵각(TAL)에서 15%, 집합관에서 5%를 재흡수하여 정상인에서 HCO$_3$$^-$의 요배설은 없다.

　1) 근위세관

① 세관내강에서 H$^+$는 여과된 HCO$_3$$^-$과 결합한 후 carbonic anhydrase(CA) IV에 의하여 CO$_2$와 수분이 된다. CO$_2$는 수분에 용해된 상태로(dissolved) AQP1에 의하여 수분과 함께 세관세포로 유입한다.

② AQP1을 통하여 세포로 유입하였거나 대사에 의하여 생성한 CO$_2$와 수분은 세포 내 CA II에 의하여 H$^+$와 HCO$_3$$^-$이 된다. H$^+$는 NHE3나 H$^+$ ATPase에 의하여 내강으로 배설하고 HCO$_3$$^-$는 기저외측막의 Na-bicarbonate cotransporter(NBC1)에 의하여 소디움과 함께 혈액으로 재흡수한다.

③ NBC1의 유전적 변이나 근위세관의 병변으로 HCO$_3$$^-$의 재흡수에 이상이 있으면 알칼리(NaHCO$_3$) 부하 후 HCO$_3$$^-$의 분획배설률이 15%를 넘고, 지속하는 알

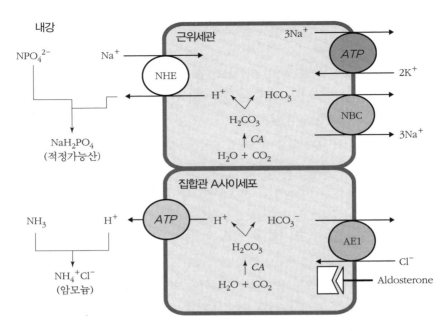

그림 5-3. 근위세관과 집합관 A형사이세포에서 산의 배설과 알칼리 재흡수
산배설과 동시에 등몰(equimolar)의 HCO_3^-을 재생한다.

칼리의 손실로 산증을 초래한다. 이를 근위신세관산증(proximal renal tubular acidosis, pRTA)이라 한다.

2) 비후상행각(굵은 오름가지)

　(1) HCO_3^-의 재흡수

　　① 내강의 CA IV에 의하여 H^+는 여과한 HCO_3^-과 결합하여 CO_2와 수분이 된다. CO_2는 농도차에 의하여 세관세포로 유입한다.

　　② 세포에서 CO_2는 CA II에 의하여 H^+과 HCO_3^-으로 전환하고 기저외측막의 AE2나 electroneutral Na-bicarbonate cotransporter 즉 NBCn1를 통하여 혈액으로 재흡수한다.

　　③ 여과한 HCO_3^-의 15%를 비후상행각에서 재흡수한다.

　(2) NH_4^+의 재흡수

　　① 수화한 크기가 포타시움과 동일한 NH_4^+는 NKCC2를 통하여 세포로 유입한다. 세포에서 NH_4^+는 NH_3와 H^+로 분리한다. H^+은 기저외측막의 NBCn1을 통하여 세포로 유입한 HCO_3^-와 결합하여 수분과 CO_2가 된다. 세포의

NH_3와 CO_2는 세관주위 간질로 확산하여 이동한다. 간질에서 CO_2는 다시 H^+과 HCO_3^-로 분리한 후 H^+은 NH_3와 결합하여 NH_4^+가 된다.

② NBCn1은 전위차에 따라 HCO_3^-를 세포 내외로 이동한다. 대사성 산중이나 저칼륨혈증이 있으면 TAL의 NBCn1의 발현이 증가하는 것으로 미루어 NBCn1은 HCO_3^-의 재흡수보다 주로 NH_4^+의 재흡수에 기여하는 듯하다.

3) 집합관 A형사이세포

① H^+ ATPase 혹은 H^+-K^+ ATPase에 의한 산배설에 따라 2차로 알칼리를 생성한다. 세관세포에서 CA IV에 의하여 CO_2와 수분이 H^+와 HCO_3^-으로 된다. H^+은 내강으로 배설하고 HCO_3^-은 $HCO_3^--Cl^-$ exchanger 즉 AE1를 통하여 혈액으로 유입한다.

② 결과적으로 산의 배설과 더불어 동량의 HCO_3^-를 체내에 회수한다.

③ 요암모늄의 배설량은 동량의 산배설을 반영한다.

◦ 대사과정을 통해 생산한 비휘발성 산은 대부분 요암모늄으로 배설한다. 암모늄은 $NH_3 + H^+ \rightarrow NH_4^+$ 반응에 의해 이루어지므로, 요암모늄의 배설량은 집합관에서 내강으로 분비하는 암모니아(NH_3)와 A형사이세포에서 배설하는 산의 배설량에 달려있다.

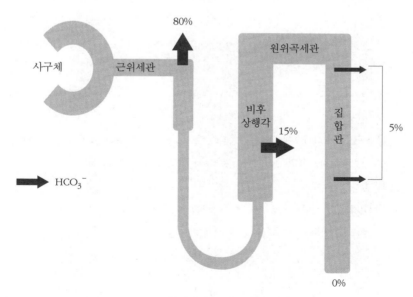

그림 5-4. 세관 부위별 HCO_3^-의 재흡수

④ A형사이세포에서 산의 배설에 장애가 있으면 HCO_3^-를 회수할 수 없다. 즉 이차적인 알칼리 손실에 의한 산증을 초래한다. 이를 원위신세관산증(distal renal tubular acidosis, dRTA)라 한다.

3. 집합관의 알칼리배설

   1) B형사이세포에서 내강막에 있는 $HCO_3^- - Cl^-$ exchanger인 pendrin으로 HCO_3^-을 배설하고 기저외측막의 H^+ ATPase를 통하여 산을 혈액으로 회수한다.

   2) 알칼리증이 있을 때 활성화한다.

4. **암모늄의 재순환**(ammonium recycling)

   1) 근위세관에서 내강으로 배설한 암모늄은 박하행각, 박상행각을 거쳐 비후상행각에서 재흡수한다. 이후 비후상행각세포 주위의 간질이나 혈액으로 유입한 후 인접 집합관의 A형사이세포로 유입한다. 다시 A형사이세포에서 집합관의 내강으로 분비하여 배설한 H^+와 결합하여 NH_4Cl이 된다.

   2) 수질로 갈수록 암모늄의 농도가 높아지며 반류기전(countercurrent mechanism)의 일부로 요농축에 기여한다.

   3) 암모늄의 순환

      (1) 근위세관

         ① 세포에서 암모니아(NH_3)나 암모늄(NH_4^+)을 생성하여 내강으로 분비한다.

         ② Glutamine이 기저외측막의 LAT2, SNAT3, 일부 내강의 B°AT를 통하여 세포로 들어온다. 세포에서 glutamine은 phosphate-dependent glutaminase(PDG)에 의하여 NH_4^+와 glutamate가 된다.

         ③ Glutamate는 glutamate dehydrogenase(GDH)에 의하여 α-kG^{2-}와 HCO_3^-가 된다.

         ④ NH_4^+는 NHE3에 의하여 소디움과 교환하여 내강으로 배설하고 NH_3는 내강으로 확산한다. NH_3는 내강에서 산과 결합하여 NH_4^+가 된다.

      (2) 비후상행각

         ① 내강막의 NKCC2로 포타시움 대신 수화된 크기가 같은 NH_4^+를 재흡수하거나, NHE3로 NH_4^+를 재흡수하고 세포의 포타시움을 배설한다.

         ② 세포의 NH_4^+는 NH_3/NH_4^+ 상태로 세관주위의 간질 혹은 혈액으로 이동한다.

            가. 세포의 NH_4^+는 기저외측막의 NHE4를 통하여 세관주위의 간질로 유입

한다.

나. 세포에서 NH_3와 H^+으로 나뉘어 NH_3는 기저외측막으로 확산하여 세
관주위의 간질로 유입한다. H^+는 기저외측막의 NBCn1을 통하여 소디
움과 함께 세포로 유입한 HCO_3^-과 결합하여 수분과 CO_2가 된 후 CO_2
는 확산하여 간질로 이동한다. 간질에서 CO_2는 CA에 의하여 다시 H^+과
HCO_3^-로 되고 H^+은 NH_3와 결합하여 NH_4^+가 된다.

③ 간질의 NH_4^+나 NH_3는 인접하여 있는 집합관의 A형사이세포로 유입한다.
집합관 A형사이세포로 들어간 NH_4^+나 NH_3는 내강으로 배설한다(ammoni-
um recycling).

(3) 집합관 A형사이세포

① 간질의 NH_4^+나 NH_3는 기저외측막의 Rhbg, Rhcg를 통하여 세포에 유입한
후 NH_3의 형태로 내강막의 Rhcg를 통하여 내강으로 분비한다.

② 내강으로 분비한 NH_3는 H^+ ATPase 혹은 H^+-K^+ ATPase가 배설한 산과
결합하여 암모늄 즉 NH_4^+이 된다. 1일 0.5 ~ 0.7 mmol/kg의 요암모늄을 생
성한다.

③ 심한 대사성 산증이 있을 때 요암모늄의 배설은 3 ~ 10배 이상으로 증가한다.

● 포타시움과 요암모늄의 생성

1. 저칼륨혈증 혹은 포타시움의 결핍이 있으면 요암모늄이 증가한다.

1) 비후상행각의 NKCC2에서 부족한 포타시움 대신 NH_4^+의 재흡수가 증가하는 것
이 가장 중요한 원인이다. 이에 따라 세관 주위의 NH_4^+ 농도가 증가한다.

2) 근위세관에서 NH_3/NH_4^+의 배설이 증가한다.

3) 저칼륨혈증이 심하여 세포 안의 포타시움이 부족하면 A형사이세포에서 H^+-K^+
ATPase에서 산배설과 포타시움의 재흡수가 증가한다.

4) 요 pH가 저하하여 산성이 되고 요암모늄의 생성이 증가한다.

5) 산의 배설이 증가하면 대사성 알칼리증이 생긴다. 대사성 알칼리증 환자에서 역
설적으로 요 pH가 산성(<5.5)이면 포타시움의 심한 결핍을 의미한다. 이를 역설적
산뇨(paradoxical aciduria)라 한다.

2. 고칼륨혈증 혹은 포타시움이 과잉일 때는 요암모늄의 생성이 감소한다.

1) 비후상행각의 NKCC2에서 포타시움의 재흡수가 증가하여 NH_4^+의 재흡수가 감소

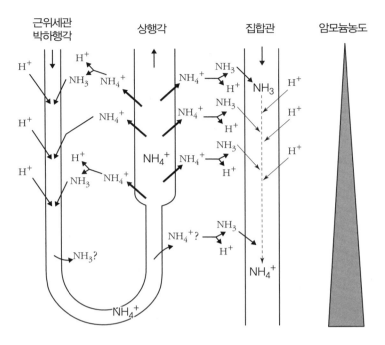

그림 5-5. 암모늄의 재순환(NH_3/NH_4^+ recycling)

1. 근위세관에서 HCO_3^- 재흡수의 장애
   - FE_{HCO3} ≥ 15% ⇨ 근위신세관산증
2. 집합관 A사이세포에서 산(H^+)배설의 장애
   - $U-B_{CO2}$ < 30 mmHg 혹은 U_{CO2} < 70 mmHg
     ⇨ 원위신세관산증

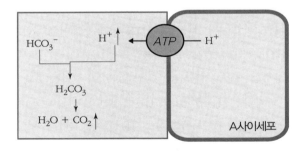

그림 5-6. 알칼리($NaHCO_3$) 부하검사의 의미와 판정

하는 것이 가장 중요한 원인이다. 이에 따라 세관 주위의 NH_4^+ 농도가 감소한다.

2) 근위세관에서 NH_3/NH_4^+의 배설이 감소한다.

3) 세관세포에 포타시움이 많아 A형사이세포에서 포타시움의 재흡수를 하는 H^+-K^+ ATPase를 억제한다. 이에 따라 산의 배설도 감소하여 산증이 생긴다.

● 신장의 산배설능(산성화능)과 알칼리재흡수의 평가

1. 근위세관의 산배설과 알칼리재흡수의 평가

　1) 산배설능: 적정가능산의 측정으로 가능하지만 측정이 복잡하여 실제로 사용하지 않는다.

　2) 알칼리재흡수

　　① HCO_3^- 분획배설률(FE_{HCO3})이 5% 미만이면 정상이고 15% 이상이면 HCO_3^- 재흡수의 장애를 의미한다.

　　② 혈청 HCO_3^- 농도가 ≥ 20 mM면 부하검사가 필요하지 않지만 그보다 낮으면 알칼리 즉 $NaHCO_3$를 부하한다.

2. 집합관 A형사이세포의 산배설능의 평가

　1) 공복 요 pH: 정상 < 5.5 (5.3으로 기준을 삼는 문헌도 있다)

　2) 산(NH_4Cl)부하 후 요 pH: 정상 < 5.5

　3) Furosemide투여 후 요 pH: 정상 < 5.5

　4) 알칼리($NaHCO_3$)부하 후 요 PCO_2: 정상에서 요 P_{CO2}는 ≥ 70 mmHg, 요와 혈중 PCO_2차($U-BP_{CO2}$)는 ≥ 30 ~ 50 mmHg

대사성 산염기장애의 진단

● 대사성 산염기장애의 진단

1. 산염기장애의 진단에서 가장 중요한 점은 산염기장애를 초래할 만한 원인이 있는지 병력과 진찰로 철저히 확인하는 것이다.

2. 산염기장애를 초래할 만한 원인이 있다면 선별검사(screening test)로 혈청[Na], [K], [Cl], total $CO_2(T_{CO2})$를 측정하는 전해질배터리(electrolyte battery)를 검사한다.

3. 산염기장애가 있을만한 소견이면 최종적으로 동맥혈가스분석(ABGA)을 하여 확

진한다.

1) 동맥혈 pH, 이산화탄소분압($PaCO_2$), 산소분압(PaO_2)을 측정하며 pH와 $PaCO_2$를 이용하여 중탄산염농도 즉 $[HCO_3]$를 계산한다.

2) 최근에는 $[HCO_3]$를 직접 측정하기도 하지만 아직까지 이온선택전극(ion-selective electrode)을 사용하여 HCO_3^-, 탄산(H_2CO_3), 용해된 이산화탄소(dissolved CO_2)를 모두 포함하는 총이산화탄소량(T_{CO2})을 측정한다.

① T_{CO2}은 정맥혈로 측정하므로 동맥혈의 $[HCO_3]$보다 높지만 그 차이가 1 ~ 2 mM 이내이다.

② T_{CO2}의 정상치는 23 ~ 30 mM이며 < 23 mM, > 30 mM이면 산염기대사의 장애로 판정한다. *(Kraut JA, Madias NE. Clin J Am Nephrol 2018;doi.org/10.2215/CJN.11941017)*

● 대사성 산염기장애의 진단방법

1. **전해질배터리**(electrolyte battery) 및 음이온차(anion gap)

• 전해질배터리는 이온선택전극을 사용하여 정맥혈의 혈청 [Na], [K], [Cl], total CO_2 (T_{CO2})를 측정한다.

1) 혈청 [Na]과 [Cl]의 비

(1) 정상 혈청 [Na]과 [Cl]의 비는 140 : 105 ~ 110 *(mM)* 즉 1 : 0.75 ~ 0.8이다.

(2) 혈청 [Na]과 [Cl]의 비가 정상과 다르면 산염기장애를 의미한다.

① [Na]에 비하여 [Cl]가 증가

○ 예: [Na] 140 mM, [Cl] 120 mM: T_{CO2} 즉 $[HCO_3]$이 감소하는 대사성 산증 혹은 PCO_2가 감소하는 호흡성 알칼리증을 시사한다.

② [Na]에 비하여 [Cl]가 감소

○ 예: [Na] 140 mM, [Cl] 90 mM: T_{CO2} 즉 $[HCO_3]$이 증가하는 대사성 알칼리증 혹은 PCO_2가 증가하는 호흡성 산증을 시사한다.

③ [Na]과 [Cl]가 정상이 아니면 1 : 0.75 ~ 0.8의 비를 활용한다.

○ 예: [Na] 125 mM, [Cl] 80 mM: [Na]과 [Cl]의 비는 125 : 80 즉 1 : 0.64이므로 [Na]에 비하여 [Cl]가 감소한 T_{CO2} 즉 $[HCO_3]$이 증가하는 대사성 알칼리증 혹은 PCO_2가 증가하는 호흡성 산증을 시사한다.

(3) 산염기장애의 초기 진단의 매우 유용한 선별검사(screening test)로 병력과 진

찰소견과 함께 제대로 해석하면 침습적인 동맥혈가스분석을 피할 수 있다.

2) 혈청 음이온차(anion gap, AG) *(mM)*

(1) 혈청의 주된 양이온인 소디움과 주된 음이온인 클로라이드, HCO_3^-의 농도 차이를 의미한다. 이 차이는 혈청 내 측정하지 않은 또는 측정이 불가능한 음이온의 농도를 의미한다.

　　* 혈청 음이온차 (AG) = 측정하지 못한 음이온 − 측정하지 못한 양이온

　　　　　　　　　 = $[Na] - \{[Cl] + [HCO_3]\}$ *(mmol/L, mM)*

(2) 정상에서 혈청의 양이온은 소디움 이외 포타시움, 칼슘, 마그네슘 등이고, 음이온은 클로라이드, HCO_3^- 이외 단백질, 인산, 황산, 유기음이온 등이다. 소디움, 포타시움, 클로라이드, HCO_3^-는 전해질배터리로 쉽게 검사할 수 있지만 나머지는 측정을 따로 하여야 한다. 혈청 칼슘, 마그네슘의 농도는 소디움의 농도에 비하여 매우 낮아 양이온은 소디움농도로 대신하여도 큰 오차가 없다.

(3) 정상은 12 ± 2 mM로 알려져 있지만 이온선택전극으로 측정하면 클로라이드의 농도가 다소 높아 정상치가 8 ~ 10 mM로 감소한다.

(4) 산염기장애 이외에서도 혈청 음이온차의 변화가 있으므로 주의한다.

　① 음이온차의 증가

　　가. 소디움 이외 양이온의 감소: 저칼슘혈증, 저칼륨혈증, 저마그네슘혈증

　　나. 혈청 단백음이온의 증가: 체액의 감소 등 혈액농축으로 혈청 albumin농도의 증가

　　다. 유기음이온 등 산의 증가: 대사성 산증

　② 음이온차가 감소하는 예

　　가. 양이온의 증가: 고칼륨혈증, 고칼슘혈증, 고마그네슘혈증, 리튬중독, 양이온 글로불린을 과형성하는 다발성골수종

　　나. 혈청 단백음이온의 감소: 혈청 albumin농도가 1 g/dL 감소할 때마다 음이온차는 2.5 mM씩 감소한다.

　　　* 교정AG = 측정한 AG + 2.5 × (4.5 − 혈청 albumin농도)

　　다. 측정의 문제: 고나트륨혈증, 브롬중독증, 고지혈증

(5) 대사성 산증은 음이온차에 따라 2유형이 있다.

　① 정상음이온차 산증(normal anion gap acidosis) 혹은 고클로라이드혈증 산증(hyperchloremic acidosis): 혈청 클로라이드의 증가가 있거나 HCO_3^-의

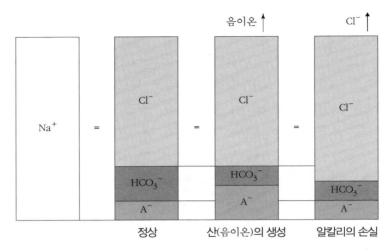

음이온 ↑   Cl⁻ ↑

정상   산(음이온)의 생성   알칼리의 손실

그림 5-7. 산의 생성이 있으면 혈청 음이온(A⁻)이 증가하고 알칼리의 손실이 있으면 혈청 Cl⁻가 증가한다.

손실이 있으면 음이온차에는 변화가 없다.

② 고음이온차 산증(high anion gap acidosis): 클로라이드 이외의 유산, 케톤 등 유기음이온이 증가하여 생기는 산증은 음이온차가 증가한다.

(6) 혼합 산염기장애의 진단에 유용하다.

① 고음이온차는 산증이 아닌 대사성 알칼리증이 있을 때에도 관찰할 수 있다.

② 체액결핍에 따른 혈청 albumin농도의 증가, 알칼리증에 따른 albumin의 음이온의 부하가 증가하여 나타난다. 대사성 산증과 알칼리증이 함께 있는 혼합 산염기장애의 진단에서 유용하다.

(7) 강이온차(strong ion difference, SID)는 AG보다 더 나은 점이 없어 사용하지 않는다. *(Rastegar A. Clin J Am Soc Nephrol 2009;4:1267)*

   ○ pH 7.4에서 강한 양이온은 Na^+, K^+, Ca^{2+}, Mg^{2+} 등이고 강한 음이온은 Cl^-, lactate, SO_4^{2-} 등이다. *(Stewart PA. Resp Physiol 1978;33:9)*

   SID = {[Na] + [K] + [Ca] + [Mg]} − {[Cl] + [SO₄] + [lactate] + [A]} *(mM)*

   ○ 기존의 지표에 비하여 Stewart의 방법에 따른 SID, SIG(strong ion gap), BE (base excess) 등은 대사장애의 진단의 정확도나 치료에 있어 전혀 나은 점이 없다. *(Rastegar A. Clin J Am Soc Nephrol 2009;4:1267)*

① pH를 조절하는 여러 변수를 모두 계산하여도 그 차이가 작아 정확도가 낮다.

② 여러 변수를 모두 측정하여 계산할 수 없다.

③ AG 등 기존에 지표에 비하여 임상효용을 평가한 논문이 매우 적을 뿐 아니라 더 정확하고 도움이 된 점이 전혀 없다.

3) 총이산화탄소량(T_{CO2}) (mM)

(1) [HCO_3]로 간주하고 환자의 상태를 판단한다.

(2) 총이산화탄소량이 증가하였으면 대사성 알칼리증이나 호흡성 산증, 감소하였으면 대사성 산증이나 호흡성 알칼리증을 의심한다.

2. 말초 정맥혈가스분석(VBGA)

1) pH나 [HCO_3]은 동맥혈가스분석과 큰 차이가 없어 대사성 산염기장애의 판단에는 큰 문제가 없다.

2) 확진은 반드시 동맥혈가스분석으로 하여야 하지만 경과를 관찰할 때에는 VBGA가 큰 도움이 된다.

3. 동맥혈가스분석의 해석

◦ 산염기장애의 확진은 동맥혈가스분석으로 이루어진다.

1) pH가 7.35 미만인 산혈증이 있고 [HCO_3]이 감소하고, $PaCO_2$가 감소하면 대사성 산증, $PaCO_2$가 증가하면 호흡성 산증을 시사한다.

2) pH가 7.45 보다 높은 알칼리혈증이 있고 [HCO_3]이 증가하고, $PaCO_2$가 증가하면 대사성 알칼리증, $PaCO_2$가 감소하면 호흡성 알칼리증을 시사한다.

3) pH가 정상(7.35 ~ 7.45)이며 $PaCO_2$와 [HCO_3]이 정상이면 정상이며, $PaCO_2$와 [HCO_3]이 모두 함께 증가 혹은 감소하였으면 혼합 산염기장애를 고려한다.

이때에는 병력과 진찰소견, 호흡보상의 한계와 음이온차를 고려하여 감별하여야 한다. 즉 호흡보상의 한계를 훨씬 벗어난 때에는 대사성 장애에 호흡성 산염기장애가 동시에 있는 것을 의미한다.

4. 혈청 음이온차의 증가와 [HCO_3]의 감소 비: ($\Delta AG / \nabla [HCO_3]$)

1) 체내에 과잉으로 산이 생기면 50 ~ 60% 정도가 세포 내로 유입하여 세포 내의 완충제와 중화한다. 따라서 산의 증가를 의미하는 음이온차의 증가는 반드시 혈청 [HCO_3]의 감소와 일치하지 않는다.

2) 대부분의 유기산은 음이온이므로 세포로 유입하지 못하고 세포외액에 남게 된다.

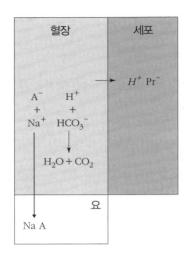

$\triangle AG/\nabla[HCO_3]$

1. 고음이온차 산증: 1 ~ 2
   1) 요배설이 되는 음이온
      ≈ 1: 케톤산증
   2) 신장에서 재흡수되는 음이온
      ≈ 1.5 : 유산증

2. < 1
   고음이온차 + 정상 음이온차 산증
   (예: 심한 설사에 따른 유산증)

3. ≥ 2
   산의 증가에 비하여 HCO_3^-의 감소가 적을 때
   1) 고음이온차 산증 + 대사성 알칼리증
      [HCO_3]의 증가 혹은 음이온(albumin)의 감소
   2) 고음이온차 산증 + 만성 호흡성 산증
      PCO_2 의 증가

그림 5-8. $\triangle AG/\nabla[HCO_3]$의 의미

따라서 음이온차의 증가는 [HCO_3]의 감소보다 훨씬 크다. 그러나 요배설이 잘되는 음이온이면 요손실로 음이온차의 증가가 둔화한다.

① 유산증(lactic acidosis)에서는 $\triangle AG/\nabla[HCO_3]$는 1.6 : 1로 음이온차의 증가가 더 심하다.

② 케톤산증에서는 음이온인 케톤이 요로 배설하여 $\triangle[AG]/\nabla[HCO_3]$이 1 : 1이 된다.

3) $\triangle AG/\nabla[HCO_3]$

① 1 ~ 2: 고음이온차 대사성 산증

② < 1: 고음이온차 및 정상 음이온차 대사성 산증의 혼합장애 (예: 심한 설사에 따른 혈액농축과 유산증)

③ ≥ 2: 고음이온차 대사성 산증에서 대사성 알칼리증이나 만성 호흡성 산증의 혼합장애 즉 산의 증가에 비하여 HCO_3^-의 감소가 적은 때이다.

예: 수일간 심한 구토로 기립성 저혈압, 빈맥, 피부긴장도의 감소 등 체액량의 감소가 있는 환자에서 pH 7.2, $PaCO_2$ 20 mmHg, [HCO_3] 10 mM, [Na] 140 mM, [Cl] 80 mM이었다.

음이온차: 140 − (80 + 10) = 50 mM: $\triangle AG$= 50 − 12 = 38 mM

$\nabla[HCO_3]$: 24 − 10 = 14 mM

$\Delta AG/ \nabla[HCO_3] = 38/14 = 2.7 > 2$

이는 지속하는 구토로 위산을 손실하여 생긴 대사성 알칼리증에 체액량의 감소로 조직 혈류량이 감소하여 유산증(대사성 산증)이 함께 있는 혼합 산염기장애로 판정할 수 있다.

5. 음이온분획배설률(fractional excretion of anion, FE_A) *(%)*

1) 음이온분획배설률은 대사성 산증의 원인의 감별에 유용하다.

2) 근위세관에서 모두 재흡수하는 유산에 의한 유산증은 음이온분획배설률이 10% 미만이다. 본드(glue)를 흡입한 후 발생하는 히퓨릭산증(hippuric acidosis)이 있으면 히퓨릭산은 근위세관에서 배설하기 때문에 음이온분획배설률이 100%를 넘는다.

6. 삼투질농도차(osmolal gap, OG) *(mOsm/kg)*

1) 측정한 혈장 삼투질농도와 계산한 혈청 삼투질농도의 차이를 의미한다.

2) OG는 아래의 식으로 계산하며 혈청의 측정불가능한 삼투질의 농도를 의미한다.

$$측정한\ Osm = 2[Na] + \frac{glucose}{18} + \frac{BUN}{2.8} + 측정불가능한\ Osm$$

$$-\ )\ \underline{계산한\ Osm = 2[Na] + \frac{glucose}{18} + \frac{BUN}{2.8}}$$
$$OG\quad =\qquad\qquad\qquad\qquad\qquad 측정불가능한\ Osm$$

3) 15 mOsm/kg 이상이면 독성알코올 즉 methanol, ethylene glycol 등 독성알코올의 중독증에 의한 산증을 생각할 수 있다.

7. 요음이온차(urine anion gap, urine net charge, U_{AG}) 및 요삼투질농도차(urine osmolal gap, U_{OG})

1) 요음이온차 *(mM)*

(1) 요음이온차는 요의 측정불가능한 음이온과 양이온의 농도의 차이로 요[Na + K] – [Cl]로 대표한다.

  ◦ $U_{AG} = U_{Na} + U_K - U_{Cl} \propto - [NH_4]$

(2) 요의 양이온과 음이온의 총량은 같으므로 [Na] + [K] + [NH_4] + [C] = [Cl] + [A] 에서 식을 정리하면 [Na] + [K] – [Cl] = – [NH_4] + [A] – [C]이다.

  * [A] 측정하지 못한 음이온, [C] 측정하지 못한 양이온

(3) 요음이온차(U_{AG})는 요암모늄을 역으로 반영하여 정상에서 음의 값을 나타내며

A형사이세포의 산배설을 반영하는 지표가 된다.

① 대사성 산중에서 요산성화능이 정상이면 요암모늄이 증가하여 U_{AG}는 −20 ~ −50 mM이다.

② 집합관 산배설의 장애가 있는 원위신세관산증이나 암모늄의 생성에 장애가 있는 초기 신부전이 있으면 > 0 mM이다.

2) 요삼투질농도차(U_{OG}) *(mOsm/kg)*

(1) 요삼투질농도차는 측정한 요삼투질농도와 계산한 요삼투질농도의 차이이다.

$$측정한\ U_{Osm} = 2\{[Na] + [K] + [NH_4]\} + [요소] + [당]$$
$$-)\ 계산한\ U_{Osm} = 2[Na] + [K]\} \qquad + [요소] + [당]$$
$$\overline{\qquad\qquad\qquad\qquad\qquad\qquad\qquad\qquad}$$
$$U_{OG} = \qquad\qquad 2[NH_4]$$

(2) 요삼투질농도차는 요암모늄농도를 반영한다.

① 산중이 있을 때 정상 산배설이 있으면 200 mOsm/kg 이상이다.

② < 200 mOsm/kg: 집합관 산배설의 장애나 요암모늄의 생성장애

8. 요클로라이드농도(U_{Cl}) *(mM)*

1) 요클로라이드 농도는 대사성 알칼리중의 감별진단과 치료에 있어 중요하다.

(1) < 10 ~ 15

① 탈수나 저혈량중이 동반된 구토, 이뇨제의 사용에 의한 산의 손실이 있는 질환

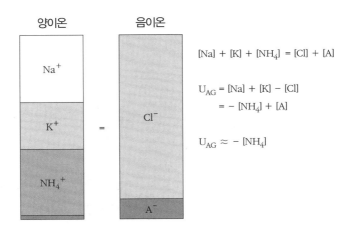

그림 5-9. 요음이온차(U_{AG})는 요의 양이온과 음이온의 평형에서 요암모늄농도 즉 [NH_4]를 계산하는 방법이다(역상관관계).

② 식염수(NaCl)로 치료한다.

(2) > 20

　① Mineralocorticoid의 과잉, 알칼리의 부하, 심한 저칼륨혈증

　② 식염수로 치료되지 않는다.

2) 대사성 알칼리증에서 체액량의 판정은 요소디움농도에 비하여 클로라이드농도가 더욱 잘 반영하며 치료의 적정성을 판단하는 지표로 이용한다.

　① 대사성 알칼리증에서 여과한 HCO_3^-가 증가하는데 이는 세관에서 흡수할 수 없는 음이온(non-reabsorbable anion)이다.

　② 내강에서 HCO_3^-는 소디움과 포타시움 등 양이온과 결합하여 이들의 요배설이 증가한다.

　③ 결국 체액량이 감소하였어도 소디움이나 포타시움의 요농도가 감소하지 않아 요소디움농도로 체액량을 평가하기 어렵다.

9. 폐포-동맥혈 산소분압차(alveolar-arterial oxygen gradient, $D_{A-a}O_2$) *(mmHg)*

　◦ 대사성 알칼리증에서 관찰되는 혈중 [HCO_3]의 증가, 이산화탄소분압의 증가, 저산소증은 만성 호흡성 산증에서도 관찰되므로 감별이 필요하다. 이때 폐포-동맥혈 산소분압차를 이용하여 감별한다.

　◦ $D_{A-a}O_2 = (PiO_2 - 1.25PaCO_2) - PaO_2$ *(mmHg)* (정상 < 10 mmHg)

　① < 10: 대사성 알칼리증

　② > 10: 호흡성 산염기장애

II. 대사성 산증(Metabolic Acidosis)

● 정의

1. 대사성 산증은 동맥혈 pH의 감소(산의 증가), [HCO_3]의 감소와 이에 따른 호흡보상 즉 과호흡에 의한 이산화탄소분압($PaCO_2$)의 감소가 특징이다.
2. 혈중 [HCO_3]은 만성 호흡성 알칼리증이 있을 때도 감소하므로 대사성 산증의 직접적인 기준이 되지 못하며 이때는 혈중 pH가 중요하다.
3. [HCO_3]이 10 ~ 12 mM 이하이면 신장의 산염기조절에 의하여 호흡성 알칼리증에서는 드물고 대부분 대사성 산증에 의한다.

● 원인

1. 산의 생성이 증가하거나 외부에서 산이 유입: 고음이온차 산증
   1) 내재적(endogenous): 정상 삼투질농도차
      ① 유산증(lactic acidosis)
      ② 케톤산증(ketoacidois): 당뇨병성, 기아, 알코올성
      ③ 급성 혹은 만성신부전: GFR < 25 mL/m
   2) 외인성(exogenous) 중독증: 삼투질농도차의 증가
      ① 독성알코올의 중독: methanol, ethylene glycol, propylene glycol, pyroglutamic acid
      ② 약물: salicylate, 본드흡입(hippuric acid)
2. 알칼리의 손실: 정상 음이온차 산증
   1) 주로 하부 위장관의 손실: 요음이온차의 감소, 요삼투질농도차의 증가
      ◦ 설사, 장루, 췌장루, 담도루, 요로전환술(urinary diversion)
   2) 신장의 손실
      (1) 저칼륨혈증
         ① 근위신세관산증(제2형 신세관산증): 요음이온차의 감소, 요삼투질농도차의 증가
         ② 원위신세관산증(제1형 신세관산증): 요음이온차의 증가, 요삼투질농도차의 감소
      (2) 고칼륨혈증: 요음이온차의 증가, 요삼투질농도차의 감소

① Mineralocorticoid(aldosterone)의 결핍: 저알도스테론증, 당뇨병(제4형 신세관산증)

② Mineralocorticoid 저항: AD pseudohypoaldosteronism I, 중등도 신부전

③ 전위차형성의 장애: AR pseudohypoaldosteronism II(Gordon증후군)

④ 세관간질의 질환

3. 산배설의 장애: 정상 음이온차 산증, 요음이온차의 증가, 요삼투질농도차의 감소

  1) 요암모늄(NH_4^+)의 생성 장애: 중등도 신부전, 저알도스테론증(제4형 신세관산증)

  2) 산배설의 장애

  ◦ 원위신세관산증(제1형 신세관산증)에서 HCO_3^- 재생이 감소하여 이차적으로 알칼리를 손실하는 것과 같다.

● 대사성 산증에 대한 적응기전

1. 세포외액의 완충제

  1) 혈중 HCO_3^-가 가장 중요한 완충제이며 15 ~ 30분 이내에 효과가 나타난다.

  2) HCO_3^-은 적혈구의 AE1 즉 band3를 통하여 혈중 클로라이드가 적혈구 안으로 들어가고 대신 HCO_3^-가 혈액으로 나와 농도를 유지하며 완충에 참여한다(chloride shift).

2. 세포 내의 완충제

  1) 생성한 산의 50 ~ 60%가 세포로 유입하여 세포 내의 단백, 인 등 완충제에 의하여 중화한다.

  2) 산이 세포로 이동하며 전기적 평형을 이루기 위하여 포타시움이 세포 외로 나온다. 무기산에 의한 산증이 있으면 혈청 포타시움의 농도가 증가하지만 유기산에 의한 산증에서는 변화가 거의 없다.

   ① 혈청 포타시움의 증가는 신부전에서 흔히 나타나지만 케톤산증, 유산증 등 유기산증에서는 드물다.

   ② 유산증에서 혈청 포타시움농도가 증가하였다면 저산소증에 따르는 조직괴사, 급성신손상에 의한 것이며 유산증에 의한 것이 아니다.

  3) 산증이 오래 지속되면 골에서 산을 중화한다. 즉 골파괴세포에서 산을 배설하면 골의 탄산 혹은 인산염이 중화한다. 이러한 결과로 대사성 골질환(metabolic bone disease, MBD)을 초래한다.

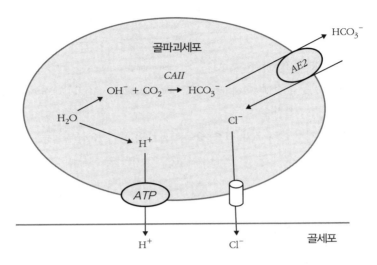

그림 5-10. 골파괴세포(osteoclast)는 골에 산을 배출하고 혈중으로 HCO_3^-을 공급한다.

3. 호흡보상

    1) 대사성 산증이 있으면 호흡조절에 관여하는 화학수용체와 호흡중추가 활성화하여 폐환기가 증가하여 $PaCO_2$가 감소하고 세포외액의 pH를 정상화한다.

    2) 산증이 발생한 후 1 ~ 2시간 후부터 시작하여 12 ~ 24시간에 최대가 된다.

    3) 호흡수의 증가보다 호흡용적(tidal volume)이 증가하는 과호흡으로 보상하며 산증이 심하면 정상의 5배까지 호흡용적이 증가한다. 가장 심한 형태가 Kussmaul 호흡이다.

    ◦ 호흡수의 증가가 있으면 오히려 호흡성 알칼리증 즉 호흡기 질환을 먼저 의심하여야 한다.

    4) 혈장 $[HCO_3]$이 1 mM 감소할 때마다 $PaCO_2$는 1 ~ 1.2 mmHg씩 감소하여 최소 12 ~ 15 mmHg까지 이른다. 그 이하로 보상을 하지 않는다.

    ◦ $PaCO_2$가 12 ~ 15 mmHg 미만이면 호흡성 알칼리증을 동반한 혼합장애를 의미한다.

    5) 호흡보상으로 $PaCO_2$가 감소하면 신장에서 HCO_3^-의 재흡수가 감소한다. 결국 HCO_3^-의 요손실이 증가하므로 호흡보상의 효과는 수일 정도만 효과가 있다.

4. 신장에서 산배설의 증가와 HCO_3^- 재흡수의 증가

    1) 산증이 있으면 근위세관 및 집합관 A형사이세포에서 산의 요배설이 증가하며 동시

에 HCO_3^-의 재흡수가 증가한다. 여과한 HCO_3^-의 85% 이상을 근위세관에서 재
흡수한다.

2) 산의 요배설이 증가하면 근위세관에서는 주요 완충제인 인산염과 결합하여 적정
가능산을 만들고 집합관에서는 NH_3와 결합하여 암모늄을 생성한다.

① 정상에서 적정가능산은 1일 10 ~ 40 mmol, 암모늄은 30 ~ 60 mmol을 배설
한다.

② 산중이 있으면 적정가능산의 증가는 크지 않지만, 암모늄의 요배설은 1일 250
~ 300 mmol까지 증가한다. 신장의 산중에 대한 적응 중 요암모늄생성이 가장
중요하다.

● 대사성 산증에서 혈청 포타시움농도의 변화
◦ 세포 내로 유입하기 어려운 유산증, 당뇨병성 케톤산증 등 유기산증을 제외한 대사성
산증에서는 과잉의 산을 세포로 유입하고 전기적 평형을 유지하기 위하여 대신 포타
시움이 세포 외로 나온다.

1) 동맥혈 pH가 0.1 감소하면 혈청 포타시움농도는 0.5 ~ 1.0 mM씩 증가한다.

2) 산증이 있고 혈청 포타시움농도가 정상이거나 다소 낮은 때

① 설사, 신세관산증, 당뇨병성 케톤산증 등 포타시움의 결핍이 함께 있는 것이다.

② 산증이 조절된 후에 더욱 포타시움농도가 낮아질 수 있으므로 포타시움을 충
분히 보충하여야 한다.

● 임상소견
◦ 산증은 호흡기, 순환기, 신경계 및 근육의 대사에 큰 영향을 준다.

1. 순환기장애

① 심근수축력의 저하가 있지만 catecholamine의 증가로 수축이 촉진된다.

② 말초 동맥혈관의 확장, 중심정맥의 수축

2. 호흡기장애

① 중심 및 폐혈관의 혈관확장력(vascular compliance)이 감소하여 적은 양의 체액과
잉에도 쉽게 폐부종이 발생한다.

② 1회 환기량이 증가하는 과호흡이 나타나며 아주 심하면 Kussmaul호흡이 나타
난다.

3. 신경계장애: 중추신경기능의 저하, 두통, 무기력, 혼미, 혼수

4. 대사장애: 당불내성(glucose intolerance)

5. 근골대사의 장애

   ① 근육량의 감소

   ② 만성 산증에서 대사성골질환(metabolic bone disease)

6. 원위신세관성산증에서 신석회증이나 신요로결석이 흔히 생긴다.

● 산증에서 신석회증(nephrocalcinosis)과 신요로결석(nephrolithiasis)의 발생

   (Alexander ET et al. J Am Soc Nephrol 2016;27:3511)

1. 산증에서 신석회화와 신요로결석

   1) 일반적으로 대사성 산증이 있을 때 칼슘의 요배설이 증가한다. 이는 산증에 의하
      여 골에서 칼슘이 유리하여 여과가 늘고 세관에서 칼슘의 재흡수가 감소하기 때
      문이다.

   2) 호흡성 산증에서는 골의 용해나 칼슘의 요배설이 대사성 산증에 비하여 매우 경
      미하다.

      ① 대사성 산증과 달리 호흡성 산증에서는 혈중 [HCO_3]이 높다. HCO_3^-은 pH와
         무관하게 골파괴세포(osteoclast)를 억제하여 칼슘의 유리를 억제한다.

      ② 세관 내강에 PCO_2나 [HCO_3]이 증가하면 원위세관의 칼슘재흡수가 증가한다.

   3) 신석회증과 결석이 생기는 기전의 차이는 아직 정확하지 않다.

2. 산염기대사가 골에 미치는 영향

   1) 급성 산증 (< 3시간)

      ① 골조직의 표면에 있는 소디움이나 포타시움에 결합하여 있는 음이온(CO_3^{2-},
         PO_4^{2-})에 산이 대신 결합한다.

      ② 산은 골조직의 $CaCO_3$나 Ca-hydoxyapatite 즉 $Ca_{10}(PO_4)_6(OH)_2$와 중화하고
         칼슘을 혈액으로 유리한다.

   2) 만성 산증 (> 24시간)

      ① 산은 파골세포를 활성하고 조골세포(osteoblast)를 억제한다.

      ② 산증에 의하여 PGE_2가 증가하고 조골전구세포에서 유래한 RANKL(receptor
         activator of nuclear factor k-B ligand)가 골파괴전구세포의 RANK에 결합한다.
         이에 따라 골파괴세포로 성숙하여 세포막의 H^+ ATPase가 활성화하여 골조직

에 산을 분비하여 중화한다. 이에 따라 칼슘을 유리하여 골흡수가 증가한다.

3. 신장에 미치는 영향

  ◦ 골파괴에 의하여 칼슘의 여과가 증가하고 요배설이 증가하지만 칼슘의 여과량이 감소하여도 칼슘의 요배설이 증가한다. 즉 산증은 세관에서 칼슘재흡수에 변화를 초래한다.

  1) 근위세관

    (1) 산증에 의하여 근위세관 내강의 산이 증가하면 NaDC1을 활성화하여 citrate의 재흡수가 증가한다.

    (2) Citrate는 칼슘염(Ca salt)의 용해도(solubility)를 증가시켜 칼슘의 침착이나 결석이 생기는 것을 억제한다. 산증이 있으면 알칼리의 전구염기인 citrate의 재흡수가 증가한다. 이에 따라 내강의 citrate의 농도가 감소하여 칼슘의 침착이나 결석이 생긴다.

      ① 근위세관산증 등 근위세관의 손상이 있으면 NaDC1를 통한 citrate의 재흡수가 이루어지지 않아 요의 citrate가 증가하여 칼슘의 침착이나 결석이 생기지 않는다.

      ② 원위세관산증에서는 근위세관에서 산의 배설이 증가하여 NaDC1로 citrate의 재흡수가 증가한다. 저구연산뇨증(hypocituria)으로 신석회화나 결석이 쉽게 생긴다.

  2) 원위곡세관과 연결세관:

    ◦ 내강의 산농도가 증가하면 TRPV5를 억제하여 칼슘의 재흡수가 감소하고 요배설이 증가하여 신석회증이나 결석이 쉽게 생긴다.

  3) 집합관 A형사이세포

    ① 산의 배설로 pH가 저하하면 칼슘염의 용해도가 증가한다.

    ② 원위신세관산증에서는 산의 배설이 감소하여 내강의 pH가 증가한다. 내수질집합관에서 칼슘인산염의 결정체가 침착되어 신석회화와 결석이 생긴다.

● 진단

1. 대사성 산증의 확인

  1) 동맥혈가스분석에서 pH가 7.35 미만이고 [HCO_3]이 22 mM 이하이면 대사성 산증으로 진단한다. T_{CO2}가 < 23 mM이면 대사성 산증으로 판정한다.

2) pH와 [HCO$_3$]이 정상 범위에 있더라도 혈청 음이온차가 20 mM 이상이면 대사성 산증으로 추정한다.

2. 호흡보상의 적정성 평가

◦ 동맥혈가스분석에서 PaCO$_2$가 호흡보상의 예측치를 훨씬 벗어나면 동시에 호흡의 장애가 있는 것이다.

예: PaCO$_2$가 대사성 산중에서 55 mmHg를 넘으면 호흡성 산중, 대사성 알칼리증에서 12 ~ 15 mmHg 미만이면 호흡성 알칼리증이 함께 있는 것이다.

3. 혈청 포타시움농도

1) 염산, 질산, 황산, 인산 등 무기산(mineral acid)에 의한 대사성 산중이 있으면 포타시움이 세포 외로 유출하여 고칼륨혈증이 생긴다. 혈장 pH가 0.1 감소함에 따라 혈청 포타시움농도는 0.5 ~ 1 mM(0.2 ~1.7 mM)씩 증가한다.

2) 유산, 옥살산(수산, oxalic acid), 구연산(citric acid), 요산, 케톤산, 탄산 등 유기산(organic acid)이 증가하면 혈청 포타시움의 농도는 거의 변화가 없다.

4. 혈청 음이온차, 삼투질농도차와 요음이온차, 요삼투질농도차

1) 고음이온차 대사성 산중(high anion gap metabolic acidosis)

(1) 혈액과 요에서 케톤을 측정

① 혈액과 요에서 케톤이 검출되는지 확인하여 케톤산증을 감별한다. 고혈당을 동반한 케톤혈증 혹은 케톤뇨가 있으면 당뇨병성 케톤산증이라 진단할 수 있다. 만약 대부분의 β-hydroxybutyrate가 acetoacetate로 전환되었다면 일반 요검사에서 검출할 수 없으므로 주의해야 한다.

② 알코올성 케톤산증에서는 혈당이 높을 수도 있으나 기아에 의한 케톤산증에서는 혈당이 정상이거나 낮다.

(2) 혈청 유산염과 혈청 BUN, creatinine농도

◦ 혈액과 요에서 케톤이 검출되지 않으면 혈청 유산염과 BUN, 혈청 creatinine 농도를 측정하여, 유산증, 신부전에 의한 산증과 중독증을 감별한다.

(3) 혈청 삼투질농도차

◦ ≥ 15 ~ 20 mM: ethylene glycol, methanol, propylene glycol 등 독성알코올의 중독

2) 고클로라이드혈증 즉 정상 음이온차 대사성 산중(hyperchloremic or normal anion gap metabolic acidosis)

(1) 요음이온차

① 정상 음이온차 대사성 산증에서 요음이온차가 < 0 mM이면 암모늄의 요배
설이 충분하여 대사성 산증에 대하여 신장에서 산의 배설이 적절한 것이다.
> 0 mM이면 산배설의 장애가 있는 것이다.

② > 0 mM: 신장의 산배설장애: 원위신세관산증

< 0 mM: 설사 등 위장관에서 HCO_3^- 손실. 근위신세관산증 등 신장에서
HCO_3^- 손실

(2) 요삼투질농도차

① 요에 클로라이드가 아닌 케톤체나 페니실린 등 다른 음이온이 다량 존재한
다면, 요음이온차는 요암모늄의 배설을 반영하지 못한다. 이때에는 요삼투질
농도차가 요암모늄의 배설을 반영한다.

② 정상 산배설: ≥ 200 mOsm/k; 원위신세관산증: < 200 mOsm/kg

5. 부하검사

1) NH_4Cl부하검사 혹은 산부하검사

(1) NH_4Cl을 0.15 ~ 0.2 g/kg를 3일간 경구로 투여하여 산증을 유발하고 공복의
아침 2번째 요 pH를 측정한다. 심한 위장관장애로 구토, 복통이 나타나는 것
이 큰 단점이다.

◦ 최근 NH_4Cl 0.1 ~ 0.2 g/kg를 음식과 함께 천천히 복용한 후 4 ~ 8시간 후에
요 pH를 측정하는 간편한 검사로 대치하기도 한다. 그러나 요 산성화가 충분
하지 않을 수 있다.

① 정상: 요 pH < 5.5

② 원위신세관산증: 요 pH > 5.5

(2) 위장관 장애가 심하여 요즈음은 잘 사용하지 않지만 불완전 원위신세관산증
(incomplete distal RTA)의 진단에 필수적인 검사이다.

(Goldfarb DS. Clin J Am Soc Nephrol 2017;12. doi:10.2215/CJN.07160717)

① 불완전 원위신세관산증은 신석회증이나 신결석의 중요한 원인으로 통상적
인 검사에서는 혈중 pH, [HCO_3]이 모두 정상이다.

② 저구연산뇨(hypocitraturia)나 저칼륨혈증은 흔하지만 고칼슘뇨증(hypercal-
ciuria)은 거의 없다.

③ AE1의 유전자변이에 의할 때에서 구상 적혈구증(spherocytosis)에 의한 용

혈성 빈혈이 나타난다. *(Rysava R et al. Nephrol Dial transplant 1997;12:1869)*

④ NH_4Cl부하를 하여 산혈증을 유발하고 요 pH가 > 5.5이면 확진한다.

⑤ 원인이 확실하지 않은 신석회증이나 신요로결석이 있으면 반드시 NH_4Cl부하검사를 하는 것이 좋다.

2) 알칼리부하검사

  ○ $NaHCO_3$ 1 mmol/kg를 30분에 걸쳐 정맥으로 투여한다. 혹은 0.84%$NaHCO_3$을 요[HCO_3]이 80 mM에 이를 때까지 투여한다. 부하 전후로 혈청과 요[HCO_3]과 PCO_2를 측정한다.

  (1) FE_{HCO3} *(%)*

    ○ FE_{HCO3} *(%)* = 100 × [U_{HCO3}/P_{HCO3}]/[U_{Cr}/S_{Cr}]

    ① 혈청 [HCO_3]가 20 ~ 22 mM면 부하검사가 필요하지 않고 그 미만이면 부하검사를 한다.

    ② ≥ 15 %: 근위신세관산증

  (2) 요와 혈중 PCO_2차(U–BP_{CO2}) 혹은 요PCO_2 *(mmHg)*

    ○ U–BP_{CO2} < 30 mmHg, UP_{CO2} < 70 mmHg: 원위신세관산증

3) Furosemide부하검사

  (1) Furosemide 40 ~ 80 mg를 투여하고 투여 전과 3시간 후의 요 pH와 포타시움농도를 측정한다.

  (2) 정상은 요 pH < 5.3, 포타시움의 요배설이 증가한다.

    ① 원위신세관산증: 요 pH > 5.3, 포타시움의 요배설이 증가한다.

    ② 제4형 신세관산증: 요 pH < 5.3, 포타시움의 요배설은 증가하지 않는다.

● **치료의 원칙**

1. 대사성 산증을 초래한 기저질환을 치료하는 것이 원칙이지만, 대사성 산증이 심하면 알칼리를 보충하여 교정한다.

2. 동맥혈 pH < 7.1 혹은 [HCO_3] < 10 mM인 심한 산증에서는 $NaHCO_3$을 정맥주사하여 빠르게 교정한다. 이때 1차 목표는 pH 7.2 혹은 [HCO_3] 10 mM까지 교정하는 것이다.

3. 만성 산증에서는 [HCO_3]을 20 ~ 22 mM로 유지하도록 한다. 만성신질환에서는 정상으로 유지한다. *(KDIGO2012. Kidney Int 2013;3(4):Suppl)*

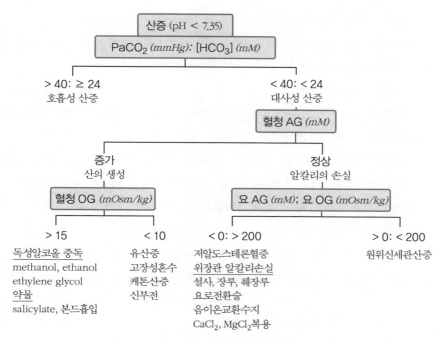

그림 5-11. 산증의 감별진단

1) 고음이온차 산증 중 체내에서 HCO_3^-로 대사가 가능한 혈청 음이온(케톤체, lactate)이 축적한 때는 알칼리의 투여에 신중하여야 한다.

  ① 대개 이러한 산증은 원인을 교정하면 정상으로 된다.

  ② 투여한 알칼리에 의하여 반등알칼리증(overshoot alkalosis)이 생길 위험이 있다.

  ③ HCO_3^-가 산을 중화하고 생긴 이산화탄소(CO_2)에 의하여 세포 내의 pH가 감소하여 심혈관계의 기능이 저하한다.

  ④ 심한 산증에서는 중한 합병증을 예방하기 위하여 치료가 필요하다.

2) 신부전에 의한 심한 산증이거나, 정상과 고음이온차 산증의 혼합형이면 대개 알칼리 치료가 필요하다.

● 치료

1. 급성 교정

  1) 치료약제

   (1) 8.4%$NaHCO_3$용액 20 mL 1 ampule에는 20 mmol의 소디움과 HCO_3^-가 있

다. 즉 1 mL에 소디움과 HCO_3^-가 각각 1 mmol이 있다.

(2) 100 mmol 미만은 1/4 ~ 1/2식염수, 100 mmol 이상은 소디움의 부하를 줄이기 위하여 5%포도당액에 혼합하여 정맥으로 투여한다.

2) 치료의 1차 목표와 방법

◦ 동맥혈 pH를 7.2 혹은 $[HCO_3]$을 10 mM로 교정하는 것이다. 그 이상 교정하면 급격한 반등알칼리증을 초래할 수 있어 유의하여야 한다.

(1) pH 7.1 미만의 심한 산증에서는 50 ~ 100 mmol의 $NaHCO_3$을 30 ~ 45분 동안 정맥주사하고 1시간째에 다시 상태를 평가한 후 치료여부를 결정한다,

(2) 알칼리의 투여량 즉 알칼리 결핍량은 동맥혈 pH가 7.2 즉 [H]이 63 nM에 도달하는데 필요한 목표$[HCO_3]$로부터 계산할 수 있다.

◦ 목표$[HCO_3]$ = 24 × $PaCO_2$/63 = 24/63 × $PaCO_2$ = 0.4 × $PaCO_2$ (*mM*)

◦ 알칼리결핍량 (*mmol*) = 0.5 × 체중 × {목표$[HCO_3]$ – 현재$[HCO_3]$}

= 0.5 × 체중 × {0.4 × $PaCO_2$ – 현재$[HCO_3]$}

* 0.5 × 체중: HCO_3^-용적 (0.5 혹은 0.6)

(3) 반등알칼리증(rebound alkalosis)

◦ 급성으로 교정할 때 만성적인 산증일 때와 같이 $[HCO_3]$을 20 mM로 교정하면 오히려 급격하게 알칼리증이 될 위험이 있다.

예: pH 7.02, $PaCO_2$ 20 mmHg, $[HCO_3]$ 5 mM인 환자에서 $[HCO_3]$을 20 mM로 교정하면

① 호흡보상은 30분 후에 나타나므로 $PaCO_2$는 20 mmHg로 유지한다.

② 이때 [H]는 24 × $PaCO_2$/$[HCO_3]$ = 24 × 20/20 = 24 (*nM*)로 pH가 7.67이 된다. 산증에서 급격하게 알칼리증으로 변하여 환자에게 치명적이다.

③ 교정 목표를 pH 7.2 즉 [H]를 63 nM으로 교정하도록 하고 상기의 식에 따라 목표 $[HCO_3]$을 산출한다.

④ 혈청 $[HCO_3]$을 0.4 × $PaCO_2$ = 0.4 × 20 = 8 mM를 목표로 하여 교정하면서 15 ~ 30분마다 추적 검사하여 확인하고 필요하면 다시 교정한다.

3) 고음이온차 산증의 치료를 위하여 개발된 치료제

◦ 최근 HCO_3^-의 단점을 보완하기 위하여 새로운 치료제가 개발되었으나 아직 제한하여 사용하고 있다.

(1) Carbicab

① 1 L에 Na_2CO_3 330 mmol, $NaHCO_3$ 330 mmol로 HCO_3^-는 666 mmol과 소디움은 1,000 mmol이 있다. 정맥으로 투여한다.

② 같은 당량의 중탄산나트륨과 탄산나트륨이 섞인 용액으로 이산탄소의 생성이나 혈청 유산의 증가가 없고 $NaHCO_3$보다 소디움의 양을 적게 투여할 수 있다.

③ 심부전, 호흡부전의 치료에 적용하였지만 현재 거의 사용하지 않는다.

(2) THAM(tris−hydroxymethyl aminomethane) 혹은 tris buffer

① 생물학적으로 불활성인 아미노알코올로서 pK값이 7.8로서 생리적인 pH 범위에서 혈장 HCO_3^-보다 효과적인 완충작용을 할 수 있으며 세포로 쉽게 유입한다.

② 호흡억제, 저혈당증, 저칼륨혈증, 정맥의 자극 등 부작용이 있고 심한 대사성 산증이나 심정지에서 사용할 수 있다고 하지만 아직 효용성이 입증되지 않았다.

③ 신부전 혹은 무뇨, 만성 호흡성 산증이나 salicylate중독에서는 사용하지 않는다.

④ THAM 1 L에는 tris buffer가 300 mmol이 함유되어 있으며 처음 용량은 아래의 식으로 계산하여 정맥주사 한다.

○ THAM 보충량 *(mL of 0.3 M용액)* = 체중 *(kg)* × 알칼리결핍량 *(mmol)*

1일 최대 15 mmol/kg를 투여한다. 즉 70 kg인 환자에서는 1일 3.5 L까지 투여한다.

4) HCO_3^-치료가 질환의 경과에 도움이 되지 않는 급성 대사성 산증

(1) 고음이온차 산증인 당뇨병성 케톤산증, 유산증, 패혈성 쇼크, 심정지, 수술 중의 대사성 산증 등은 HCO_3^-치료가 질환의 경과에 도움이 되지 않거나 오히려 해롭다. *(Adeva-Andany MM et al. Sci World J 2014;article ID 627376)*

① 상기의 질환에서 그 원인을 교정하며 유효 순환혈액량을 유지하면 산증은 교정된다.

② HCO_3^-치료가 경과에 전혀 도움이 되지 않아 여러 지침에서 HCO_3^-투여를 권하지 않는다.

③ 아직까지 매우 심한 산증 즉 pH < 7.15에서 HCO_3^-치료를 하는 예가 많지만 이는 관습에 의한 것이다.

(2) 치료를 하더라도 단지 pH 7.2 혹은 [HCO_3] 10 mM을 목표로 하여 교정하도록
한다.

2. 만성 알칼리치료

1) [HCO_3]를 20 ~ 22 mM로 유지한다. 만성신질환에서는 정상으로 유지한다.

(KDIGO2012, Kidney Int 2013;3(4):Suppl)

2) 만성 산증을 교정하기 위하여 $NaHCO_3$나 Shohl용액을 경구로 투여한다.

① $NaHCO_3$ 1 ~ 1.5 g를 1일 2 ~ 3회 나누어 투여한다.

② Shohl용액은 Na-citrate와 구연산(citrate)의 혼합물로서 1 mL는 $NaHCO_3$ 1
mmol에 해당한다. $NaHCO_3$에 비하여 소디움의 부하가 적고(< 0.35 mmol/mL)
복용 후 위산을 중화하며 CO_2가 생기지 않아 위장관의 불쾌감이 덜하지만 신
맛이 강하고 값이 다소 비싸다. (조성: Na-citrate 90 g, citric acid 140 g을 증류
수에 섞어 1,000 mL로 만든다. 1 mL에 citrate 1 mmol 즉 1 mmol의 알칼리가 있다)

3. 고칼륨혈증과 저칼슘혈증의 치료

1) Aldosterone이 감소하였거나 세관에서 반응이 저하하였을 때나, 신부전 등에서
대사성 산증이 있으면 고칼륨혈증이 흔하다. 이러한 때에는 고칼륨혈증을 먼저
조절한다.

◦ 포타시움의 섭취를 제한하고, aldosterone의 분비나 작용을 억제하는 모든 약을

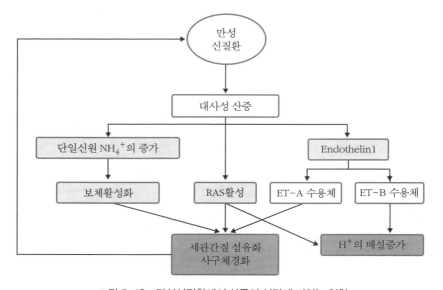

그림 5-12. 만성신질환에서 산증이 신장에 미치는 영향

피해야 한다.

2) 고칼륨혈증이 있고 이온화 칼슘(iCa)의 감소가 함께 있으면 중독한 부정맥이 생기므로 치명적이다. 반드시 iCa농도를 정상으로 교정하여야 한다.

  ◦ 대사성 산증에서 저칼슘혈증은 비교적 드물지만 신부전, 패혈증이나 산증을 교정하기 위하여 알칼리치료를 할 때 흔히 나타날 수 있다.

3) Mineralocorticoid 혹은 aldosterone의 결핍

  ① 9α-fludrocortisone을 0.1 ~ 0.2 mg/d로 투여하면 고칼륨혈증과 산증을 교정할 수 있다.

  ② Furosemide 등 loop이뇨제와 단기간으로 양이온교환수지(kayexalate, kallimate)를 투여하기도 한다.

● 만성신질환의 산증

1. 만성신질환에서 혈청 [HCO_3]의 권고치

  ① 2000년 KDOQI의 영양상태를 위한 권고: 23 ~ 29 mM

  ② 2003년 KDOQI의 대사성골질환의 진행을 예방하기 위한 권고: $\geq$ 22 mM

  ③ 2012년 KDIGO의 대사성 산증에 대한 권고: < 22 mM일 때 특별한 금기가 아니라면 경구 $NaHCO_3$을 투여하여 정상치로 교정

  ◦ 급성 신질환에서 HCO_3^-치료의 효과는 아직 제대로 밝혀지지 않았다. *(Hewitt J et al. Cochrane Database 2012; 6 Article ID CD009204)*

2. 산증의 빈도

  1) 대개 사구체여과율이 20 mL/m 미만이면 혈청 [HCO_3]이 감소한다.

  2) 3차 National Health and Nutrition Examination Survey(NHANES)에서 사구체여과율 15 ~ 29 mL/m/1.73m^{2}이면 19%가 혈청 [HCO_3]이 22 mM 미만이었다.

  3) 사구체여과율 15 ~ 60 mL/m이면 5%에서만 혈청 [HCO_3]이 19 mM 이하고 75%에서 23 mM 이상이었다.

3. 산증과 사망률

  1) [HCO_3]에 따른 사망률의 변화는 U곡선이다. *(Kodesdy CP. Nephrol Dial Transplant 2009;24(4):1232)*

  ① 사망률은 혈청 [HCO_3]이 26 ~ 29 mM에서 최저이며 22 mM 미만일 때 최대였다.

  ② 29 mM을 넘으면 다시 증가하였다.

2) 말기신부전 환자 121,351명에서 복막투석을 하는 환자의 25%, 혈액투석을 하는 환자의 40%에서 투석 전 혈청 [HCO_3]이 22 mM 미만이었다. *(Vashistha T et al. Clin J Am Soc Nephrol 2013;8:254)*

- 사망률은 투석 전 혈청 [HCO_3]이 17 ~ 23 mM일 때 최저였고 17 mM 미만이거나 27 mM을 넘으면 최대로 증가하였다.

4. 산증이 만성신질환에 미치는 영향

① 만성신질환의 진행

② 대사성골질환의 발생과 진행

③ 근육의 소모 혹은 위축

④ Albumin 등 단백질 합성의 감소

⑤ 신 낭종의 악화

⑥ 심혈관질환의 발생이나 악화

⑦ β_2-microglobulin의 축적

⑧ 염증반응: CRP, IL-6의 증가

⑨ 대사 혹은 호르몬의 장애: 당불내성, IGF1 감소, cortisol 증가, 갑상선기능저하(T3, T4의 감소, TSH의 증가)

5. 산증과 신질환의 진행

1) Chronic Renal Insufficiency Cohort (CRIC) *(Am J Kidney Dis 2013;62(4):670)*

- 혈청 [HCO_3]이 1 mM 증가하면 신기능 감소의 위험이 3% 감소하였고 혈청 [HCO_3]이 1 mM 감소하면 심부전의 위험이 14% 증가하였다.

2) The Multi-Ethnic Study of Atherosclerosis (MESA) *(Am J Kidney Dis 2014;64(4): 534)*

- 혈청 [HCO_3]이 23 mM 미만이면 GFR이 1년에 0.55 mL/m/1.73m^{2}씩 감소하며, 21 mM 미만이면 23 ~ 24 mM에 비하여 eGFR이 빠르게 감소할 상대위험이 1.35였다.

3) The Health, Aging, and Body Composition (Health ABC) *(Am J Kidney Dis 2014;64(4):542)*

- 혈청 [HCO_3]이 23 mM 미만이면 eGFR이 1년에 0.55 mL/m/1.73m^{2}씩 감소하며, eGFR이 60 mL/m/1.73m^2 미만으로 감소할 상대위험이 1.72였다.

6. HCO_3^- 치료가 만성신질환의 진행에 미치는 효과

1) 2기 만성신질환 *(Mahajan A et al. Kidney Int 2010;78:303)*

◦ 5년 간 NaHCO$_3$을 투여하면 NaCl을 투여한 환자에 비하여 eGFR의 감소하는 속도가 완화되었다(1.47 ± 0.19 vs. 2.13 ± 0.19 mL/m/y).

2) 3 ~ 4기 만성신질환 *(Abramowitz MK et al. Clin J Am Soc Nephrol 2013;8:714)*

◦ NaHCO$_3$의 용량을 1 mmol/kg/d 증가할 때마다 [HCO$_3$]은 0.33 mM씩 증가한다.

3) 4 ~ 5기 만성신질환 *(De Brito-Ashurt I et al. J Am Soc Nephrol 2009;20:2075)*

◦ 1년간 NaHCO$_3$을 투여하면 투여하지 않은 환자에 비하여 C$_{Cr}$가 저하하는 속도가 낮았고(1.88 vs. 5.93 mL/m/1.73m^2) 투석이 필요한 말기신부전으로 진행하는 비율도 낮았다(6.5 vs. 33%).

4) 단기간(1주 이내)과 장기간(2개월 이상) 치료효과 *(Susantitaphong P et al. Am J Nephrol 2012;35(6):540)*

◦ 단기간의 알칼리 투여는 특별한 효과가 없었고 장기간 알칼리 치료를 하면 사구체 여과율이 3.2 mL/m/1.73m^{2}씩 증가하였고 투석요법을 시작하는 위험도가 0.21이었다.

7. 만성신질환의 산증에 대한 새로운 치료

1) 채소와 과일이 많은 식사

(Goraya N et al. Kidney Int 2012;81:86; Kalantar-Zadeh K et al. N Engl J Med 2017; 37(18):1765)

① 단백질을 줄이고 채식을 더 많이 하면 산증을 개선하여 골의 재형성, 단백질분해의 감소와 신질환의 진행을 늦춘다.

② 고칼륨혈증은 문제가 되지 않았지만 그 효과는 아직 검증이 필요하다.

2) TRC101 *(Bushinsky DA et al. Clin J Am Soc Nephrol 2018;13(1):26)*

(1) 대사성 산증의 경구치료제로 개발

(2) 소디움, 포타시움 등 다른 상응하는 이온이 없이 위장관에서 HCl과 선택적으로 결합하며 흡수되지 않는 물질이다. 소디움, 포타시움 등 다른 성분에는 영향이 없고 혈청 [HCO$_3$]만 증가한다.

(3) 평균 GFR 35 mL/m/1.73m^2, 평균 혈청 [HCO$_3$]가 17.7 mM인 135명의 환자에서 2주간 TRC101을 1.5, 3, 4.5 g을 1일 2회, 6 g을 1일 1회 투여하였다.

① 72시간에 혈청 [HCO$_3$]가 1.3 mM, 2주 후에는 3.2 ~ 3.9 mM씩 증가하였다.

② 2주 후 35%의 환자에서 [HCO$_3$]가 정상(22 ~ 29 mM)으로 교정되었고 39%에서 4 mM 이상 증가하였다.

③ 경한 설사나 변비 등 위장관 증상 외 특별한 문제는 없었고 약을 중단하고 2주 이내에 원래의 [HCO₃]로 되었다.

● NaHCO₃의 부정적 약물반응

1. 저칼륨혈증
2. 혈청 iCa의 감소에 의한 심근과 혈관의 수축력의 저하
3. 심전도의 QTc간격의 연장
4. 과탄산혈증(hypercapnea)
5. 혈액투석 중 혈역학의 불안정
6. 소디움의 요배설의 증가
7. 혈관의 석회증(calcification)
8. 기타
   1) 조직에 산소의 공급이 감소한다.
      ○ NaHCO₃을 투여하면 혈색소에서 산소가 유리하는 것을 억제한다. 조직에 산소의 공급이 감소하며 심하면 유산이 증가한다.
   2) 세포 내 산증에 따른 혈압 상승효과가 없거나 혈압의 저하
   3) 역설적 뇌척수액 산증(paradoxical CSF acidosis)
   4) 고삼투질농도(고장): 심정지에서 소생술을 하며 NaHCO₃을 다량으로 투여하여 생긴다.

III. 대사성 알칼리증(Metabolic Alkalosis)

● 정의

1. 대사성 알칼리증은 동맥혈 pH의 증가, [HCO₃]의 증가와 이에 따른 호흡보상 즉 저환기에 의한 $PaCO_2$의 증가가 특징이다. T_{CO2}가 > 30 mM이면 대사성 알칼리증으로 판정한다.

2. [HCO₃]은 만성 호흡성 산증이 있을 때에도 신장의 보상기전에 의하여 증가하므로 pH가 감별에 중요하다. 그러나 일반적으로 [HCO₃]이 40 mM 이상이면 대사성 알칼리증이 주된 장애이다.

● 원인

◦ 위산(HCl)과 같은 비휘발성 산(nonvolatile acid)의 손실이 있거나 알칼리 즉 HCO_3^-의 획득이 중요한 원인이다.

◦ 외부에서 HCO_3^-를 얻는 것은 매우 드문 일이며 대개 산의 손실에 따라 이차적으로 HCO_3^-를 얻거나 신장에서 HCO_3^-의 요배설이 감소하는 것이 중요한 원인이다.

1. 외부에서 체내로 HCO_3^-가 유입

◦ HCO_3^-의 주입, 다량의 수혈(항응고제인 citrate가 HCO_3^-로 전환), 우유알칼리증후군

2. 산 혹은 클로라이드의 손실

  1) 세포외액의 감소(저혈량증): 클로라이드반응 (U_{Cl} < 10 mM)

  ◦ 정상 혈압, 저칼륨혈증, 이차 고레닌 고알도스테론혈증

    (1) 위장관 손실

      ① 위액의 손실: 구토, 경비 위액제거(nasogastric suction)

      ② 드물게 클로라이드 설사

    (2) 신장의 손실

    ◦ 이뇨제, 저칼륨혈증, 마그네슘결핍, 고칼슘혈증, 부갑상선기능저하증, 페니실린 등 비흡수성 음이온, 만성 고이산화탄소혈증 후(posthypercapnia), Bartter증후군, Gitelman증후군, 산증이나 케톤산증의 회복기

    (3) 세포 내 손실: 저칼륨혈증

    (4) 탈수(contraction alkalosis)

  2) 세포외액의 증가 즉 고혈량증: 클로라이드불응 (U_{Cl} > 20 mM)

(1) 고레닌혈증: 신혈관성 고혈압, 레닌분비선종, 가속성 고혈압, estrogen 치료

(2) 저레닌혈증

- 원발성 알도스테론증, Cushing증후군, 부신11β 혹은 17α-hydroxylase의 결핍, 감초(licorice)의 복용, carbenoxolone의 복용, Liddle증후군

● **대사성 알칼리증을 지속하는 인자**

- 사구체여과율의 감소에 따라 HCO_3^-의 요배설이 감소하거나 세관에서 재흡수가 증가하는 조건이 있으면 일단 발생한 대사성 알칼리증을 지속하거나 악화하는 요인이 된다.

1) 사구체여과율의 감소에 따른 HCO_3^-의 요배설의 장애: 저혈량증, 신부전

2) 세관에서 HCO_3^-재흡수의 증가: 저혈량증, Cl^-의 결핍, 고알도스테론증, 저칼륨혈증

3) 대사성 알칼리증에 대한 호흡보상에 의한 저환기로 $PaCO_2$가 증가하며 이에 따라 $[HCO_3]$가 증가한다. 호흡기질환이 함께 있으면 역시 $PaCO_2$가 증가하고 $[HCO_3]$도 증가하여 대사성 알칼리증이 악화한다.

● **클로라이드반응**(chloride-responsive)**과 식염수반응**(saline-responsive)

- 클로라이드의 결핍은 세포외액의 감소 즉 저혈량증이 있는 대사성 알칼리증에서 세포외액의 감소보다 더 중요한 원인이 된다. 따라서 식염수반응 알칼리증보다 클로라이드반응 알칼리증이 보다 더 정확한 표현이다.

1. 체액량의 결핍 혹은 과잉에 상관없이 클로라이드의 보충이 없이 대사성 알칼리증을 교정할 수 없다. *(Galla JH et al. J Clin Invest 1987;80:41)*

2. 클로라이드 결핍에 의한 대사성 알칼리증은 소디움 이외 다른 양이온의 클로라이드염 즉 KCl로 보충하여도 교정할 수 있다. 심지어 사구체여과율의 감소, 소디움의 결핍, 체액량의 결핍, 체중의 감소가 있고, 포타시움의 요손실이 지속되고 혈장 aldosterone의 증가가 있고 HCO_3^-가 지속적으로 증가하더라도 클로라이드의 보충으로 대사성 알칼리증을 교정할 수 있다. *(Galla JH et al. Am J Physiol 1991;261:R771)*

3. Neutral Na-phosphate을 투여하여 체액량이 증가하여도 알칼리증은 더욱 악화한다. *(Schwartz WB et al. N Engl J Med 1968;279:630)*

● 대사성 알칼리증의 원인에 따른 새로운 분류

1. 2000년 Galla는 클로라이드의 결핍, 포타시움의 결핍, 혼합형의 3가지로 나누었다. *(Galla JH. J Am Soc Nephrol 2000;11:369)*

   1) 클로라이드의 결핍

      ① 전형적으로 체액량의 감소, 요클로라이드농도가 감소한 상태이다.

      ② 체액의 결핍을 제대로 교정하지 않았더라도 클로라이드를 보충하면 알칼리증이 개선된다.

   2) 포타시움의 결핍

      ① Mineralocorticoid의 과잉에 의하여 생긴 알칼리증이다.

      ② 포타시움만 보충하여도 알칼리증이 교정되고 고혈압도 다소 조절이 된다. 이때 보충하는 포타시움의 양은 클로라이드의 결핍에 의한 때에 비하여 훨씬 많다.

   3) 혼합형

      ① Bartter나 Gitelman증후군으로 이차적인 mineralocorticoid의 증가가 있다.

      ② 많은 양의 포타시움과 클로라이드를 동시에 보충하여야 하며, 클로라이드의 결핍에 의한 때에 비하여 교정하기 매우 어렵다.

2. 2011년 Gennari는 집합관에서 산이 배설되는 기전에 따라 대사성 알칼리증을 구분하였다. *(Gennari FJ. Am J Kidney Dis 2011;58(4):626)*

   ◦ Galla가 분류한 것과 거의 같은 내용이지만 집합관에서 산의 배설이 증가하는 원인을 1차, 2차로 나누어 분류하였다.

   1) 신부전

   2) 집합관에서 2차 산배설의 증가

      ① 신장 이외 클로라이드 손실과 이차적인 포타시움 요손실의 증가: 구토

      ② 신장의 클로라이드 손실과 이차적인 포타시움 요손실의 증가: 이뇨제, Bartter 혹은 Gitelman증후군

   3) 집합관의 1차 산배설의 증가

      ① Mineralocorticoid의 증가

      ② ENaC의 활성화: Liddle증후군

● 대사성 알칼리증에 대한 적응기전

1. 호흡보상

1) 알칼리증이 생기면 호흡수용체가 감지하여 환기를 줄여 $PaCO_2$가 증가한다.

2) $[HCO_3]$가 1 mM 증가하면 $PaCO_2$가 0.6 ~ 0.75 mmHg씩 증가한다.

3) 환기가 줄면 저산소증도 함께 생기므로 PaO_2가 70 mmHg에 이르게 되면 호흡중추에서 다시 호흡을 촉진한다.

4) 호흡보상에 의하여 $PaCO_2$는 55 mmHg를 넘지 않는다.

2. 신장에서 알칼리의 배설과 산의 재흡수가 증가한다.

1) 집합관의 B형사이세포에서 내강막의 pendrin을 통하여 HCO_3^-를 배설한다.

2) 집합관의 B형사이세포에서 기저외측막의 H^+ ATPase를 통하여 산을 혈액으로 재흡수한다.

● **대사성 알칼리증에서 저칼륨혈증과 저인혈증**

1. 저칼륨혈증

1) 세포외액의 산농도를 유지하기 위하여 산이 세포에서 세포외액으로 유출하고 대신 전기적 평형을 유지하기 위하여 포타시움을 세포로 유입한다. 이에 따라 저칼륨혈증이 나타난다.

2) 세포외액의 pH가 0.1 감소하면 혈청 포타시움농도는 0.4 mM씩 감소한다.

3) 대사성 알칼리증을 초래하는 질환 자체도 위장관이나 신장에서 포타시움의 손실을 동반하는 때가 많아 알칼리증의 치료에서 포타시움의 교정이 매우 중요하다.

4) 역설적 산뇨(paradoxical aciduria)는 체내의 심한 포타시움의 결핍을 매우 잘 반영한다.

2. 저인혈증

1) 알칼리증이 있으면 세포 내 pH가 증가하며 phosphofructokinase가 활성화하여 해당작용(glycolysis)으로 당인산(sugar phosphate)이 증가한다. 이에 따라 인이 세포로 유입하여 저인혈증이 나타난다. 특히 호흡성 알칼리증에서 뚜렷하다.

2) 대사성 알칼리증에서는 호흡성 알칼리증에 비하여 정도가 경하다.

● **임상소견**

◦ 대사성 알칼리증의 증세는 저혈량증, 저칼륨혈증이나 특히 저칼슘혈증의 증상과 거의 같다.

1. 신경계: 혼동, 둔감, 감각이상, 근육경축, 강직(tetany), 경련발작

2. 순환기: 부정맥

3. 호흡기: 만성폐쇄성 폐질환에서 저산소증의 악화

4. 전해질의 이상: 저칼륨혈증, 저인혈증, 저칼슘혈증, 저마그네슘혈증

● 진단

◦ 대사성 알칼리증의 감별진단에는 세포외액량의 평가, 혈압(기립성 혈압의 변화도 포함), 저칼륨혈증의 존재, 요클로라이드농도(U_{Cl}), 혈장 renin활성도, aldosterone농도가 유용하다.

1. 세포외액량과 혈압

◦ 세포외액량의 증가가 있거나 고혈압이 있으면 원발성 혹은 이차 mineralocorticoid의 과잉이나 고알도스테론증을 의미한다.

2. 요클로라이드농도(U_{Cl}, mM)

◦ 대사성 알칼리증으로 혈청 HCO_3^-농도가 증가하며 사구체여과가 증가한다. 세관에서 HCO_3^-를 재흡수하는 최대역치를 넘으면 요로 손실된다. HCO_3^-는 원위신원에서는 재흡수가 되지 않는 음이온으로 내강의 소디움이나 포타시움과 결합하여 요배설이 증가한다.

◦ 대사성 알칼리증이 있을 때 저혈량증이 있어도 요의 소디움이나 포타시움농도는 감소하지 않는다.

1) 대사성 알칼리증에서 세포외액의 감소는 U_{Cl}가 정확하게 반영한다.

　(1) 세포외액량의 감소

　　① < 10: 세포외액의 감소가 있는 위장관이나 신장에서 산의 손실이 있을 때

　　② > 20: 이뇨제, Bartter증후군, Gitelman증후군

　(2) 세포외액량의 증가

　　◦ > 30: mineralocorticoid과잉이나 고알도스테론증에서는 산의 배설이 증가하여 NH_4Cl의 요배설이 증가한다.

2) U_{Cl}이 감소한 대사성 알칼리증은 클로라이드와 포타시움의 보충이 가장 중요한 치료이다. 이를 클로라이드반응 알칼리증이라 한다.

3) 치료의 적정성이나 경과를 판정할 때에도 U_{Cl}가 유용한 지표이다.

3. 혈장 renin활성도(PRA) 및 aldosterone농도

1) 세포외액의 증가가 있는 클로라이드불응 알칼리증은 대개 원발성 혹은 이차 min-

eralocorticoid의 과잉 또는 고알도스테론증이다.

2) 혈장 renin활성도(PRA), aldosterone농도

(1) 혈장 renin활성도의 감소

① Aldosterone증가: 원발성 알도스테론증

② Aldosterone감소: licorice나 carbenoxolone의 복용, Liddle증후군

(2) 혈장 renin활성도의 증가

∘ Aldosterone증가: 신혈관성 고혈압, 레닌분비선종, 가속성 고혈압, estrogen 치료

4. 폐포-동맥혈 산소분압차(alveolar-arterial oxygen gradient)

∘ 호흡기질환의 존재 여부를 확인하기 위하여 측정한다.

5. 기타

1) 저칼륨혈증: 대사성 알칼리증의 대부분은 저칼륨혈증을 동반하므로 치료에 중요 하다.

2) 저마그네슘혈증: 위장관질환, aminoglycosides 혹은 cisplatin 투여, Gitelman증 후군

3) 요[Ca]/creatinine 비 ($U_{Ca/Cr}$) *(mM/mM)*

① > 0.2: Bartter증후군, loop이뇨제 ② < 0.15: Gitelman증후군, thiazide이뇨제

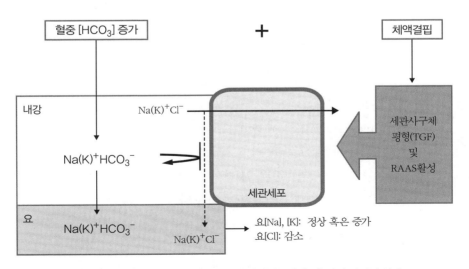

그림 5-13. 체액결핍을 동반한 대사성 알칼리증에서 요[Cl]의 진단적 의미

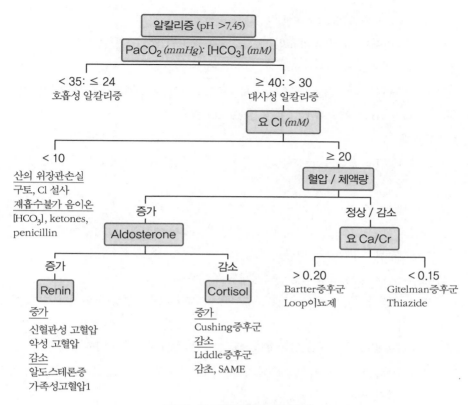

그림 5-14. 알칼리증의 감별진단

● 치료

▲ 클로라이드반응 알칼리증(U_{Cl} < 10 mM)

1. 등장식염수

　1) 위장이나 신장을 통한 산의 손실이 있는 세포외액의 결핍이 있으면 등장식염수를
　　투여하여 클로라이드와 체액의 결핍을 교정하는 것이 가장 중요한 치료이다.

　　① 사구체여과율의 증가로 HCO_3^-의 여과가 증가하고 HCO_3^-의 요배설이 증가
　　　한다.

　　② 클로라이드의 증가로 HCO_3^-가 감소하며 근위세관에서 HCO_3^-의 재흡수가 감
　　　소한다.

　2) 세포외액의 결핍이 뚜렷하면 등장식염수 3 ~ 5 L를 정맥으로 주사하여야 체액량과
　　클로라이드가 교정되고 알칼리증도 교정된다.

① 클로라이드 결핍량의 계산

  ◦ 클로라이드 결핍량 *(mmol)* = 0.2 × 체중 × {목표[Cl] − 현재[Cl]}

  (0.2 × 체중: chloride-용적)

② 클로라이드의 결핍을 교정하면 처음에는 HCO_3^-의 요배설이 증가하여 알칼리

  요가 나타나며 혈청 [HCO_3]도 정상으로 된다.

2. 포타시움

  1) 포타시움의 보충은 필수적이며 그 외 마그네슘, 칼슘, 인 등 부족한 전해질을 보충

    한다.

  2) 투여하는 수액 1 L마다 10 ~ 20 mmol의 포타시움을 함께 보충한다.

  3) 울혈성 심부전 등 세포외액의 과잉이 있으면 식염수 대신 KCl로 보충한다. 다만 고

    칼륨혈증에 유의하여야 한다.

3. Omeprazole 등 proton pump억제제를 투여한다.

4. 신기능이 정상이면 acetazolamide를 투여하지만 저칼륨혈증이 악화할 수 있어

  주의한다.

  1) 혈청 creatinine이 4 mg/dL 미만일 때 1일 250 ~ 500 mg을 투여한다.

    ① 근위세관에서 HCO_3^-의 재흡수를 억제하여 소디움, 포타시움, HCO_3^-의 요배설

      이 증가한다.

    ② 저칼륨혈증의 위험이 있으므로 포타시움을 함께 투여한다.

  2) 소디움의 요배설을 유지할 필요가 있거나 혈청 포타시움농도가 높을 때 유용하다.

5. HCl의 중심정맥 주사

  1) pH > 7.55 이며 부정맥, 의식장애, 간성 혼수, digitalis 중독 등 매우 위중한 상황

    에서는 중심정맥으로 0.1 혹은 0.2N HCl을 투여한다.

    ① 0.1N HCl 보충량 *(mL)* = 0.5 × 체중 × {현재[HCO_3] − 목표[HCO_3]} × 10

    ② 최대 투여속도: ≤ 25 mmol/h (0.1N HCl ≤ 250 mL/h)

  2) 대정맥(vena cava)이나 그 큰 분지정맥에 catheter를 넣고 주사한다. 만일 HCl이

    누출되면 종격동염(mediastinitis) 등 중독한 문제가 생기므로 주의하여야 한다.

6. NH_4Cl의 정맥주사

  1) 1일 300 mmol(NH_4Cl 용액 60 mL) 이내로 정맥으로 주사한다.

  2) 20 mL 1 ampule에 100 mmol이 있고 등장식염수에 혼합하여 주사한다.

7. Lysine 혹은 arginine HCl의 정맥주사

8. 투석

▲ 클로라이드저항 알칼리증($U_{Cl} > 20$ mM)

  ◦ 클로라이드저항 알칼리증은 포타시움결핍 알칼리증이라 하기도 한다.

1. 포타시움의 결핍을 교정

  1) 포타시움의 결핍이 매우 중요한 소견으로 이의 보충이 가장 중요하다.

  2) 경증 ~ 중등도의 알칼리증에서는 KCl 40 ~ 60 mmol(3 ~ 4 g)을 1일 4 ~ 5회 경구
  로 투여한다(160 ~ 300 mmol/d, 12 ~ 20 g/d).

  3) 부정맥, 전신쇠약이 있는 중증에서는 KCl의 농도 < 60 ~ 80 mM, 속도 < 40
  mmol/h로 정맥으로 주사한다. 1일 80 ~ 120 mmol 이내로 주사한다.

   (1) 초기에는 등장식염수에 혼합하여 주사한다.

    ① 초기에는 근육세포의 Na^+-K^+ ATPase가 하향조절(down regulation)되어
     있어 포타시움이 세포 안으로 유입하는 것이 많지 않아 고칼륨혈증의 위험
     이 크다. 반드시 심전도와 혈청 포타시움농도를 감시하여야 한다.

    ② 포타시움을 투여하며 포도당을 함께 투여하면 인슐린농도가 증가하여 포타
     시움이 세포로 유입하여 혈청 포타시움농도가 더 낮아진다. 따라서 교정 초
     기에는 포도당을 투여하지 않는다.

   (2) 포타시움을 충분하게 보충하였으면 세포 내 결핍을 치료하기 위하여 포타시움
    을 포도당액에 혼합하여 주사한다.

2. Mineralocorticoid과잉의 치료

  1) 저염식과 포타시움이 풍부한 식사

  ◦ 포타시움의 결핍만 치료하여도 알칼리증이 교정되고 고혈압도 다소 조절이 된다.

  2) Mineralocorticoid 차단제(MRA): spironolactone, eplerenone

  3) Dexamethasone

   ① Glucocorticoid에 의하여 억제되는 Cushing병이나 증후군에서는 선택치료제
    이다.

   ② Dexamethasone을 아침에 0.25 mg, 오후에 0.75 mg을 투여한다.

  4) 수술요법

  5) 수술 후 혹은 수술이 불가능할 때의 치료

   (1) 수술 후 이소성ACTH증후군이 있는 전이성 부신암에서는 cortisol 생성의 마지

막 단계를 차단하는 metyrapone 혹은 첫 단계를 차단하는 aminoglutethim-
ide를 투여한다.

(2) 수술을 하지 못한 환자에서는 mitotane(o,p-DDD) 혹은 cisplatin을 사용한다.

① Mitotane(o,p-DDD)는 부신의 다발층(zona fasciculata)와 그물층(zona reticularis)를 선택적으로 파괴하고 aldosterone의 분비는 유지한다. 따라서 저칼륨혈증과 알칼리증이 심하면 제대로 교정이 되지 않는다.

② Cisplatin은 질환의 전반적인 증상을 개선하지만 효과가 제한적이다.

▲ 혼합형

1. 클로라이드반응 알칼리증과 포타시움결핍 알칼리증이 함께 있는 것으로 Bartter 와 Gitelman증후군이 이에 해당한다. 치료의 원칙은 포타시움의 요배설을 줄이는 것이다.

2. Bartter증후군의 치료

1) ACE차단제: Ang II의 생성이 감소하여 aldosterone의 생성도 감소한다.

2) PG 차단제: PG의 증가가 병인의 하나이므로 사용하지만 충분히 교정할 수 없다.

3) KCl을 보충

4) 마그네슘을 보충

3. Gitelman증후군

1) KCl을 보충

2) 포타시움보존 이뇨제

① KCl의 복용량을 줄일 수 있다. 포타시움이 많은 식사와 함께 하여야 한다.

② 1일 용량: amiloride 5 ~ 10 mg, triamterene 100 mg 2회, spironolactone 25 ~ 50 mg 4회 (4회가 원칙이나 편의에 따라 2회로 투여하는 예가 많다)

3) 마그네슘의 보충

▲ 기타

1. Licorice나 carbenoxolone의 복용을 중단한다.

① Licorice(감초)는 한약, 사탕, 음료, 씹는 담배 등에 있고 carbenoxolone은 위궤양의 치료제이다.

② 이들 성분 중 글리시르리틴(glycyrrhetinic acid)은 부신의 11β-hydroxylase를 억

제하여 cortisol을 과잉으로 생성한다. Cortisol이 mineralocorticoid수용체에 결합하여 aldosterone 과잉의 증세가 나타난다.

2. Liddle증후군

　1) ENaC의 기능획득변이(gain-of-function mutation)로 집합관 주세포에서 소디움의 재흡수와 포타시움의 배설이 증가한다.

　2) 혈장 renin활성도와 aldosterone농도가 매우 낮다.

　3) Amiloride나 triamterene이 선택적 치료제이다.

참고문헌

1. Hamm LL, Nakhoul N, Hering-Smith KS. Acid-base homeostasis. *Clin J Am Soc Nephrol* 2015;(12):2232 ~ 42.

2. Kraut JA, Madias NE. Metabolic acidosis: pathophysiology, diagnosis and management. *Nature Rev Nephrol* 2010;6:274 ~ 85.

3. Rastegar A. Clinical utility of Stewart method in diagnosis and management of acid-base disorders. *Clin J Am Soc Nephrol* 2009;4:1267 ~ 74.

4. Adeva-Andany MM et al. Sodium bicarbonate therapy in patients with metabolic acidosis. *Sci World J* 2014:Article ID 627673.

5. Kovesdy CP. Metabolic acidosis and kidney disease: does bicarbonate therapy slow the progression of CKD? *Nephrol Dial Transplant* 2012;27(8):3056 ~ 62.

6. Chen W, Abramowitz MK. Metabolic acidosis and the progression of chronic kidney disease, *BMC Nephrol* 2014;15(1):Article 55.

7. Kidney disease improving Global Outcomes (KDIGO). Chronic kidney disease work group. KDIGO 2012 clinical practice guideline for the evaluation and management of chronic kidney disease. *Kidney Int* 2013;Suppl 3(4).

8. Galla JH. Metabolic alkalosis. *J Am Soc Nephrol* 2000;11:369 ~ 75.

9. Gennari FJ. Pathophysiology of metabolic alkalosis: a new classification based on the centrality of stimulated collecting duct ion transport. *Am J*

Kidney Dis 2011;58(4):626 ~ 36.

10. Soifer JT, Kim HT. Approach to metabolic alkalosis. *Emerg Med Clin North Am* 2014;32(2):453 ~ 63.

11. Hamm LL, Hering-Smith KS, Nakhoul NL. Acid-base and potassium homeostasis. *Semin Nephrol* 2013;33(3):257 ~ 64.

12. Kraut JA, Madias NE. Re-evaluation of the normal range of serum total CO_2 concentration. *Clin J Am Nephrol* 2018;3(2):343 ~ 47.

저자문헌

13. Kim GH, Han JS et al. Evaluation of urine acidification by urine anion gap and urine osmolal gap in chronic metabolic acidosis. *Am J Kidney Dis* 1996;27(1):42 ~ 7.

14. Kim HY. Han JS et al. Clinical significance of the fractional excretion of anions in metabolic acidosis. *Clin Nephrol* 2001;55(6):448 ~ 52.

15. 한진석. 산-염기대사의 기본생리와 장애. *임상신장학*. 서울, 광문출판사. 2001, pp.167 ~ 74.

16. 한진석. 대사성 산증 및 알칼리증의 해석. *대한중환자의학회지* 2002;17(2):75 ~ 86.

17. Han JS et al. Secretory-defect distal renal tubular acidosis is associated with transporter defect in H^+-ATPase and anion exchanger-1. *J Am Soc Nephrol* 2002;13(6):1425 ~ 32.

18. Kim S et al. The urine-blood PCO gradient as a diagnostic index of H^+-ATPase defect distal renal tubular acidosis. *Kidney Int* 2004;66(2):761~ 7.

19. Lee JH, Heo NJ, Han JS. Osmolal gap as a biomarker in kidney injury: focusing on the differential diagnosis of metabolic acidosis. *Biomarkers in kidney disease*, Patel VB and Preedy VR ed. Springer Science, 2016, pp.41 ~ 52.

제6장

칼슘대사의 장애
(Disorders of Calcium Metabolism)

I. 칼슘대사 및 조절

칼슘의 항상성

● 칼슘은 체내에 가장 많은 무기질로 대부분이 골과 치아에 있고 골형성(bone formation)에 이용된다. 1%만 세포와 세포외액에 있지만 신경, 근육의 기능을 유지하고 혈액응고에 관여하는 등 중요한 생리기능을 한다.

1. 체내의 전체 칼슘양은 1,000 ~ 1,200 g이다. 99%는 골격에 $Ca_{10}(PO_4)_6(OH)_2$ 혹은 $Ca_5(PO_4)_3(OH)$ 즉 수산화인회석 결정(hydroxyapatite)과 $CaCO_3$의 형태로 있다. 나머지 1% 중 대부분은 근육 등 연조직 세포에 있고 1 ~ 2 g의 극히 적은 양만 세포외액에 있다.

2. 골 표면에 있는 칼슘의 1%는 세포외액의 칼슘과 자유롭게 교환하여 혈청의 칼슘과 이온화 칼슘(ionized Ca, free Ca, iCa)의 농도를 엄격하게 유지한다. 혈액 내에는 0.5 g 미만이 있다.

3. 혈청 칼슘농도가 지속적으로 높으면 특정 조직이나 기관에 침착하여 석회증(calcinosis)이 생긴다.

4. 칼슘의 생리기능은 iCa농도에 따른다.

● 정상인의 혈청 칼슘농도는 9 ~ 10.5 mg/dL(4.4 ~ 5.2 mEq/L, 2.2 ~ 2.6 mM)이다.

1. 혈청 칼슘의 약 50%는 유리하여 이온화 칼슘 즉 iCa 상태로 있다. 나머지 45 ~ 50%는 단백(이 중 75 ~ 95%가 albumin)과 결합하여 있고, 10 ~ 15%는 인산염, 구연산염, 유산염 중탄산염 등 음이온과 결합하여 있다.

2. 혈청의 칼슘은 전체 칼슘에 비하여 매우 적지만 그 농도는 부갑상선호르몬(parathyroid hormone, PTH)과 활성 비타민D_3(calcitriol) 즉 $1,25(OH)_2D_3$가 엄격하게 조절한다.

   1) 칼슘농도는 주로 mg/dL, iCa농도는 주로 mM로 표시한다. mg/dL을 mM로 환산하려면 0.25를 곱하고 mM을 mg/dL로 환산하려면 4를 곱한다. mEq/L는 mM의 2배이다.

   2) 혈청 칼슘농도는 혈청 단백의 농도에 따라 변한다. 그러나 iCa농도가 정상이면 임상에서 문제가 없다.

      ① 혈청 albumin이 1 g/dL 감소할 때마다 혈청 칼슘농도는 0.8 mg/dL씩 감소한다.

      ② 혈청 globulin이 1 g/dL 증가할 때마다 0.2 ~ 0.5 mg/dL씩 증가한다.

● 체내에서 칼슘의 생리적인 기능은 혈청 iCa의 농도에 좌우된다.

1. 혈청 iCa농도는 1.1 ~ 1.3 mM(4.4 ~ 5.2 mg/dL)이다.

2. 혈청 iCa의 농도는 급성 산중 및 알칼리증에 의하여 변하며 이에 따라 증상이 나타난다.

   1) 급성 산중이 있으면 산(H^+)이 albumin과 결합하여 중화하고 대신 iCa을 유리한다. 이에 따라 혈청 iCa의 농도가 증가한다.

   2) 알칼리증에서는 혈청 내 산이 부족하여 iCa이 albumin과 결합하고 대신 산을 혈청으로 유리하므로 iCa의 농도가 감소한다.

   3) pH가 0.1 변하면 iCa은 0.05 mM(0.2 mg/dL, 0.1 mEq/L)씩 변한다.

3. 구연산염, 유산염, 케톤체, 인산염 등 음이온이 증가하면 칼슘이 이와 결합하여 iCa농도가 감소한다. 다량의 수혈 후 저칼슘혈증이 생기는 것은 iCa이 항응고제인 구연산염과 결합하기 때문이다.

4. 혈청 칼슘농도는 오전 3시에 가장 낮고 오후 3시에 가장 높다.

    1) 혈청 인농도는 이와 반대로 오전 3시에 가장 높고 오후 3시에 가장 낮다.

    2) PTH는 늦은 오후에서 이른 저녁, 늦은 저녁부터 이른 아침 사이에 2번 증가하며 늦은 아침에 최저가 된다.

● **칼슘의 항상성을 조절하는 인자**

  ◦ 주로 PTH, calcitriol 즉 $1,25(OH)_2D_3$, calcitonin에 의하여 조절되며 그 외 갑상선호르몬, 성장호르몬(GH), 부신호르몬(estrogen, glucocorticoid) 등의 영향을 받는다.

  ◦ 칼슘대사는 섭취한 칼슘을 소장에서 흡수한 후 신장에서 배설하고 골에서 교환되는 양에 따라 결정된다.

1. PTH

    1) 저칼슘혈증이 있으면 PTH의 합성과 분비를 촉진하고 고칼슘혈증이 있으면 PTH의 합성과 분비가 감소한다(negative feedback).

    2) 활성화하면 혈청 칼슘농도가 증가한다.

      ① 골흡수(bone resorption)로 칼슘을 유리한다.

      ② 신장에서 칼슘의 재흡수를 촉진한다.

      ③ 근위세관에서 비타민D를 1α-hydroxylation하여 calcitrol 즉 $1,25(OH)_2D_3$의 합성이 증가한다.

2. 활성 비타민D_3 즉 $1,25(OH)_2D_3$

    1) PTH, GH, prolactin, estrogen은 신장에서 calcitrol의 생성을 촉진하며 glucocorticoid는 이를 억제한다.

    2) 활성화하면 체내의 칼슘이 증가한다.

      ① 소장에서 칼슘의 흡수를 촉진한다.

      ② 원위곡세관에서 비타민D수용체(VDR)에 결합하여 칼슘재흡수를 돕는다.

      ③ 골흡수로 칼슘을 유리하기도 하지만 칼슘농도가 정상이면 오히려 골흡수를 억제하고 재형성을 한다.

3. Calcitonin(thyrocalcitonin)

    1) 갑상선의 소포곁세포 혹은 부여포세포(parafollicular cell, C cell)에서 분비하는 호르몬으로 아직 그 기능이 명확하지 않다. 일반적으로 PTH와 길항하여 칼슘과 인 대사를 조절하며 혈청 칼슘과 인의 농도를 낮춘다.

2) Calcitonin은 혈청 칼슘농도를 낮춘다.

　　① 골의 골파괴세포를 억제하고 골에 칼슘을 저장하도록 하는 것이 주된 기능
　　　이다.

　　② 신세관에서 칼슘과 인의 재흡수를 억제하여 이들의 요배설이 증가한다.

● 칼슘의 세포 내외 이동

　◦ 세포막의 Na^+-Ca^{2+} exchanger(NCX)와 Mg^{2+}의존성 Ca^{2+}-ATPase(plasma membrane Ca^{2+}ATPase, PMCA)를 통하여 세포 외로 이동하여 칼슘농도를 세포외액 1 mM, 세포질 1 μM로 유지한다.

● 칼슘감지수용체(calcium-sensing receptor, CaSR)

1. G단백으로 구성된 수용체로 부갑상선의 주세포, 갑상선의 C세포, 신세관에 위치한다.

2. 혈청 iCa, 마그네슘농도와 pH를 감지하여 이들의 대사를 조절한다.

　　① 혈청 iCa, 마그네슘농도의 농도가 감소하면 PTH의 생성과 분비가 증가하여 신세관에서 칼슘과 마그네슘의 재흡수가 증가한다.

　　② 비후상행각에서는 NaCl재흡수에도 관여한다.

　　③ 혈장이나 내강의 pH가 증가하면 CaSR을 통하여 원위곡세관의 TRPV5가 활성화한다.

3. 부갑상선에서 PTH의 생성과 분비를 조절

　　1) 부갑상선의 주세포에 있는 CaSR은 혈청 iCa농도를 감지하여 PTH의 분비를 조절한다.

　　2) 혈청 iCa농도가 증가하여 CaSR에 칼슘이 많이 결합하면 Gqα을 통하여 phospholipase C가 활성화한다. 이에 따라 세포 내의 칼슘이 증가하며 PTH의 생성과 분비가 감소한다.

4. 신장에서 세관 부위별로 CaSR의 활성에 따라 칼슘과 마그네슘의 재흡수가 다르다.

　　1) CaSR은 근위세관과 집합관은 내강막, 비후상행각은 기저외측막, 원위곡세관에서는 내강막과 기저외측막에 모두 있다. CaSR은 혈청 iCa, 마그네슘농도와 혈장 pH가 증가하면 활성화한다.

2) CaSR에 칼슘 혹은 마그네슘이 결합하면 근위세관과 비후상행각에서 칼슘, 마그네슘의 수동재흡수를 억제하며, 원위곡세관과 연결세관에서 TRPV5로 칼슘을 능동재흡수한다. *(Riccardi D, Brown EM, Am J Physiol 2010;298(3):F485; Riccardi D, Valenti G, Nature Rev Nephrol 2016;12:414)*

5. CaSR의 활성화에 따른 신장에서 칼슘대사의 조절

1) 근위세관

   ◦ 인의 재흡수를 억제하고 1α-hydroxylation으로 $1,25(OH)_2D_3$의 생성과 VDR이 증가한다.

2) 비후상행각

   ① Calcitonin, AVP, PTH의 효과를 차단하여 소디움, 클로라이드, 칼슘, 마그네슘의 재흡수가 감소한다. NKCC2, ROMK를 억제하여 소디움, 포타시움. 클로라이드의 재흡수가 감소하며 이차적으로 칼슘, 마그네슘의 재흡수가 감소한다.

   ② 치밀이음부에서 먼저 claudin14를 억제한다. 이차적으로 claudin16 즉 paracellin1과 19를 억제하여 칼슘과 마그네슘의 세포사이 재흡수가 감소한다.

3) 원위곡세관, 연결세관

   ◦ TRPV5를 활성화하여 칼슘의 재흡수가 증가한다.

6. CaSR의 변이에 의한 질환

1) 기능상실변이

   ① 가족성 저칼슘뇨 고칼슘혈증(familial hypocalciuric hypercalcemia, FHH): 대개 무증상의 가족성 양성 고칼슘혈증으로 나타나지만 동형접합 변이에서는 심한 고칼슘혈증이 나타난다.

   ② 신생아 중증 부갑상선기능항진증(neonatal severe hyperparathyroidism, NSHPT)

2) 기능획득변이

   ① 상염색체우성 저칼슘혈증(autosomal dominant hypocalcemia)

   ② Bartter증후군(제5형)

7. CaSR관련 약제

1) 작용제(calcimimetics)

   ① Cinacalcet, etelcalcetide 등은 CaSR에 결합하면 iCa과 같은 효과가 있어 부갑상선의 CaSR을 활성화한다. 이에 따라 PTH의 분비가 감소하여 iCa이 감소한다.

② Cinacalcet은 투석 환자의 3차 부갑상선기능항진증, 수술을 할 수 없는 원발성 부갑상선기능항진증이나 부갑상선암에서 심한 고칼슘혈증의 치료제이다.

③ Etelcalcetide은 만성신질환에 의한 2차 부갑상선기능항진증의 치료에 유용하다.

2) 억제제(calcilytics)

① Ronacaleret, encaleret 등은 CaSR을 차단하여 iCa이 증가한다.

② 골다공증의 치료제이다.

칼슘대사의 조절

● 소장의 칼슘 흡수

1. 칼슘의 1일 섭취량은 1,000 mg이다. 이 중 400 mg을 소장(십이지장과 공장에서 90%, 회장에서 10%)에서 흡수하지만 장액의 분비를 통하여 200 mg을 배설한다. 결국 1일 200 mg을 최종 흡수하고 800 mg을 변으로 배설한다.

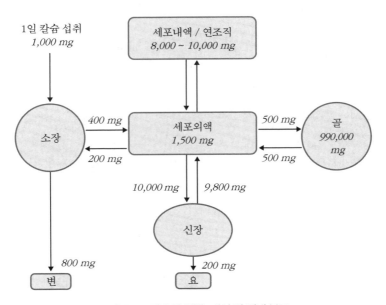

그림 6-1. 칼슘의 섭취, 배설 및 체내 분포

2. 1,25(OH)$_2$D$_3$는 소장에서 TRPV6를 통한 능동흡수 뿐 아니라 세포사이의 수동흡수도 촉진한다. 기저외측막의 Na$^+$-Ca^{2+} exchange(NCX), plasma membrane Ca^{2+} ATPase(PMCA)를 통하여 혈액으로 유입한다.
3. 소장세포의 핵에 위치한 VDR에 결합하여 TRPV6, calbindin을 활성화한다.

● 신장의 칼슘 재흡수
1. 칼슘은 신장에서 iCa으로 1일 10 g 정도 여과하여 98 ~ 99%를 재흡수하고 100 ~ 200 mg을 요로 배설한다.
2. 여과한 iCa의 60 ~ 70%를 근위세관, 20%를 비후상행각(주로 피질부, cTAL), 10%를 원위곡세관, 5%를 연결세관 및 기시집합관에서 재흡수한다.
3. 근위세관과 비후상행각에서 칼슘의 재흡수는 소디움의 재흡수에 따른 전위차에 의하여 이차적으로 수동재흡수한다. ASDN에서는 능동재흡수한다.
4. 근위세관과 비후상행각에서 칼슘의 재흡수는 치밀이음부의 막관통단백(transmembrane protein)인 claudin을 통한다.
   ① 근위세관에는 claudin2가 있다.

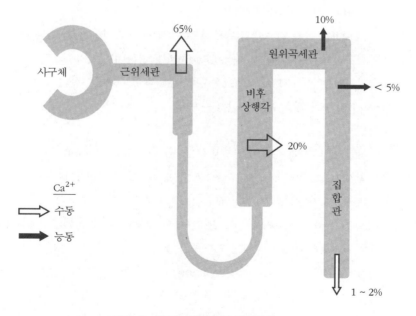

그림 6-2. 세관 부위별 칼슘의 재흡수

② 비후상행각에는 CaSR가 조절하는 claudin14를 통하여 claudin16, 19을 조절한다.

5. 세관 부위별 칼슘의 재흡수

　1) 근위세관

　　(1) 근위세관에서 재흡수하는 칼슘의 85% 이상은 주로 세포사이로 이루어진다.

　　(2) 근위세관에서 재흡수하는 칼슘의 10 ~ 15%는 PTH에 의하여 능동재흡수를
　　　　하지만 기전이 확실하지 않다.

　2) 비후상행각

　　(1) 주로 피질부 비후상행각에서 세포사이로 칼슘을 재흡수한다.

　　(2) 치밀이음부에 있는 CaSR에서 NaCl의 재흡수와 관계없이 칼슘의 재흡수를 조
　　　　절한다.

　　　① iCa이 높아 CaSR가 활성하면 claudin14를 억제한다.

　　　② 이에 따라 2가 양이온통로인 claudin16(paracellin1)과 19를 억제하여 칼슘
　　　　　의 재흡수가 감소한다.

　　(3) 일부는 PTH에 의하여 능동재흡수한다.

　3) 원위세관, 연결세관과 피질집합관의 기시부(기시집합관)

　　(1) 내강막의 TRPV5, 6 즉 epithelial Ca^{2+} channel(ECaC1, 2)를 통하여 능동재흡
　　　　수한다. 주로 TRPV5에 의한다.

　　(2) 1,25(OH)$_2$D$_3$은 VDR에 결합하여 TRPV5과 calbindin을 활성화한다.

　　(3) 세포질의 칼슘결합단백 즉 calbindin과 결합하여 기저외측막으로 이동한다.

　　(4) 기저외측막의 NCX나 PMCA를 통하여 혈액으로 재흡수한다.

6. 신장에서 칼슘의 재흡수를 조절하는 인자

　1) PTH

　　(1) 혈청 intact PTH(iPTH)의 정상 농도: 10 ~ 65 ng/L(pg/mL)

　　(2) 혈청 iCa농도가 감소하면 부갑상선의 CaSR가 감지하여 PTH의 분비가 증가한다.

　　　① 골흡수가 증가하여 혈청 칼슘농도가 증가한다.

　　　② 신장 특히 원위세관과 연결세관에서 TRPV5, calbindin, NCX와 PMCA를
　　　　　활성화하여 칼슘의 재흡수가 증가한다.

　　　③ 근위세관에서 1α-hydroxylation으로 1,25(OH)$_2$D$_3$를 생성하여 소장에서
　　　　　칼슘과 인의 흡수가 증가한다. PTH가 직접 장에서 칼슘을 조절하지 않는다.

　　(3) PTH는 저칼슘혈증, glucocorticoid, estrogen, 교감신경작용제, dopamine,

PGE$_2$ 등에 의하여 증가한다.

2) 1,25(OH)$_2$D$_3$(calcitriol)

  (1) 피부에서 자외선에 의하여 합성된 비타민D$_3$는 간에서 25(OH)D$_3$로 전환된 후 신장의 1α-hydroxylase에 의하여 1,25(OH)$_2$D$_3$ 즉 활성 비타민D$_3$가 된다.

  (2) 체내 비타민D$_3$의 양은 25(OH)D농도가 반영한다.

    ① 소장에서 칼슘과 인의 흡수를 촉진한다.

    ② 원위곡세관에서 VDR과 결합하여 칼슘의 재흡수를 돕는다.

    ③ 체내 칼슘의 상태나 혈청 칼슘농도에 따라 골흡수 혹은 재형성을 하는 상반된 효과가 있다.

      가. 칼슘의 결핍이 없을 때 calcitriol이 증가하면 PTH를 억제하고 장에서 칼슘의 흡수가 증가한다. 결국 골흡수가 감소하고 오히려 골에 칼슘을 공급하여 재형성(bone remodelling)을 촉진한다.

      나. 칼슘의 결핍이 있거나 혈청 칼슘농도가 감소하면 골흡수로 칼슘을 유리한다.

  (3) 혈청 비타민D는 1,25(OH)$_2$D 혹은 25(OH)D의 농도를 측정하여 평가한다.

    ① 1,25(OH)$_2$D 혹은 1,25(OH)$_2$D$_3$

      가. 혈청 1,25(OH)$_2$D의 정상 농도: 36 ~ 180 pM, 15 ~ 75 pg/mL

      나. 1,25(OH)$_2$D농도는 1,25(OH)$_2$D$_2$와 1,25(OH)$_2$D$_3$를 함께 측정한 농도이다.

      다. 1,25(OH)$_2$D농도는 1,25(OH)$_2$D$_2$에 비하여 1,25(OH)$_2$D$_3$ 농도의 변화를 더 정확하게 반영한다.

      (Zelink LR et al. Clin J Am Soc Nephrol 2018;13,doi.org/10.2215/CLN.0048118)

    ② 25(OH)D 혹은 25(OH)D$_3$

      가. 혈청 25(OH)D의 정상 농도: 75 ~ 250 nM, 20 ~ 100 ng/mL

      나. 25(OH)D는 25(OH)$_2$D$_2$와 25(OH)$_2$D$_3$를 함께 측정한 농도이다.

      다. 비타민D의 체내 저장량이나 그 고갈은 25(OH)D의 농도로 평가한다.

3) 혈청 칼슘농도

  (1) 고칼슘혈증이 있으면 칼슘의 여과량이 증가하고 세관에서 재흡수가 감소하여 요배설이 증가한다. 저칼슘혈증에서는 여과량도 적고 세관의 재흡수도 증가하여 요배설이 감소한다.

  (2) CaSR에 의하여 조절한다.

4) 세포외액량

  (1) 체액의 과잉이 있으면 소디움과 함께 클로라이드, 칼슘의 요배설이 증가한다. 이와 달리 체액의 결핍이 있으면 이들의 요배설이 모두 감소한다.

  (2) 신장에서 소디움의 재흡수는 체액량에 따라 변하며 이와 함께 칼슘이나 클로라이드는 함께 변한다. 즉 저혈량증에서는 소디움과 함께 칼슘, 클로라이드의 재흡수가 증가한다.

5) 산염기대사

  (1) 대사성 산증

    ① 대사성 산증이 있으면 PTH와 상관없이 칼슘의 요배설이 증가한다.

      가. 골에서 산이 중화하며 칼슘을 유출하여 칼슘의 여과량이 증가한다.

      나. 산증 자체가 원위곡세관과 연결세관에서 TRPV5를 억제하여 칼슘의 재흡수가 감소한다.

    ② 근위세관에서 NHE3로 산의 배설이 증가하면 NaDC1이 활성화하여 구연산의 재흡수가 증가한다. 저구연산뇨(hypocitraturia, hypocituria)로 칼슘의 용해도가 감소하여 고칼슘뇨(hypercalciuria)가 나타난다.

    ③ 호흡성 산증에서는 [HCO_3]가 증가하여 골파괴세포를 억제하여 비교적 골흡수가 적다. 칼슘의 요배설도 거의 증가하지 않는다.

  (2) 대사성 알칼리증

    ① pH가 높으면 원위곡세관과 연결세관에서 TRPV5를 활성화하여 칼슘의 재흡수가 증가한다.

    ② 체액결핍으로 내강의 칼슘의 농도가 높아지면 원위곡세관과 연결세관에서 내강의 CaSR을 통하여 TRPV5를 활성화하여 칼슘의 재흡수가 증가한다.

6) 이뇨제

  (1) Loop이뇨제는 비후상행각에서 NKCC2를 차단하여 소디움의 재흡수가 감소함에 따라 칼슘과 마그네슘의 재흡수가 감소하여 요배설이 증가한다.

  (2) Thiazide는 원위곡세관에서 NCC를 차단하고 TRPV5를 활성화하여 칼슘의 재흡수가 증가한다. 이에 따라 칼슘의 요배설이 감소한다.

  (3) Amiloride는 ASDN에서 ENaC에 의한 소디움의 재흡수를 억제한다. 이에 따라 TRPV5나 TRPM6가 활성화하여 칼슘과 마그네슘의 재흡수가 증가한다.

7) Calcitonin

(1) 갑상선의 C세포에서 분비한다.

(2) 고칼슘혈증, 고마그네슘혈증, gastrin, CCK-PZ(cholecystokinin-pancreozy-min), glucagon, secretin 등이 분비를 촉진한다. $1,25(OH)_2D_3$는 분비를 억제한다.

(3) 골과 신장에서 칼슘대사에 영향을 미친다.

① 골에 대한 작용: PTH와 반대로 골파괴세포를 억제하여 혈청 칼슘과 인농도가 감소한다.

② 신장에 대한 작용

가. 신장에서 칼슘과 인의 배설을 촉진한다.

나. 소디움, 포타시움과 수분의 재흡수를 억제한다.

다. PTH의 작용이 정상이면 실제로 calcitonin이 높더라도 저칼슘혈증이나 저인혈증이 거의 없다.

8) 저마그네슘혈증

(1) 심한 만성 저마그네슘혈증이 있으면 PTH가 감소하여 저칼슘혈증이 나타난다. 혈청 마그네슘농도를 교정하지 않으면 칼슘이나 비타민D를 투여하여도 저칼슘혈증을 교정할 수 없다.

(2) 심한 저마그네슘혈증을 교정하면 PTH농도가 빠르게 회복하므로 마그네슘은 PTH의 합성보다 분비에 관련하는 것으로 추정한다.

(3) 급성 저마그네슘혈증에서는 오히려 PTH 농도가 증가하여 저칼슘혈증이 비교적 적다.

● **골흡수**(bone resorption)

1. PTH

。칼슘의 섭취가 부족하거나(< 200 mg/d)나 혈청 칼슘농도가 감소하면 PTH가 증가하여 골흡수가 증가한다. 이에 따라 혈청 칼슘 및 인의 농도를 유지한다.

2. Calcitriol

1) 칼슘의 섭취가 부족하거나 혈청 칼슘농도가 감소하면 골파괴세포가 증가하여 골흡수를 촉진하여 골형성에 필요한 칼슘과 인의 농도를 유지한다.

2) VDR를 통하여 PTH의 효과가 원활하도록 보조한다. 그러나 혈청 칼슘농도에 따라 억제하기도 한다.

II. 저칼슘혈증(Hypocalcemia)

● 정의

1. 혈청 칼슘농도: < 8.5 mg/dL (2.1 mM, 4.2 mEq/L)
 • 혈청 iCa 농도: < 1.1 mM (4.4 mg/dL)
2. 경중도
    1) 중증: [iCa] < 1 mM (4.0 mg/dL)
    2) 경증: [iCa] 1 ~ 1.2 mM (4.0 ~ 4.8 mg/dL)

● 임상적 의미

1. 입원 환자의 20%, 중환자실 환자의 50 ~ 90%에서 나타나지만 칼슘농도보다 원인질환의 경중에 따라 예후가 결정된다. 칼슘의 보충보다 원인질환의 치료가 더 중요하다.
2. 혈청 칼슘농도는 낮지만 iCa농도는 정상인 예가 많다. *(Aberegg SK et al. Chest 2016;149(3):846)*
3. 중한 환자에서 칼슘을 보충하면 사망률이 감소하였다. *(Zhang Z et al. Springerplus 2015;4:594)*
4. 혈청 iCa농도가 0.5 mM(2 mg/dL) 미만이면 치명적인 합병증이 나타나며, 1.75 mM(7 mg/dL)를 넘으면 혼수상태가 된다.
5. 다량으로 수혈할 때 혈청 iCa 농도가 0.5 ~ 0.75 mM(2 ~ 3 mg/dL)이면 반드시 칼슘을 보충하여야 한다.

● 원인

◦ 흔한 원인은 신부전, 비타민D의 결핍, 마그네슘의 결핍, 급성췌장염, 부갑상선기능저하증, 가성 부갑상선기능저하증과 인 혹은 citrate의 과잉의 순이다.
1. 부갑상선기능저하: PTH의 감소
    1) 부갑상선의 무형성 혹은 손상
        ◦ 선천성, 부갑상선의 절제 혹은 갑상선 수술 중 손상, 악성종양의 침윤, 자가면역질환, 방사선치료
    2) 이차적인 부갑상선기능저하: 마그네슘의 결핍, CaSR 변이

2. 이차 부갑상선기능항진: PTH의 증가

    1) 비타민D의 결핍 혹은 생성이나 활성의 장애: 영양장애, 신부전증, 간질환, 비타민D 저항

    2) 조직에서 PTH에 대한 저항: 부갑상선호르몬수용체 변이, 가성 부갑상선기능저하증

    3) 약제

      ◦ 칼슘결합제, 골흡수억제제(bisphophonate, plicamycin), 고인혈증(하제, 관장액), 비타민D 억제(phenytoin, phenobariturate, ketoconazole)

3. 기타

    1) 부갑상선절제 후 골기아증후군(hungry bone syndrome, HBS)

    2) 급성 췌장염

    3) 조직파괴

      ◦ 급성 횡문근융해, 전이성 골형성종양(전립선암 등), 종양-융해증후군(tumor-lysis syndrome)

    4) 혈중 음이온의 과다: 다량의 수혈(항응고제 citrate과 결합하여 혈청 iCa농도가 감소), 유산증

4. 가성 저칼슘혈증: 저단백(저알부민)혈증 등으로 치료가 필요하지 않음

● 임상소견

◦ 임상증세는 저칼슘혈증의 정도와 발생 속도에 따른다.

◦ 중등도의 급성 저칼슘혈증에서는 신경 및 근육의 흥분도의 증가에 의한 구위(입 주위)나 상하지의 감각 이상(paresthesia) 및 테타니(tetany) 즉 경직이 나타난다.

◦ 심한 급성 저칼슘혈증에서는 후두부 혹은 기관지 경련, 혼돈, 경련, 심혈관 허탈, 서맥, 급성 심부전이 나타난다.

1. 급성

    1) 심혈관

      ◦ 심전도 변화(QT 간격 연장), 심실세동 등 부정맥, 심부전, 협심증, 저혈압, 심혈관허탈, digitalis 효과 감소

    2) 말초신경 및 근육

      (1) 입 주변과 손가락 발가락의 저림이나 무감각(numbness) 혹은 얼얼함(tingling), 주로 하지의 근육 경련, 수족경축(carpopedal spasm), 기관지 혹은 후두부 경

련 마비, 식도 경련

(2) 잠복성 테타니(tetany)

　① Trousseau징후: 혈압기의 cuff를 상완에 수축기 혈압보다 높게 부풀려 고정
　　하고 3분 이상 지나면 수지경축(carpal spasm)이 나타난다.

　② Chvostek징후: 귀 앞의 안면신경을 가볍게 두드리면 안면근육의 경련이 나
　　타난다.

3) 중추신경

　◦ 자극에 과민, 지적 능의 감퇴, 우울, 피로감, 경련 발작, 불수의운동(involuntary
　　movement)

2. 만성

1) 근골격의 심한 통증이 가장 주된 증상이다.

2) 건조한 피부, 치아 손실, 백내장, 만성 가려움증, 피부 건조, 탈모, 습진, 손발톱이 쉽
　게 부서짐, 건선 등이 나타난다.

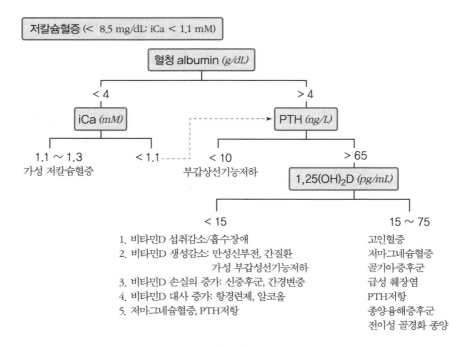

그림 6-3. 저칼슘혈증의 감별진단

● 진단

1. 혈청 albumin의 감소에 의한 가성 저칼슘혈증인지 확인한다.

   1) 칼슘은 혈청 albumin이 1 g/dL 감소할 때마다 0.8 mg/dL씩, 혈청 globulin이 1 g/dL 감소할 때마다 0.5 mg/dL씩 감소한다.

   * 교정 칼슘농도 *(mg/dL)* = 측정한 칼슘농도 + 0.8 × [4 − 혈청 albumin농도 *(g/dL)*]

   2) 치료가 필요하지 않다.

2. 급성 알칼리증에서는 혈청 iCa 농도가 감소하여 증상이 나타날 수 있다. 혈중 pH가 0.1 증가하면 이온화 칼슘은 0.03 mM(0.12 mg/dL)씩 감소한다.

3. 증상이 뚜렷하지 않으면 잠재적 테타니를 확인한다. 즉 Trousseau, Chvostek징후를 확인한다. 그러나 조기 진단에서 크게 유용한 것은 아니다. *(O'Donovan DK. J Med Sci 1945;146; BMJ 1948;30:900)*

   1) Trousseau징후는 60 ~ 70%, Chvostek징후는 25 ~ 30%에서 양성이고 위음성이 많다.

   2) Trousseau, Chvostek징후를 함께 관찰하면 85%에서 양성이다.

   3) 과호흡 후 Trousseau징후를 관찰하면 95%에서 양성이다.

   ◦ Trousseau징후를 관찰하기 위한 조치를 하고 4분이 넘어도 수지경축이 없으면 일단 tourniquet을 풀고 15초 이내에 분당 55 ~ 60회의 깊은 호흡을 하도록 한다. 이후 다시 관찰한다.

4. 병력을 통하여 원인을 감별한다.

   ◦ 경부의 수술이나 손상, 자가면역질환이나 악성 종양, 저칼슘혈증의 가족력, 약물 복용

표 6-1. 저칼슘혈증의 원인에 따른 PTH와 비타민D농도

질환	[P]	[Alk P]	[PTH]	[25(OH)D]	[1,25(OH)$_2$D]
부갑상선기능저하증	증가	정상	감소	정상	정상/ 감소
PTH저항	증가	정상	증가	정상	정상/ 감소
만성신질환	증가	정상/증가	증가	정상/ 감소	감소
종양용해증후군	증가	정상	증가	정상	정상
비타민D 저항	감소	정상	증가	정상	정상/증가
비타민D 결핍	감소	정상	증가	감소	감소
저마그네슘혈증	정상/증가	정상	정상/ 감소 정상/ 감소	정상/ 감소	
전이성 골경화종양	감소	증가	증가	정상	정상

* Alk P: alkaline phosphatase

력, 비타민D의 결핍을 초래할 원인 등을 확인한다.

5. 원인의 감별진단과 치료방침을 정하기 위하여 혈청 인, 마그네슘농도와 PTH, 1,25(OH)$_2$D농도를 측정한다. 비타민D의 체내 저장량이나 그 고갈은 25(OH)D의 농도로 평가한다.

● 치료의 원칙

1. 급성 저칼슘혈증의 증상이나 징후가 있으면 즉시 교정하여야 한다.

2. 칼슘을 투여하며 반드시 심전도를 감시하여야 한다.

   1) 부정맥이 있거나 digitalis제를 복용하는 때에는 칼슘이 부정맥이나 digitalis독성을 악화하므로 심전도를 감시하여야 한다.

   2) 칼슘은 sinus node를 억제하므로 서맥이 나타나면 칼슘의 투여를 중지한다.

3. 부갑상선절제 후 골기아증후군(HBS)

   1) HBS가 나타날 것으로 예측하거나 테타니, 근육경축, 경련 등 신경과 근육의 증상이나 부정맥이 나타나면(< 7 ~ 7.5 mg/dL, iCa < 0.8 mM) 칼슘을 정맥으로 투여한다.

   2) 수술 후 2 ~ 3일 이내 대부분에서 HBS가 뚜렷하게 나타나므로 수술 전부터 칼슘을 보충하는 것이 좋다. 수술 후에는 정맥으로 투여한다.

4. 저칼슘혈증에서는 저마그네슘혈증이나 고인혈증을 흔히 동반하므로 확인하고 반드시 함께 교정한다.

   1) 저마그네슘혈증이 있으면 MgSO$_4$ 2 g을 15분에 걸쳐 정맥으로 투여하며 필요하면 지속적으로 정맥주사한다.

   2) 고인혈증과 저칼슘혈증이 있고 증상이 있으면 투석이 가장 빠른 치료이다. 증상이 없으면 먼저 인을 충분히 낮춘 후 칼슘을 보충한다.

   3) 전정맥영양(TPN)을 할 때는 혈청 칼슘농도나 iCa농도를 24 ~ 48시간마다 측정하여 교정한다.

   4) 골기아증후군에서는 저인혈증, 저마그네슘혈증과 고칼륨혈증이 있으므로 유의한다.

5. 산증이 함께 있으면 반드시 칼슘을 먼저 교정한 후에 산증을 교정하여야 한다. 산증을 교정하면 혈청 iCa농도가 더욱 감소하기 때문이다.

6. 경구 칼슘과 비타민D의 치료를 일찍부터 시작한다.

   1) 경구로 1일 칼슘 0.5 ~ 1 g으로 시작하여 2 g까지 증량한다.

   2) 혈청 칼슘농도를 낮은 정상치로 유지한다. 그 이상으로 증가하면 고칼슘뇨증의 위

험이 있다.

● 급성 저칼슘혈증의 치료

주의사항

1. 급성 저칼슘혈증을 치료하는 정맥주사제로 주로 Ca-gluconate를 사용한다.
   - 많은 양의 칼슘을 빠르게 투여할 때는 $CaCl_2$를 사용하기도 하지만 $CaCl_2$는 반드시 중심정맥을 사용하여 투여한다.
2. 칼슘용액은 반드시 5%D/W나 생리식염수에 혼합하여 투여한다.
   - HCO_3^-, 유산염 등의 알칼리나 염기는 칼슘과 결정체를 만들므로 같은 용액이나 주입선(injection line)에 함께 투여하지 않는다.
3. 혈관 자극이 심하여 괴사가 있을 수 있어 혈관 밖으로 유출이 되지 않도록 유의한다.

치료

1. 경증 급성 저칼슘혈증의 치료
   - iCa농도 1 ~ 1.2 mM (4.0 ~ 4.8 mg/dL)

   1) 경구로 칼슘을 1일 0.5 ~ 1 g으로 시작하여 2 g까지 분복한다.

   2) 정맥으로 투여

      (1) Ca-gluconate 1 ~ 2 g 을 2시간에 걸쳐(1g/h) 정맥주사한다.

      (2) 매 4 ~ 6시간마다 iCa을 측정하고 필요하면 반복한다.

2. 심한 급성 저칼슘혈증의 치료
   - iCa농도 < 1 mM (4.0 mg/dL)

   1) Calcium gluconate (Ca-gluconate)

      [10%Ca-gluconate 10 mL: Ca-gluconate 1g (Ca^{2+} 93 mg; 2.3 mmol; 4.6 mEq)]

      (1) 증상이 없을 때

         ① Ca-gluconate 0.5 mg/kg를 1시간에 걸쳐 정맥주사

         ② 1시간에 2 mg/kg까지 증량

         ③ 4시간 동안 총 3 ~ 4 g 이내

      (2) 부정맥, 테타니, 진전, 경련 등 증상이 있을 때

         ① Ca-gluconate 1 ~ 3 g을 5%D/W나 생리식염수 50 ~ 100 mL에 섞어 10 ~ 20분에 걸쳐 정맥주사한다. iCa농도가 0.5 ~ 1.5 mM 정도 상승하고 1

~ 2 시간 지속한다.

② 필요하면 1시간마다 투여하거나 혹은 10%Ca-gluconate 100 mL를 5%D/W나 생리식염수 1 L에 섞어(1L 내 칼슘은 930mg) 칼슘을 0.5 mg/kg/h의 속도로 지속적으로 정맥주사한다. 1.5 ~ 2 mg/kg/h까지 증량할 수 있다.

③ 다른 방법으로 Ca-gluconate 1 ~ 3 g을 5 ~ 10분간에 걸쳐 정맥주사하고 이후 1 g을 5%D/W 50 mL에 섞어 30분에 걸쳐 준다. 2회까지 투여할 수 있다.

2) $CaCl_2$

[10%$CaCl_2$ 1 Amp (10mL): $CaCl_2$ 1g (Ca^{2+} 273 mg; 6.8 mmol; 13.6 mEq)]

◦ 혈관자극으로 정맥염, 혈관 외로 유출하면 조직괴사가 생길 수 있어 반드시 중심정맥으로 투여하여야 한다.

(1) Ca-gluconate보다 3배의 칼슘이 있어 칼슘농도를 빠르게 교정할 때 사용한다.

(2) 증상이 있을 때만 투여한다.

① 0.5 ~ 1 g을 5%D/W나 생리식염수 50 ~ 100 mL에 섞어 10분 동안 중심정맥에 주사하고 상태를 보며 다시 투여한다.

② 지속적인 정맥주사

가. 칼슘을 0.5 mg/kg/h로 시작하여 2 mg/kg/h까지 증량할 수 있다.

나. 반드시 4 ~ 6시간마다 혈청 칼슘이나 iCa농도를 측정하여야 한다.

다. 혈청 칼슘농도를 8 ~ 9 mg/dL, iCa을 1 ~ 1.2 mM 이상으로 유지하

표 6-2. 경구 및 정맥 주사용 칼슘제의 종류와 함유량

	경구/ 정맥	농도	칼슘함유량	
			(mg/g)	(mmol/g)
$CaCl_2$	정맥	10%	270	6.8
Ca-gluconate	정맥	10%	90	2.3
	경구	1T = 500 mg		
Ca-acetate	경구	1T 혹은 5 mL = 667 mg	260	6.4
Ca-carbonate	경구	1T = 500 mg, 1 g	400	10
Ca-citrate	경구	1T = 15, 250, 950 1,040 mg	215	5.3

여야 한다.

라. 칼슘을 1분에 최대 1.25 mmol(50 mg)까지 투여가 가능하지만 혈청 iCa농도를 자주 관찰할 수 없으면 총량 25 mmol(1 g)을 넘지 않아야 한다.

● **부갑상선절제 후 골기아증후군(HBS)의 예방 및 치료**

○ 부갑상선절제 후 48 ~ 72시간 내에 심한 저칼슘혈증, 저인혈증, 저마그네슘혈증이 나타나며 말기신부전에서는 고칼륨혈증도 나타나는 위험한 상태이다.

○ 말기신부전에 의한 이차 혹은 삼차 부갑상선기능항진증으로 cinacalcet을 복용하였던 환자에서는 부갑상선절제 후 HBS가 늦게 나타나지만 증상이 더 심하고 오래 지속하므로 유의하여야 한다.

1. 예방

1) 수술 2일 전부터 고칼슘혈증이 있더라도 칼슘을 경구로 1일 2 ~ 3 g을 나누어 투여한다. 수술 후 최대 1일 12 g까지 필요하였던 예도 있다.

2) 비타민D

① 수술 3 ~ 5일 전부터 1일 calcitriol 2 μg을 정맥으로 투여하고 수술 후에도 지속한다.

② 심한 저칼슘혈증을 예방하며 골의 재생과 소장에서 칼슘의 흡수가 증가하므로 투여하는 칼슘의 양을 줄일 수 있다.

③ 혈청 칼슘농도가 안정되면 경구로 복용한다.

3) Bisphonate를 수술 전에 투여하기도 하지만 그 효과는 아직 확실하지 않다.

2. 부갑상선절제 후 발생한 급성 저칼슘혈증에서 칼슘투여의 지침

1) 2003년 K/DOQI 지침

① 부갑상선절제 후 혈청 칼슘농도가 7.2 mg/dL(1.8 mM) 미만이면 칼슘을 1 ~ 2 mg/kg/h로 투여한다. 10%Ca-gluconate를 0.1 ~ 0.2 mL/kg/h로 투여한다.

② 첫 48 ~ 72시간 동안은 4 ~ 6시간마다 칼슘 혹은 iCa농도를 측정한다.

2) 조기치료의 지침 *(Lake SC et al. Ann Acad Med Singapore 2009;38:1074)*

① HBS가 반드시 나타나므로 혈청 칼슘농도가 비교적 높을 때부터 조기에 치료하는 추세이다.

② 혈청 칼슘농도가 8 mg/dL(2 mM) 미만이면 10%Ca-gluconate를 4.5 mL/h 즉

칼슘 1.0 mmol/h로 투여한다.

③ 6시간마다 칼슘농도를 측정하여 계속 낮으면 10%Ca-gluconate를 6.5 mL/h 즉 칼슘 1.5 mmol/h로 투여한다. 반응이 없으면 9 mL/h(칼슘 2.1 mmol/h)까지 증량한다.

3) 최근에 강화한 조기치료의 지침 *(Tan JH et al. Nephrology 2017;22;308)*

① 혈청 칼슘농도가 10.2 mg/dL(2.55 mM) 미만이면 10%Ca-gluconate를 4.5 mL/h 즉 칼슘 1.0 mmol/h로 투여한다.

② 6시간마다 칼슘농도를 측정하여 8 mg/dL(2mM) 미만이면 10%Ca-gluconate를 6.5 mL/h(칼슘 1.5 mmol/h)로 투여한다. 4시간마다 칼슘농도를 측정하며 8 mg/dL(2 mM) 미만이면 10%Ca-gluconate를 9 mL/h(칼슘 2.1 mmol/h)로 투여한다.

● 만성 저칼슘혈증의 치료

1. 만성적인 저칼슘혈증에서는 칼슘을 1일 1 ~ 3 g을 3 ~ 4회에 나누어 복용한다.
2. 원인에 따라 치료가 다르다.

1) 부갑상선기능저하증

(1) 1일 1 ~ 1.5 g의 칼슘을 분복한다.

(2) 비타민D

① Calcitriol: 1일 0.25 μg로 시작하여 0.5 ~ 2 μg까지 증량하여 복용한다.

② Ergocalciferol(비타민D2): 1일 50,000 ~ 100,000 IU를 복용한다. 값이 싸고 효과가 오래 지속한다.

(3) Thiazide

① 신장에서 칼슘의 재흡수가 증가한다.

② 칼슘의 1일 요배설이 4 mg/kg 미만이 되도록 용량을 조절한다.

(4) 합성PTH

① Human PTH1 ~ 34: 20 μg을 1일 2회 피하로 주사(SC)

② Human PTH1 ~ 84: 100 μg을 격일에 1회 피하로 주사

2) 비타민D의 결핍

① 비타민D 50,000 IU를 1주 2 ~ 3회로 수개월간 복용한다.

② 흡수불량증후군이 있으면 100,000 IU로 증량한다.

III. 고칼슘혈증(Hypercalcemia)

● 정의

1. 혈청 칼슘농도: > 10.5 mg/dL
   • 혈청 iCa 농도: > 1.4 mM
2. 경중도
   1) 고칼슘혈증 위기(hypercalcemic crisis), 중증: $\geq$ 13 ~ 14 mg/dL 혹은 [iCa] $\geq$ 1.6 ~ 1.7 mM
   2) 경증 ~ 중등도: 10.5 ~ 12.9 mg/dL 혹은 [iCa] 1.4 ~ 1.6 mM

● 임상적 의미

1. 비교적 흔하며 대부분 경증이고 만성이다 .
2. 원인의 90% 이상이 부갑상선기능항진증이나 악성 종양이다.
   1) 부갑상선기능항진증은 성인의 0.1 ~ 0.2%에서 발생하고 대개 경증이며 오래 지속한다.
   2) 악성종양 중 다발성골수종의 7.5 ~ 10%, 전립선암의 1.5 ~ 2%에서 나타난다.
3. 응급실에서 고칼슘혈증이 있는 환자 중 3.5% ~ 20%가 부갑상선기능항진증이다.
4. 악성종양에 의한 고칼슘혈증은 대개 말기에 급성으로 나타나므로 사망률이 높다.

● 원인

  ◦ 고칼슘혈증은 대개 세포외액 내 칼슘의 증가와 신장에서 칼슘의 요배설이 감소하여 나타난다.
1. 부갑상선기능항진증
   1) 편측 부갑상선선종 85%, 부갑상선증식증 15%, 부갑상선암 1%
   2) 삼차 부갑상선기능항진증: 만성신부전과 같이 이차적으로 부갑상선기능항진증이 지속되어 PTH농도가 자율적으로 증가한 상태
2. 악성종양
  ◦ 악성 종양에 동반되는 고칼슘혈증(malignancy associated hypercalcemia, MAHC)
   1) 종양수반 체액성 고칼슘혈증(humoral hypercalcemia of malignancy, HHM)
     ① 종양에서 PTH연관 단백(PTH-related peptide, PTHrP)나 calcitriol의 분비

② 폐암, 편평상피암, 신장암, 방광암, 난소암, 성인 T세포 백혈병(ATL)

　　2) 국소성 골용해 고칼슘혈증(local osteolytic hypercalcemia, LOH)

① 골에 전이나 침윤이 있는 종양에 의한 골파괴

② 다발성골수종, 유방암, 악성 림프종

3. 기타

　　1) 비타민D의 증가

① 비타민D의 과다 복용

② 비타민D 생성의 증가: 만성 육아종증(sarcoidosis, 결핵)

　　2) 우유알칼리증후군(milk-alkali syndrome): 칼슘을 함유한 제산제의 과량 투여

　　3) 유전

① 가족성 저칼슘뇨증성 고칼슘혈증(FHH)

② 신생아 중증 부갑상선기능항진증(NSHPT)

　　4) 기타

　　　◦ 오랫동안 움직일 수 없을 때(immobilization), 갑상선기능항진증, 부신부전증, Paget 병, 말단비대증

● 임상 소견

1. 원발성 부갑상선기능항진증은 대개 증상이 없어 검사 중 우연히 발견된다.

2. 증상은 혈청 칼슘농도가 12 mg/dL(3 mM)을 넘을 때 나타난다. 대개 고칼슘혈증은 빨리 진행하여 중증이 되는 예가 많아 초기에 제대로 조절하여야 한다.

　　1) 중추신경: 무기력증(lethargy), 쇠약감, 정신착란(confusion), 혼수

　　2) 신장: 다뇨, 야뇨, 탈수, 신 및 요로결석, 신부전

　　3) 위장관: 식욕저하, 구역, 변비, 위궤양, 드물게 췌장염

　　4) 심혈관: 실신, QT 간격 축소, 부정맥, 고혈압

　　5) 칼슘인산염의 체내 침착

① 혈청 칼슘농도가 13 mg/dL(3.3 mM)이 넘으면 체내에 광범위하게 칼슘인산염이 침착한다.

② 석회증으로 인한 신부전, 호흡부전, 심방차단이 나타난다.

　　6) 골격: 골감소증, 부갑상선기능항진증에서 낭종성 섬유골염(ostitis fibrosa cystica), 골절

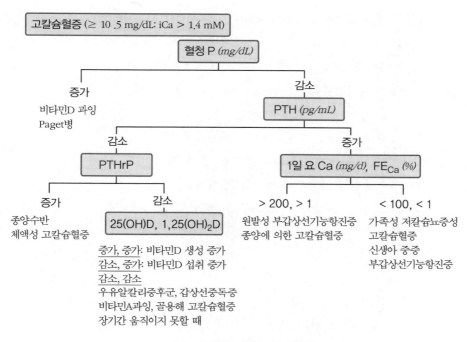

그림 6-4. 고칼슘혈증의 감별진단

- **진단**
  - 고칼슘혈증의 지속기간이 짧고 원인이 뚜렷하지 않으면 악성종양을 반드시 감별해야 한다.
  - 6개월 이상 고칼슘혈증이 지속하고 원인이 뚜렷하지 않으면 원발성 부갑상선기능항진증을 확인하여야 한다.
1. 혈청 칼슘이나 iCa농도를 측정하여 고칼슘혈증을 확인한다.
2. 혈청 인농도
   1) 감소: 원발성 부갑상선기능항진증
   2) 증가: 비타민D중독증, Paget병
3. 혈청 PTH, PTHrP, 1,25(OH)$_2$D, 25(OH)D농도를 측정하여 감별진단을 한다.
4. 24시간 요칼슘(*mg/d*), 칼슘분획배설률(FE$_{Ca}$, %)
   1) 칼슘요배설의 증가: > 200 mg/d, > 1 %
   - 원발성 부갑상선기능항진증, 종양수반 체액성 고칼슘혈증
   2) 칼슘요배설의 감소: < 100 mg/d, < 1 %

◦ 가족성 저칼슘뇨증성 고칼슘혈증(FNN), 신생아 중증 부갑상선기능항진증(NSHPT)

5. 진단 흐름

◦ PTH의 농도를 측정한다.

1) PTH농도가 증가하였으면 24시간 요칼슘과 FE_{Ca}을 측정한다.

 (1) < 100 mg/d, < 1 %: FHH, NSHPT

 (2) > 200 mg/d, > 1 %: 원발성 부갑상선기능항진증

2) PTH농도가 < 10 ~ 15 pg/mL이면 PTHrP을 측정한다.

 (1) PTHrP이 증가: 종양수반 체액성 고칼슘혈증

 (2) PTHrP가 감소하였으면 25(OH)D, 1,25(OH)$_2$D를 측정하고 아래와 같이 감별한다.

	[25(OH)D]	[1,25(OH)$_2$D]
① 비타민D 생성의 증가	증가	증가
② 비타민D 섭취의 증가	감소	증가
③ 골용해, 우유알칼리증후군, 갑상선중독증 비타민A 과잉, 장기간 움직이지 못할 때	감소	감소

● 치료의 원칙

1. 증상이 없는 경증에서는 원인 질환을 치료하며 체액을 충분히 유지하며 움직이고 걷는 것을 권한다.

2. 급성의 심한 고칼슘혈증 즉 고칼슘혈증 위기에서는 심실부정맥 등 심혈관의 장애와 신부전이 나타나고 의식의 장애, 혼수가 나타나고 사망하기도 한다.

 1) 즉시 치료하여야 하는 응급상황이다.

 2) 혈청 칼슘농도가 12 mg/dL(3 mM)을 넘고 증상이 있으면 즉시 치료한다.

3. 체액상태, 혈청 포타시움 및 마그네슘농도를 감시한다. 체액과잉 혹은 부족, 저칼륨혈증, 저마그네슘혈증이 함께 있으면 모두 교정한다.

4. 치료 중 감시

 1) 심전도

 2) 혈청 칼슘 혹은 iCa을 4 ~ 8시간마다 측정한다. 혈청 칼슘농도를 교정한 후에는 24 ~ 48시간마다 측정한다.

● 치료

◦ 혈청 칼슘농도가 > 12 mg/dL(3 mM)이고 증상이 있으면 바로 치료한다.

1. 체액을 보충하여 요량을 늘려 칼슘의 요배설을 증가시킨다.

　1) 체액의 보충

　　① 24시간 동안 생리식염수 4 ~ 6 L를 정맥으로 투여한다. 200 ~ 500 mL/h로 투여하며 요량을 150 ~ 200 mL/h로 유지한다. 심부전이나 폐부종에 유의한다.

　　② 체액의 보충으로 혈청 칼슘농도가 1 ~ 3 mg/dL(0.25 ~ 0.75 mM) 정도 감소한다.

　2) Loop이뇨제

　　① 요량과 칼슘의 요배설이 증가하도록 loop이뇨제를 투여한다.

　　② 체액량이 부족한 상태에서 이뇨제를 투여하면 효과가 없다. 반드시 체액을 충분히 보충한 후에 투여한다.

　　③ Furosemide 40 ~ 80 mg을 정맥으로 투여하며 반응에 따라 6시간마다 다시 투여한다.

　　④ 혈청 칼슘농도를 2 ~ 4 mg/dL(0.5 ~ 1 mM) 정도 낮춘다.

　3) 2 ~ 4시간마다 체액상태, 혈청 포타시움과 마그네슘농도를 감시한다.

　　① 체액과잉이나 부족, 저칼륨혈증, 저마그네슘혈증을 감시하고 문제가 있으면 바로 교정하여야 한다.

　　② 예방적으로 식염수 1 L에 20 ~ 40 mmol의 K^+, 15 ~ 30 mg(4 ~ 7.5 mmol)의 Mg^{2+}을 섞어서 투여한다.

2. 일차약제: bisphosphonate 정맥주사

　1) 골흡수억제제로 골로부터 칼슘이 유리되는 악성종양이나 부갑상선기능항진증의 치료에 유용하다.

　2) 투여 후 1 ~ 3일부터 효과가 나타나며 수 주간 지속한다.

　3) 치료 후 재발이 많아 7일 후 칼슘 농도를 보고 재치료 여부를 결정한다.

　4) 치료 전 충분히 체액량을 보충하여야 하고 신부전이 있으면 사용하지 않는다.

　5) 약제의 종류

　　(1) Pamidronate

　　　◦ 60 ~ 90 mg(중등도 60 ~ 90 mg, 중증 90 mg)을 식염수나 5%포도당액 50 ~ 200 mL에 섞어 2 ~ 4시간에 걸쳐 정맥으로 주사한다.

　　(2) Zoledronic acid

。4 ~ 8 mg을 식염수나 5%D/W 50 mL에 섞어 15 ~ 30분에 걸쳐 정맥으로 주사
　　　　한다.

　　(3) Ibandronate

　　　。1일 2 mg 을 2시간에 걸쳐 정맥으로 주사한다.

　　(4) Etidronate

　　　。1일 7.5 mg/kg를 2시간에 걸쳐 정맥주사한다.

3. 이차약제

　1) Glucocorticoid

　　① 혈중 비타민D가 증가하는 질환이거나 혈액종양, sarcoidosis에서 특히 효과가
　　　있다.

　　② Prednisone 1일 20 ~ 60 mg을 복용하거나, hydrocortisone을 1일 100 ~ 200
　　　mg을 정맥으로 투여한다.

　　③ 3 ~ 10일간 투여한다.

　2) Calcitonin

　　① 골흡수를 억제하고 칼슘의 요배설이 증가한다.

　　② 고칼슘혈증 위기일 때에는 식염수로 체액을 보충하며 calcitonin을 투여한다.

　　③ 초회 4 IU/kg을 12시간마다 피하 혹은 근육 주사하고 이후 8 IU/kg를 12시간
　　　마다 투여한다. 반응이 없으면 최대 8 IU/kg 를 6시간마다 투여한다.

　　④ 수시간 내에 60 ~ 70%에서 혈청 칼슘농도가 1 ~ 2 mg/dL 감소한다. 수일 내에
　　　내성이 생긴다.

　　⑤ 증상이 계속되고 혈청 칼슘농도가 14 mg/dL(3.5 mM)을 넘으면 bisphospho-
　　　nate을 함께 투여한다.

　3) Cinacalcet

　　① 칼슘유사작용제(calcimimetics) 혹은 CaSR작용제로 CaSR에 칼슘 대신 결합
　　　하여 혈청 칼슘농도의 증가가 없이 PTH 분비가 감소한다.

　　② 1일 1회 25 mg을 복용하며 필요하면 3주 간격으로 25 mg씩 증량한다. 1일 최
　　　대 100 mg까지 투여할 수 있다.

　4) Ga-nitrate

　　① 1일 100 ~ 200 mg/m^{2}을 5일간 지속적으로 정맥투여한다.

　　② 신독성이 있으므로 혈청 creatinine이 2.5 mg/dL을 넘으면 사용하지 않는다.

5) Denosumab

① 악성종양의 골전이가 있는 환자에서 신부전으로 bisphosphonate을 사용할 수 없거나 효과가 없을 때 사용한다.

② 단일클론항체로 RANKL(receptor activator of nuclear factor kappa-B ligand)를 억제하여 골파괴세포의 생성을 억제한다.

③ 120 mg을 1, 8, 15, 29일째에 피하로 주사하고 그 후 매 4주마다 피하주사한다.

4. 투석 혹은 신대체요법

1) 저칼슘 혹은 무칼슘 투석액으로 투석을 한다. 체액량과 산염기, 전해질의 이상을 빠르고 쉽게 교정할 수 있다.

2) 혈청 칼슘농도가 16 mg/dL(4 mM) 이상인 심한 고칼슘혈증이나 심부전, 신부전이 있을 때 특히 유용하다.

5. 부갑상선절제

1) 증상이 없는 원발성 부갑상선기능항진증에서 수술치료의 기준
   (Bilezkian et al. Clin Endocrinol Metab 2009;94:335)

① 혈청 칼슘농도: > 정상치 + 1 mg/dL

② Cockcroft-Gault식으로 계산한 C_{Cr}: < 60 mL/m

③ 골밀도 T score: 3부위에서 < -2.5

④ 나이: < 50

2) 만성신질환에 의한 이차 혹은 삼차 부갑상선기능항진증에서 수술의 적응

(1) 2003년 K/DOQI 지침 *(Am J Kidney DIs 2003;42(Suppl3):1-201)*

① 6개월 이상 내과적 치료로 조절되지 않는 고칼슘혈증이나 고인혈증

② PTH ≥ 800 pg/mL(증상이 없을 때는 > 1,000 pg/mL)

(2) 추가적 적응증 *(Madorin C et al. Eur Arch Otorhinolaryngol 2012;269:1565)*

① PTH 증가와 저항성 칼슘형성(calciphylaxis)

② 병적 골절이나 골밀도가 T지수 -2.5 이상 감소

③ 가려움증, 골 통증, 심한 혈관의 석회화 및 근육병증

(3) 삼차 부갑상선기능항진증
   (Madorin C et al. Eur Arch Otorhinolaryngol 2012;269:1565)

① 신이식 후 3 ~ 12개월간 고칼슘혈증과 저인산혈증이 지속

② 골밀도 T지수 -2.5 이상 감소

③ 부갑상선 용적 500 mg 이상이며 증상이 지속

참고문헌

1. Blaine J, Choncho M, Levi M. Renal control of calcium, phosphate, and magnesium homeostasis. *Clin J Am Soc Nephrol* 2015;10:1257 ~ 72.

2. Riccardi D, Brown EM. Physiology and pathophysiology of the calcium-sensing receptor in the kidney. *Am J Physiol* 2010;298(3):F485 ~ 99.

3. Riccardi D, Valent G. Localization and function of the renal calcium-sensing receptor. *Nature Rev Nephrol* 2016;12:414 ~ 25.

4. Sarko J. Bone and mineral metabolism. *Emerg Med Clin North Am* 2005;23(3):703 ~ 21.

5. Beckerman P, Silver J. Vitamin D and the parathyroid. *Am J Med Sci* 1999;317(6):363 ~ 9.

6. Mundy GR, Guise TA. Hormonal control of calcium homeostasis. *Clin Chem* 1999;45(8 Pt 2):1347 ~ 52.

7. Desai TK, Carlson RW, Geheb MA. Prevalence and clinical implications of hypocalcemia in acutely ill patients in a medical intensive care setting. *Am J Med* 1988;84(2):209 ~ 14.

8. Forsythe RM et al. Parenteral calcium for intensive care unit patients. *Cochrane Database Syst Rev* 2008;(4):CD006163.

9. Steele T et al. Assessment and clinical course of hypocalcemia in critical illness. *Crit Care* 2013;17(3):R106.

10. Edafe O et al. Systematic review and meta-analysis of predictors of post-thyroidectomy hypocalcaemia. *Br J Surg* 2014;101(4):307 ~ 20.

11. Russell CF, Edis AJ. Surgery for primary hyperparathyroidism: experience with 500 consecutive cases and evaluation of the role of surgery in the asymptomatic patient. *Br J Surg* 1982;69(5):244 ~ 7.

12. Cooper MS, Gittoes NJ. Diagnosis and management of hypocalcaemia. *BMJ*

2008; 336(7656):1298 ~ 302.

13. Zhang Z, Xu X, Ni H, Deng H. Predictive value of ionized calcium in criti-cally ill patients: an analysis of a large clinical database MIMIC II. *PLoS One* 2014;9(4):e95204.

14. Zhang Z, Chen K, Ni H. Calcium supplementation improves clinical outcome in intensive care unit patients: a propensity score matched analysis of a large clinical database MIMIC-II. *Springerplus* 2015;4:594.

15. Roller AM, Macmillan RA, Daniel Stanley J, Willingham TB, Heath Giles W. Hypercalcemia in the emergency department: a missed opportunity. *Am Surg* 2014;80(8):732 ~ 5.

16. Goldner W. Cancer-related hypercalcemia. *J Oncol Pract* 2016;12(5):426 ~ 32.

17. Makras P, Papapoulos SE. Medical treatment of hypercalcaemia. *Hormones (Athens)* 2009;8(2):83 ~ 95.

18. Carroll MF, Schade DS. A practical approach to hypercalcemia. *Am Fam Physician* 2003; 67(9):1959 ~ 66.

19. Inzucchi SE. Management of hypercalcemia. Diagnostic workup, therapeutic options for hyperparathyroidism and other common causes. *Postgrad Med* 2004;115(5):27 ~ 36.

제7장

인대사의 장애
(Disorders of Phosphorus Metabolism)

I. 인대사의 조절

● 인(phosphorus)은 골 형성과 세포의 에너지대사에서 매우 중요한 역할을 한다.

1. 체내 인은 600 g 정도이며 85%가 골격에 수산화 인회석(hydroxyapatite) 상태로 있다.

2. 15%는 유기인산염(organic phosphate)과 무기인산염(inorganic phosphate)의 형태로 존재한다.

   1) 유기인산염

   ① 세포막의 인지질

   ② 효소나 세포신호 체계에서 단백의 인산화(phosphorylation)

   ③ 핵산의 전사인자(transcription factor)

   ④ ATP와 creatine phosphate 등 고에너지(high-energy) 인산화합물

   ⑤ 혈색소에서 산소의 해리를 조절하는 2,3-diphosphoglycerate(DPG)

   2) 무기인산염

   。세포 내외에서 산을 중화하는 중요한 완충제가 된다.

● 혈청 인농도는 2.5 ~ 4.5 mg/dL(0.8 ~ 1.45 mM)이다. 그러나 세포외액의 인은 전체의 1% 미만에 불과하여 혈청 인농도는 체내 인의 상태를 반영하지 못한다.

1. 세포나 세포외액의 인은 인산염의 형태로 있으며 정상 pH 7.4에서 $H_2PO_4^{2-}$ ($NaH_2PO_4^{2-}$)와 $H_3PO_4^{-}$의 2가지이며 그 비는 4:1이다.

   1) 2가지 모두를 통칭하여 인(phosphorus) 혹은 중성인산염(neutral phosphate)이라 한다.

   2) pH 7.4에서 4 mM의 2가(divalent) 음이온과 1 mM의 1가 음이온으로 총 5 mM에 9개의 음이온이 있어 원자가(valence)는 1.8이다. 즉 1 mM의 인은 1.8 mEq/L이다.

   3) 인농도를 mg/dL에서 mmol/L (mM)로 전환하려면 0.32를 곱한다. mM을 mg/dL로 전환하려면 3.1을 곱한다. mEq/L는 mM에 1.8을 곱한다.

2. 혈청 인농도는 인산염 중 인을 측정한 농도이며 2.5 ~ 4.5 mg/dL(0.8 ~ 1.45 mM)로 매우 낮게 유지하며 세포 내의 농도도 거의 같다.

   1) 혈청 인은 전체 인의 0.3% 미만이며 이중 12%가 단백과 결합하여 있다.

   2) 혈청 인농도는 일중변화(circadian variation)하며 하루에도 50% 정도 변한다. 새벽에 가장 높고 오전 7 ~ 10시에 가장 낮다.

● 인의 항상성을 조절하는 인자

1. 혈청 인농도
   ◦ 인농도가 증가하면 근위세관에서 인의 재흡수를 억제하여 요배설이 증가한다.

2. PTH
   1) 골 조직에서 칼슘과 인을 유리하여 혈청의 농도가 증가한다.
   2) 근위세관에서 인의 재흡수를 억제하여 인의 요배설이 증가한다.

3. 활성 비타민D_3 [1,25(OH)$_2D_3$]
   ◦ 소장에서 인의 흡수를 촉진한다.

4. FGF23(fibroblast growth factor 23, phosphatonin)
   1) Calcitriol이 증가하면 골세포(osteocyte)에서 FGF23을 분비한다.
   2) 혈청 인농도를 낮춘다.
      ① 신장의 근위세관에서 NPT2를 억제하여 인의 재흡수가 감소한다.
      ② 1α-hydroxylase을 억제하여 1,25(OH)$_2D_3$의 합성을 억제하여 소장에서 칼슘과 인의 재흡수가 감소한다.

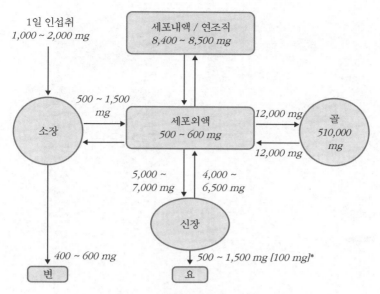

그림 7-1. 인의 섭취, 배설 및 체내 분포

* 1일 요배설 100 mg을 기준으로 인의 요배설장애를 진단한다.

③ 정상에서는 FGF23이 PTH의 분비를 억제한다. 그러나 만성신질환에서 PTH가 증가하면 FGF23의 농도가 높아도 PTH에 대하여 억제할 수 없다.

④ 만성신질환에서 FGF23농도는 심혈관 및 신장의 손상을 반영하며 농도가 높으면 사망률도 증가한다. *(Wahl P, Wolf M. Adv Exp Med Biol 2012;728:107; Gutiérrez OM. Clin J Am Soc Nephrol.2010;5(9):1710)*

5. Insulin

　◦ 혈청 인을 세포로 유입한다.

인의 섭취 및 배설

● 소장의 인 흡수

1. 인의 1일 섭취량은 700 ~ 2,000 mg(1,400 mg)이며 500 ~ 1,500 mg(900 mg)을 소장에서 흡수하며 450 ~ 600 mg(500 mg)을 변으로 배설한다.

　1) 주로 십이지장과 공장에서 $2Na^+$와 HPO_4^{2-}를 함께 흡수하는 NPT2b에 의하여 능

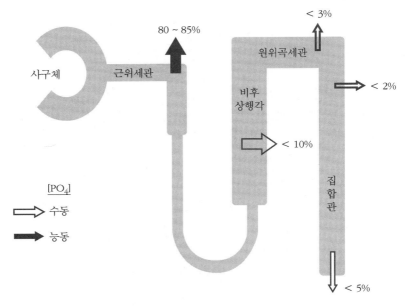

그림 7-2. 세관 부위별 인의 재흡수

동흡수한다.

2) 일부는 HPO_4^{2-} 상태로 세포사이로 수동흡수한다.

2. 활성 비타민D_3 즉 $1,25(OH)_2D_3$는 NPT2b를 활성화한다.

　　1) $1,25(OH)_2D_3$의 결핍이 있어도 섭취량의 65%를 흡수한다.

　　2) $1,25(OH)_2D_3$이 충분하거나 인의 섭취량이 많으면 80 ~ 90%까지 흡수가 증가한다.

● 신장의 인 재흡수

1. 신장에서는 5,000 ~ 7,000 mg을 여과하여 4,000 ~ 6,500 mg(6,000 mg)을 재흡수하고 600 ~ 1,500 mg(900 mg)을 요로 배설한다.

2. 섭취량에 따라 인의 요배설은 매우 변화가 크지만 정상에서 인의 분획배설률(FE_p)은 10 ~ 15%이다.

3. 세관에서 여과된 인의 85 ~ 90%를 재흡수한다. 근위세관에서 거의 대부분을 재흡수하며 다른 부위에서 인의 재흡수는 정확하지 않다.

4. 근위세관 내강막의 NPT2a, NPT2c, PiT-2가 내강의 인을 재흡수한다.

　　1) NPT2a와 PiT-2는 $3Na^+$와 HPO_4^{2-}, NPT2c는 $2Na^+$와 HPO_4^-를 함께 재흡수한다.

2) 기저외측막에서 혈액으로 재흡수하는 과정은 아직 확실하지 않다.

3) NPT2a는 섭취의 변화나 호르몬에 대하여 수분 ~ 수시간 내에 빠르게 변화하지만 NPT2c, PiT-2는 1 ~ 2일에 걸쳐 서서히 반응한다.

5. 신장에서 인의 재흡수에 영향을 주는 인자

1) 인의 섭취량

2) 포타시움

◦ 포타시움의 결핍이 있으면 근위세관의 NPT2a는 증가하지만 그 활성도가 감소하여 인의 요배설이 증가한다.

3) PTH

◦ 근위세관의 NPT2a, 2c, PiT-2가 감소하여 인의 요배설이 증가한다.

4) FGF23 또는 phosphatonin

① FGF23은 NPT를 억제하여 소장과 신장에서 인의 흡수와 재흡수가 감소한다.

② $1,25(OH)_2D_3$의 합성과 PTH의 분비를 억제한다.

5) 활성 비타민D_3 [$1,25(OH)_2D_3$]

① 근위세관에서 인의 재흡수가 증가한다.

② 직접적인 영향인지 혈청 칼슘과 PTH의 변화에 따른 간접적인 영향인지 확실하지 않다.

6) Glucocorticoid, estrogen

◦ 근위세관의 NPT2a가 감소하여 인의 요배설이 증가한다.

7) 갑상선호르몬

◦ 근위세관의 NPT2a가 증가하여 인의 재흡수가 증가한다.

8) Dopamine

◦ 근위세관의 NPT2a가 세포 내로 유입하여 인의 재흡수가 감소한다.

9) 산염기장애

① 산증이 있으면 인을 적정가능산(titratable acid)으로 소모하여 재흡수가 감소한다.

② 알칼리증이 있으면 인의 재흡수가 증가한다.

10) 고혈압 혹은 체액과잉

◦ 혈압이 급격하게 오르거나 체액량이 증가하면 NPT2a가 감소하여 인의 요배설이 증가한다.

11) 저칼슘혈증, 저마그네슘혈증, 심한 저인혈증

∘ 확실하지 않은 기전으로 인의 요배설이 증가한다.

12) 신기능의 저하

(1) 사구체여과율이 감소하면 인의 배설이 감소하여 혈청 인의 농도가 증가하고 칼슘농도가 감소한다.

① 이온화 칼슘(iCa)이 감소하여 PTH가 증가한다. 이에 따라 근위세관의 NPT2a, 2c, PiT-2를 억제하여 인의 요배설이 증가한다.

② 혈청 인의 증가로 FGF23이 증가한다. FGF23은 소장과 신장에서 NPT를 억제하여 인의 흡수와 재흡수가 감소한다. $1,25(OH)_2D_3$의 합성과 PTH의 분비도 억제한다.

(2) 말기신부전에서는 위의 기전으로 충분히 적응할 수 없어 고인혈증이 뚜렷하게 된다.

II. 저인(산)혈증(Hypophosphatemia)

● 정의

1. 혈청 인농도: < 2.5 mg/dL (0.8 mM)
2. 경중도
   1) 중증: < 1 mg/dL (0.3 mM)
   2) 중등도: 1 ~ 1.9 mg/dL (0.3 ~ 0.6 mM)
   3) 경증: 2 ~ 2.5 mg/dL (0.65 ~ 0.8 mM)

● 임상적 의미

1. 저인혈증은 단지 혈청 인농도의 감소를 의미한다.
   ◦ 체내 인의 결핍이 있을 때는 물론 체내 인이 정상이거나 증가하였을 때도 저인혈증
     이 나타날 수 있으므로 유의하여야 한다.
2. 급성 저인혈증은 인의 결핍이 없더라도 인이 세포내액으로 들어가는 재분포로 생
   기는 예가 많지만 만성 저인혈증은 대개 체내 인의 결핍에 의한다.
   1) 일반인에서는 드물지만 입원환자의 0.2 ~ 2.2%에서 나타난다.
   2) 급성 저인혈증은 알코올중독에서 30%, 중환자실에서는 30 ~ 50%, 패혈증 환자의
      65 ~ 80%에서 나타난다.
3. 인의 결핍이 있을 때 급성 저인혈증이 생기면 심한 임상증상이 나타나며 사망률
   이 증가한다. 급성으로 생긴 중증의 저인혈증에서는 심혈관과 호흡기의 불안정으
   로 사망률이 2 ~ 4배 증가하므로 적절한 치료가 중요하다.

● 원인

◦ 저인혈증은 혈청의 인이 골이나 연조직 등 세포 안으로 빠르게 들어가는 재분포, 신
  장에서 인의 재흡수가 감소하고 요손실이 있을 때 혹은 인의 섭취가 적거나 소장에
  서 흡수의 장애가 있을 때이다.

1. 혈청 인의 세포 안으로 재분포
   ① 급성 호흡성 알칼리증, 그람음성균에 의한 패혈증이나 독성 쇼크증후군(toxic shock
      syndrome)
   ② 대사성 알칼리증 혹은 산증에서 회복할 때

③ 지속되는 고혈당이나 당뇨병성 케톤산증에서 인슐린치료, 포도당의 대량 투여

④ 장기간 공복상태나 기아에서 급식을 재개할 때(refeeding syndrome)

⑤ 세포의 급격한 증식: 백혈병, erythropoietin 혹은 성장호르몬의 대량 투여

⑥ 골생성의 증가: 부갑상선 절제 후 골기아증후군(hungry-bone syndrome), 비타민 D 결핍의 치료 중, 악성종양의 골생성 전이

2. 신장에서 인의 요손실

 1) 혈중 PTH나 PTH관련 단백(PTH related protein, PTHrP)의 증가가 있을 때

   ① 원발성 부갑상선기능항진증

   ② 이차성 부갑상선기능항진증: 비타민D의 결핍, 칼슘의 결핍, Bartter증후군, 저마그네슘혈증을 동반한 고칼슘뇨증(상염색체 열성)

   ③ PTH 혹은 PTH관련 단백을 분비하는 악성 종양

   ④ 가족성 저칼슘뇨증

 2) PTH와 관련이 없는 원인

   ① 신장질환: Fanconi 증후군, Wilson병, cystine증, NPT2a, 2c의 변이

   ② FGF23의 증가: 성염색체유전성 저인혈증 구루병, 상염색체열성 저인혈증, 상염색체우성 저인혈증성 구루병, 종양에 의한 골연화증후군, 섬유이형성증(fibrous dysplasia), 표피모반증후군(epidermal nevus syndrome)

   ③ 전신질환: 조절이 되지 않는 당뇨병, 알코올 중독증, 알도스테론증, 저마그네슘혈증, 아밀로이드증, 용혈성 빈혈, 신장이식, 간의 부분절제, 고체온증

   ④ 약물: 알코올, acetazolamide, 이뇨제, 고농도 estrogen이나 glucocorticoid, 중금속(납, 카드뮴), toluene, cisplatin, rapamycin, ifosfamide, foscarnet

3. 장 흡수의 감소

 ① 인제거제: 알루미늄제, sevelamer

 ② 비타민D 결핍

 ③ 섭취 감소

4. 기타

 1) 지속적인 신대체요법

 2) 가성 저인혈증(치료가 필요하지 않으며 인의 투여로 오히려 고인혈증의 위험이 있음) 만니톨 투여, 다발성골수종, 급성 백혈병, 황달

▲ 급성 알칼리증에서 인의 세포 내 재분포

∘ 알칼리증이 있으면 세포에서 산이 밖으로 나와 세포 내의 pH가 증가한다. 이에 따라 세포 내의 phosphofructokinase가 활성화하여 해당작용(glycolysis)이 증가한다. 세포 내의 당인산(sugar phosphate)의 생성이 증가하므로 세포 내로 인이 재분포한다.

1) 호흡성 알칼리증이 있으면 근육 등 세포로 많은 양의 인이 유입한다.

　① 과호흡으로 $PaCO_2$가 감소하면 세포의 CO_2가 확산하여 밖으로 나오게 된다.

　② 세포 안의 CO_2가 감소하여 pH가 증가한다.

　③ 해당작용을 촉진하여 ATP 등을 소모하여 많은 인이 세포로 유입한다.

2) 대사성 알칼리증에서도 인이 세포로 유입하지만 호흡성 알칼리증에 비하여 저인 혈증의 정도가 경하다.

　① 대사성 알칼리증에서 증가한 혈중 HCO_3^-는 세포막을 통하여 이동할 수 없다.

　② 세포의 pH는 큰 변화가 없어 해당작용이 크지 않다.

● 임상소견

1. 급성 증상

　1) 급성 증상은 대개 입원 중인 체내 인의 결핍이 있는 중증환자에서 나타난다.

　2) 증상은 혈청 인농도가 감소하며 세포 내의 인의 결핍에 따른 ATP생성의 감소 즉 에너지의 고갈, 적혈구 2,3-DPG의 결핍에 의한 산소의 공급이 감소하여 생긴다.

　　① 패혈증에 의한 호흡성 알칼리증, 포도당과 인슐린의 과다 투여와 같이 인이 급격하게 재분포하면 비록 심한 저인혈증이라도 증상이 나타나지 않는다. 세포의 인이 충분하여 ATP나 2,3-DPG의 생성에 문제가 없기 때문이다.

　　② 골기아증후군이나 과당(fructose)을 주사한 때는 인이 세포 밖으로 유출하여 세포의 ATP나 2,3-DPG의 생성이 감소하여 증상이 나타난다.

　3) 혈청 인농도에 따른 증상

　　(1) < 1.5 ~ 2 mg/dL (0.5 ~ 0.7 mM): 식욕부진, 혼돈(confusion), 횡문근융해

　　(2) < 1 mg/dL (0.3 mM): 근력의 약화, 저산소증, 마비, 발작, 탈수초증(demyelination), 혼수, 호흡근의 마비로 호흡부전, 급성 심부전이나 부정맥 등 심장기능의 장애

　　(3) 급격하게 진행하는 2 mg/dL 미만인 저인혈증의 30%에서 횡문근융해가 나타난다.

① 인의 농도가 최저치가 된 1 ~ 2일 후 융해가 생긴다. 이때 인이 유리하여 혈청 인농도는 오히려 정상이 된다.

② 근세포에서 인과 함께 유리한 혈청 CPK(creatine phosphokinase) 혹은 CK 농도의 증가가 진단에 유용하다.

4) 인을 보충하여 혈청 인농도를 1.5 ~ 2.5 mg/dL(0.5 ~ 0.8 mM)로 교정하면 증상이 사라진다.

2. 기타 장애

1) 신장

① 신세관산증, 포도당뇨, 소디움과 포타시움의 요손실 등 Fanconi증후군이 나타난다.

② 심하면 신기능이 저하한다.

2) 혈액

① 세포 내 ATP와 2,3-DPG의 감소로 인한 소구상 적혈구증가증(microspherocytosis)과 용혈

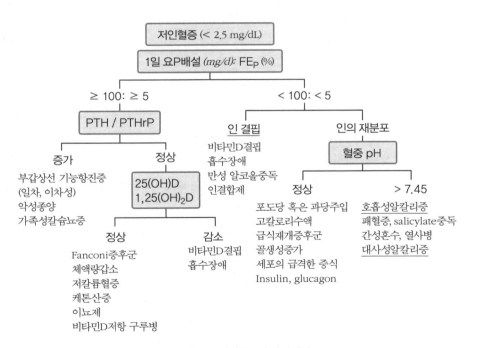

그림 7-3. 저인혈증의 감별진단

② 산화헤모글로빈의 해리(oxyhemoglobin dissociation)의 장애로 조직의 저산소증

③ 백혈구의 주화(chemotaxis)나 식균(phagocytosis) 기능의 감소

④ 혈소판 기능의 감소에 의한 위장관의 출혈

● 진단

◦ 대개 병력과 임상증세로 쉽게 원인을 감별할 수 있다.

◦ 대부분의 원인은 24시간 요인배설과 인의 분획배설률(FE_p)과 혈중 25(OH)D, 1,25(OH)$_2$D 및 PTH농도로 감별할 수 있다.

◦ 원인에 따라 저칼륨혈증, 저칼슘혈증, 고칼슘혈증, 저마그네슘혈증을 동반하는 예가 많아 반드시 확인하여야 한다.

1. 24시간 요인배설(*mg/d*), 인의 분획배설률(FE_p, %)

◦ 24시간 요의 인배설이나 분획배설률은 다만 요의 수집과정에 차이가 있을 뿐 같은 의미이다.

1) 24시간 요인배설 $\geq$ 100 mg/d, $FE_p \geq$ 5%:

◦ 인의 요손실을 의미하며 이후 혈청 칼슘농도, 25(OH)D, 1,25(OH)$_2$D, PTH의 농도, 산염기상태를 확인하여 감별한다.

① 정상 혹은 저칼슘혈증과 25(OH)D, 1,25(OH)$_2$D의 감소: 비타민D 결핍, 장흡수의 장애

② 고칼슘혈증, PTH 증가: 원발성, 이차 혹은 삼차 부갑상선기능항진증

③ 대사성 산증, 포도당뇨: Fanconi증후군

2) 24시간 요인배설 < 100 mg/d, FE_p < 5%:

◦ 인의 섭취 감소, 장의 흡수장애, 세포 내 재분포

2. 세관의 최대인재흡수량(renal tubular maximum reabsorption of phosphate, TRP, TmP)

◦ TmP/GFR (*mg/dL*) = $[S_p] - \{[U_p] \times ([S_{Cr}]/[U_{Cr}])\}$

1) 2.6 ~ 4.4 mg/dL이면 정상, < 2.6 mg/dL이면 인의 요손실, > 4.4 mg/dL이면 인의 요배설이 감소한 것을 의미한다.

2) 과거에는 많이 사용하였지만 현재는 24시간 요의 인배설이나 FE_p로 대치한다.

● 치료의 원칙

1. 원인을 먼저 교정하고 인을 보충하여야 한다.

2. 치료방침은 급만성 여부, 저인혈증의 경중도, 증상의 유무, 혈청 칼슘농도(고칼슘혈증 혹은 저칼슘혈증)와 신기능에 따라 결정한다.

   1) 증상의 유무가 치료방침을 결정하는 데 있어 가장 중요하다.

      ① 증상이 없으면 먼저 원인질환을 교정한다.

         당뇨병성 케톤산증과 호흡성 알칼리증과 같이 인의 세포 안으로 재분포가 있거나 급성 설사와 같이 장에서 손실이 있을 때에는 원인질환을 교정하면 수일 내 정상으로 회복한다.

      ② 혈청 인농도가 1 ~ 2 mg/dL이며 경미한 증상이 있으면 경구로 인을 투여한다. 대개 1일 2 ~ 3 g의 인으로 시작하며 필요에 따라 증량한다.

      ③ 심한 저인혈증(< 1 mg/dL)이 있거나 심기능 저하, 호흡부전, 근력의 약화, 신경 증상이 있으면 정맥으로 인을 투여한다.

   2) 체내 인의 결핍과 혈청 인농도에 따른 치료방침

      ① 인의 결핍이 있으면 급성일 때에는 정맥으로 인을 주사하고, 만성일 때에는 경구 인과 함께 활성 비타민D를 복용한다.

      ② 심한 저인혈증(< 1 mg/dL)이 있으면 인의 결핍이 없거나 증상이 없더라도 정맥으로 인을 투여한다.

      ③ 치료 후에 혈청 인농도가 1.5 ~ 2 mg/dL 이상으로 유지되고 경구로 복용이 가능하면 즉시 정맥투여를 중단하고 경구제를 복용한다.

   3) 혈중 칼슘농도를 고려하여 치료한다.

      (1) 저칼슘혈증의 발생에 유의하여야 한다.

         ① 인을 투여하면 혈액에서 칼슘인산염을 형성하며 혈청 iCa농도가 감소한다. 테타니, 저혈압 등 급성 저칼슘혈증의 소견이 나타나면 칼슘을 반드시 보충하여야 한다.

         ② 인을 투여하기 전에 저칼슘혈증이 있으면 반드시 먼저 교정하여야 한다.

      (2) 고칼슘혈증이 있는 환자에서 다량의 인을 급속히 투여하면 칼슘과 결합하여 칼슘인산염 결정이 혈관이나 장기에 침착하는 이형석회화(heterotrophic calcification)가 발생한다. 혈청 [Ca] × [P]이 > 50 ~ 60 mg^2/dL^{2}이면 나타난다.

         ① 눈, 혈관, 폐, 신장 및 심장에 저항성 칼슘형성(calciphylaxis)이 생긴다.

② 신석회증(nephrocalcinosis)과 급만성신손상이 나타나고 중독한 부정맥이 발생할 위험이 크다.

③ 인의 투여량을 50%로 감량한다.

4) 당뇨병성 케톤산증, 알코올중독 등 저칼륨혈증을 동반하면 포타시움을 동시에 보충해야 한다.

5) 신기능의 저하(혈청 creatinine농도 > 2.5 mg/dL 혹은 C_{Cr} < 30 mL/min)가 있으면 인의 투여량을 50%로 감량한다.

6) 기타

① 가성 저인혈증은 치료가 필요하지 않고 오히려 인을 투여하면 고인혈증의 위험이 크므로 반드시 감별하여야 한다.

② 인 제제는 포타시움인산과 소디움인산의 두 가지가 있다. 저칼륨혈증이나 체액과잉의 위험이 있으면 포타시움인산을 투여하며 고칼륨혈증의 위험이 있으면 소디움인산을 투여한다.

③ 혈청 칼슘농도의 이상, 저칼륨혈증이나 저마그네슘혈증이 함께 있을 때가 많아 반드시 확인하고 함께 교정하여야 한다.

● 심한 저인혈증의 치료

1. 정맥주사제

1) 주사제의 종류

① 포타시움인산액(K-phosphate)과 소디움인산액(Na-phosphate)의 2가지가 있다. 포타시움인산액 1 mL에는 포타시움 4.4 mmol, 인산 3 mmol, 소디움인산액 1 mL에는 소디움 4 mmol, 인산 3 mmol을 함유한다. (인산 1 mmol = 인 31 mg)

② 혈청 포타시움농도가 4 mM 미만이면 포타시움인산액을 투여하고 그 이상이거나 최근에 포타시움을 포함한 수액을 공급하였다면 소디움인산액을 투여한다. 혈청 소디움농도가 135 mM 이상이거나 체액과잉이 우려되면 포타시움인산액을 투여한다.

③ 생리식염수나 1/2식염수 500 mL에 혼합하여 주사한다.

2) 주사치료의 유의사항

① 혈관자극이 있고 주사 중에 통증을 느낄 수 있다.

② 혈청 인농도를 6시간마다 측정하며 혈청 iCa, 포타시움농도를 측정한다. 부정

맥의 위험이 크므로 반드시 심전도를 감시한다.

③ 저칼슘혈증이 있으면 인을 투여하기 전에 칼슘농도를 정상으로 교정하고 고칼슘혈증이 있으면 인의 투여량을 50%로 줄인다.

④ 주사 후 혈청 인농도가 2.5 mg/dL(0.8 mM)에 이르면 즉시 정맥투여를 중지하고, 2회 계속 혈청 인농도가 1 mg/dL(0.3 mM)을 넘고 증상이 사라지면 경구로 인을 복용하도록 한다.

⑤ 전정맥영양(total parenteral nutrition, TPN)을 할 때에는 저인혈증을 예방하기 위하여 1일 20 ~ 40 mmol의 인을 혼합하여 투여한다.

3) 주사치료의 일반적인 지침

(1) 혈청 [P]: < 1.0 mg/dL (0.3 mM)

  ° 인 0.08 ~ 0.16 mmol/kg를 2 ~ 6시간 동안 정맥으로 투여한다.

(2) 혈청 [P]: 1.0 ~ 2.5 mg/dL (0.3 ~ 0.8 mM)

  ① 인공호흡기 치료: 인 0.08 ~ 0.16 mmol/kg를 2 ~ 6시간 정맥으로 투여

  ② 정상 호흡을 할 때: 1일 인 1 g을 경구로 투여하고 필요에 따라 증량

4) 고용량 인의 투여지침

° 최근에는 많은 용량의 인을 투여하여도 안전에 문제가 없고 혈청 인농도를 유지하는데 효과가 크다고 알려졌다.

(1) Tayler 등의 지침 *(Tayler BE et al. J Am Coll Surgery 2004;198:198)*

혈청 인농도		투여량	투여시간	투여속도
(mg/dL)	(mM)	(mmol/kg)	(h)	(μmol/kg/h)
1.8 ~ 2.2	0.55 ~ 0.7	0.2	6	33
1.0 ~ 1.7	0.3 ~ 0.54	0.4	6	67
< 1.0	< 0.3	0.6	6	100

* 투여량: 정맥주사로 보충할 인의 양

(2) Brown 등의 지침 *(Brown KA et al. J Parenter Enteral Nutr 2006;30:209)*

혈청 인농도		투여량	투여시간	투여속도
(mg/dL)	(mM)	(mmol/kg)	(h)	(mmol/h)
2.3 ~ 3.0	0.73 ~ 0.96	0.32	24 ~ 72	7.5
1.6 ~ 2.2	0.51 ~ 0.72	0.64	24 ~ 72	7.5
< 1.5	< 0.51	1.0	24 ~ 72	7.5

● 경구 인제제

1) 일반적인 원칙

① 경구로 인(elementary P) 1 ~ 2 g(15 mg/kg)을 1일 3 ~ 4회에 나누어 복용한다. 과량을 복용하면 복부팽창과 설사가 나타날 수 있다.

② 경증 혹은 중등도의 급성 저인혈증에서는 1일 1 ~ 2 g(32 ~ 64 mmol)의 인을 경구로 투여한다. 대개 7 ~ 10일이 지나면 체내의 결핍도 충분히 보충이 된다.

③ 심한 인의 결핍이 있으면 1일 3 g(97 mmol)으로 시작한다.

④ 혈청 포타시움농도가 4 mM 미만이면 포타시움인산을 투여하고 그 이상이면 소디움인산을 투여한다. 혈청 소디움농도가 135 mM 이상이거나 체액과잉을 우려하면 포타시움인산을 투여한다.

2) 경구제의 종류

(1) 탈지우유(skim milk)

① 지방을 제거한 우유에는 많은 인이 있고 복용 후 설사의 위험이 작다.

② 1 mL에 인이 1 mg(0.03 mmol)이 있다.

(2) Joulie액

① 100 mL에 Na_2HPO_4 72.06 g과 85% H_3PO_4 34.89 mL을 혼합한 것이다. 1 mL에 인은 0.8 mmol(25.1 mg), 소디움은 0.8 mmol이 있다.

② 혈청 인농도에 따라 1.5 mg/dL 미만에서는 1일 60 mL, 1.5 ~ 2 mg/dL이면 1일 30 mL, 2 mg/dL 이상이면 1일 10 mL를 복용한다.

(3) Na-phosphate(Fleet phosphosoda액, Visicol정)

① 1 mL에 Na_2HPO_4 480 mg, NaH_2PO_4 180 mg을 함유한다. 1 mL에 인은 150 mg(5 mmol)이 있다.

② 정제는 1정에 Na_2HPO_4 398 mg, NaH_2PO_4 1,102 mg으로 조성되어 있다.

(4) K-phosphate(original)

① KH_2PO_4로 250, 500 mg 정제가 있다. 500 mg에 인은 114 mg(3.7 mmol)이 있다.

② 500 mg 1 ~ 2정을 200 ~ 250 mL의 물과 함께 식후 및 취침 전에 복용한다.

(5) K-phosphate neutral(Phospha 250 Neutral)

◦ 1정에 Na_2HPO_4 852 mg, KH_2PO_4 155 mg, NaH_2PO_4 130 mg을 함유한다. 1정에는 인 250 mg(8 mmol), 소디움 13.0 mmol과 포타시움 1.1 mmol이 있다.

표 7-1. 경구 인제제

경구제	인		소디움 (mmol)	포타시움 (mmol)
	(mg)	(mmol)		
탈지우유 (1 mL)	1	0.03	0.03	0.04
Joulie 용액 (1 mL)	30	1	0.8	0
Phospho-soda (1 mL)	150	5	4.8	0
KH_2PO_4 (500mg 1 T)	114	3.7	0	3.7
K-phosphate neutral (1 T)	250	8	13	1.1

● 만성 인결핍의 치료

1. 비타민D의 결핍이 있으면 비타민D와 칼슘을 경구로 보충한다.

2. 혈중 FGF23농도가 증가하였거나 신세관의 손상이 있는 환자에서는 PTH의 증가를 예방하기 위하여 인산과 함께 비타민D와 칼슘을 경구로 보충한다.

3. 저인혈증이 있는 구루병에서는 많은 양의 인을 보충한다.

  1) 소아는 인을 1일 0.5 ~ 1 g, 성인에서는 1 ~ 4 g을 4 ~ 6번에 나누어 투여하며 인을 투여하며 생기는 저칼슘혈증을 예방하기 위해 대량의 비타민D나 활성 비타민D를 함께 투여한다.

  2) 이러한 치료로 신석회증이 발생하기 쉽다.

III. 고인(산)혈증(Hyperphosphatemia)

● 정의
  • 혈청 인농도: > 4.5 mg/dL (1.45 mM)

● 원인
  ◦ 고인혈증의 중요한 원인은 골이나 연조직 등 세포의 인이 세포 외로 빠르게 유출할 때, 인의 섭취가 많거나, 신장에서 인의 요배설이 감소할 때 등 3 가지이다.
1. 세포에서 밖으로 다량 유출
  1) 조직이나 세포의 광범위한 손상
    ◦ 횡문근융해, 세포독성 치료로 인한 종양융해증후군(tumor-lysis syndrome), 압궤(으깸)손상(crush injury), 심한 용혈성 빈혈, 고온증, 전격성 간염
  2) 세포의 인이 세포 외로 재분포: 대사성 산증, 호흡성 산증, 저인슐린혈증
2. 신장에서 인배설의 감소
  1) 신부전이나 체액량의 결핍에 의한 여과량의 감소
  2) 부갑상선기능저하증
    ① 일차성
    ② 이차성: 비타민D 혹은 A 과다, 유육종증(sarcoidosis), 우유알칼리증후군, 움직이지 못하는 고정상태, 악성종양의 골용해 전이
  3) CaSR의 기능획득 변이(gain-of-function mutation)
  4) 가성 부갑상선기능저하증
  5) 말단비대증, 갑상선기능항진증, 유년성 성선기능부전증
3. 인섭취의 증가
  (1) 특히 신기능이 저하한 환자에서 흔함
  (2) 치료를 위하여 경구, 직장, 정맥으로 다량의 인을 투여
  (3) 경구용 장청결제: 소디움인산액(fleet phosphosoda; Visicol, Osmoprep)
4. 가성 고인혈증
  ① 용혈, 고지혈증, heparin, 이상단백혈증, 고빌리루빈혈증
  ② 치료가 필요 없다.

● 임상소견

1. 심한 급성 증상은 대개 압궤증후군, 전격성 간염, 종양용해증후군과 같이 심한 근육이나 세포의 손상이 있을 때 나타나며 혈청 인농도가 20 mg/dL(7 mM)에 이르기도 한다.

2. 증상은 광범위하게 칼슘인산염 결정이 여러 기관에 침착하고 이에 따른 저칼슘혈증에 의한다. 테타니, 경련 발작 등 신경계 증상이 주가 된다.

3. 혈관에 저항성 칼슘형성이 생기면 혈전과 허혈로 여러 기관이 손상을 받는다.

   1) 신석회증: 신부전, 고칼륨혈증, 고요산혈증과 대사성 산증

   2) 폐와 심장의 석회증: 호흡부전이나 심방차단

4. 급성 인신병증(phosphate nephropathy)

   1) 대장내시경 검사 전 사용하는 경구용 장청결제(purgatives)인 소디움인산액(fleet phosphsoda)에 의하여 생긴다.

   2) 급성으로 세관과 간질에 칼슘인산염 결정이 침착하여 급성신손상이 생기며 만성 신질환으로 진행하기도 한다.

   3) 신질환 혹은 신기능의 저하가 있거나, 탈수, 전해질대사의 이상이 있는 환자에서는 사용하지 않아야 한다. 권장용량을 지키고 동시에 수분을 충분히 섭취해야 한다.

● 진단

◦ 대개 병력과 임상 소견으로 원인을 진단할 수 있다. 만성 고인혈증은 대부분이 신장에서 인의 배설이 감소한 것에 기인한다.

   1) 신기능의 감소가 없으면 24시간 요의 인, FE_p 와 TmP를 측정하여 인의 요배설을 평가한다.

   2) 인의 요배설이 감소하였으면 혈중 PTH 및 혈청 칼슘(iCa)을 측정하여 감별한다.

1. 24시간 요인배설 *(mg/d)*, FE_p *(%)*, TmP *(mg/dL)*

◦ 신장에서 인의 재흡수가 증가하여 인의 요배설이 감소하면 다음의 소견이 나타난다.

   ① 24시간 요인배설: < 100 mg/d

   ② FE_p: < 5%

   ③ TmP: > 4.5 mg/dL

2. 인의 요배설이 감소하였으면 혈청 칼슘농도와 혈중 PTH를 측정한다.

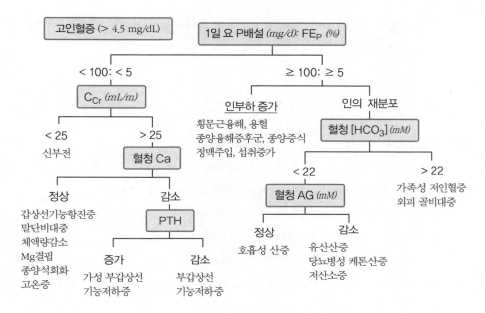

	[iCa]	PTH
① 갑상선기능항진증, 말단비대증	정상	정상
② 부갑상선기능저하증	감소	감소
③ 가성 부갑상선기능저하증	정상/감소	증가

고인혈증 (> 4.5 mg/dL)　　1일 요 P배설 (mg/d): FE_P $(\%)$

< 100: < 5 → C_{Cr} (mL/m)

< 25 → 신부전
> 25 → 혈청 Ca

정상: 갑상선기능항진증 / 말단비대증 / 체액량감소 / Mg결핍 / 종양석회화 / 고온증

감소 → PTH

증가 → 가성 부갑상선 기능저하증
감소 → 부갑상선 기능저하증

≥ 100: ≥ 5

인부하 증가: 횡문근융해, 용혈 / 종양융해증후군, 종양증식 / 정맥주입, 섭취증가

인의 재분포 → 혈청 $[HCO_3]$ (mM)

< 22 → 혈청 AG (mM)
> 22 → 가족성 저인혈증 / 외피 골비대증

정상 → 호흡성 산증
감소 → 유산산증 / 당뇨병성 케톤산증 / 저산소증

그림 7-4. 고인혈증의 감별진단

● 치료

◦ 심한 급성 고인혈증의 치료법은 극히 제한적이다. 특히 저칼슘혈증이 있으면 주로 저칼슘혈증의 증상이 나타나므로 유의하여야 한다.

1. 신기능이 정상이면 세포외액 즉 체액량을 증가하도록 하여 인의 요배설을 늘린다.

　1) 등장식염수

　2) Acetazolamide: 15 mg/kg을 4시간마다 투여한다.

2. 혈액투석 혹은 지속적 신대체요법

　1) 가장 빠르고 뚜렷한 효과가 있는 치료이다.

　2) 4시간의 혈액투석으로 500 ~ 600 mg의 인을 제거한다.

　3) 신기능의 저하가 있거나 저칼슘혈증의 증상이 나타나 신속하게 교정할 때는 가장

좋은 치료방법이다.

3. 저칼슘혈증의 증상이 뚜렷하면 칼슘을 투여하여 교정한다.
   ◦ Ca-gluconate 1 ~ 2 g을 5%D/W 50 ~ 100 mL에 섞어 10 ~ 20분 동안 정맥으로 주사한다.

4. 기타
   1) 인의 섭취를 제한하고 인결합제를 복용하여 장에서 인의 흡수를 억제한다.
   2) 산증을 치료한다.

참고문헌

1. Blaine J, Choncho M, Levi M. Renal control of calcium, phosphate, and magnesium homeostasis. *Clin J Am Soc Nephrol* 2015;10:1257 ~ 72.

2. Virkki LV, Biber J, Murer H, Forster IC. Phosphate transporters: a tale of two solute carrier families. *Am J Physiol* 2007;293:F643 ~ 54.

3. Shaikh A, Berndt T, Kumar R. Regulation of phosphate homeostasis by the phosphatonins and other novel mediators. *Pediatr Nephrol* 2008;23(8):1203 ~ 10.

4. Razzaque MS. FGF23-mediated regulation of systemic phosphate homeostasis: is Klotho an essential player. *Am J Physiol* 2009;296:F470 ~ 6.

5. Geese DA, Bindel AJ, Kuiper MA et al. Treatment of hypophosphatemia in the intensive care unit: a review. *Crit Care* 2010;14(4):R147.

6. Felsenfeld AJ, Levine BS. Approach to treatment of hypophosphatemia. *Am J Kidney Dis* 2012;60(4):655 ~ 61.

7. BrowKA, Dickerson RN, Morgan LM et al. A new graduated dosing regimen for phosphorus replacement in patients receiving nutrition support. *J Parenter Enteral Nutr* 2006;30(3):209 ~ 14.

8. Charron T, Bernard F, Skrobik Y et al. Intravenous phosphate in the intensive care unit: More aggressive repletion regimens for moderate and severe hypophosphatemia. *Intensive Care Med* 2003;29(8):1273 ~ 8.

9. Taylor BE, Huey WY, Buchman TG, Boyle WA, Coopersmith CM. Treatment of hypophosphatemia using a protocol based on patient weight and serum phosphorus level in a surgical intensive care unit. *J Am Coll Surg* 2004;198(2):198 ~ 204.

10. Paleologos M, Stone E, Braude S. Persistent, progressive hypophosphataemia after voluntary hyperventilation. *Clin Sci* (Lond) 2000;98(5):619 ~ 25.

11. Jain N, Reilly RF. Hungry bone syndrome. *Curr Opin Nephrol Hypertens* 2017;26(4):250 ~ 5.

12. Gaasbeek A, Meinders AE. Hypophosphatemia: an update on its etiology and treatment. *Am J Med* 2005;118(10):1094 ~ 101.

13. Hruska KA, Mathew S, Lund R, Qiu P, Pratt R. Hyperphosphatemia of chronic kidney disease. *Kidney Int* 2008;74:148 ~ 57.

14. Ketteler M, Liangos O, Biggar PH. Treating hyperphosphatemia – current and advancing drugs. *Expert Opin Pharmacother* 2016;17(14):1873 ~ 9.

제8장

마그네슘대사의 장애
(Disorders of Magnesium Metabolism)

I. 마그네슘대사의 조절

- 마그네슘은 신경과 근육의 기능을 유지하는 중요한 역할을 한다.
1. 마그네슘은 체내에 총 24 g(2,000 mEq)이 있다.
    1) 65%는 골격 내 수산화인회석(hydroxyapatite)의 결정으로 있다.
    2) 34%가 근육, 간, 연조직의 세포 내 미토콘드리아와 같은 세포소기관(organellles)에 있다. 1%는 혈청 등 세포외액에 있다.
2. 세포내액의 양이온 중 포타시움 다음으로 많은 2가 양이온이다(40 mEq/L, 48.4 mg/dL).
3. 기능
    ① 세포 내 신호전달(signaling)에 관여한다.
    ② ATP와 관련된 효소의 DNA와 단백질의 합성 등 산화인산화(oxidative phosphorylation)에 관여한다.
    ③ 300여 효소를 조절한다.
    ④ 심혈관의 긴장도(tone), 신경근육의 흥분도(excitability)를 조절한다.
    ⑤ 골형성의 중요한 보조인자(cofactor)가 된다.

- 세포외액에는 체내 마그네슘의 1%만 있다. 따라서 혈청 마그네슘농도는 체내 마그네슘의 상태를 전혀 반영하지 못한다.
1. 혈청 마그네슘농도는 정상이라도 체내 마그네슘의 결핍이 있는 예가 많다.
2. 1 mEq/L(1.2 mg/dL) 미만의 심한 저마그네슘혈증이 있으면 대개 체내에 마그네슘의 결핍도 함께 있다.
3. 정상 혈청 마그네슘농도는 1.4 ~ 2.2 mEq/L(1.7 ~ 2.6 mg/dL, 0.7 ~ 1.1 mM)이다.
   1) 70%가 이온상태로 생리적인 기능을 한다. 20 ~ 30%가 단백, 10%가 인산염, 유산염, 구연산염. 중탄산염 등 음이온과 결합하여 있다.
   2) 마그네슘농도는 mEq/L나 mg/dL로 흔히 측정한다. mEq/L를 mg/dL로 환산하려면 1.2를 곱하고 mg/dL를 mEq/L로 환산하려면 0.83을 곱한다. mM(mmol/L)은 mEq/L의 1/2이다.
4. 혈청 마그네슘농도는 칼슘과 달리 혈청 albumin이나 globulin의 농도에 영향을 받지 않는다. 즉 혈청 마그네슘농도는 임상소견을 그대로 반영한다.

- 마그네슘대사는 오로지 신장의 재흡수와 요배설에 의하여 조절된다.
1. 저마그네슘혈증이 있으면 세관에서 마그네슘의 재흡수가 증가하고 고마그네슘혈증이 있으면 마그네슘의 재흡수가 감소한다.
2. 호르몬 등 마그네슘의 대사를 조절하는 기전은 알려지지 않았다.
3. 신장이 정상일 때는 고마그네슘혈증이 나타나는 일은 매우 드물지만 저마그네슘혈증은 흔하다.

마그네슘의 섭취 및 배설

- 소장의 마그네슘 흡수
1. 마그네슘의 섭취가 많으면 섭취량의 25%, 섭취가 적으면 75%를 흡수한다.
2. 마그네슘의 1일 섭취량은 300 mg(0.15 ~ 0.2 mmol/kg)이다.
   1) 주로 소장에서 40% 즉 120 mg을 흡수한 후 20 mg은 다시 분비하여 변으로 배설한다.
   2) 100 mg만 체내에 유입한다.

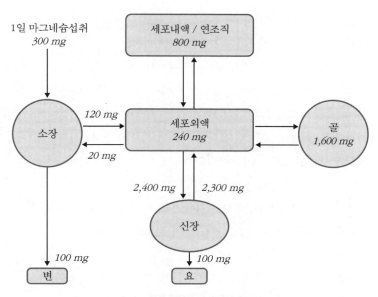

그림 8-1. 마그네슘의 섭취, 배설 및 체내 분포

3. 흡수과정

  1) 전체 흡수량의 70%는 소장 상피세포의 내강막에 있는 TRPM6이나 7로 능동 흡수
    한다.

  2) 나머지 30%는 세포사이로 수동 흡수한다. 마그네슘의 섭취가 증가하면 주로 세포
    사이를 통한 흡수가 증가한다.

4. 마그네슘의 결핍은 심한 설사, 영양실조나 알코올중독 등 섭취나 장의 흡수가 감
  소하였을 때 나타난다. 장기간 위산억제제(proton pump inhibitor, PPI)를 복용하
  면 장에서 마그네슘의 흡수가 감소하여 저마그네슘혈증이 나타난다.

● **신장의 마그네슘 배설**

  ◦ 마그네슘은 Mg^{2+}상태로 1일 2,000 ~ 2,400 mg을 여과한다. 95%를 재흡수하고 요로
    100 mg 정도만 배설한다(FE_{Mg} 5%). 심한 마그네슘의 결핍이 있으면 FE_{Mg}는 0.5% 미
    만이 된다.

1. 근위세관

  ◦ 여과량의 10 ~ 30%를 소디움과 수분의 재흡수에 의하여 생긴 농도경사에 따라 세포
    사이로 수동재흡수한다.

2. 비후상행각

　1) 여과량의 60 ~ 70%를 세포사이로 수동재흡수한다.

　　① 내강막의 NKCC2로 소디움, 포타시움과 클로라이드를 재흡수하면 내강막에 있
　　　는 ROMK의 재순환(K recycling)에 의하여 내강의 양전하가 증가한다.

　　② 기저외측막의 ClC-Kb로 클로라이드가 유출하여 세포의 양전하도 증가한다.

　　③ 기저외측막의 Na^+-K^+ ATPase에 의하여 세포의 소디움을 밖으로 유출한다.

　　④ 세포에 부족한 소디움은 내강막의 NKCC2를 통하여 재흡수한다.

　　⑤ 소디움의 재흡수에 따라 세포사이로 마그네슘을 재흡수한다.

　2) 혈청 마그네슘 혹은 칼슘농도가 증가하면 CaSR이 claudin16, 19를 억제하여 세포
　　사이를 통한 마그네슘과 칼슘의 재흡수가 감소한다.

3. 원위곡세관

　1) TRPM6로 여과량의 5 ~ 10%를 능동재흡수한다.

　2) 내강막의 Kv1.1통로나 EGF에 의하여 TRPM6가 활성화된다.

4. 신장의 마그네슘 재흡수에 영향을 주는 요인

　1) 재흡수의 증가

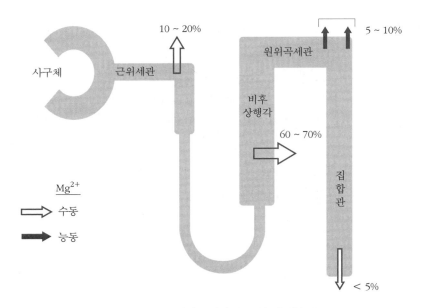

그림 8-2. 세관 부위별 마그네슘의 재흡수

① 비후상행각과 원위곡세관: PTH, calcitonin, AVP, insulin, 대사성 알칼리증

② 원위곡세관: 활성 비타민D_3, thiazide, ASDN에서 amiloride

2) 재흡수의 감소

① 비후상행각, 원위세관: 체액과잉, 고칼슘혈증, 포타시움의 결핍, 저인혈증, 대사성 산증

② 비후상행각: loop이뇨제

II. 저마그네슘혈증(Hypomagnesemia)

● 정의
1. 혈청 마그네슘농도: < 1.4 mEq/L (1.7 mg/dL, 0.7 mM)
2. 경중도
   1) 중증: < 1 mEq/L (1.2 mg/dL)
   2) 경증: 1.0 ~ 1.4 mEq/L (1.2 ~ 1.7 mg/dL)

● 임상적 의미
1. 저마그네슘혈증은 흔하여 일반인의 2%, 입원환자의 10 ~ 20%에서 나타난다. 당
   뇨병으로 외래를 다니는 환자의 25%, 알코올중독에서 30 ~ 80%, 중환자실에서
   50 ~ 65%의 환자에서 나타난다.
2. 저마그네슘혈증이 있으면 사망률이 증가한다.
   1) 혈청 농도가 정상일 때 사망률이 1.8%에서 1.5 ~ 1.69 mg/dL이면 2.2%, 1.5 mg/
      dL 미만이면 2.4%로 증가한다.
   2) 지속하여 투석하는 환자에서 1.3 mEq/L(1.6 mg/dL) 미만이면 사망위험이 1.6배 증
      가한다.
3. 저마그네슘혈증이 있는 패혈증 환자는 인공호흡기의 치료 빈도, 중환자실 재원기
   간과 사망률이 증가한다.

● 원인
　◦ 저마그네슘혈증의 가장 흔한 원인은 장에서 마그네슘의 흡수가 감소하거나 신장에서
   마그네슘의 요배설이 증가하는 것이다.
1. 장에서 마그네슘 흡수가 감소
   1) 마그네슘 섭취의 부족: 기아, 영양실조, 비경구적영양 혹은 전정맥영양(TPN)
   2) 소장의 재흡수 감소: 만성 설사, 흡수불량증후군(malabsorption syndrome)
2. 신장에서 마그네슘의 재흡수가 감소
   　◦ 대개 저칼슘혈증을 동반한다.
   1) 세관질환
      ① Bartter증후군, Gitelman증후군

② 상염색체우성 부갑상선기능저하증

③ 미토콘드리아성 저마그네슘혈증, 고칼슘뇨와 신석회증이 있는 가족성 저마그네슘혈증 (familial hypomagnesemia with hypercalciuria and nephrocalcinosis)

2) 이차적인 마그네슘의 요손실

① 당뇨병, 당뇨병성 케톤산증

② 요로폐쇄 후 이뇨

③ 체액과잉, 고알도스테론혈증

④ Loop이뇨제, cisplatin, cyclosporin, tacrolimus, amphotericin, aminogly-coside, PPI

● 증상

1. 신경계 증상

◦ 쇠약, 피로, 근육경련, 운동실조, 안구진탕, 저림, 혼돈, 발작

2. 심혈관계 증상

◦ PR 및 QT간격 연장, QRS 확장, 드물게 torsades de pointes 등 심전도 이상, 심방 혹은 심실의 부정맥, digitalis중독

3. 신장 및 요로결석

◦ 마그네슘의 요배설이 감소하면 요에서 칼슘인산염, 칼슘수산염의 결정체가 증가하여 결석이 생긴다.

● 흔히 동반하는 전해질의 이상

1. 저칼륨혈증

1) 저마그네슘혈증이 있는 환자의 40 ~ 60%에서 나타난다.

① 마그네슘의 결핍으로 마그네슘에 의존하는 Na^+-K^+ ATPase의 활성도가 감소한다. 이에 따라 포타시움이 근육 등 세포로 유입하지 못하고 혈중 포타시움농도가 증가한다. 결국 포타시움의 여과량이 증가하여 요손실이 증가한다.

② 마그네슘의 결핍 자체가 근위세관에서 포타시움의 재흡수를 억제한다.

③ 마그네슘은 비후상행각, 원위곡세관과 피질집합관의 ROMK(SK)의 통로를 막고 있는 문지기(gate-keeper)역할을 한다. 마그네슘의 결핍이나 저마그네슘혈증이 있으면 ROMK가 개방되어 다량의 포타시움을 배설한다.

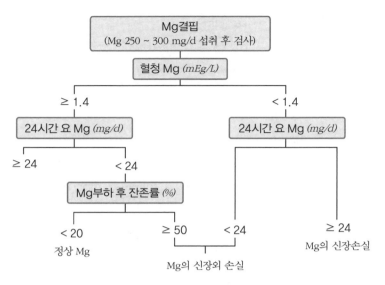

그림 8-3. 저마그네슘혈증의 감별진단

2) 저마그네슘혈증과 저칼륨혈증이 동반하였을 때 마그네슘을 교정하지 않으면 포타
시움을 충분히 보충하여도 저칼륨혈증을 교정할 수 없다.

2. 저칼슘혈증

1) 경한 저마그네슘혈증(1.0 ~ 1.4 mEq/L, 1.2 ~ 1.7 mg/dL)에서는 칼슘농도가 0.2 mg/
dL(0.05 mM) 정도 감소하지만 대개 증상이 뚜렷하지 않다.

2) 심한 저마그네슘혈증(< 1.0mEq/L, < 1.2 mg/dL)의 전형적인 증상은 대부분 저칼
슘혈증에 의한 증상이다.

3) 만성적으로 심한 저마그네슘혈증이 있으면 PTH의 생성이나 분비가 감소한다. 이
에 따라 골에서 칼슘의 유리가 감소하여 저칼슘혈증이 생긴다.

4) 급성 저마그네슘혈증에서는 PTH가 증가하여 저칼슘혈증이 비교적 적다.

5) 저칼슘혈증과 그 증상을 개선하려면 마그네슘을 반드시 교정하여야 한다.

● 진단

1. 혈청 마그네슘농도

1) 혈청 마그네슘농도는 마그네슘의 체내결핍을 전혀 반영하지 않는다.

① 혈청 마그네슘농도가 정상이라도 마그네슘의 결핍이 있는 예가 많다.

② 소장질환의 56%에서 혈청 마그네슘농도는 정상이었지만 마그네슘의 결핍이 있었다.

2) 마그네슘의 결핍을 반드시 확인하여야 할 상황은 다음과 같다.

① 포타시움을 충분히 보충하여도 치료가 잘 되지 않는 저칼륨혈증

② 원인이 확실하지 않은 저칼슘혈증

③ 원인이 뚜렷하지 않은 심혈관계나 신경근육계 증상

2. 마그네슘의 결핍을 확인하는 검사

1) 24시간 마그네슘의 요배설 (mEq/d, mg/d)

∘ 저마그네슘혈증이 있을 때 24시간 마그네슘의 요배설량으로 신장 혹은 신장 이외 마그네슘의 손실을 감별한다.

① < 1 mEq/d (12 mg/d): 마그네슘의 섭취가 부족하거나 장에서 흡수가 감소한 상태

② > 2 mEq/d (24 mg/d): 신장을 통한 마그네슘의 요손실

2) 마그네슘분획배설률(fractional excretion of filtered Mg^{2+}, FE_{Mg}) (%)

(1) $FE_{Mg} = [U_{Mg} \times S_{Cr} / S_{Mg} \times U_{Cr}] \times 100$ (%)

① 정상: 0.5 ~ 4%

② 저마그네슘혈증이 있을 때 신장 외의 마그네슘의 손실은 1.4%(0.5 ~ 2.7%), 신장을 통한 손실은 15%(4 ~ 48%)였다. 신장을 통한 마그네슘의 손실은 4% 이상이며 15%를 넘는 예가 흔하다. (Elisaf M et al. Magnes Res 1997;10(4):315)

(2) $FE_{Mg} = [U_{Mg} \times S_{Cr} / 0.7 \times S_{Mg} \times U_{Cr}] \times 100$ (%)

* 0.7은 마그네슘 중 이온상태로 사구체로 여과하는 분획을 의미한다.

∘ 저마그네슘혈증이 있을 때 마그네슘의 신장 외의 손실이면 2% 미만이지만 신장을 통한 손실이 있으면 2%를 넘는다. (Topf JM, Murray PT. Rev Endocr Metab Dis 2003;4:195)

3) 마그네슘부하검사(magnesium loading test, MLT) 후 체내잔존률(retention rate)

∘ 원인이 뚜렷하지 않은 심혈관계, 신경근육계 증상 등 마그네슘 결핍이 의심되지만 혈청 마그네슘치가 정상일 때 원인감별을 위하여 시행한다.

(1) 마그네슘의 요배설률 (Gullestad L, Midtvedt K et al. Scand J Clin Lab Invest 1994: 54:23)

∘ $MgSO_4$ 30 mmol(7.5 g)을 8시간에 걸쳐 정맥으로 투여한 후 24시간 요마그네

슘배설량(mmol)을 측정하여 그 배설률(%)을 계산한다.

① $\geq$ 70% ($\geq$ 21 mmol): 정상

② < 50 % (< 15 mmol): 마그네슘의 결핍

(2) 마그네슘의 체내잔존률 *(Ryzen E et al. Magnesium 1985;4:137)*

∘ $MgSO_4$ 2.4 mg(0.1 mmol)/kg를 4시간에 걸쳐 정맥 주사한다.
주사 직전 요의 마그네슘, creatinine 농도와 24시간 후 요의 마그네슘, creati-nine을 측정하여 체내잔존률(retention rate)을 계산한다.

∘ 잔존률 = 1 − [[24시간U_{Mg} − [부하 전(U_{Mg}/U_{Cr})] × 24시간U_{Cr})]/Mg부하량] × 100 *(%)*

① < 20%: 정상

② 20 ~ 50%: 마그네슘의 결핍이 있을 가능성이 있음

③ $\geq$ 50%: 명확한 마그네슘의 결핍

(3) 혈청 creatinine농도가 1.5 mg/dL 이상, 심박 수가 분당 60회 미만, 이뇨제 치료, 혈액응고질환, 심한 대사장애, 중증근무력증이나 신경근육질환이 있으면 마그네슘의 부하검사에 의하여 악화할 위험이 있으므로 유의하여야 한다.

▲ 진단의 단계

1. 혈청 마그네슘농도가 정상이면 24시간 요마그네슘의 배설량을 측정한다.

   1) $\geq$ 2 mEq/d (24 mg/d): 정상

   2) < 2 mEq/d (24 mg/d): 마그네슘부하검사 후 체내잔존률을 계산

   ① < 20%: 정상

   ② $\geq$ 50%: 신장 외 즉, 위장관 손실, 피부 손실, 재분포, 급식재개증후군이나 마그네슘 섭취의 감소에 따른 마그네슘의 손실

2. 저마그네슘혈증

   1) 체액과잉으로 희석에 의한 저마그네슘혈증이 흔하므로 이를 교정한 후 재측정한다.

   2) 저마그네슘혈증이 지속되면 24시간 요마그네슘의 배설량을 측정한다.

   ① $\geq$ 2 mEq/d (24 mg/d): 신장의 손실

   ② < 2 mEq/d (24 mg/d): 신장 외의 손실

● 치료의 원칙

1. 주의사항

  1) 증상이 심하지 않으면 마그네슘을 경구로 투여한다. 섭취가 어렵거나 장에서 흡수에 문제가 있거나 증상이 심할 때는 정맥주사로 투여한다.

  2) 마그네슘을 서서히 주는 것이 안전하고 효과적이다.

    ① 빠르게 투여하면 안면홍조, 발한, 서맥, 저혈압이 나타난다.

    ② 마그네슘을 빠르게 투여하여 혈청 마그네슘농도가 급격히 증가하면 정상 신기능일 때는 요를 통하여 투여량의 50%가 빠르게 손실한다.

  3) 과잉으로 투여하여도 신장을 통하여 빠르게 배설하므로 고마그네슘혈증의 위험은 적다. 그러나 신기능이 저하한 환자에서는 과잉으로 투여하지 않도록 매우 주의하여야 한다.

  4) 혈청 마그네슘농도가 정상이라도 체내 마그네슘의 결핍이 교정된 것이 아니라는 것에 유의하여야 한다. 즉 정상이 되었더라도 상당한 기간 동안 혈청 마그네슘농도를 확인하며 지속적으로 투여하여야 한다.

    ① 마그네슘을 투여하면 마그네슘이 골조직이나 세포로 유입하는 시간이 오래 걸린다.

    ② 체내 마그네슘의 결핍이 있더라도 혈청 농도는 빠르게 증가하여 정상치에 이른다.

    ③ 혈청 마그네슘농도가 빠르게 증가하면 신장에서 마그네슘의 요배설도 빠르게 늘어나므로 마그네슘의 요구량은 더욱 늘어난다.

  5) 마그네슘을 정맥으로 투여할 때 고마그네슘혈증이 생길 위험도 염두에 두어야 한다. 안면홍조, 심부건반사의 소실, 저혈압, 방실차단 등에 유의한다.

2. 경구제 치료

  1) 마그네슘제

    (1) 증상이 없는 경한 마그네슘의 결핍에서는 마그네슘(elementary Mg^{2+})을 1일 240 mg, 심한 결핍에서는 720 mg까지 복용하도록 한다. 묽은 변이 나타날 때까지 용량을 늘린다.

    (2) MgO (400 mg 1T = Mg^{2+} 242 mg), Mg-gluconate (500 mg 1T = Mg^{2+} 27 mg), $MgSO_4$ (1 g = Mg^{2+} 98.6 mg), $Mg(OH)_2$ (5 mL = Mg^{2+} 167 mg), $MgCl_2$ (535 mg 1T = Mg^{2+} 64 mg), Mg-acetate (840 mg 1T = Mg^{2+} 84 mg), $MgCO_3$ (500 mg 1

C = Mg^{2+} 121 mg), Mg-citrate (290 mg/5 mL = Mg^{2+} 48mg)

2) 포타시움보존 이뇨제

① 신장에서 마그네슘의 재흡수를 촉진하고 포타시움의 요손실을 예방하기 위하여 보조적으로 투여한다.

② Amiloride, spironolactone, triamterene

3. 정맥주사 치료

1) $MgSO_4$를 투여할 때 주의 사항

(1) 10%, 50%제가 있고 1 amp(20 mL)에는 10%는 $MgSO_4$가 2 g, 50%는 10 g이 있다. 즉 10%$MgSO_4$ 1 mL(100 mg)에 마그네슘이 0.8 mEq(9.6 mg), 50%$MgSO_4$ 1 mL(500 mg)에 마그네슘이 4 mEq(48 mg)가 있다.

(2) 5%D/W나 등장식염수에 마그네슘의 농도가 20% 이내가 되도록 희석하여 투여한다. 즉 50%$MgSO_4$를 5%D/W이나 등장식염수 10 mL에 섞어 사용한다.

(3) 급성신손상이나 만성신질환 등 신기능이 저하한 환자에서는 처음 치료할 때 용량을 정상의 25 ~ 50%로 줄여서 투여한다.

(4) 결핍이 교정되지 않았더라도 혈청 마그네슘농도는 빠르게 정상치에 이르므로 이후 1 ~ 2일을 더 지속하여 투여하여야 한다.

(5) 응급상태가 아닌 마그네슘의 결핍은 1 ~ 2 mEq/kg(12 ~ 24 mg /kg)로 계산하여 첫 24시간 동안 $MgSO_4$를 8 g(마그네슘 64 mEq, 774 mg)을 투여하고 이후 4 g(32 mEq, 387 mg)을 2 ~ 6일간 투여한다.

2) 일반적인 $MgSO_4$주사에 의한 마그네슘의 보충

(1) Topf 등 *(Topf JM, Murray PT. Rev Endocr Metab Disord 2003;4(2):195)*

◦ 혈청 마그네슘농도를 정상으로 회복한 후 체내 마그네슘의 결핍을 보충한다.

① 혈청 마그네슘농도를 정상으로 회복하기 위하여 첫 24시간 동안 $MgSO_4$를 8 ~ 12 g 즉 0.3 ~ 0.5 g/h의 속도로 정맥투여한다.

② 마그네슘의 결핍을 보충하기 위하여 1일 4 ~ 6 g 즉 0.15 ~ 0.25 g/h을 3 ~ 4일 추가로 정맥으로 투여한다.

(2) Dube 등 *(Dube L, Granry JC. Can J Anesth 2003;50(7):732)*

◦ 심한 저마그네슘혈증은 있지만 생명이 위독한 중증이 아니면 $MgSO_4$를 1 ~ 2 g/h의 속도로 3 ~ 6시간 정맥으로 투여한 후 0.5 ~ 1 g/h로 지속하여 정맥투여를 한다.

(3) Tzvivoni 등 *(Tzivoni D et al. Circulation 1998;77(2):392)*

　① 심한 저마그네슘혈증이 급성으로 생겼을 때는 가능한 한 빠르게 혈청 마그
　　네슘농도를 0.8 ~ 1 mEq/L(1.0 ~ 1.2 mg/dL) 이상으로 유지하여야 한다.

　② 생명이 위독한 부정맥이 아니면 1시간 동안 최대 2 g 이내로 투여한다.

　③ Torsade de pointes나 심실부정맥 등 생명이 위독한 부정맥이 있을 때

　　가. $MgSO_4$ 1 ~ 2 g을 30 ~ 60초간 정맥으로 급속 투여하고 경과를 보며 5
　　　~ 15분마다 재투여한다.

　　나. $MgSO_4$를 3 ~ 10 mg/m 즉 80 ~ 600 mg/h의 속도로 정맥으로 지속하
　　　여 투여한다.

(4) 근육투여 *(Kraft MD et al. Am J Health Syst Pharm 2005;62(16):1663)*

　① 정맥으로 투여할 수 없으면 50%$MgSO_4$를 희석하지 않고 근육으로 주사하
　　며, 투여 후 1시간 후에 치료 농도에 도달한다.

　② 1 ~ 2 g의 $MgSO_4$(50%$MgSO_4$ 2 ~ 4 mL)를 매 6시간마다 근육주사하며 총 4
　　회 즉 24시간 동안 투여한다.

(5) 저마그네슘혈증에 저칼슘혈증이나 저칼륨혈증을 동반할 때

　(Ryzen E, Nelson TA, Rude RK. West J Med 1987;147:549)

　。저칼슘혈증이나 저칼륨혈증에 대한 치료를 하며 동시에 마그네슘의 보충을 한다.

　① 테타니 등 저칼슘혈증의 증상이 있거나 심실부정맥이 있는 저칼륨혈증이 함
　　께 있으면 마그네슘을 50 mEq(605 mg)를 8 ~ 24시간 동안 정맥으로 투여
　　한다.

　② 혈청 마그네슘농도가 1.0 mg/dL 이상으로 유지하도록 재투여한다. 혈청 마
　　그네슘농도가 정상이라도 저칼슘혈증이나 저칼륨혈증이 지속되면 3 ~ 5일
　　간 계속 투여한다.

4. 정맥주사 중 감시하거나 주의할 사항

　1) 활력징후와 심부건반사(DTR)를 처음에는 15분마다 확인한다. 이후 안정이 되면 매
　　시간마다 활력징후를 감시한다.

　　(1) 심부건반사의 소실과 요량 <30 mL/h로 감소, 혈청 creatinine농도의 증가 등
　　　고마그네슘혈증의 위험이 있을 때 신기능의 저하가 있으면 즉시 마그네슘의 투
　　　여를 중단한다.

　　(2) 안면홍조, 심부건반사의 소실, 저혈압, 방실차단 등 고마그네슘혈증의 증세가

확인되면 Ca-gluconate 1g을 2 ~ 3분에 걸쳐 정맥으로 투여한다.

2) 1일 수액의 총량은 2,400 mL(100 mL/h) 이내로 제한하고 섭취량과 요량을 감시한다.

3) 매 6시간마다 혈청 마그네슘, 칼슘, 포타시움의 농도를 측정한다. 부정맥이 있으면 심전도를 지속적으로 감시한다.

4) $MgSO_4$를 투여한 후 저칼륨혈증이나 저칼슘혈증이 악화할 우려가 있으므로 주의한다.

　　① $MgSO_4$는 세관의 내강에서 SO_4^{2-}로 분리한다. SO_4^{2-}는 비흡수성 음이온으로 내강의 전위차가 증가하여 포타시움의 요배설이 증가한다.

　　② 내강에서 SO_4^{2-}가 칼슘과 결합하여 $CaSO_4$의 요배설이 증가한다. 이에 따라 iCa이 급격하게 감소한다.

5) 약물의 상호작용에 유의한다.

　　① 마그네슘의 요배설이 감소하여 혈청 농도가 증가하는 약제: calcitonin, gluca-gon, 포타시움보존 이뇨제

　　② 마그네슘에 의하여 흡수가 변하는 약제: aminoglycosides, bisphospho-nates, 칼슘수용체차단제(CCB), fluoroquinolones, 근육이완제, tetracyclines

● **심한 저마그네슘혈증의 치료** *(Ayuk J, Gittos NJL. Am J Kidney Dis 2014;63(4):691)*

。혈청 마그네슘농도에 따라 치료의 방침을 정한다.

1. > 1 mEq/L (1.2 mg/dL): 경구 마그네슘제 투여

2. < 1 mEq/L (1.2 mg/dL)

　1) 무증상

　　① $MgSO_4$를 1 ~ 2 g/h의 속도로 3 ~ 6시간 정맥으로 주사한다.

　　② 이후 0.5 ~ 1 g/h의 속도로 3 ~ 4일간 지속한 후 안정되면 경구 마그네슘제를 투여한다.

　2) 증상이 있을 때는 먼저 심전도에서 부정맥 여부를 확인

　　(1) 부정맥이 없으면 무증상과 같이 치료

　　(2) 부정맥이 있을 때

　　　① 염전성 심실빈맥(Torsade de pointes: acquired long QT syndrome)

　　　　가. $MgSO_4$ 1 ~ 2 g 즉 50%$MgSO_4$ 2 ~ 4 mL를 5%D/W 10 mL에 희석하여 30 ~ 60초에 걸쳐 정맥으로 주사 후 필요하면 5 ~ 15분마다 재투여한다.

혹은 처음부터 3 ~ 10 mg/m로 지속 투여한다.

나. 이후 0.5 ~ 1 g/h의 속도로 3 ~ 4일간 지속한다.

다. 안정되면 경구로 바꾸어 마그네슘제를 투여한다.

② 심실세동: $MgSO_4$ 1 ~ 2 g을 급속하게 정맥으로 주사(IV push)

③ 심실빈맥: $MgSO_4$ 1 ~ 2 g을 1 ~ 2분에 걸쳐 정맥으로 주사

④ 심방세동: $MgSO_4$ 1 ~ 2 g을 30분에 걸쳐 정맥으로 주사

III. 고마그네슘혈증(Hypermagnesemia)

● 정의

• 혈청 마그네슘농도: > 2.2 mEq/L (2.6 mg/dL, 1.1 mM)

● 임상적 의미

1. 고마그네슘혈증은 드물지만 사망률이 35 ~ 40%에 이르며 그 자체가 사망의 위험 인자가 된다.
2. 고마그네슘혈증은 대개 의원성(iatrogenic)으로 생긴다. 임신중독증의 치료나 신 기능이 저하한 환자에서 마그네슘을 함유한 약물을 투여한 때 나타난다.

● 원인

◦ 사구체여과율의 감소로 마그네슘 요배설에 장애가 있거나 마그네슘이 체내에 과다하 게 유입한 것이 중요한 원인이다.

1. 신질환
   ① 신부전(C_{Cr} < 15 mL/min)
   ② 가족성 저칼슘뇨증 및 고칼슘혈증(familial hypocalciuric hypercalcemia, FHH, CaSR의 변이)

2. 마그네슘의 과다 부하
   1) 조직이나 세포의 손상으로 마그네슘이 빠르게 유출할 때
      ① 외상, 쇼크, 패혈증, 심정지
      ② 장의 염증, 폐색이나 천공
      ③ 화상
   2) 마그네슘을 함유한 약물
      ◦ 특히 신기능이 감소하면 일반적인 용량에서도 고마그네슘혈증이 나타난다.
      ① 임신중독증의 치료 중 마그네슘제를 과잉으로 투여할 때
      ② 제산제, 변비완화제, 관장액

3. 기타
   ◦ 부신부전증, 갑상선기능저하증, 저체온증

● 임상소견

1. 증상은 주로 말초혈관의 확장 등 심혈관계 증상이거나 신경근육의 차단증상이다.

    1) 신부전에 의한 저칼슘혈증, 고칼륨혈증, 요독증이 증상을 더욱 악화시킨다.

    2) 초기의 증상은 구역, 구토, 안면의 감각이상이다.

    3) 초기의 징후는 피부홍조, 심부건반사의 감소, 서맥이다.

2. 혈청 마그네슘농도에 따른 임상소견

    1) 3 ~ 4 mEq/L(3.6 ~ 4.8 mg/dL)를 넘으면 증상이 나타난다.

    2) 4 ~ 5 mEq/L(5 ~ 6 mg/dL)에 이르면 승압제나 체액량의 보충에도 반응하지 않는 저혈압, 심전도의 변화(QRS, PR, QT의 연장), 무기력, 전신쇠약이 나타난다.

    3) 7 mEq/L(8.4 mg/dL) 이상이면 근력저하, 심부건반사의 소실이 있다.

    4) 8 ~ 10 mEq/L(9.6 ~ 12 mg/dL)이면 호흡저하, 혼수, 쇼크가 나타난다.

    5) 10 mEq/L(12 mg/dL) 이상에서는 이완마비(flaccid paralysis), 심방세동 등 부정맥, 방실전도의 장애와 심정지가 나타난다.

    6) 12.5 mEq/L(15 mg/dL)를 넘으면 혼수상태가 되고, 15 mEq/L(18 mg/dL)를 넘으면 완전방실차단, 심박동정지가 나타난다.

3. 고마그네슘혈증이 있으면 CaSR가 감지하여 PTH의 분비를 억제한다. PTH가 감소하면 비후상행각에서 칼슘의 재흡수가 감소한다. 이에 따라 고칼슘뇨증과 저칼슘혈증이 나타나기도 한다.

4. 트롬빈형성의 지연과 혈소판응집 등 혈액응고의 장애도 나타난다.

● 진단

◦ 원인의 감별은 24시간 요마그네슘의 배설과 C_{Cr}을 이용한다.

1. 24시간 요마그네슘배설 *(mg/d)*

◦ 마그네슘의 섭취나 부하가 증가하면 요 마그네슘배설이 증가한다.

    ① ≥ 20: 마그네슘의 섭취 혹은 부하의 증가

    ② < 20: 마그네슘의 요배설의 장애

2. C_{Cr} *(mL/m)*

◦ 24시간 요마그네슘배설이 20 mg/d 미만인 마그네슘의 요배설의 장애에서 여과량의 감소와 세관에서 재흡수의 증가를 감별하기 위하여 C_{Cr}을 이용한다.

    ① < 15: 급성 및 만성신부전, 체액량의 결핍 등 여과량의 감소가 있을 때

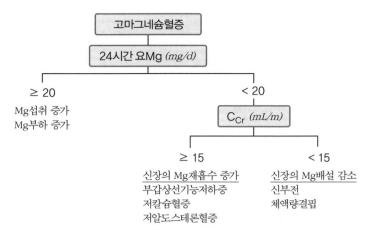

그림 8-4. 고마그네슘혈증의 감별진단

② ≥ 15: 갑상선기능저하증, 갑상선기능저하증, 저칼슘혈증, 체액량의 감소, 저알도스
테론증 등 세관에서 재흡수가 증가할 때

● 치료
∘ 신장에서 마그네슘의 요배설이 매우 빠르게 일어나므로 경미한 고마그네슘혈증은 마
그네슘의 섭취나 공급을 중단하면 빠르게 정상으로 회복한다.
∘ 저혈압, 부정맥 등 심혈관 증상이 나타나면 칼슘을 정맥으로 투여한다.
1. 등장식염수를 주사하여 체액량을 늘려 마그네슘의 요배설을 촉진한다.
2. Loop이뇨제를 투여하여 마그네슘의 요배설을 촉진한다.
∘ Furosemide 20 ~ 40 mg을 3 ~ 4시간마다 정맥으로 투여한다. *(Advanced Cardio-vascular Life Support, ACLS)*
3. 마그네슘이 없는 하제를 투여하거나 혹은 관장으로 장에서 마그네슘의 흡수를
억제한다.
4. 신대체요법
5. 응급조치
  1) 마그네슘이 신경근육계나 심혈관계에 미치는 영향을 직접 차단한다.
    ① 칼슘글루코네이트(Ca-gluconate) 1.5 ~ 3 g을 2 ~ 5분에 걸쳐 정맥으로 투여
    한다.

② 위급하면 CaCl₂ 1 g을 중심정맥을 통하여 10분에 걸쳐 투여하기도 한다.

2) 마그네슘을 세포 내로 재분포하여 혈청 농도를 낮춘다. 포도당과 인슐린을 함께 투여한다.

참고문헌

1. Blaine J, Chonchol M, Levi M. Renal control of calcium, phosphate, and magnesium homeostasis. *Clin J Am Soc Nephrol* 2015;10:1257 ~ 72.

2. Glasdam SM, Glasdam S, Peters GH. The Importance of magnesium in the human body: a systematic literature review. *Adv Clin Chem* 2016;73:169 ~ 93.

3. Ayuk J, Gittoes NJL. Treatment of hypomagnesemia. *Am J Kidney Dis* 2014;63(4):691 ~ 5.

4. Martin KJ, González EA, Slatopolsky E. Clinical consequences and management of hypomagnesemia. *J Am Soc Nephrol* 2009;20(11):2291 ~ 5.

5. Agus ZS. Hypomagnesemia. *J Am Soc Nephrol* 1999;10(7):1616 ~ 22.

6. Tong GM, Rude RK. Magnesium deficiency in critical illness. *J Intensive Care Med* 2005;20(1):3 ~ 17.

7. Cheungpasitporn W, Thongprayoon C, Qian Q. Dysmagnesemia in hospitalized patients: prevalence and prognostic importance. *Mayo Clin Proc* 2015; 90(8):1001 ~ 10.

8. Haider DG, Lindner G, Ahmad SS et al. Hypermagnesemia is a strong independent risk factor for mortality in critically ill patients: results from a cross−sectional study. *Eur J Intern Med* 2015;26(7):504 ~ 7.

9. Mordes JP, Wacker WE. Excess magnesium. *Pharmacol Rev* 1977;29(4):273 ~ 300.

제9장

요 진단지표
(Urine Diagnostic Indices)

I. 개요

● 요 진단지표

1. 요전해질, 삼투질의 농도는 체내의 수분, 전해질 및 산염기의 대사와 이에 대한 신 장의 반응 혹은 적응을 판단할 때 매우 유용하다.

2. 요전해질과 삼투질은 섭취하는 양, 체내의 양에 따라 생리에 적정하게 조절하여 신장에서 배설하는 양이 변한다. 이에 따라 전해질과 삼투질의 요농도와 요배설 량이 변한다.

① 요의 전해질이나 삼투질농도는 정상 범위가 고정되어 있지 않다.

② 상황의 변화에 따라 신장에서 반응하는 것이 적합한지 혹은 어긋나 있는지 판단 하는 것이 더 중요하다.

3. 용질의 종류나 판단하려는 상태에 따라 24시간 요(24-hour urine) 혹은 수시 요 (spot urine), 단회 요(single or random urine)를 측정한다.

4. 단회 요가 채취하기 간편하고 그 당시 체내 상태에 따른 신장의 반응을 더욱 정 확하게 반영한다. 수분, 전해질 및 산염기대사의 장애가 있는 순간의 상황을 평가 하는데 매우 유용하다.

● 24시간 요(24-hour urine)와 단회 요(single, random or spot urine)

1. 24시간 요

　1) 수분과 특정 용질의 1일 섭취량을 평가하는데 유용하다.

　2) 수분과 특정 용질의 청소율(제거율)을 측정하는데 유용하다.

2. 단회 요

　◦ 단회 요 혹은 수시 요의 농도는 일반적으로 이른 아침 공복상태로 2번째 요에서 측정한다(morning fasting second-voided casual urine).

　◦ 다만 중환이거나 응급한 환자에서 경시적인 상태를 판정할 때에는 수시로 채뇨한다.

　1) 아침 공복상태의 2번째 요를 측정하는 이유는 다음과 같다.

　　① 수면 중에는 혈역학의 변화가 가장 작아 이른 아침이 가장 안정된 상태이다.

　　② 음식이나 음료수를 섭취하면 위의 용적이 늘어 위산의 분비가 따른다. 위에서 산을 분비하는 동시에 HCO_3^-를 혈액으로 흡수하므로 혈중 $[HCO_3]$가 증가한다. 이에 따라 식후 3 ~ 6시간까지 일과성 알칼리요(postprandial alkaline tide)가 나타날 수 있다.

　　③ 아침 첫 요는 수면 중 배설한 용질의 총량을 의미한다. 요 pH가 변할 수 있고 용질에 따라서 장시간 반응하여 새로운 화합물을 만들거나 분해하기도 하여 측정 당시의 상태를 반영할 수 없다. 다만 단백뇨를 평가할 때는 문제가 없다.

　2) 측정 당시의 신장생리 상태(dynamic state)를 반영한다.

　　◦ 전해질이나 용질의 혈청 농도를 동시에 측정하여 비교하면 측정 당시 신장에서 용질이나 전해질을 재흡수하거나 배설하는 상태를 평가할 수 있다.

3. 최근에는 24시간 요 대신 단회 혹은 수시 요의 전해질을 creatinine의 농도를 중심으로 여러 인자를 함께 보정하여 1일 요배설량을 추정하는 공식을 사용하고 있다.

II. 24시간 요(24-hour Urine)

● 24시간 요의 전해질 및 용질

1. 24시간 동안 배설한 요에서 다음을 측정하여 1일 요배설량과 청소율(clearance)을 알 수 있다.

   1) 소디움, 포타시움, 클로라이드

   2) 칼슘, 인, 마그네슘

   3) 단백, 포도당, 요산(urate), 구연산(citrate), 수산(oxalate)

   4) 요소질소(urea nitrogen), creatinine

   5) Creatinine청소율(C_{Cr}), 삼투질청소율(C_{Osm}), 수분청소율(C_{H2O}), 전해질청소율(C_{Elect})

2. 24시간 요의 수집

   1) 수집을 시작하기 직전에 배뇨하여 버리고 이후 24시간 동안의 모든 요를 모은다. 24시간이 되었을 때 끝으로 요를 받는다. 채뇨하는 동안 수집용기를 냉장 보관해야 한다.

   2) 대개 오전 7시 혹은 8시에 시작하여 그 다음날 오전 7시 혹은 8시까지 모은다.

   3) 제대로 수집하였는지 24시간 요의 creatinine배설량으로 평가한다. Creatinine의 배설량이 여자는 15 ~ 20 mg/kg, 남자는 17 ~ 24 mg/kg 이상이면 제대로 수집한 것이다.

3. 임상적 의미

   1) 섭취를 조절하는 지표로 유용하다.

     ① 저염식, 저칼륨식 등 치료식에 대한 순응도(compliance)를 판단할 수 있다.

     ② 신기능이 저하한 환자에서 1일 섭취량을 정할 수 있다.

   2) 신증후군을 진단하기 위한 단백뇨의 정량을 한다.

   3) 과거 creatinine청소율로 사구체여과율을 판단하였으나 정확하지 않고 단점이 많아 지금은 거의 쓰이지 않는다.

   4) 저인혈증, 저마그네슘혈증, 저칼륨혈증, 고칼륨혈증 등 일부 전해질 장애에서 감별진단의 유용한 진단지표가 된다. 그러나 대부분은 단회 요를 이용하여 농도나 분획배설률을 지표로 이용하고 있다.

   5) 신 및 요로 결석의 소인을 확인할 때 칼슘, 요산, citrate, oxalate 등을 측정하는 것이 유용하다. (단 소디움의 배설이 75 ~ 100 mmol/d 이상이어야 정확하게 판단할 수 있다)

● 전해질 및 용질의 섭취량과 24시간(1일) 요전해질 및 용질의 배설

○ 소디움, 포타시움 등 전해질은 주로 소장에서 흡수한다. 섭취량의 98%를 흡수하고 이 중 86%를 요로 배설한다. 결국 소디움이나 포타시움의 1일 섭취량은 24시간 요배설로 추정할 수 있다. *(Holbrook JT et al. Am J Clin Nutr 1984;40(4):786)*

1. 1일 소디움섭취량 *(g/d)* × 0.98 × 0.86 = 24시간 요소디움배설 *(mmol/d)*

   1) 1일 요Na$^+$배설량 *(g/d)* = 24시간 요소디움배설 *(mmol/d)* ÷ 43.5 *(mmol/gNa$^+$)*

   2) 1일 요NaCl배설량 *(g/d)* = 24시간 요소디움배설 *(mmol/d)* ÷ 17.1 *(mmol/gNaCl)*

2. 1일 Na(Cl) 섭취량 *(g/d)* = 1일 Na(Cl) 요배설량 *(g/d)* ÷ {0.98 × 0.86}

   $\qquad\qquad\qquad$ = 1.2 × 1일 Na(Cl) 요배설량 *(g/d)*

   * K$^+$의 섭취량은 Na$^+$의 43.5 대신 25.6, KCl의 섭취량은 Na$^+$의 17.1 대신 13.4를 대입하면 된다.

● 임상에서 흔히 이용하는 24시간(1일) 요전해질 및 용질의 배설

1. 1일 소디움요배설 *(mmol/d)*

   1) 저염식 등 식사요법의 순응도를 평가하는데 유용하다.

   2) 신기능이 감소한 환자에서 24시간 요배설한 양만큼 소디움을 섭취할 수 있다.

   3) 칼슘, 요산 등의 요배설을 평가할 때 그 적합도를 평가하는데 도움이 된다.

2. 1일 포타시움요배설 *(mmol/d)*

   1) 저칼륨혈증의 원인감별

      ① > 15: 신장을 통한 포타시움의 손실

      ② < 15: 위장관 등 신장 외의 포타시움의 손실

   2) 고칼륨혈증의 원인감별

      ○ < 40: 신장을 통한 포타시움의 배설이 감소한 상태

   3) 신기능이 감소한 안정 상태의 환자에서 24시간 요를 배설한 양만큼 포타시움을 섭취할 수 있다.

3. 1일 소디움과 포타시움의 요배설의 비 *(mmol/mmol)*

   (Cook NR et al. Arch Intern Med 2009;169(1):32)

   ○ TOHP(the Trial of Hypertension Prevention) I, II에 참여하였던 2,275명의 환자 중 195명에서 심혈관계 합병증(CVD events)이 나타났다.

      ① 1일 요 소디움의 배설이 100 mmol이 증가하면 심혈관계 합병증의 위험이 25% 증가하였지만 유의한 차이는 없었다(p = 0.18).

② 1일 포타시움의 요배설이 50 mmol이 증가하면 심혈관계 합병증의 위험이 17% 감소하였지만 유의한 차이는 없었다(p = 0.18).

③ 소디움과 포타시움의 요배설의 비가 1 증가하면 심혈관계 합병증의 위험이 24% 증가하였다(p = 0.012).

4. 1일 칼슘요배설 *(mg/d)*

  1) 고칼슘혈증의 원인감별

    (1) > 200: 원발성 혹은 삼차성 부갑상선기능항진증, 종양수반 체액성 고칼슘혈증

    (2) < 100: 가족성 저칼슘뇨증성 고칼슘혈증, 신생아 중증 부갑상선기능항진증

  2) 고칼슘뇨증(hypercalciuria)의 진단

    (1) 정상식이 (1일 칼슘섭취 600 ~ 800 mg)

      ① 여자 > 250 mg/d (6.2 mmol/d), 남자 > 275 ~ 300 mg/d (7.5 mmol/d)

      ② > 4 mg/kg/d (0.1 mmol/kg/d) 혹은 요칼슘농도 > 200 mg/L

      ③ > 350 mg/d

    (2) 저칼슘 저염식 (1일 섭취량: 칼슘 400 mg, 소디움 100 mmol)

      ① > 200 mg/d ② > 3 mg/kg/d

5. 1일 인요배설 *(mg/d)*

  1) 저인혈증의 원인감별

    (1) ≥ 100: 인의 요손실을 의미한다.

      ① 정상 혈청 칼슘농도 혹은 저칼슘혈증, $1,25(OH)_2D_3$의 감소: 비타민D 결핍, 장흡수의 장애

      ② 고칼슘혈증, PTH 증가: 부갑상선기능항진증, 대사성 산증, 포도당뇨, Fanconi 증후군

    (2) < 100: 인 섭취의 감소, 장의 흡수장애, 재분포 등으로 인의 요배설이 감소할 때

  2) 고인혈증의 원인감별

    ◦ < 100: 신장에서 인의 재흡수가 증가

  3) 1일 인요배설/Cr청소율(U_P/C_{Cr})

    ◦ 만성신질환에서 진행 및 사망율의 지표 *(Kawasaki T et al. BMC Nephrol 2015;16:116)*

    (1) 혈청 인농도의 뚜렷한 증가는 사구체여과율이 10 mL/m로 감소하여야 나타났지만 U_P/C_{Cr}의 증가는 사구체여과율이 20 ~ 30 mL/m에서 이미 증가하였다.

    (2) 사분위(quartile)로 나누면 1, 2, 3, 4분위는 각각 < 11.15, 11.16 ~ 17.07, 17.08

~ 29.61, ≥ 29.62였고, 1분위군(< 11.15)에 비하여 만성신부전으로 진행할 위험도가 각각 2.56, 7.53, 12.17배 증가하였다.

6. 1일 마그네슘요배설 *(mEq/d, mg/d)*

   1) 저마그네슘혈증의 감별진단

      ① < 1 mEq/d (12 mg/d): 마그네슘 섭취의 감소나 장에서 흡수가 감소

      ② > 2 mEq/d (24 mg/d): 신장을 통한 마그네슘의 요손실

   2) 고마그네슘혈증의 감별진단

      ① ≥ 20 mg/d: 마그네슘의 섭취 혹은 부하가 증가

      ② < 20 mg/d: 마그네슘의 요배설의 장애

7. 1일 요산요배설 *(mg/d)*

   ◦ 고요산뇨증(hyperuricosuria)의 진단

   1) 여자 > 750 mg/d, 남자 > 800 mg/d 2) > 10 ~ 15 mg/kg/d

8. 1일 구연산(citrate)요배설 *(mg/d)*

   1) 정상에서는 1일 600 ~ 640 mg/d이다.

   2) 저구연산뇨(hypocitraturia, hypocituria)

      (1) 통상적인 정의: < 320

         ① 심한 저구연산뇨: < 100 ② 경도 ~ 중등도: 100 ~ 320

      (2) 다른 정의

         ① < 220 ② 여자 < 200, 남자 < 115

      (3) 신장 및 요로 결석을 전공하는 전문가의 정의

         ◦ 여자 < 550, 남자 < 500: 요로 결석의 위험군

      (4) 체표면적에 따른 정의 *(mg/d/1.73m^2)*

         ◦ 여자 < 180, 남자 < 250

9. 1일 수산(oxalate)요배설 *(mg/d, μmol/d)*

   (1) 정상: ~ 40 mg/d (440 μmol/d) (2) > 40 mg/d: 고수산뇨(hyperoxaluria)

10. 1일 포도당요배설 *(g/d)*

   (1) 포도당의 요배설은 정상에서는 근위세관에서 1일 180 g(1 mol)까지 재흡수한다. 1일 요배설은 매우 적어 0.5 g/d(0.03 ~ 0.3 g/d)이다.

   (2) 신성 포도당뇨(renal glucosuria): 2 ~ 100 g/d(556 mmol/d)

11. 1일 삼투질요배설 *(mOsm/d)*

◦ 1일 삼투질요배설 (mOsm/day) = 1일 요량 (L) × U_{Osm} (mOsm/kg)

1) > 750 (15 mOsm/kgTBW/d): 삼투이뇨, 최근에 이뇨제를 투여

2) < 750:

◦ Desmopressin(DDAVP) 4 μg을 IM (20 μg 비강분무, 0.3 μg/kg IV, 200 μg 경구)으로 투여하고 4 ~ 6시간 후 U_{Osm}의 증가를 관찰한다.

(1) U_{Osm}의 증가 > 50% 혹은 > 150 mOsm/kg의 증가가 있으면 CDI이며 U_{Osm}가 800 mOsm/kg에 이르지 못하면 부분적 CDI이다.

(2) U_{Osm}의 증가 < 50% 혹은 < 150 mOsm/kg의 증가가 있으면 NDI이다.

3) 삼투이뇨에서는 NaCl, 당 혹은 요소의 요배설이 증가하며 요삼투질농도가 300 ~ 750 mOsm/kg이며 삼투질의 1일 요배설은 750 ~ 1,000 mOsm/d를 넘는다.

(1) UV < 500 mL/d, U_{Osm} > 750 mOsm/kg

① 신장 외 수분의 손실: 불감손실, 위장관을 통한 손실

② 혈청 삼투질농도가 295 mOsm/kg 이상이면 AVP가 최대로 분비되어 신장의 기능이 정상이면 요농축이 최대로 되고 요량은 0.5 L 이내이다.

(2) 핍뇨가 없거나 다뇨가 있으면 1일 삼투질요배설을 계산한다.

12. 1일 요전해질배설 (U_E) (mOsm/d)

◦ U_E (mOsm/d) = 1일 요량 (L) × 2[U_{Na} + U_K] (mOsm/L)

① > 600: 염이뇨 ② < 600: 용질이뇨

13. 요음이온차 (U_{AG}) (mmol/d)

◦ U_{AG} = $U_{[Na+K]}$ − U_{Cl}

◦ 24시간 요의 음이온차는 만성신질환의 예후를 판정하는 지표로 이용한다.

1) 만성신질환에서 신기능이 저하하면 암모늄의 요배설이 감소한다. 암모늄의 요배설이 감소하는 것은 신세관의 적응기전이 저하한 것을 의미한다. 심하면 말기신부전으로 진행하기 쉽고 사망률도 증가한다. *(Raphael KL et al. J Am Soc Nephrol 2017;28:2483)*

2) 기존의 U_{AG}는 물론 이를 수정한 $U_{AG/SO4}$, $U_{AG/PO4}$, $U_{AG/PLUS}$를 지표로 비교하였다. 인과 황(sulfate)이 요의 음이온 중 25%를 차지하므로 기존의 U_{AG}는 암모늄의 배설을 반영하기 어렵다. 따라서 이들의 농도로 수정한 음이온차를 계산한다.

(Raphael KL et al. Clin J Am Soc Nephrol 2018;13:205)

$U_{AG/SO4}$ = $U_{[Na + K]}$ − $U_{[Cl + SO4]}$

$U_{AG/PO4} = U_{[Na + K]} - U_{[Cl + PO4]}$ * 요 pH가 5.5일 때의 인농도를 기준으로 하였다.

$U_{AG/PLUS} = U_{[Na + K]} - U_{[Cl + PO4 + SO4]}$

① 암모늄의 요배설이 < 15 mmol/d이면 24 ~ 81 mmol/d인 환자에 비하여 말기 신부전으로 진행하는 것과 사망의 위험도가 1.46이었다.

② 기존의 요음이온차로 판정하면 위험도가 오히려 0.82로 감소하였지만 수정한 요음이온차로 판정하면 위험도가 1.32로 암모늄의 요배설로 판정한 것과 같았다.

③ 인과 황을 함께 측정하여 수정한 요음이온차를 지표로 하면 암모늄의 요배설을 측정하지 않아도 말기신부전의 진행과 사망률의 위험도를 정확히 판정할 수 있다.

3) 수정한 요음이온차를 측정하여 계산하는 것은 매우 복잡하므로 glutamate dehydrogenase의 반응에 의한 효소측정법으로 요암모늄을 직접 측정하는 것이 더 낫다.

III. 단회 요의 요진단지표(Diagnostic Indices of Single Random Urine)

● 요진단지표(urinary diagnostic indices)

1. 소디움농도(U_{Na}) *(mM, mEq/L)*

   1) 체액량의 상태를 판정한다.

      (1) > 30

         ① 유효 순환혈액량이 정상

         ② 신장에서 소디움 손실에 의하여 체액량이 감소한 상태를 의미할 때도 있다.
            그러나 체액량이 심하게 부족하면 U_{Na} < 30 mM, FE_{Na} < 1%가 된다.

      (2) < 30

         ① 세포외액의 감소로 유효 순환혈액량이 감소한 상태: 설사, 구토, 오랜 이뇨제
            의 사용

         ② 부종 즉 세포외액의 증가는 있지만 유효 순환혈액량이 감소한 상태: 신증후
            군, 간경변증, 심부전

   2) 저나트륨혈증의 감별진단

      ◦ 과거에는 20이나 10 mM을 기준으로 하였으나 최근 지침에서는 30 mM을 기준으
        로 하고 있다. 20, 10 mM을 기준으로 하면 30 mM보다 진단의 민감도(sensitivity)
        가 훨씬 낮지만 특이도(specificity)는 훨씬 높다.

      (1) < 30: 혈액량 및 유효 순환혈액량의 감소

         ① 세포외액의 증가(부종): 신증후군, 간경변증, 울혈성 심부전

         ② 세포외액의 감소: 설사, 구토, 오랫동안 이뇨제를 사용

      (2) > 30

         ① 세포외액의 감소: 염손실신장병, 부신기능저하증에 의한 염손실, 구토로 인한
            알칼리요증(재흡수하지 못하는 중탄산염과 결합하여 소디움이 요배설이 증가)

         ② 정상 세포외액: SIAD, 부신기능저하증, 갑상선기능저하증

   3) 급성신손상의 감별진단

      (1) < 20: 신전성 고질소혈증(prerenal azotemia) 혹은 일시적(transient) 급성신손상

      (2) > 40: 지속성(persistent) 급성신손상

   4) 고칼륨혈증의 감별진단

      ◦ U_K < 40 mmol/d로 포타시움의 요배설이 감소하였을 때 U_{Na} < 25 mM이면 체

액의 부족, 심부전 등 ASDN에 도달하는 내강유량이 감소하여 포타시움의 요배설이 감소한 것을 의미한다.

2. 포타시움농도(U_K) *(mM, mEq/L)*
   - 정상 범위: 성인 25 ~ 125 mM, 소아 10 ~ 60 mM

   1) 저칼륨혈증의 감별진단
      (1) 과거에는 20 mM을 기준으로 하였다. 현재에는 24시간 요배설이나 U_K/U_{Cr} 혹은 TTKG로 대체하고 있다.
         ① > 20: 신장에서 포타시움의 손실
         ② < 20: 위장관 등 신장 이외에서 포타시움의 손실
      (2) 요 K/creatinine농도 비(U_K/U_{Cr}) *(mmol/g 혹은 mM/mM)*
         ① > 15 mmol/g (1.5 mM/mM): 신장의 포타시움 손실
         ② < 15 mmol/g (1.5 mM/mM): 신장 외의 포타시움 손실
      (3) TTKG(transtubular K^+ gradient)
         - 피질집합관에서 포타시움을 분비하는 것을 평가한다. Aldosterone의 활성도를 반영하여 ASDN에서 포타시움 손실이 많으면 증가한다.
         - TTKG = $[U_K/(U_{Osm}/P_{Osm})]/S_K$
         * U_{Osm}: 요삼투질농도, P_{Osm}: 혈장 삼투질농도, U_{osm}/P_{osm}: 수분의 재흡수에 따른 U_K를 보정
         ① 3: 정상
         ② > 4: Aldosterone의 활성화에 의한 ASDN을 통한 포타시움의 손실
         ③ < 2: 삼투이뇨 등 내강의 유량이 증가하여 포타시움의 요손실이 증가
      (4) U_K보다 24시간 포타시움의 요배설, U_K/U_{Cr}, TTKG가 더 나은 지표라는 증거는 없다.

   2) 고칼륨혈증의 감별진단
      - U_K < 40 mM로 포타시움의 요배설이 감소하였을 때 그 원인을 감별하기 위하여 TTKG를 이용한다.
      (1) TTKG
         ① > 8: 신부전(C_{Cr} < 20 mL/m), 체액량 부족 등 내강유량의 감소
         ② < 5: 신장 ASDN에서 포타시움의 배설 장애
      (2) TTKG가 5 미만이면 9α-fludrocortisone (mineralcorticoid)를 0.1 mg 복용 후 TTKG의 변화를 관찰

① > 8: 저알도스테론증이므로 PRA 측정하여 원인을 감별

② < 8: 세관에서 mineralocorticoid에 대한 저항 상태

3. 클로라이드농도(U_{Cl}) *(mM, mEq/L)*

  1) 체액량의 평가에서 U_{Na}과 같은 의미가 있다.

  2) 대사성 알칼리증에서 체액량의 평가는 U_{Na}보다 U_{Cl}가 훨씬 더 정확하다.

   (1) 대사성 알칼리증으로 혈청 HCO_3^- 농도가 증가하며 사구체여과가 증가한다. 세관에서 HCO_3^-의 재흡수의 최대역치를 넘으면 요로 손실한다.

    ① HCO_3^-는 원위신원에서는 재흡수가 되지 않는 음이온으로 내강의 소디움이나 포타시움과 결합하여 요배설이 증가한다.

    ② 클로라이드는 체액량의 감소에 따라 재흡수가 증가하여 요농도가 감소한다.

    ③ 대사성 알칼리증에서 세포외액의 감소는 요클로라이드농도가 정확하게 반영한다.

   (2) 세포외액량의 평가

    ① < 10: 세포외액의 감소가 있는 위장관이나 신장에서 산의 손실이 있을 때

    ② > 20: 이뇨제 사용, Bartter증후군, Gitelman증후군

    ③ > 30: 세포외액량의 증가가 있을 때로 mineralocorticoid과잉이나 고알도스테론증에서는 산의 배설이 증가하여 요NH_4Cl의 배설이 증가한다.

  3) 치료의 적정성이나 경과를 판정할 때에도 요클로라이드농도가 유용한 지표이다.

4. 소디움과 포타시움농도의 비(U_{Na}/U_K)

  1) Mineralocorticoid의 활성화 정도를 판정한다.

   ① 정상 2.4 ± 1.3

   ② < 1.0: aldosterone 등 mineralocorticoid가 활성화하여 ASDN에서 소디움의 재흡수가 증가하고 포타시움의 요배설이 증가한 상태이다.

   ③ 최근에는 TTKG를 더 흔히 사용하지만 아직까지 TTKG가 U_K나 U_{Na}/U_K보다 더 나은 지표라는 증거가 없다.

  2) Spironolactone 등 MR길항제(MRA)를 사용할 때 효과의 판정

   ◦ < 1: MR길항제에 저항이 있는 상태로 다른 약제와 병용요법이 필요하다.

  3) 식이요법의 순응도를 판정한다.

   ◦ > 2.5: 저염식이 제대로 되지 않은 상태

5. 소디움과 포타시움농도의 합($U_{[Na+K]}$) *(mM)*

1) 저나트륨혈중에서 체내의 수분상태를 판정하고 수분섭취의 제한을 하는 지표로 이용

- $U_{[Na+K]}/S_{Na}$는 U_{Osm}/P_{Osm}와 같은 의미로 삼투질 즉 용질의 요배설을 의미한다. 증가할수록 AVP에 의한 요농축으로 수분이 체내에 축적한 것을 의미하므로 수분의 섭취를 더욱 줄여야 한다.

① > 1: 체내에 수분이 축적한 상태이므로 수분섭취를 1일 500 mL 미만으로 제한

② ~ 1: 수분을 1일 500 ~ 700 mL 섭취

③ < 1: 수분의 요배설이 충분하므로 수분섭취를 1일 1L 미만으로 제한

2) 삼투이뇨의 감별진단

(1) U_{Osm}와 $2U_{[Na+K]}$

① $U_{Osm} = 2U_{[Na+K]}$: 염(전해질)이뇨

② $U_{Osm} > 2U_{[Na+K]}$: 당, 요소, mannitol, 아미노산 등 전해질 이외의 용질이뇨

(2) 1일 요전해질 배설(U_E)을 계산할 수 있다.

U_E *(mOsm/d)* = 1일 요량 *(L)* × $2U_{[Na+K]}$ *(mOsm/L)*

① > 600: 염(전해질)이뇨

② < 600: 전해질 이외의 용질이뇨

3) 체액을 보충할 때 그 손실량을 비교적 정확하게 추정할 수 있다.

$$\Delta S_{Na} = \frac{(V_i)[Na + K]_{inf} - V_u[Na + K]_u - V_o[Na + K]_o - \Delta V S_{Na}}{TBW + \Delta V}$$

* $[Na + K]_{inf}$: 주사한 수액의 소디움과 포타시움을 합한 농도 *(mM)*

$[Na + K]_u$: 요의 소디움과 포타시움을 합한 농도 *(mM)*

$[Na + K]_o$: 요 이외로 손실한 체액의 소디움과 포타시움을 합한 농도 (mM)

** V_i: 주사한 수액의 양 *(L)*, V_u: 요량 *(L)*, V_o: 요 이외의 체액손실량 *(L)*

ΔV: 체액량의 변화 즉 $V_i - (V_u + V_o)$ *(L)*

6. Na/Cl농도 비(U_{Na}/U_{Cl}) *(mM/mM)* *(Wu KL et al. Am J Med 2017;130(7):846)*

- 저칼륨혈증의 원인 감별에 유용하다.

① 1 : 신장의 손실, 이뇨제 ② > 1: 섭취의 감소 ③ < 1: 하제, 설사

7. 요음이온차(U_{AG}) *(mM)*

- $U_{AG} = U_{[Na+K]} - U_{Cl} \propto - U_{NH4}$ *(mM)*

1) 정상 음이온차 대사성 산중에서 요음이온차가 < 0 mM이면, 암모늄(NH_4^+)의 요배

설이 충분하여 대사성 산중에 대하여 신장에서 산의 배설이 적절한 것이며 > 0 mM이면 산배설의 장애가 있는 것이다.

① > 0: 원위신세관산중 등 신장의 산배설장애

② < 0: 설사 등 위장관의 HCO_3^- 손실

2) 다뇨의 원인 감별

① < 70: Cl^- 이뇨

② > 70: HCO_3^-이나 케톤, penicillin 등의 재흡수가 불가능한 음이온의 이뇨

8. 삼투질농도(U_{Osm}) *(mOsm/kg)*

1) 고나트륨혈증 혹은 다뇨의 감별진단

① < 250: 다음증, 요붕증(DI) ② > 300: 삼투이뇨

③ > 750 ~ 800: 수분 섭취의 감소, 불감손실 증가, 위장관의 수분손실

2) 일반적으로 삼투이뇨에서는 NaCl, 당 혹은 요소의 요배설이 증가하며 요삼투질 농도가 300 ~ 750 mOsm/kg이며 삼투질의 1일 요배설은 750 ~ 1,000 mOsm/d 를 넘는다.

(1) 1일 요량 (UV) < 500 mL/d, U_{Osm} > 750 mOsm/kg

① 신장 외 수분의 손실: 불감손실, 위장관을 통한 손실

② 혈청 삼투질농도가 295 mOsm/kg이면 AVP가 최대로 분비하여 신장의 기 능이 정상이면 요농축이 최대로 되고 요량은 0.5 L 이내이다.

(2) 핍뇨가 없거나 다뇨에서는 1일 요삼투질배설을 계산한다.

3) 다뇨가 빈뇨(frequency, pollakisuria), 야간뇨(nocturia), 야뇨(enuresis)의 증상으로 나타나기도 하는데 요붕증은 물론 비뇨기질환을 감별하여야 한다.

◦ 수분섭취를 제한하지 않은 상태에서 1일 요량(UV) *(mL/kg/d)*과 U_{Osm} *(mOsm/kg)* 으로 감별한다.

① UV < 40, U_{Osm} > 300: 비뇨기질환

② UV > 40, U_{Osm} < 300: 혈장 AVP농도*(pg/mL)*를 측정하여 NDI와 CDI를 감별 한다.

4) 저나트륨혈증의 감별진단

① < 100 (요비중 < 1.003): 원발성 다음증, 저장성 식품이나 음료의 섭취(예: 맥주, 막걸리, 치료식)의 과다 섭취

② ≥ 100이면 요소디움농도(U_{Na})를 측정하여 신장 혹은 신장 외의 소디움 손실

을 감별

5) 급성신손상의 감별진단

　① < 350: 일시적(T-AKI)　② > 500: 지속성 급성신손상(P-AKI)

6) 요삼투질농도차(U_{OG}) *(mOsm/kg)*

　∘ U_{OG} = U_{Osm} − [$2U_{Na}$ + U_{Glu}/18 + U_{Urea}/2.8] *(mOsm/kg)* ∝ $2U_{NH4}$ *(mM)*

　① 요에 클로라이드가 아닌 케톤체나 페니실린 등 다른 음이온이 다량 존재하면, 요음이온차는 암모늄의 요배설을 반영하지 못한다. 이때에는 요삼투질농도차가 암모늄의 요배설을 반영한다.

　② ≥ 200: 정상 산(암모늄)배설, < 200: 원위신세관산증

7) 삼투질청소율(osmolal clearance, C_{Osm})과 수분청소율(free water clearance, C_{H2O})의 계산

　(1) 1일 요량(UV)은 삼투질청소율과 수분청소율의 합이다.

　　∘ UV *(mL)* = C_{Osm} + C_{H2O}

　　C_{H2O} = UV − C_{Osm} = UV − [U_{Osm}/P_{Osm} × UV] = V × (1 − U_{Osm}/P_{Osm})

　　　　= UV × (1 − $U_{[Na+K]}$/S_{Na}) *(mL)*

　　* 요삼투질농도는 요배설이 비교적 많은 소디움과 포타시움의 합으로 대표하며 혈장 삼투질농도는 포타시움의 농도가 매우 낮아 혈청 소디움의 농도로 대표한다.

　(2) 삼투질청소율(C_{Osm})은 삼투질 즉 용질의 요배설이나 요농축을 의미한다.

　　∘ 삼투질청소율(C_{Osm})의 증가

　　① AVP에 의한 요농축으로 수분을 체내에 축적하였을 때　② 삼투이뇨

　(3) 수분청소율(C_{H2O})은 수분의 요배설량을 의미한다.

　　① 0: 혈청과 요의 삼투질농도가 같을 때

　　② > 0: 수분의 요배설이 많아 요가 희석되었을 때

　　③ 0 <: AVP의 작용으로 수분의 요배설이 감소하여 요 용질의 농도가 증가한 상태로 체내에 수분이 축적되었을 때

8) 요와 혈장 삼투질농도의 비(U_{Osm}/P_{Osm})

　∘ 과거 고나트륨혈증의 감별진단의 지표였으나 현재는 이용하지 않는다.

　(1) > 0.7

　　① U_{Na} < 10 mM: 신장 외의 수분 손실

　　② U_{Na} > 20 mM: 삼투이뇨, 이뇨제, 염소실신증으로 신장의 수분 손실이 더

많을 때

(2) < 0.7

① U_{Na} > 20 mM: AVP가 감소한 상태에서 수분섭취가 많아 발생한 수분이뇨

② U_{Na}: 다양함: 요붕증

9. Ca/creatinine 비($U_{Ca/Cr}$) *(mM/mM, mg/mg)*

1) > 0.2를 고칼슘뇨증으로 정의한다. *(Srivastava T et al. Ped Res 2009;66:85)*

정상에서 칼슘의 섭취를 1일 400 mg으로 제한하면 $U_{Ca/Cr}$는 0.11 미만이고 1 g의 칼슘을 부하한 후에는 0.20 미만이다.

2) 대사성 알칼리증에서 U_{Cl}이 > 20 mM일 때 원인의 감별에 이용한다.

① > 0.2: Bartter증후군, loop이뇨제 ② < 0.15: Gitelman증후군, thiazide이뇨제

10. Ca/citrate 비(U_{Ca}/U_{cit}) *(mg/mg)* *(Srivastava T et al. Ped Res 2009;66:85)*

① 정상: 0.17 ± 0.17

② 고칼슘뇨증 0.41 ± 0.23, 고칼슘뇨증에 의한 결석 0.65 ± 0.46

11. Citrate/creatinine 비(U_{Cit}/U_{Cr}) *(mg/g 혹은 mg/mg)*

1) mg/g *(Srivastava T et al. Ped Res 2009;66:85)*

① 정상: 711 ± 328 ② 결석: 595 ± 289

2) mg/mg: 5 ~ 18세에서는 저구연산뇨는 < 0.176 *(Srivastava T et al. Ped Res 2009;66:85)*

12. 요산/creatinine비($U_{UA/Cr}$)

1) > 1: 급성 요산염신증(acute uric acid nephropathy)

(Conger JD. Med Clin North Am.1990;74(4):859)

2) 급성 요산염신증의 다른 진단기준

① 요검사에서 요산이나 Na-monourate의 결정체가 관찰된다.

② 혈청 요산농도가 15 mg/dL 이상이며 요산의 요농도가 150 ~ 200 mg/dL 이상

● **분획배설률**(fractional excretion of filtered solutes, FE_{Sol}) *(%)*

◦ 요의 전해질 혹은 용질의 농도와 임상 의미는 같지만 사구체여과율에 따른 변화를 보정하여 순수하게 세관에서 전해질 혹은 용질을 재흡수 혹은 배설한 것을 나타낸다. 즉 사구체여과율에 따라 요의 전해질 혹은 용질의 농도가 변하는 것을 교정한 것이다.

◦ $FE_{Sol} = [U_{Sol} \times S_{Cr}]/[S_{Sol} \times U_{Cr}] \times 100$ *(%)* • Sol 대신 해당 전해질이나 용질을 대입하면 된다.

1. FE_{Na}
   1) 체액량의 평가
      (1) > 1
         ① 유효 순환혈액량이 정상
         ② 신장에서 소디움 손실에 의하여 체액량이 감소할 때
      (2) < 1
         ① 세포외액의 감소로 인하여 유효 순환혈액량이 감소한 상태: 설사, 구토, 오랜
            이뇨제의 사용
         ② 부종 즉 세포외액의 증가는 있지만 유효 순환혈액량이 감소한 상태: 신증후
            군, 간경변증, 심부전
   2) 저나트륨혈증의 감별진단: 체액량의 평가와 같다.
   3) 급성신손상의 감별진단:
      ① < 1: 일시적 ② > 2: 지속성 급성신손상
   4) 이뇨제부하검사 후 Bartter와 Gitelman증후군의 감별진단
      ① Bartter증후군: thiazide에 의하여 FE_{Na}가 증가하고 furosemide에는 반응이
         없음
      ② Gitelman증후군: furosemide에 의하여 FE_{Na}가 증가하고 thiazide에는 반응
         이 없음
   5) 이뇨제 치료 후에 효과판정에 유용하며 병용요법을 결정하는 지표가 된다.

2. FE_{Cl}
   ◦ 이뇨제부하검사 후 Bartter와 Gitelman증후군의 감별진단
   ① Bartter증후군: thiazide에 의하여 증가하고 furosemide에는 반응이 없음
   ② Gitelman증후군: furosemide에 의하여 증가하고 thiazide에는 반응이 없음

3. FE_{HCO3}
   1) 혈중 $[HCO_3]$가 20 mM면 부하검사가 필요하지 않고 그 미만이면 알칼리를 부하
      한다.
   2) $NaHCO_3$ 1 mmol/kg를 30분에 걸쳐 정맥으로 투여한다. 혹은 0.9% $NaHCO_3$을
      요[HCO_3]이 80 mM에 이를 때까지 투여한다.
      ① < 15: 정상
      ② ≥ 15: 근위신세관산증

4. 음이온분획배설률(fractional excretion of anion, FE_A)

   1) 유산산증(lactic acidosis)에서는 근위세관에서 유산을 모두 재흡수하여 음이온분획배설률이 10% 미만이다.

   2) 근위세관에서 배설하는 산에 의한 산증 즉 본드(glue)를 흡입한 후 발생하는 히퓨릭산증(hippuric acidosis)이 있으면 음이온분획배설률이 100%를 넘는다.

   3) 케톤산증이 있으면 일부는 재흡수하고 일부는 요배설하여 50 ~ 60% 정도이다.

5. FE_P

   1) 저인혈증의 감별진단

     (1) $\geq$ 5: 인의 요손실을 의미한다.

       ① 정상 혹은 저칼슘혈증, $1,25(OH)_2D_3$ 감소: 비타민D의 결핍, 장흡수의 장애

       ② 고칼슘혈증, PTH 증가: 원발성 혹은 삼차성 부갑상선기능항진증

       ③ 대사성 산증, 포도당뇨: Fanconi 증후군

     (2) < 5: 인 섭취의 감소, 장의 흡수장애, 재분포

   2) 고인혈증의 감별진단

     ◦ < 5: 신장에서 인의 재흡수가 증가하여 요배설이 감소한 것을 의미한다.

6. FE_{Mg}

   2가지의 식으로 계산하며 저마그네슘혈증의 감별진단에 유용하다.

   1) $FE_{Mg} = [U_{Mg} \times S_{Cr} / S_{Mg} \times U_{Cr}] \times 100$ (%)

     ① 정상: 0.5 ~ 4

     ② 신장을 통한 마그네슘의 손실이 있으면 4% 이상이며 15%를 넘는 예가 흔하다.

   2) $FE_{Mg} = [U_{Mg} \times S_{Cr} / 0.7 \times S_{Mg} \times U_{Cr}] \times 100$ (%)

     ① 식 중에 0.7을 곱한 것은 마그네슘 중 이온상태로 사구체로 여과되는 분획을 의미한다.

     ② 저마그네슘혈증이 있을 때 마그네슘의 신장 외의 손실이면 2% 미만이지만 신장을 통한 손실이 있으면 2%를 넘는다.

7. FE_{UA}

   1) 신성(유전성) 저요산혈증에서 10% 이상이면 진단적이다.

   2) 저나트륨혈증의 감별진단

     (1) 감별진단

       ① < 4: 저혈량증, glucocorticoid 결핍, 부종질환(울혈성 심부전, 간경변증, 신증

후군)

② 4 ~ 11: 원발성 다음증, osmostat reset

③ > 11: SIAD, thiazide이뇨제, 신성 염손실증후군(RSW)

④ > 12: SIAD의 진단이 확정적 *(Fenske et al. J Clin Endocrinol 2008;93:2991)*

(2) 식염수를 투여하여 혈청 소디움농도를 정상으로 교정하면 SIAD나 thiazide 이뇨제를 복용한 환자에서는 정상으로 감소하지만 뇌성 염손실증후군 혹은 신성 염손실증후군에서는 계속 높다. *(Maesaka JK et al. World J Nephrol 2017;6(2)59)*

8. FE_{Urea}

1) 급성신손상 특히 이뇨제를 투여한 후에 감별진단에서 유용하다.

(1) ① ≤ 35: 일시적 ② > 35: 지속성

(2) 정상에서 요량이 2 mL/m이면 요소의 요배설이 증가하여 FE_{Urea}는 60% 정도에 이른다.

① 일시적인 허혈이 있으면 2 mL/m이하로 요량이 감소하면 요소를 재흡수하며 FE_{Urea}가 감소하기 시작하고 요량이 0.5 mL/m에 이르면 20%로 감소한다. 이는 근위세관에서 소디움의 재흡수가 증가함에 따라 요소의 재흡수가 증가하며 체액부족으로 AVP가 활성화하여 내수질집합관에서 수분과 요소의 재흡수가 증가하기 때문이다.

◦ Loop이뇨제를 투여하였어도 NKCC2를 차단하여 FE_{Na}는 증가하더라도 내수질집합관의 요소의 재흡수는 지속하므로 FE_{Urea}는 감소한다.

② 지속성 신손상에서는 세관에 다양한 손상이 있어 소디움이나 요소의 재흡수가 감소하여 요소의 요배설이 증가한다. 이뇨제에 상관이 없이 FE_{Urea}가 증가한다.

(Carvounis CP et al. Kidney Int 2002;62:2223; Bagshaw SM et al. Am J Kidney Dis 2006;48:695; Diskin CJ et al. Am J Kidney Dis 2008;51:869; 한진석. 대한신장학회지 2009;28:169)

2) > 55: SIAD의 진단이 확정적 *(Maesaka et al. Kidney Int 2009;76:934)*

● 기타 요진단지표

1. 인의 최대재흡수량(renal tubular maximum reabsorption of phosphate, TmP, TRP)

(mg/dL)

◦ TmP/GFR *(mg/dL)* = $S_P - [U_P \times S_{Cr}] / U_{Cr}$

1) 2.6 ~ 4.4 mg/dL이면 정상, < 2.6 mg/dL이면 인의 요손실, > 4.4 mg/dL이면 인의 요배설이 감소한 것을 의미한다.

2) 과거에는 많이 사용하였지만 현재는 24시간 요의 인배설이나 FE_P로 대치한다.

2. 알칼리부하 후 요와 혈중 P_{CO2}차(U$-$BP_{CO2}) 혹은 요P_{CO2}(UP_{CO2}) *(mmHg)*

   1) U$-$BP_{CO2}

   ① ≥ 30: 정상 ② < 30: 원위신세관산증

   2) UP_{CO2}

   ① ≥ 70: 정상 ② < 70: 원위신세관산증

3. 요 pH

   1) 대사성 산증에서 집합관의 산배설의 평가(아침 공복 2번째 요)

   ① < 5.3 혹은 5.5: 정상 ② > 5.3 혹은 5.5: 원위신세관산증

   2) 대사성 알칼리증에서 체액량의 상태를 평가할 수 있고 치료의 효과를 판정할 수 있다.

   ① 체액량의 감소가 심하면 HCO_3^-의 재흡수가 증가하여 요 pH가 < 6.0이 된다. 이를 역설적 산뇨(paradoxical aciduria)라 한다.

   ② 심한 포타시움의 결핍이 있어도 요 pH가 감소하는 역설적 산뇨가 나타난다.

   3) 요산결석이나 급성 요산염신증을 예방하기 위하여 요를 알칼리화(alkalinization)할 때 지표로 이용한다. 요 pH를 6.0 ~ 6.5 이상으로 유지한다.

   4) 산부하(NH$_4$Cl loading test) 후 요 pH

   ① 산혈증이 뚜렷하지 않다면 (혈청 [HCO$_3$] > 18 ~ 22 mM) 산부하검사로 산혈증을 유발하여 요 pH가 산성이 되지 못하고 5.5 이상이면 원위신세관산증이다.

   ② 불완전 원위신세관산증(incomplete dRTA)을 확진하는 검사이다. 신석회증이나 신결석(nephrolithiasis)의 중요한 원인으로 통상의 검사에서는 혈중 pH, [HCO$_3$]가 모두 정상이다. NH$_4$Cl부하를 하여 요 pH가 5.5 이상이면 확진한다.

IV. 단회 요의 소디움 및 포타시움농도를 이용한 24시간 요배설의 추정

● 아침 공복상태의 2번째 배뇨한 단회 요의 소디움 및 포타시움농도로 24시간 요
배설량을 추정할 수 있다.

1. 24시간 요는 제대로 수집하면 용질이나 전해질의 요배설을 가장 정확하게 측정
할 수 있다.

   1) 실제로 24시간 동안 빠뜨리지 않고 수집하기 힘들고 그에 따른 오차가 크다.

   2) 최근에는 단회 요의 소디움과 포타시움의 농도를 측정하여 이를 요 creatinine농
   도로 보정하여 24시간 요검사를 대체하고 있다.

2. 아침에 공복상태에서 첫 요는 버리고 2번째 요를 단회 요로 하여 농도를 측정하
는 것이 가장 좋다.

   1) 밤에 채취한 단회 요의 소디움이나 포타시움의 농도는 매우 낮아 그 정확도가 낮
   고 단지 식사치료의 순응도의 평가에 유용할 뿐이다. *(Luft FC et al. Hpertension
   1982;4:805)*

   2) 아침 첫 요를 채취하면 creatinine의 농도는 일정하지만 양이 많아 소디움이나 포
   타시움의 농도는 매우 낮다. *(Wang C-Y et al. J Nutr 2013;143:1276)*

   3) eGFR < 30 mL/m인 만성신질환 환자에서 소디움 섭취가 1일 170 mmol이상이면
   아침 두 번 째의 단회 요의 소디움의 농도가 소디움의 섭취량을 잘 반영하였다.
   (Ogura M et al. BMC Nephrol 2012;13:360)

● 1일 소디움 및 포타시움의 요배설을 단회 요의 소디움 및 포타시움농도로 추정

1. 현재까지 3가지의 formulae를 가장 많이 사용한다.

   1) Kawasaki의 식 *(Kawasaki T et al. Clin Experiment Pahrmacol Physiol 1993;20:7)*

   ① 24시간 요소디움배설 *(mmol/d)* = $16.3\sqrt{X_{Na}}$

   ② 24시간 요포타시움배설 *(mmol/d)* = $7.2\sqrt{X_K}$

   * $X_{Na\,or\,K}$ = [$U_{Na\,or\,k}$ *(mM)*/U_{Cr} *(mM)*] × 추정 24시간 요Cr배설 *(mg/dL)*

   ** 추정 24시간 요Cr배설 *(mg/dL)*

   남자: −4.72 age *(yr)* + 8.58 BW *(kg)* + 5.09 height *(cm)* − 74.5

   여자: −12.63 age *(yr)* + 15.12 BW *(kg)* + 7.39 height *(cm)* − 79.9

   2) Tanaka의 식 *(Tanaka T et al. J Human Hypertens 2002;16:97)*

① 24시간 요소디움배설 *(mmol/d)* = $21.98X_{Na}^{0.392}$

② 24시간 요포타시움배설 *(mmol/d)* = $7.59X_K^{0.431}$

* X_{Na} = [U_{Na} *(mM)*/U_{Cr} *(mM)*] × 10 × 추정 24시간 요Cr배설 *(mg/d)*

** 추정 24시간 요Cr배설 *(mg/d)*

= −2.04 age *(yr)* + 14.89 BW *(kg)* + 16.14 height *(cm)* − 2244.45

3) Intersalt의 식 *(Brown IJ et al. Am J Epidemiol 2013;177:1180)*

① 24시간 요소디움배설 *(mmol/d)*

남자: 23 × {25.46 + [0.46U_{Na} *(mM)*]} − 2.75U_{Cr} *(mM)* − 0.13U_k *(mM)* +

4.1 BMI *(kg/m²)* + 0.26 age *(yr)*

여자: 23 × {5.07 + [0.34U_{Na} *(mM)*]} − 2.16U_{Cr} *(mM)* − 0.09U_k *(mM)* +

2.39 BMI *(kg/m²)* + 2.35 age *(yr)* − 0.03 age² *(yr)*

② 포타시움의 요배설은 계산하지 않았다.

2. 24시간 요의 결과와 비교하면 대규모 집단의 검사를 할 때 Kawasaki의 식이 가장 유용하고 편차도 작다. *(Mente A et al. J Hypertens 2014;32(5):1005)*

1) 소디움의 요배설

모든 식에서 배설량이 적으면 과대평가가 되었고 많을수록 과소평가가 되었다.

	24시간 요	Kawasaki식	Tanaka식	Intersalt식
편차 *(mg/d)*	기준	+313	−548	−872
타당성 계수(Valdation Cf)	1(기준)	0.71	0.54	0.49
재검할 때 상응도 (correlation)	0.72	0.68	0.68	0.82

2) 포타시움의 요배설

① 식으로 계산하면 모두 24시간 요(평균 2,431 mg/d)보다 적게 계산되었다. 배설량이 많을수록 과소평가가 되었다.

② Kawasaki식으로 계산하면 편차가 −462 mg/d였고, Tanaka식으로 계산하면 편차가 −809 mg/d였다.

참고문헌

1. Halperin ML, Kamel KS, Narins RG. Use of urine electrolytes and osmolality; bringing physiology to the bedside. In Narins G, Stein H eds Diagnostic techniques in renal disease. *Contemporary issues in nephrology*. vol 25, 1992. Churchill Livingstone Inc, pp.1 ~ 46.

2. Harrington JT. Evaluation of serum and urinary electrolyte. *Hospital Practice* 1982;17(3):28 ~ 39.

3. Narins RG et al. Diagnostic strategies in disorders of fluid, electrolyte and acid-base homeostasis. *Am J Med* 1982;72:496 ~ 520.

4. West ML et al. New clinical approach to evaluate disorders of potassium excretion. *Miner Electrolyte Metab* 1986;12(4):234 ~ 8.

5. Halperin ML, Stromecki KL. Interpretation of the urine electrolytes and osmolality in regulation of body fluid tonicity. *Am J Nephrol* 1986;6(4):241 ~ 5.

6. Kamel KS et al. Urine electrolytes and osmolality; when and how to use them. *Am J Nephrol* 1990;10(2):89 ~ 102.

7. Schrier RW. Diagnostic value of urinary sodium, chloride, urea, and flow. *J Am Soc Nephrol* 2011;22(9):1610 ~ 3.

8. Mente A et al. Validation and comparison of three formulae to estimate sodium and potassium excretion from single morning fasting urine compared to 24-h measures in 11 countries. *J Hypertens* 2014;32:1005 ~ 15.

저자문헌

9. 김근호, 한진석 등. 한국형 출혈열 회복기의 신세뇨관 기능평가. *대한신장학회지* 1992;11(4):341 ~ 50.

10. 한진석 등. 만성대사성 산증에서 요 음이온차를 이용한 요 산성화능의 평가. *대한내과학회지* 1993;45(4):415 ~ 21.

11. 한진석, 김근호. 요 전해질 및 삼투질농도의 임상적 이용. *대한내과학회지* 1994; 46(Suppl 2):137 ~ 45.

12. Kim GH, Han JS et al. Evaluation of urine acidification by urine anion gap and urine osmolal gap in chronic metabolic acidosis. *Am J Kidney Dis*

1996;27(1):42 ~ 7.

13. 한진석, 이정상. 집합관 기능의 임상적 이용. *대한신장학회지* 1997;16(Suppl 2):104 ~ 8.

14. 한진석. 신기능검사. *전정개정판 신장학*. 서울대학교출판부. pp.397 ~ 410, 1999.

15. Joo KW, Jang SH, Lee JG et al. Transtubular potassium concentration gradient (TTKG) and urine ammonium in differential diagnosis of hypokalemia. *J Nephrol* 2000;13:120 ~ 5.

16. Kim HY. Han JS et al. Clinical significance of the fractional excretion of anions in metabolic acidosis. *Clin Nephrol* 2001;55(6):448 ~ 52.

17. 한진석. 급성신손상(acute kidney injury; AKI) 진단에서 요지표(urinary indices)의 의미. *대한신장학회지* 2009;28:169 ~ 72.

제10장

수분 전해질대사의 이상에 대한 치료제
(Treatment of Water, Electrolytes Disorders)

I. 이뇨제(Diuretics)

I-1. 개요

● 이뇨제는 소디움 요배설의 촉진제이다.

1. 이뇨제는 일차적으로 신장의 세관 각 부위에서 소디움의 재흡수를 저해하거나 억제한다.

  1) 소디움과 상응하는 음이온의 요배설이 증가하는 것에 따라 이차적인 수분의 배설과 요량의 증가를 초래하는 소디움 요배설의 촉진제(natriuretic agent)이다.

  2) 이뇨제(diuretics)는 잘못된 용어라 할 수 있다.

2. V2수용체 차단제(vaptan)는 선택적인 수분 요배설의 촉진제(aquaretics)로 요량이 증가한다.

● 신장의 소디움 재흡수와 이뇨제의 작용부위(tubular target site of diuretics)

1. 이뇨제의 작용 기전을 이해하려면 신세관 각 부위에서 소디움의 재흡수가 이루어지는 기전을 이해하여야 한다.

2. 사구체에서 여과한 소디움은 세관으로 유입한 후 근위세관(PT)에서 60 ~ 70%, 비후상행각(TAL)에서 25%, 원위곡세관(DCT)에서 5 ~ 7%, 연결세관(CNT)에서 3%, 피질집합관(CCD)에서 2%를 재흡수한다. 결국 0.5 ~ 1%만 요로 배설한다.

1) 근위세관은 소디움은 NHE3를 포함한 포도당, 아미노산, 인, 음이온과 함께 재흡수하는 여러 물질운반체에 의하여 소디움을 재흡수한다. 이중 NHE3에 의한 소디움의 재흡수는 carbonic anhydrase(CA)가 조절한다.

2) 비후상행각은 bumetanide으로 차단되는 NKCC2(BSC-1)로 NaCl을 재흡수한다.

3) 원위곡세관은 thiazide로 차단되는 NCC(TSC)로 NaCl을 재흡수하며 TRPV5, TRPM6로 칼슘과 마그네슘도 재흡수한다. 하위 원위곡세관(DCT2), 연결세관(CNT)은 NCC뿐만 아니라 aldosterone에 의하여 활성화하는 ENaC으로도 소디움을 재흡수한다.

4) 집합관 주세포는 aldosterone에 의하여 활성화하고 amiloride에 의해 차단되는 ENaC(amiloride-sensitive Na channel)으로 소디움을 재흡수한다.

3. 이뇨제는 소디움을 재흡수하는 기전에 따라 작용하는 부위별로 분류한다. 일반적으로 근위세관이뇨제, 삼투이뇨제, 고리관 혹은 loop이뇨제, 원위곡세관이뇨제, 집합관이뇨제로 구분한다.

● **근위세관에서 이뇨제를 배설한다.**

○ 혈액의 이뇨제가 근위세관의 S2분절에 있는 세관세포로 유입한 후 내강으로 분비한다. 분비한 이뇨제는 내강을 따라 이동하여 작용부위에 도달하면 차단효과가 나타난다.

1. 유기음이온운반체(OAT)

1) Loop이뇨제, thiazide계와 CA억제제는 세관주위의 혈관에서 주로 기저외측막에 있는 OAT1에서 α-KG^{2-}와 교환하여 세포 안으로 유입한다(일부는 OAT3를 통한다). α-KG^{2-}는 기저외측막의 NaDC3를 통하여 3Na$^+$와 함께 세포로 유입한다.

2) Probenecid나 요독(uremic toxin) 음이온은 OAT에 경쟁적으로 길항하여 이뇨제가 세포로 유입하는 것을 억제한다. 이에 따라 이뇨제가 내강으로 분비하는 양이 감소하고 T$_{1/2}$가 늘어난다.

3) 세관세포의 이뇨제는 내강막의 MRP4를 통하여 내강으로 분비한다. 내강으로 분비한 유리(free) 이뇨제는 내강을 거쳐 작용부위(tubular target site of diuretics)에 이

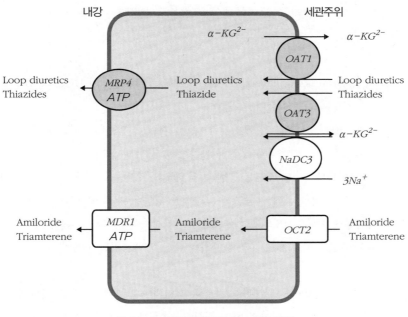

그림 10-1. 근위세관에서 이뇨제의 배설

르러 특정 소디움운반체 즉 NKCC2 혹은 NCC를 차단하여 이뇨효과가 나타난다.

2. 유기양이온운반체(OCT)

1) Amiloride, triamterene 등 집합관이뇨제는 세관주위의 혈액에서 기저외측막에 있는 OCT2를 통하여 근위세관세포 안으로 유입한다.

2) Cimetidine, creatinine, cephalosporine 등은 OCT에 경쟁적으로 길항하여 이뇨제의 세포 유입을 억제하여 내강으로 분비가 감소하고 $T_{1/2}$을 연장한다.

3) 세포 내의 이뇨제는 내강막의 MDR1을 통하여 내강으로 분비된 후 작용부위에 이르러 ENaC을 차단하여 이뇨효과가 나타난다.

I-2. 이뇨제의 분류 및 약리기전

이뇨제는 앞에서 설명한 바와 같이 작용하는 각 신장의 부위에 따라 나눈다.

1. 근위세관이뇨제

◦ 현재까지 근위세관의 다른 소디움 재흡수와 관련된 물질운반체(NPT, SGLUT 등)를

차단하는 이뇨제는 없고 CA억제제가 유일한 근위세관이뇨제이다. SGLUT차단제가 있지만 이뇨효과는 거의 없다.

1) 작용기전

　(1) Acetazolamide, methazolamide 등은 세관 각 부위의 NHE3의 활성을 억제하여 소디움의 요배설이 증가한다.

　　① NHE3가 가장 많은 근위세관 내강막에서 산의 배설과 소디움의 재흡수가 감소하여 소디움의 요손실과 함께 산증을 유발한다.

　　② TAL의 내강막 NHE3를 통한 산의 배설과 소디움의 재흡수가 감소하여 소디움의 손실과 함께 산증을 유발하지만 영향은 매우 미약하다.

　　③ A형사이세포 기저외측막의 NHE1을 억제하여 HCO_3^-의 재흡수가 감소한다.

　(2) 여과한 소디움의 2 ~ 3%를 차단하여 이뇨효과가 비교적 약하다

2) 약리

　(1) Acetazolamide: 근위세관 내강으로 분비되며 반감기는 13시간이다.

　(2) Methazolamide: 혈장 단백과 결합된 양이 적고 $T_{1/2}$가 길고 지용성이므로 녹내장의 치료, 뇌압의 증가를 예방하는데 더 낫다.

3) 신장에 미치는 영향

　(1) 알칼리요

　(2) 소디움(< 5%), 클로라이드(< 5%), 칼슘(< 1%), 마그네슘(< 1%)의 분획배설률의 증가는 비교적 작지만 포타시움(> 60%), HCO_3^-(> 40%), 인(> 20%)의 증가는 상대적으로 크다.

　(3) 산의 배설이 감소하여 적정가능산과 암모늄의 요배설이 감소한다.

4) 제한적인 이뇨효과

　여러 제한점으로 장기간 사용하기 어렵다.

　　① 근위세관에서 여과한 소디움 중 2 ~ 3%만 재흡수를 억제하며 CA가 충분하게 억제되어도 H^+ ATPase에 의하여 산을 배설하므로 근위세관의 HCO_3^-재흡수가 상당하다.

　　② 원위신원(distal nephron)에서 소디움의 재흡수가 증가하고 HCO_3^-재흡수를 지속한다.

　　③ 원위신원으로 소디움이 많이 도달하면 치밀반에서 감지하여 사구체여과율이 감소한다.

5) 적응증

　(1) 요의 알칼리화: 산성 대사산물인 요산, salicylate, phenobarbital 등의 요배설을 촉진한다.

　(2) 녹내장

　(3) 대사성 알칼리증의 치료: 체액과 KCl을 함께 보충하며 acetazolamide 250 ~ 500 mg/d를 투여

　(4) 만성 폐쇄성폐질환(COPD): 1일 250 mg을 2회 투여하면 혈중 CO_2분압(PCO_2)이 감소하며 산소의 분압이 증가한다.

　(5) 급성 고산증: 예방적으로 250 mg/d를 투여하면 호흡을 촉진하고 뇌혈류와 뇌척수액의 생성이 감소한다.

　(6) 뇌압상승: 저염식과 함께 투여하면 뇌압의 감압효과가 있다.

　(7) 기타: 수면무호흡증, 저칼륨혈증성 주기성마비에서 효과가 있다.

6) 부정적 약물반응(adverse drug reaction)

　(1) 쇠약감, 무기력, 미각이상, 감각이상, 불쾌감, 성욕감퇴, 위장장애: $NaHCO_3$를 투여하여 치료한다.

　(2) 대사성 산증

　　① 녹내장을 치료한 환자의 50%에서 증상이 나타난다.

　　② 당뇨병이나 만성신질환이 있는 고령의 환자에서는 심각한 대사성 산증이 나타날 수 있다.

　(3) 신 및 요로결석: 빈도가 10배로 증가하는 것으로 알려져 있으나 실제 발생은 확실하지 않다.

　(4) 혈중 암모늄의 증가: 만성 간질환이 있는 환자에서 간성혼수를 악화한다.

　(5) 알레르기, 간염, 혈액이상, 골연화증

2. 삼투이뇨제

○ 삼투이뇨제는 사구체에서 여과한 후 재흡수되지 않고 근위세관과 헨레loop에서 소디움과 수분의 재흡수를 억제한다. 대표적인 삼투이뇨제는 mannitol이다.

1) 기전

　① 신 혈장량이 증가하고 교질삼투압을 낮추어 사구체여과율이 증가한다.

　② 근위세관, 박하행관에서 수분의 재흡수를 억제하여 원위신원으로 유량이 증가한다.

③ 수질의 혈류가 증가하면 수질의 삼투질농도가 감소하여 요농축능이 저하한다.

2) 반감기는 1시간이지만 신부전에서는 36시간에 이르므로 매우 주의하여야 한다.

3) 용량

　① 1일 50 ~ 200 g을 정맥으로 투여

　② 안압이나 뇌압이 상승하였을 때 20%mannitol 1.5 ~ 2.0 g/kg를 30 ~ 60분간 정맥으로 주사한다.

4) 신장에 미치는 영향

　◦ 소디움(10 ~ 25%), 클로라이드(15 ~ 30%), 포타시움(5%), 칼슘(10 ~ 20%), 마그네슘(> 20%), 인(5 ~ 10%)의 분획배설률이 증가한다.

5) 적응증

　◦ 삼투이뇨제는 전신의 부종에서는 효과가 거의 없고 특히 심부전이 있으면 급격하게 세포외액량이 증가하여 폐부종이 악화할 수 있다.

　(1) 급성신손상의 예방: 쇼크나 핍뇨성 급성신부전의 초기, 사체신이식 후에 요량을 유지하여 급성 세관괴사를 예방한다.

　(2) 뇌압의 상승

　　① 뇌부종, 심한 두부외상, 투석불균형 증후군(dysequilibrium syndrome)에서 사용한다.

　　② 뇌부종을 줄이는 것은 이뇨제나 고장식염수보다 더 효과적이다.

6) 부정적 약물반응

　(1) 세포외액의 고장성을 유발하여 세포 내에 수분을 세포 외로 유출하도록 하여 세포 내 포타시움과 산의 농도가 증가하고 이들이 세포 외로 유출하여 고칼륨혈증과 산증이 나타난다. 한편 세포 내에서 유출한 수분에 의하여 저나트륨혈증, 저클로라이드혈증이 나타난다. 이러한 변화는 신기능이 정상이면 금방 회복된다.

　(2) 수분의 공급이 충분하지 않으면 탈수로 인한 고나트륨혈증(> 150 mM)이 나타난다.

　(3) 급성신손상

　(4) 세포외액량의 증가로 급성 심부전, 폐부종, 중추신경증상이 나타날 수 있다.

　(5) 200 g 이상 사용하면 신혈관의 수축으로 급성신손상의 위험이 크다.

3. Loop이뇨제

◦ Furosemide, torasemide, bumetanide, ethacrynic acid 등이 있다.

◦ 투여 후 소디움분획배설률(FE$_{Na}$)의 증가가 20 ~ 25%에 이를 만큼 이뇨효과가 가장 강하다.

◦ 사구체여과율이 증가하므로 사구체여과율이 40 mL/m 이하인 신부전 환자에서도 사용이 가능하다.

1) 기전

① 비후상행각에서 NKCC2를 차단하여 소디움의 요배설이 증가한다.

② 신혈장량의 변화는 없어도 피질로 혈류가 재분포하여 사구체여과율의 증가가 있다.

③ 신장에서 PG의 합성이 증가하여 소디움의 요배설이 증가한다.

④ 치밀반(macula densa) 세포막의 NKCC2를 차단하여 NaCl이 세포 내로 유입하는 것을 억제한다. 치밀반세포 내 NaCl농도가 감소하면 PG이 증가한다. PG는 사구체인접세포(JG cell)에서 renin의 분비를 촉진한다.

⑤ Renin에 의하여 활성화한 Ang II는 수출세동맥을 수축하여 사구체의 정수압이 증가하고 사구체여과율이 증가한다.

　가. Furosemide에 의하여 NaCl의 요배설이 증가하며 체액량이 감소하였어도 사구체여과율은 감소하지 않고 이뇨효과가 지속한다.

　나. Thiazide는 NCC를 차단하여 원위곡세관의 유량과 NaCl농도가 증가한 것을 치밀반에서 감지하여 renin의 분비가 감소한다. 결국 사구체여과율이 감소한다.

⑥ 약한 CA억제효과로 근위세관에서 소디움의 재흡수가 감소한다.

⑦ NCC와 ENaC를 약하게 억제한다.

⑧ AVP가 증가하면 TAL에서 재흡수가 증가하므로 loop이뇨제의 효과가 크다. ANP가 증가하면 CaSR세포내 Ca^{2+}의 농도가 증가하여 TAL에서 재흡수가 감소하므로 loop이뇨제의 효과가 감소한다.

2) 약리

① Bumetanide와 torasemide는 장에서 완전하게 흡수하므로 정맥에서 경구투여로 바꿀 때 용량의 변화가 없지만, furosemide는 흡수율이 낮아 2배의 용량을 주어야 한다.

② 90 ~ 99%가 albumin과 결합하므로 여과하지 않고 근위세관에서 분비한다.

③ Furosemide의 대사산물은 주로 신장에서 배설하지만 bumetanide와 torase-mide는 간에서 대사 및 배설을 하므로 신부전이 있고 이독성(ototoxicity)이 우려되면 bumetanide와 torasemide를 사용한다.

④ 근위세관에서 유기음이온운반체를 통하여 분비한다.

3) 신장에 미치는 영향

  (1) 소디움(25 ~ 30%), 클로라이드(40%), 포타시움(60 ~ 100%), 칼슘(> 30%), 마그네슘(> 60%), 인(> 20%)의 분획배설률이 증가한다.

  (2) 요산은 초기에는 근위세관에서 재흡수를 억제하여 요배설이 증가하지만 장기간 투여하면 체액량의 감소에 따라 요배설이 감소하고 고요산혈증이 나타난다.

4) 적응증

  (1) 심한 부종질환: 울혈성 심부전, 간경변증, 신증후군

  (2) 고칼슘혈증: 체액보충을 한 후 보조적인 치료이며 단독 사용은 하지 않음

  (3) SIAD: 수분의 재흡수를 차단

5) 부정적 약물반응

  (1) 저나트륨혈증, 저칼륨혈증, 저마그네슘혈증 및 대사성 알칼리증

  (2) 체액량의 감소로 고요산혈증이 나타나고 심하면 고질소혈증이 발생

  (3) 고지혈증, 내당능의 장애

  (4) 급성 세관간질신염

  (5) 이독성(ototoxicity)

4. 원위곡세관이뇨제

- Hydrochlorothiazide, indapamide, tripamide, metolazone 등이 있다. Metolazone은 thiazide계 이뇨제는 아니지만 NCC를 차단하여 같이 분류한다.

- 투여 후 소디움분획배설률이 5 ~ 10% 증가한다.

1) 기전

  ① NCC를 차단하여 NaCl의 재흡수를 막고 요배설이 증가한다.

  ② 약한 CA억제효과가 있지만 근위세관에서 큰 효과가 없다.

  ③ 집합관 B형사이세포의 NDCBE를 억제하여 소디움의 재흡수를 차단한다.

  ④ 원위부로 유량이 증가하며 aldosterone이 증가하여 포타시움의 요손실이 증가한다.

  ⑤ NCC를 차단하여 이차적으로 TRPV5, 6을 활성화하여 칼슘의 재흡수가 증가

한다.

⑥ TRPM6 mRNA가 80 % 이상 감소하여 마그네슘의 재흡수가 감소하고 요배설이 증가한다.

⑦ 요희석능이 감소하지만 구갈기전과 집합관의 AQP2가 활성화하여(AVP 비의존성 AQP2의 활성화) 수분섭취와 함께 재흡수도 증가하여 저나트륨혈증이 나타난다.

⑧ 세포외액량의 감소로 요산의 청소율이 감소하여 고요산혈증이 나타난다.

2) 약리

① 대부분이 혈청 단백과 결합하여 여과하지 않고 근위세관에서 유기음이온운반체를 통하여 분비된다.

② 신부전이나 고령의 환자에서 반감기가 증가한다.

③ 혈관평활근의 확장을 초래하여 혈압을 낮추는 효과가 크다.

④ 혈소판응집

3) 신장에 미치는 영향

(1) 소디움(5 ~ 10%), 클로라이드(10%), 포타시움(200%), 마그네슘(5 ~ 10%), 인(> 20%)의 분획배설률이 증가한다.

(2) NCC 대신 ECaC(TRPV5, 6)이 활성화하여 칼슘의 재흡수가 증가하여 요배설이 크게 감소한다.

4) 적응증

(1) 부종질환

① 과거에는 thiazide를 울혈성 심부전의 일차선택제로 사용하였지만 최근 지침은 울혈증상이 있는 심부전에서는 loop이뇨제를 일회(bolus) 혹은 지속적으로 정맥투여하는 것을 1차 치료로 하고 있다.

② 신증후군이나 간경변증에서는 병용요법에 사용한다.

(2) 신부전

① C_{Cr} < 20 ~ 35 mL/m인 심한 신부전에서는 metolazone만 효과가 있다.

② Loop이뇨제와 병용하면 심한 신부전에서도 추가효과가 있다.

(3) 고혈압 치료의 1차약제

(4) 신 및 요로결석, 골다공증의 예방과 치료: NCC를 차단하여 이차적으로 ECaC을 활성화하여 칼슘의 재흡수가 증가하므로 칼슘결석이나 골다공증의 예방에

유용하다.

(5) Gordon증후군: NCC활성도의 증가, ROMK활성도의 감소가 있는 Gordon증후군에서 고혈압, 고칼륨혈증, 대사성 산증을 치료하는 선택치료제이다.

5) 부정적 약물반응

(1) 비교적 안전하게 사용할 수 있지만 소디움의 요배설이 증가하며 요희석능도 억제하므로 저나트륨혈증을 자주 초래한다. 특히 전체 체액량이 적은 고령의 여자 환자에서 흔하다.

(2) 저칼륨혈증, 저마그네슘혈증, 체액량의 감소, 대사성 알칼리증, 고질소혈증

(3) 내당능의 장애, 고지혈증, 고요산혈증, 성기능의 장애

6) 하위 원위곡세관(DCT2)에는 NCC, ENaC이 함께 있어 집합관이뇨제에도 반응한다.

5. 집합관이뇨제

- 여과한 소디움의 2%를 배설하는 경한 이뇨효과가 있고 대신 포타시움의 요배설을 억제하는 포타시움보존 이뇨제(K^+-sparing diuretics)이다.

1) 기전

(1) 주세포의 ENaC을 차단

① Amiloride, triamterene

② 세관세포로 소디움의 유입이 줄면 내강의 음전하가 감소하여 ROMK에서 포타시움의 배설이 감소한다.

③ Amiloride는 NHE를 억제하는 효과도 있으나 매우 약하다.

④ 칼슘과 마그네슘의 요배설이 감소한다.

(2) MRA(mineralocorticoid receptor antagonist, aldosterone antagonist) 혹은 SARA(selective aldosterone receptor antagonist)

① Spironolactone, eplerenone

② 내강으로 분비되지 않고 세관세포에 직접 작용하는 유일한 이뇨제이다.

③ Aldosterone의 효과를 차단하여 ENaC이 비활성화하고 이에 따라 ROMK도 비활성화한다.

2) 약리

(1) Amiloride, triamterene

① 근위세관에서 유기양이온운반체를 통하여 내강으로 분비한다.

② 고령, 간질환, 만성신질환에서는 체내에 축적하므로 유의하여야 한다.

③ Amiloride는 흡수가 완전히 되지 않고 효과는 18시간 지속하며 신부전이 있으면 체내에 축적한다.

④ Triamterene은 완전히 흡수되며 간에서 대사되어 담즙으로 배설한다. $T_{1/2}$ 는 3 ~ 5시간이다.

(2) Spironolactone

① 최대 효과가 투여 후 10 ~ 48시간에 나타난다.

② $T_{1/2}$는 20시간이다.

(3) Eplerenone: $T_{1/2}$는 3시간으로 1일 2회 복용한다.

3) 적응증

(1) 복수가 있는 간경변증: spironolactone이 1차약제로 loop이뇨제보다 효과가 좋다.

(2) 수축기 심부전

① Spironolactone, eplerenone이 심장을 보호하는 효과가 있다.

② 특히 eplerenone은 급성 심근경색 후 수축기기능부전에 효과가 있다.

(3) 병용요법: 경한 부종의 치료에 사용하지만, 보다 강력한 이뇨제를 투여할 때 흔히 나타나는 저칼륨혈증을 예방하기 위하여 병용한다.

(4) 신장질환

① Spironolactone은 만성신질환에서 단백뇨의 감소와 함께 신부전으로 진행하는 속도를 늦춘다.

② Spironolactone은 급성신손상 후 만성신질환으로 이행하는 것을 예방한다.

(5) Liddle증후군: amiloride나 triamterene이 선택치료제이다.

(6) 원발성 또는 저항성 고혈압: spironolactone, eplerenone이 도움이 되는 예가 많다.

(7) 다른 이뇨제에 의한 저칼륨혈증, 저마그네슘혈증 및 대사성 알칼리증을 예방한다.

(6) Bartter증후군, Gitelman증후군: 포타시움의 복용량을 줄이는 효과가 있다.

4) 신장에 대한 효과:

◦ 소디움(3 ~ 5%), 클로라이드(5%)의 분획요배설이 증가한다. 그러나 포타시움은 10% 정도 분획배설률이 감소하며 마그네슘도 감소한다.

5) 부정적 약물반응

(1) 신부전이나 포타시움의 섭취가 증가하거나 포타시움의 배설을 억제하는 약물 (ACE inhibitor, ARB, NSAID, β-blocker)을 복용중인 환자, aldosterone의 합성을 억제하는 약물(heparin, ketoconazole)을 사용하고 있는 환자에서는 고칼륨혈증을 유발할 수 있다.

(2) 산의 배설을 억제하여 대사성 산증, 고칼륨혈증이 악화한다.

(3) Spironolactone을 고용량으로 쓰면 남성에서는 여성형 유방(gynecomastia), 여성에서는 유방결절 및 통증이 나타난다. 약제를 사용하지 못하게 되는 가장 큰 이유가 된다.

(4) 성욕감퇴, 성기능장애

(5) Triamterene은 요로폐쇄를 유발하며 특히 indomethacin과 병용하는 것은 금기이다.

6. V2차단제(vasopressin receptor2 antagonist, vaptan)

1) V2차단제는 집합관에서 AVP의 작용을 차단하여 수분의 요배설만 증가하는 참된 의미의 이뇨제이다. 소디움이나 포타시움의 요손실은 거의 없다.

2) 부종을 동반한 고혈량 저나트륨혈증이나 정상 혈량인 SIAD의 치료에 효과가 있다. 저혈량 저나트륨혈증에서는 사용하지 않는다.

3) 현재 사용하는 약제

(1) V2수용체 차단제

① 경구용으로 tolvaptan, mozavaptan, satavaptan, lixivaptan이 있다.

② 간독성 때문에 현재 tolvaptan만 사용한다.

(2) V1a/V2수용체 차단제

① 주사제로 conivaptan이 있다.

② V1a수용체도 차단하므로 관상동맥의 확장, 심부전에서 말초혈관 저항을 감소시키는 추가적인 효과를 기대하였지만 아직 확실하지 않다.

7. 기타

1) Dopamine계 약제

(1) Dopamine

① 저용량(1 ~ 3 μg/kg/m)에서는 사구체여과율이 증가하고 cAMP에 의하여 NHE3를 억제하여 소디움의 요배설이 증가한다.

② 과거 신기능을 보호한다고 잘못 알려졌고 심장에는 좋지 않은 영향을 주므

로 현재 사용하지 않는다.

(2) Fenoldopam

① 선택적인 dopamine1수용체 작용제로 심장의 부하가 증가하지 않는다.

② 신혈류의 증가와 근위세관에서 소디움의 재흡수를 억제하여 이뇨제저항이 있는 환자에서 효과가 있는 것으로 알려졌다.

③ 심장질환이 있는 환자에서 유용할 것으로 생각하였지만 효과가 뚜렷하지 않아 사용하지 않는다.

2) Adenosine1수용체(A1)차단제

① Aminophylline은 사구체여과율이 다소 증가하고 근위세관과 원위세관에서 NaCl의 재흡수가 감소한다.

② 선택적인 A1차단제인 rolofylline은 사구체여과율이 다소 증가하고 근위세관에서 NaCl의 재흡수가 감소하여 급성 심부전에서 사용하였지만 효과가 없어 사용하지 않는다.

3) UT-B, UT-A1억제제

① 신수질에서 요소의 재흡수를 억제하여 삼투이뇨를 초래한다.

② 아직 효과가 확실하게 입증되지 않았다.

4) Nesiritide(recombinant human BNP)

① B natriuretic peptide(BNP)로 울혈성 심부전에서 정맥으로 주사하면 cGMP에 의하여 소디움의 요배설을 촉진하고 혈관확장이 있지만 RAAS, AVP, 교감신경계의 활성화는 없다.

② 아직 효과가 확실하게 입증되지 않았다.

5) Neprilysin억제제

① Natriuretic peptide(NP)의 분해를 억제하여 소디움의 요배설이 증가한다.

② 심부전에서 ARB와 함께 투여하면 심혈관으로 인한 사망률과 입원 기간이 감소한다는 보고가 있다.

6) Pendrin억제제

① B형사이세포의 pendrin에서 클로라이드를 재흡수하여 주세포의 ENaC으로 재흡수한 소디움과 함께 혈액에서 NaCl이 된다.

② Tetrahydropyrazolopyridine, pyrazolothiophenesulfonamide 등 pendrin 억제제가 thiazide와 같이 NaCl의 재흡수를 억제하는 이뇨효과가 있다고 알

려졌다.

표 10-1. 이뇨제의 약력학적 특성

	투여	시작 (h)	최대 (h)	지속 (h)	반감기 (h)	용량 (mg/d)
근위세관이뇨제						
Acetazolamide	경구	1 ~ 1.5	2 ~ 4	8 ~ 10	–	250 ~ 1,000
	정맥	2 m	15 m	4 ~ 5	–	
Loop이뇨제						
Furosemide	경구	< 1	1 ~ 2	6 ~ 8	1.5 ~ 2	20 ~ 360
	정맥	< 5 m	0.5	2	–	20 ~ 160
Torasemide	경구	< 1	< 1 ~ 2	12 ~ 16	3.5	2.5 ~ 20
Ethacrynic acid	경구	< 0.5	2	6	1	50 ~ 100
Bumetanide	경구	0.5 ~ 1	1 ~ 2	4 ~ 6	1 ~ 1.5	0.5 ~ 2
원위곡세관이뇨제 (경구)						
Hydrochlorothiazide		1 ~ 2	4	24 ~ 72	1 ~ 2	12.5 ~ 100
Metolazone		1	2	12 ~ 24	8	2.5 ~ 5
Indapamide				36		2.5 ~ 20
집합관이뇨제 (경구)						
Amiloride		2	6 ~ 10	24	6 ~ 9	5 ~ 20
Spironolactone		24 ~ 48	48 ~ 72	1 ~ 3	20	25 ~ 200
Triamterene		2	6 ~ 8	7 ~ 9	3	100 ~ 300
삼투이뇨제 (경구)						
Mannitol		0.5 ~ 1	1	6 ~ 8	0.2 ~ 1.5	50 ~ 200 g
Urea		0.5 ~ 1	1	5 ~ 6	–	1 ~ 1.5 g/kg

● 이뇨제의 효과판정과 용량의 결정

1. 이뇨제의 효과는 요소디움분획배설률(FE_{Na})의 증가로 판정한다. 이뇨제로 치료할 때 적정용량은 FE_{Na}가 증가하는 정도로 판정한다.
   1) 이뇨제투여 후 FE_{Na}의 증가가 5% 이내는 경도(mildly potent), 8 ~ 10%의 증가는 중등도(moderately potent), 15 ~ 25% 증가는 강력한 효과(very potent)로 구분한다.
   2) Loop이뇨제가 가장 강력하고, 원위세관과 집합관이뇨제는 중등도이며, 근위세관이뇨제가 경도의 효과가 있다.

2. 이뇨제를 투여한 후 기저에 비하여 FE_{Na}가 증가한 것을 보고 용량을 증가할 것인지 다른 부위를 차단하는 이뇨제를 병용할 것을 결정한다.
   1) Loop이뇨제를 사용한 후 FE_{Na}가 25%에 이르렀다면 현재의 용량으로 최대의 효과

가 있으므로 더 이상 증량하지 않고 다른 종류의 이뇨제와 병용요법을 한다.

2) 각 이뇨제의 최대치보다 훨씬 적게 FE_{Na}가 증가하였으면 병용요법보다는 먼저 용량을 늘린다. 각 이뇨제의 최대치만큼 FE_{Na}가 증가하였으면 병용요법을 한다.

I-3. 이뇨제의 임상적 사용

○ 부종이 있는 환자는 반드시 저염식(1일 Na^+ 2.5 ~ 3 g, NaCl 6 ~ 7.5 g)을 먼저 시행한 후 이뇨제를 투여한다. 부종이 심하거나 이뇨제저항이 있으면 1일 소디움을 2 g(NaCl 5 g) 미만으로 섭취한다.

● 신부전

1. Loop이뇨제

1) C_{Cr}이 50 mL/m 이하인 신부전이 있으면 loop이뇨제를 사용한다.

2) 급성신부전에서는 C_{Cr}을 0으로 간주하여 최대용량을 투여한다.

3) 만성신부전이나 급성신손상에서 부종이 없더라도 요량을 1일 1 L 이상 유지하기 위하여 혹은 고혈압의 치료를 위하여 loop이뇨제를 사용한다.

① 요량을 1 L 이상으로 유지하면 수분섭취의 허용량이 늘고 다른 용질의 조절이 비교적 쉽다.

② 투석치료를 하는 환자라도 잔여신기능이 있으면 loop이뇨제를 투여하여 요량이 증가하면 투석 간 체중(interdialytic weight)의 증가와 고칼륨혈증의 발생이 적다.

4) C_{Cr}이 20 mL/m 이하면 근위세관 내강으로 배설되는 furosemide의 양은 정상인의 1/3 ~ 1/6에 불과하므로 일반적인 용량보다 훨씬 더 많이 사용하여야 한다.

① 정맥으로 투여할 때는 furosemide를 1회 최대 160 ~ 200 mg을 투여한다. 너무 빠른 투여는 이명, 현훈을 초래하므로 20 ~ 30분에 걸쳐 투여한다.

② 경구로 투여할 때는 정맥 투여량의 2배를 투여한다. C_{Cr}이 25 ~ 75 mL/m인 중등도 신부전에서는 1일 160 ~ 320 mg, 25 mL/m 미만인 심한 신부전에서는 320 ~ 400 mg을 경구로 투여한다.

③ 지속적인 정맥투여

가. 간헐적인 투여나 경구로 효과가 없으면 지속적으로 정맥투여를 한다. 처음에
는 furosemide 40 mg을 부하한 후 C_{Cr}에 따라 10 ~ 40 mg/h로 투여한다.

나. 이뇨제 저항이 심하면 bumetanide를 1 mg/h로 12시간 정맥주사한다.

2. 원위곡세관이뇨제

1) Metolazone을 제외하고는 C_{Cr}이 35 mL/m이하에서는 효과가 없다. C_{Cr}이 35 mL/
m을 넘어도 고용량을 사용하여야 한다.

2) 신부전에서 thiazide는 1차약제로 사용하지 않고 다만 loop이뇨제와 함께 병용하
면 추가적인 상승효과가 있어 경구로 투여한다.

3) Metolazone은 흡수되어 유효한 농도로 유지하는데 10여 일이 걸리고 반감기가 길
어 loop이뇨제와 병용하지 않고 단독으로 사용한다.

4) 경도 및 중등도의 신부전에서는 hydrochlorothiazide를 1일 50 ~ 100 mg, 심한
신부전에서는 100 ~ 200 mg을 1회 혹은 2회에 나누어 투여한다.

3. 급성신부전

1) 과거 급성신부전에서 요량을 유지하기 위하여 furosemide를 1 g까지 사용하였지
만 효과는 없고 이독성(ototoxicity)만 생기는 것으로 알려졌다.

2) 체액과잉이 있을 때 loop이뇨제를 사용하면 체액량, 고칼륨혈증과 산증을 교정하
여 투석치료를 줄일 수 있다.

3) Furosemide 40 mg, bumetanide 1 mg, torasemide 25 mg을 정맥으로 투여하
고 매 60초마다 용량을 2배로 증량한다.

4) Furosemide는 4 ~ 6 mg/kg를 투여하여도 효과가 없으면 더 이상 증량하지 않
는다.

표 10-2. Loop이뇨제의 1회 최대용량 (ceiling doses) *(mg)*

	Furosemide		Bumetanide 정맥 및 경구	Torasemide 정맥 및 경구
	정맥	경구		
신부전 *(GFR, mL/m)*				
20 ~ 50	80 ~ 160	160	6	50
< 20	200	240	10	100
정상 사구체여과율				
신증후군	120	240	3	50
간경변증	40 ~ 80	80 ~ 160	1	20
심부전	40 ~ 80	80 ~ 160	1	20

표 10-3. Loop이뇨제의 질환에 따른 약동학지표의 변화

	생체이용률 (%)	반감기 (h)			
		정상	신질환	간질환	심질환
Furosemide	50	1.5 ~ 2	2.8	2.5	2.7
Bumetanide	80 ~ 100	1	1.6	2.3	1.3
Torasemide	80 ~ 100	3 ~ 4	4 ~ 5	8	6

● 신증후군

1. 이뇨제저항(diuretic resistance)이 자주 관찰되어 많은 용량의 loop이뇨제를 사용한다. 그러나 신부전에 비하여 소량의 furosemide로 시작하여 경구용량으로 최대 1일 4 ~ 6 mg/kg까지 사용한다.

2. 과거에는 albumin을 함께 혹은 미리 투여하고 loop이뇨제를 사용하는 것이 큰 효과가 있을 것으로 생각하였으나 약력학과 약동학지표에서는 furosemide의 요 농도가 증가하지 않았고 다른 추가효과도 없었다.

　◦ 다만 심한 저혈량증이 있거나 혈청 albumin 농도가 2 g/dL 미만인 때에는 albumin 의 투여가 선별적인 효과가 있다.

3. ACE억제제나 ARB의 병용은 이뇨제저항에서 효과가 있고 혈액응고의 이상, 고지 혈증, 부종의 개선과 신질환의 진행 등을 억제하므로 도움이 된다.

4. Loop이뇨제의 최대용량으로도 효과가 없으면 원위곡세관이뇨제(thiazide), 혹은 spironolactone, eplerenone, amiloride, triamterene 등 집합관이뇨제와 병용 요법을 한다. Loop이뇨제, thiazide, 집합관이뇨제의 3제 병용요법(triple diuretic therapy)은 가장 강력한 이뇨제치료이다.

　1) Loop이뇨제와 thiazide의 병용은 심한 포타시움의 요손실을 초래하므로 유의하여야 한다.

　2) 신증후군에서 요배설이 증가하는 plasmin은 ENaC을 활성화한다. 이를 차단하는 amilioride, triamterene이 병용요법에서 더 효과가 있을 것으로 기대하였으나 아직 효과가 명확하지 않다.

　3) Spironolactone은 단백뇨를 줄이는 신보호효과(renoprotection)가 있다.

● 간경변증

1. 간경변증에 의한 부종은 말초혈관의 확장과 심장기능의 이상에 의한 동맥혈의 저

충만(underfilling)으로 유효 순환혈액량이 감소한다. 이에 따라 이차적인 aldo-sterone의 증가가 가장 중요한 병인이므로 spironolactone이 기본적인 약제이다.

2. Spironolactone을 1일 50 mg으로 시작하여 최대 400 mg까지 사용할 수 있지만 일반적으로 환자가 200 mg 이상을 견디기 어렵다.

  1) Spironolactone은 경도의 효과를 나타내는 이뇨제이므로 간경변 이외에서 단독요법으로는 효과가 없다.

  2) 염분의 섭취를 제한하는 것이 중요하다. 복수가 없는 경한 부종에서는 1일 소디움 100 mmol로 제한한 저염식을 하며 수분은 제한하지 않는다. 복수가 있는 환자보다 이뇨제의 부정적 약물반응이 쉽게 나타난다.

  3) 정상에서 복수는 림프관과 혈관을 통하여 1일 300 ~ 900 mL를 재흡수한다.

    ① 복수가 없는 환자에서 이뇨제를 사용할 때 체중이 1일 최대 0.3 ~ 0.5 kg가 감소하도록 한다.

    ② 복수가 있으면 1일 1 ~ 3 kg의 체중감소가 있어도 혈장량이나 신기능에는 변화가 없다. 그러나 복수가 조절된 후에 같은 용량의 이뇨제를 사용하면 혈장량이 25%나 감소하여 저나트륨혈증, 알칼리증, 신기능의 저하가 나타난다.

3. 이뇨제에 반응과 저염식의 순응도를 평가하는 방법

  1) 24시간 소디움 요배설량이나 단회 요의 U_{Na}/U_K를 측정하여 판단한다.

  2) U_{Na}/U_K

    ① 1 ~ 2.5: 정상 반응

    ② > 2.5: 저염식을 제대로 하지 않은 상태

    ③ < 1: 이뇨제저항

  3) TTKG로 판단하여도 좋다는 보고도 있지만 U_{Na}/U_K에 비하여 차이가 없다.

    (Lim YS et al. Liver 2002;22(5):426)

4. 저염식과 이뇨제 치료에 듣지 않으면 복수를 다량 천자하며 albumin을 함께 보충하여 이뇨효과를 높일 수 있다.

    ① 1회 4 ~ 6 L의 복수 천자를 하며 40 g의 albumin 즉 20%albumin 200 mL를 투여

    ② Albumin과 loop이뇨제의 병용요법은 효과가 없고, 오히려 정맥압의 상승으로 식도정맥류의 파열과 출혈이 우려되므로 유의하여야 한다.

5. 경한 간경변증에서는 thiazide나 loop이뇨제에 대한 반응은 정상과 큰 차이가 없다.

① 진행하면 장에서 흡수가 감소하고, 저알부민혈증과 체액량증가로 분포용적(Vd)이 증가하며, 유효 순환혈액량이 감소하여 신장에 이르는 약물도 감소한다. 결국 근위 세관에서 분비가 감소한다.

② 복수가 생기면 aldosterone도 증가하여 이뇨제에 대한 효과가 감소한다.

6. Loop이뇨제를 정맥으로 투여하면 간신증후군(hepatorenal syndrome)의 위험이 크다.

7. ACE억제제나 ARB는 도움이 되지 않고 오히려 혈압을 낮추므로 사용하지 않는다.

8. 2012년 American Association for the Study for Liver Disease(AASLD)에 서 정한 지침에서 spironolactone과 furosemide의 병행요법을 추천하였다. *(Runyon BA. Hepatology 2013;57(4):1651)*

1) 소디움 섭취의 제한 (1일 Na^+ < 2 g, 88 mmol)

2) 아침에 1회 sprinololactone 100 mg와 furosemide 40 mg를 경구로 시작하여 3 ~ 5일마다 2가지 약제의 용량의 비를 유지하며 각각 400 mg, 160 mg까지 증량한다.

① 이러한 용량 비 즉 2.5 : 1을 유지하면 혈청 포타시움농도가 정상으로 유지된다.

② Sprinololactone에 의하여 여성화 유방이 나타나면 대신 amiloride를 1일 10 ~ 40 mg을 투여한다.

③ Thiazide는 spironolactone이나 furosemide과 병용하면 심한 저나트륨혈증 이 발생하므로 특히 주의하여야 한다.

● 울혈성 심부전

(Jessup M et al. 2009 Focused update: ACCF/AHA guidelines for the diagnosis and management of heart failure in adults. Circulation 2009;119:1977; Casu G, Merella P. Diuretic therapy in heart failure. Eur Cardiol Rev 2015;10(1):42; National Institute for Health and Care Excellence(NICE). Acute heart failure: diagnosis and management.. Clinical guideline[CG187]. October 2014)

1. 최근 지침은 울혈증상이 있는 심부전에서 1차 치료는 loop이뇨제를 일회(bolus) 혹은 지속적(continuous)으로 정맥주사하는 것이다.

1) Thiazide나 포타시움보존 이뇨제는 이뇨제저항이 있을 때 2차약제 즉 병행요법으 로 사용한다.

2) 이뇨제 투여로 울혈증상이 개선되지 않으면 먼저 loop이뇨제를 증량하고, thia-

zide계, 포타시움보존 이뇨제 등 2차 이뇨제를 추가한다. 이에도 충분하지 않으면 지속적으로 정맥투여를 한다.

2. 이뇨제는 울혈성 심부전에서 1차약제로 가장 많이 사용하고 있지만 아직 충분히 그 효용성이 입증되지 않았고 혈관확장제, 심장 강화제 등과 ACE억제제 혹은 ARB 등과 함께 치료하여야 한다.

3. Spironolactone, eplerenone는 순환기에 aldosterone이 미치는 악영향을 차단하여 심장보호의 효과가 있지만 울혈을 치료하는 1차약제로는 사용하지 않는다.

4. 만성 심부전

1) 울혈증상이 뚜렷하지 않은 심부전에서는 저염식(1일 $Na^+ < 100 \sim 120$ mmol)과 저용량의 thiazide로 시작하며, 울혈증상이 뚜렷한 심부전에서는 보다 더 철저한 저염식(1일 $Na^+ < 80 \sim 100$ mmol)과 loop이뇨제를 사용한다.

2) 이뇨제에 대한 저항은 심한 신기능의 저하가 있을 때 관찰된다.

3) 만성 대상부전(decompensated)심부전에서는 RAAS, AVP가 증가하여 저칼륨혈증, 저마그네슘혈증, 저나트륨혈증, 부정맥이 흔하다. 특히 저칼륨혈증 등 전해질장애는 digoxin 등 약제의 부작용을 증가시키므로 유의하여야 한다.

4) Loop이뇨제를 정맥으로 지속적으로 사용할 때 저혈량증, 전해질이상과 신기능이 악화할 위험이 크므로 주의하여야 한다.

5) Furosemide의 투여로 10 kg의 체중 감소가 있으면 체액과잉으로 인한 폐부종, 심확장이 개선되어 심박동량(stroke volume, SV)이 15%가 증가하고 말초혈관저항도 감소한다. 혈관확장제와 함께 투여하면 심박동량이 65%까지 증가한다.

6) 집합관이뇨제도 사용하는데 특히 spironolactone, eplerenone은 장기간 사용하면 심부전의 개선에 큰 도움이 된다고 알려져 있다.

7) Loop이뇨제와 thiazide를 사용하여도 효과가 없거나 대사성 알칼리증이 심할 때는 acetazolamide를 병용하면 도움이 되기도 한다.

8) 약제를 사용하는 순서

① 1차약제: loop이뇨제 + ACE억제제 혹은 ARB

② 2차약제: β차단제

③ 3차약제: MRA(spironolactone, eplerenone), hydralazine, isosorbide dinitrate

④ 최종치료: digoxin, cardioverter defibrillator, resynchronization devices

　　* MRA는 혈청 creatinine이 남자 > 2.5 mg/dL, 여자 >2.0 mg/dL이면 사용하

지 않는다.

> * MRA는 좌심실기능부전을 개선하며 loop이뇨제와 병용하면 심실개조(ventricular remodelling)를 개선하는 등 심장보호 효과가 큰 것으로 알려져 있다 (RALES, randomized aldactone evaluation study). *(Pitt B et al. N Engl J Med 1999;341:709)*

5. 급성 대상부전심부전(acute decompensated heart failure, ADHF)

  1) Loop이뇨제와 혈관확장제를 정맥으로 투여하면 심실 충만압력(filling pressure)이 감소하며 혈역학과 증세가 개선된다.

    ① Loop이뇨제는 처음에는 furosemide 40 mg, bumetanide 1 mg, torasemide 10 ~ 20 mg을 정맥으로 주사하며 반응에 따라 증량한다.

    ② 혈관확장제는 울혈증상이 뚜렷하고 혈압이 낮지 않고 이뇨제에 효과가 없을 때 투여한다. Nitroglycerin, nitroprusside, nesiritide 등을 사용하며 이중 nesiritide는 교감신경계 반응을 억제하여 RAAS, AVP, endothelin 등의 증가를 억제한다.

  2) 심부전으로 신혈류가 감소하면 근위세관에서 이뇨제의 분비가 감소하여 용량에 따른 반응이 늦고 최대효과도 감소한다. 일반적으로 torasdemide가 furosemide에 비하여 지속시간이 길어 더 효과적이며 교감신경과 RAAS의 활성이 적은 것으로 알려졌다.

  3) Loop이뇨제에 의한 과다한 이뇨로 신기능의 저하가 더 심하지만 생존율은 개선된다는 보고가 있다.

  4) Nesiritide는 폐동맥모세혈관 압력(PWP)을 낮추는데 효과적이어 심장수술 후 좌심실기능부전이 있을 때 사용하면 신기능이 개선되고 사망률을 줄인다. 저혈압이 없는 체액과잉이 있는 급성 대상부전심부전의 치료에서 혈관확장제를 대신하여 치료제로 사용한다.

6. 급성 관상동맥증후군(acute coronary syndrome)에 의한 급성 대상부전심부전

  1) 급성 관상동맥증후군에서는 혈전억제제의 투여, 경피혈관 관상동맥확장술(PTCA), 부정맥의 치료가 우선이다.

  2) 이후 확장기말 좌심실압력(LVED)를 낮추기 위하여 이뇨제를 투여한다. Furosemide를 정맥으로 투여하면 5 ~ 15분 이내에 좌심실 충만압력이 15 mmHg까지 감소하며 정맥의 용적이 50% 이상 증가한다.

3) 심박출량이나 심박수는 유지하며 좌심실 충만압력이 감소하도록 정맥확장제 혹은 이뇨제를 저용량으로 투여하며 PWP가 15 mmHg가 될 때까지 증량한다.

4) Isosorbide dinitrate 3 mg을 5분마다 혹은 furosemide를 80 mg을 15분마다 투여한다.

5) 체액량의 감소가 심하거나 전부하(preload)에 따른 우측 심부전(right heart failure)이 있으면 이뇨제를 사용하지 않는다.

7. 우측 심부전

1) 이뇨제는 금기이다.

2) 이뇨제의 투여로 정맥환류(venous return)가 감소하며, furosemide는 Ang II의 활성화에 따른 저산소증으로 폐혈관의 수축이 생겨 오히려 심부전이 악화한다.

표 10-4. 심부전의 치료에 사용하는 이뇨제의 1일 용량 (mg/d)

	시작용량	일반적 용량	최대용량
Loop이뇨제			
Furosemide	20 ~ 40	40 ~ 240	600
Bumetanide	0.5 ~ 1.0	1 ~ 5	10
Torasemide	5 ~ 10	10 ~ 20	200
Ethacrynic acid	25 ~ 50	50 ~ 100	200
원위곡세관이뇨제			
Hydrochlorothiazide	25	12.5 ~ 100	100
Metolazone	2.5	2.5 ~ 10	20
Indapamide	2.5	2.5 ~ 5	20
집합관이뇨제*			
Amiloride	2.5 ~ 5	10 ~ 20	20
Triamterene	25 ~ 50	100 ~ 200	200
Spironolactone/Eplerenone	12.5 ~ 50	50 ~ 200	200

* ACE억제제나 ARB와 함께 사용할 때에는 저용량을 투여한다.

● 고혈압

1. 고혈압의 치료에 있어 thiazide가 loop이뇨제에 비하여 거의 2배의 강압효과가 있다. (수축기/확장기 혈압 10 ~ 20/5 ~ 10 vs. 5 ~ 10/5 mmHg)

   (Anderson J et al. Q J Med 1971;15:541; Arroye MA et al. JAMA 1978;240:1863; Valmin K et al. Eur J Clin Pharmacol 1975;8:393)

   1) Chlorthalidone 12.5 ~ 75 mg/d: 수축기/확장기 혈압이 12/4 mmHg 감소

Hydrochlorothiazide ~ 50 mg/d: 수축기/확장기 혈압이 11/5 mmHg 감소

(Musini VM et al. Cochrane Database Syst Rev 2014;5: CD003824. doi:10.1002/14651858)

2) 신부전이 없는 고혈압에서 hydrochlorothiazide 50 mg 1일 2회, furosemide 40 mg 1일 2회로 4주간 투여한 교차비교(crossover compaison) *(Holland OB et al. Arch Intern Med 1979;139:1015)*

① Hydrochlorothiazide군에서 furosemide군에 비하여 혈압이 5 ~ 8 mmHg 정도 더 감소하였다.

② Hydrochlorothiazide군과 furosemide군에서 평균 혈압은 각각 24.7, 16.0 mmHg씩 감소하였고, 확장기 혈압은 각각 17.3, 10.1 mmHg씩 감소하였다.

③ 두 군에서 이뇨제 투여 후 혈청 BUN, creatinine, 칼슘 및 소디움농도는 모두 정상이었다. 혈청 요산농도는 2군 모두 증가하였으나 차이가 없었다. 혈청 포타시움농도는 2군 모두 감소하였으나 hydrochlorothiazide군 3.35 ± 0.13 mM, furosemide군은 3.61 ± 0.11 mM로 hydrochlorothiazide군에서 유의하게 낮았다.

④ Thiazide가 loop이뇨제에 비하여 저칼륨혈증이 다소 더 심하였지만 고요산혈증의 빈도나 정도는 차이가 없었다.

2. C_{Cr}이 35 mL/m 이하인 신부전에서는 thiazide가 효과가 없으므로 loop이뇨제를 사용하여야 한다. 만성신질환이 있을 때에는 야간 고혈압(nocturnal hypertension)의 주요 원인이 염분과 수분의 저류이므로 이뇨제가 고혈압의 치료의 가장 기본적인 약제이다.

3. 특정한 원인에 의한 고혈압의 치료

① Spironolactone, eplerenone: 원발성 알도스테론증

② Amiloride, triamterene: Liddle증후군의 선택치료제

③ Thiazide: Gordon증후군의 선택치료제

● 기타 질환

1. 안압이나 뇌압의 상승: acetazolamide, mannitol

2. 고칼슘혈증: 충분한 수액공급을 한 후에 loop이뇨제

3. 고칼슘뇨(hypercalciuria)에 의한 요로결석의 예방 및 치료

◦ Thiazide에 의하여 칼슘과 옥살산염(oxalate)의 재흡수가 증가하여 요배설이 감소

한다.

4. 골다공증의 예방 및 치료

　① Thiazide는 신장에서 칼슘의 재흡수를 촉진하고 osteocalcin을 억제하여 골흡
　　수가 감소하여 PTH와 무관하게 직접 골형성을 촉진한다.

　② 폐경기 여성에서 1일 12.5 ~ 50 mg의 hydrochlorothiazide를 경구로 복용한다.

5. 신세관산증

　① Furosemide를 투여하면 원위신원으로 유량의 증가, 포타시움과 인의 요배설 증
　　가, aldosterone의 증가가 있다. 이에 따라 산의 배설이 증가하여 치료에 도움이
　　된다.

　② Furosemide와 thiazide는 H^+ ATPase $\beta1$을 증가시킨다.

　③ 제4형 신세관산증에서는 furosemide와 mineralocorticoid 치료가 도움이 된다.

6. Bartter 혹은 Gitelman증후군

　① 집합관이뇨제가 도움이 된다. 특히 KCl의 용량을 줄일 수 있다.

　② 1일 spironolactone 200 ~ 300 mg 혹은 amiloride 10 ~ 30 mg을 경구로 복용
　　한다.

　③ Indomethacin의 병용투여도 도움이 된다.

7. 요붕증

　① Thiazide는 집합관의 AQP2가 증가하여 수분의 재흡수를 촉진하여 요량을 50%
　　까지 줄인다.

　② Lithium은 ENaC을 통하여 집합관 주세포로 유입하여 AQP2를 억제하여 요붕증
　　이 생긴다. Amiloride는 lithium이 ENaC을 통하여 세포 내로 유입하는 것을 차
　　단한다.

8. 신전성 고질소혈증(prerenal azotemia) 혹은 일시적 급성신손상

　◦ 핍뇨가 있을 때에는 저용량의 dopamine, mannitol을 사용하지만 효과는 뚜렷하지
　　않다.

● Albumin과 loop이뇨제의 병용투여는 효과가 없다.

1. Albumin을 투여하면 furosemide가 albumin과 결합하는 한편 혈청 albumin
　농도와 유효 순환혈액량이 증가하여 근위세관에 도달하는 furosemide의 양이
　증가한다.

2. 신증후군, 간경변증과 같은 저알부민혈증이 있는 환자에서 albumin을 함께 투여하는 것이 부종을 치료하는 데 효과적일 것으로 알려졌지만 최근 효과가 없는 것으로 확인하였다.

   1) 최근 furosemide와 알부민의 병용투여나 알부민을 먼저 투여한 후 furosemide를 투여하여도 약력학, 약동학의 지표로 판단하면 효과가 없는 것이 밝혀졌다.

   2) 혈청 albumin 농도가 2.0 g/dL 미만인 환자에서 저혈량성 쇼크, 동맥색전의 위험이 있거나 원발성 복막염이 있을 때는 선별적으로 알부민을 투여한다.

● 이뇨제내성 및 저항

1. 이뇨효과 제동현상(diuretic breaking phenomenon)

   1) Loop이뇨제를 투여한 지 1 ~ 2일 후 소디움의 요배설이 감소하여 체내에 소디움이 저류하고(postdiuretic sodium retention) 부종이 악화하는 반등현상(rebound phenomenon)이 나타날 수 있다.

   2) 기전

      (1) 세포외액량의 상태와 무관한 NaCl의 저류

         ① 이뇨효과에 따라 원위신원으로 소디움이 많이 전달되어 원위신원의 적응기전으로 소디움의 재흡수가 증가한다.

         ② 특히 소디움의 섭취가 많을 때 뚜렷하다.

      (2) Cl⁻손실에 의한 체액축소로 생긴 알칼리증(contraction alkalosis): 비흡수성 음이온인 HCO_3^-가 소디움과 결합하여 요배설이 증가한다.

      (3) 형태의 변화도 있어 loop이뇨제 사용 후 2주 후부터 원위신원의 세관세포의 비후와 활성이 나타난다.

      (4) 흔하게 생각하는 RAAS(renin angiotensin aldosterone system)과 교감신경계의 활성은 원인이 아니다. 혈장 Ang II, aldosterone농도가 감소할 정도로 ACEI와 교감신경차단제인 prazocin을 투여하여도 제동현상을 개선하는 효과가 없다.

   3) 이뇨제동의 예방 및 치료

      (1) 소디움의 저류가 생기지 않고 체내 소디움이 음의 균형(negative balance)이 되도록 저염식을 한다.

      (2) 다른 세관부위에 작용하는 이뇨제를 추가한다.

(3) 사용하던 이뇨제의 투여 횟수를 늘리거나, 보다 지속적인 효과(long-acting)가 있는 이뇨제를 사용한다. 지속적인 정맥투여도 좋은 방법이다.

(4) 이뇨제 치료를 갑자기 중단하지 않고 서서히 감량한다.

(5) 이뇨제가 유발하는 저혈량증, 대사성 알칼리증을 예방하거나 교정한다.

2. 이뇨제내성 및 저항

1) 이뇨제내성(diuretic tolerance)

① 지속적으로 이뇨제를 사용하면 세관의 다른 부위에서 적응기전이 활성화하여 이뇨제의 소디움의 요배설을 저해한다.

② 혈압을 저하하거나 부종을 제거하는 효과가 감소한다.

2) 이뇨제저항(diuretic resistance)

① 신증후군과 같이 부종이 있는 환자에서 loop이뇨제의 효과가 나타나기 시작하는 역치용량(threshold dose)이 높아진다.

② 일반적인 용량보다 훨씬 고용량을 투여하여야 효과가 있다.

3. 이뇨제저항

◦ 이뇨제를 장기간 투여하면 소디움의 요배설이 감소하여 항고혈압 및 부종의 치료 효과가 감소한다. 즉 이뇨제내성이 나타나며 이를 이뇨제저항이라 한다.

1) 기전

(1) Loop이뇨제를 장기간 투여하면 원위부 세관으로 소디움의 운반이 증가하며 2주 후부터 원위곡세관과 집합관의 비후가 나타난다. 결국 원위신원에서 소디움 재흡수가 증가한다. 세관의 구조와 기능이 함께 적응한다.

(2) 근위세관의 내강으로 전달되는 이뇨제가 감소한다.

① Loop이뇨제는 혈중에서 albumin과 결합하여 근위세관에 도달한 후 OAT1 혹은 3에 의하여 세관세포로 유입된 후 MRP4를 통하여 내강으로 분비한다.

② 신증후군이나 간경변증 환자에서는 저알부민혈증으로 혈장 내에서 albumin과 결합한 이뇨제가 감소하기 때문에 신장에 도달하는 양이 적다. 결국 작용부위에 도달하는 이뇨제가 감소한다.

③ 신부전에서는 신혈류가 감소하여 이뇨제가 신장에 도달하는 양이 감소한다.

(3) 작용부위의 내강에서 활성 이뇨제의 농도가 감소: 신증후군이나 만성신질환에서 요 albumin과 결합하여 약제 작용부위에 약리학적으로 활성화된 유리 이뇨제(free diuretics)의 농도가 감소한다.

(4) 이뇨제 작용부위의 구조적인 변화: 신증후군이나 만성신질환에서 이뇨제의 작용부위인 물질운반체(NKCC2, NCC)의 구조적인 변형으로 이뇨제의 효과가 저하한다.

(5) 동반하는 절대 혹은 상대적인 유효 순환혈액량의 감소가 있으면 신장의 적응기전에 따라 NaCl의 재흡수가 증가한다.

2) 이뇨제저항의 흔한 원인

(1) 림프부종이나 정맥의 폐쇄 혹은 dihydropyridine CCB(Ca^{2+} channel blocker)의 복용 등 잘못된 진단이거나 혹은 비스테로이드 진통소염제 등 이뇨제의 효과를 저해하는 약제의 복용

(2) 과다한 식염과 수분의 섭취

(3) 활성 이뇨제가 충분하게 세관 내강에 도달하지 못할 때

① 약제를 복용하는 순응도가 낮을 때

② 용량이 부족하고 투여 횟수가 너무 적을 때

③ 장에서 이뇨제의 흡수가 충분하게 되지 않을 때: 위장질환, 울혈성 심부전

④ 신 혈류량의 감소: 신부전, 심부전, 간경변증, 고령

⑤ 기능하는 신원의 감소: 신부전, 고령

⑥ 단백뇨: 신증후군, 만성신질환

(4) 신장에서 이뇨제에 대한 반응이 저하할 때

① 사구체여과율의 감소: 신부전

② 유효 순환혈액량의 감소: 신증후군, 간경변증, 울혈성 심부전

③ RAAS의 활성화

④ 장기간 이뇨제를 투여할 때 구조적, 기능적인 세관의 적응현상

⑤ 비스테로이드 진통소염제(NSAIDs)

3) 이뇨제저항의 예방 및 치료의 순서

(1) 치료할 목표체중을 정하고 부종의 원인을 정확하게 판단하여 이뇨제를 선택하고 투여 용량을 정한다. 림프부종, 정맥폐쇄나 dihydropyridine CCB에 의한 부종은 이뇨제로 치료할 수 없다.

(2) 이뇨제를 제대로 복용하는지 순응도(compliance)를 확인하고 유효 순환혈액량을 평가하고 진통소염제를 복용하고 있는지 확인한다. 문제가 있으면 교정한다.

(3) 1일 소디움의 섭취량을 평가하기 위하여 24시간 소디움의 요배설을 측정한다.

1일 > 100 mmol이면 저염식을 한다.

(4) 소디움 요배설이 1일 < 100 mmol이면 이뇨제의 용량을 2배로 증량하거나 최대용량으로 투여하거나 투여 횟수를 늘린다.

(5) 효과가 없으면 원위곡세관이뇨제인 thiazide, 근위세관이뇨제나 집합관이뇨제를 추가하여 병용요법을 한다.

(6) 이뇨제 병용요법에 효과가 없으면 이뇨제를 정맥으로 투여하거나 지속적인 정맥투여를 한다.

(7) 사구체여과율이 증가하는 약제(albumin, theophylline, mannitol)를 선별하여 투여하지만 대개 큰 효과가 없다.

(8) 지속적 동정맥 혹은 정정맥 혈액여과: 최종적인 치료방법이다.

● 이뇨제투여 후 환자의 평가

1. 이뇨제투여 후에 흔하게 문제가 되는 것은 체액량의 결핍, 전해질장애와 신기능의 악화이다.

2. 체중의 감소는 1일 0.5 ~ 1 kg 이내를 원칙으로 하며, 이뇨제 투여 후 첫 2주간은 매일 혹은 2일마다 체중, 요량, BUN, creatinine, 전해질농도를 주의 깊게 관찰하여야 하고, 안정 상태에 이르면 매 2 ~ 4주마다 관찰한다.

참고문헌

1. 김근호. 신장에서 나트륨 운반체의 생리 및 병태생리학적 역할. *대한신장학회지* 2000;19(suppl. 2):125 ~ 31.

2. Hoorn EJ, Wilcox CS, Ellison DH. Diuretics, in *The Kidney* (vol 2), 10th ed. Philadelphia, WB Saunders, 2000, pp.1702 ~ 33.

3. Brater DC. Diuretic therapy. *N Engl J Med* 1998;339(6):387 ~ 95.

4. Wilcox CS. New insights into diuretic use in patients with chronic renal disease. *J Am Soc Nephrol* 2002;13:798 ~ 805.

5. Chalasani N, Gorski JC, Horlander JC et al. Effects of albumin/furosemide mixtures on responses to furosemide in hypoalbuminemic patients. *J Am*

Soc Nephrol 2001;12:1010 ~ 6.

6. Runyon BA. Introduction to the revised American Association for the Study of Liver Diseases Practice Guideline management of adult patients with ascites due to cirrhosis 2012. *Hepatology* 2013;57(4):1651 ~ 3.

7. Jessup M et al. 2009 Focused Update: ACCF/AHA guidelines for the diagnosis and management of heart failure in adults. *Circulation* 2009;119:1977 ~ 2016.

8. Casu G, Merella P. Diuretic therapy in heart failure- current approaches. *Eur Cardiol Rev* 2015;10(1):42 ~ 7.

9. Hoorn EJ, Ellison DH. Diuretic resistance. *Am J Kidney Dis* 2017;69(1):136 ~ 42.

저자문헌

10. 김도형, 엄재호, 한진석 등. 신증후군 환자에서 알부민 병용투여가 Furosemide 이뇨효과에 미치는 약력학 및 약동학적 유용성 평가. *대한신장학회지* 1998;17(4):567 ~ 73.

11. 허우성 등. 말기 신부전 환자에서 Furosemide와 Hydrochlorothiazide의 병용요법의 효과. *임상약리학회지* 1998;6(2):174 ~ 82.

12. 김경수 등. 신증후군 환자에서 Loop Diuretics(Bumetanide)의 내성 기전 규명을 위한 약동학/약력학 동시 모델 연구. *임상약리학회지* 1999;7(1-2):17 ~ 28.

13. Na KY, Han JS et al. Does albumin preinfusion potentiate diuretic action of furosemide in patients with nephrotic syndrome? *J Korean Med Sci* 2001;16:448 ~ 54.

14. 오윤규, 김근호, 한진석. 이뇨제의 저항성과 내성 기전. *대한신장학회지* 2001;20(5):778 ~ 84.

15. Lim YS, Han JS, Kim KA et al. Monitoring of transtubular potassium gradient in the diuretic management of patients with cirrhosis and ascites. *Liver* 2002;22(5):426 ~ 32.

16. Na KY, Oh YK, Han JS et al. Upregulation of Na$^+$ transporter abundances in response to chronic thiazide or loop diuretic treatment in rats. *Am J Physiol Renal Physiol* 2003;284:F133 ~ 43.

17. 한진석. 이뇨제의 임상적 사용. *임상내과학*, 고려의학. 2004, pp.1133 ~ 41.

18. Kim GH et al. Antidiuretic effect of hydrochlorothiazide in lithium-induced

nephrogenic diabetes insidious is associated with upregulation of aquaporin-2, Na-Cl co-transporter, and epithelial sodium channel. *J Am Soc Nephrol* 2004;15(11):2836 ~ 43.

II. 수분배설촉진제(Vaptan)

김근호(한양의대 내과 교수)

개요

● 수분배설촉진제는 선택적으로 수분의 배설을 증가시켜 이뇨 효과가 있다.

1. 요량(urine flow)은 삼투질청소율(osmolal clearance)의 증가나 자유수분청소율 (free water clearance)의 증가에 의하여 증가한다.

   1) 삼투질청소율을 증가시키는 약제 즉 이뇨제는 신장의 주요 세관에서 소디움의 재 흡수를 차단하여 소디움의 요배설을 촉진하거나 mannitol과 같이 용질의 요배설 이 증가하여 이뇨효과가 나타난다.

   2) 자유수분청소율을 증가시키는 수분배설촉진제는 신장의 집합관에서 바소프레신 (AVP)에 의한 수분의 재흡수를 차단하여 수분의 요배설이 증가하여 이뇨효과가 나타난다.

2. 기존의 이뇨제는 일차적으로 소디움을 포함한 용질의 배설이 증가하고 이차적으 로 수분의 배설이 증가하지만, 수분배설촉진제는 용질 배설의 증가를 동반하지 않고 선택적으로 수분의 배설만 증가하는 특징이 있다. 그 결과 수분배설촉진제 는 loop이뇨제에 비하여 유효 순환혈액량을 유지하여 교감신경계와 레닌-안지 오텐신-알도스테론계(RAAS)의 활성화가 적다. 따라서 신장의 혈류와 신장기능의

표 10-5. 수분배설촉진제와 소디움배설촉진제의 비교

지표	수분배설촉진제(tolvaptan)	소디움배설촉진제(furosemide)
심박수	↔	↑
혈압	↔	↓
부정맥	↔	↑
BUN/Creatinine	↔	↑
신장 혈류량	↔	↓
사구체여과율	↔	↓
혈청 소디움농도	↑	↓
혈청 포타시움농도	↔	↓
교감신경계활성	↔	↑
혈장레닌활성도	↔	↑

(*Ambrosy A et al. Expert Opin Pharmacother 2011;12:961*)

보존에 더 유리하다.

- 신장에서 수분의 재흡수 및 수분배설촉진제의 작용부위(tubular target sites of aquaretics)

1. 신장에서 요농축이 이루어지는 주요 두 부위는 비후상행각(TAL)과 집합관(CD)이다. 뇌하수체 후엽에서 분비된 바소프레신(AVP)이 이곳에 각각 작용해서 소디움과 수분 재흡수를 자극한다. 즉, 비후상행각과 집합관의 기저외측막에 존재하는 V2수용체에 AVP가 결합하여 NKCC2와 AQP2를 각각 활성화하여 소디움과 수분의 재흡수가 증가한다.
   1) 비후상행각 NKCC2에 의한 소디움의 재흡수로 외수질 간질의 삼투질농도가 증가하여 집합관에서 AVP에 의한 수분의 삼투재흡수가 증가한다.
   2) AVP의 작용으로 내수질집합관에서 요소의 재흡수가 증가하여 내수질간질에 요소를 축적하여 요농축이 필요한 삼투질농도의 경사를 만든다.
2. 수분배설촉진제는 신장의 비후상행각과 집합관에 분포하는 V2수용체에 AVP와 경쟁적으로 결합함으로써 AVP의 작용을 차단한다. 따라서 V2길항제(vasopressin-2 receptor antagonist, vaptan)라고도 불린다.

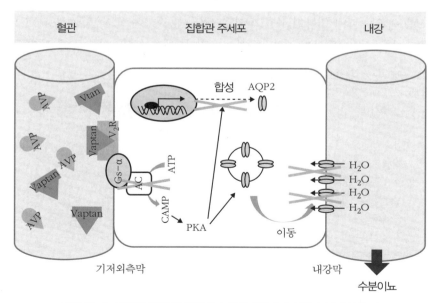

그림 10-2. 집합관 주세포에서 V2수용체 길항제에 의한 수분배설 촉진

1) 집합관 주세포(principal cell)에서 AVP에 의하여 수분통로인 AQP2가 내강막으로 이동할 뿐 아니라 합성도 증가하는데, V2길항제를 투여하면 이러한 AQP2의 작용을 억제하여 수분의 요배설이 증가한다.
2) V2길항제는 비후상행각세포에서 NKCC2의 작용을 억제하며 요농축에서 반류증폭(countercurrent multiplication)을 저해한다. 이에 따라 요농축의 저하를 유발한다.

수분배설촉진제의 종류

1981년에 최초로 보고된 펩티드 V2길항제는 반감기가 짧고 생체이용률이 낮아서 주사 투여만 가능했는데, 동물실험에서는 오히려 AVP의 효과를 증진하는 작용제 역할을 하였다. *(Manning M et al. J Med Chem 1981;24:701)*

이후 개발된 mozavaptan (OPC-31260)은 비펩티드(nonpeptide) V2길항제로서 생체이용률이 높고 반감기가 길어서 경구 투여제로서 효과적이었다. *(J Clin Invest 1993;92:2653)*

과거 개발되어 임상시험에 적용한 비펩티드 V2길항제로 conivaptan, lixivaptan, tolvaptan, satavaptan 등 4가지가 있었으나, 현재 임상에서는 conivaptan과 tolvaptan만이 수분배설촉진제로서 사용한다.

국내에는 tolvaptan을 사용하고 있으며 같은 회사에서 tolvaptan에 앞서 개발한 mozavaptan은 현재 일본에서만 부적절 항이뇨증후군(SIAD)의 치료제로 사용하고 있다.

1. Tolvaptan
   1) Tolvaptan(OPC-41061)은 mozavaptan(OPC-31260)에 비해 사람의 V2수용체의 선택성을 더욱 강화한 약제이다.
      ① V2수용체에 선택적으로 작용하는 경구 제제 중 tolvaptan이 유일하게 2009년에 미국 FDA의 승인을 받았다.
      ② 부적절 항이뇨증후군과 같은 정상체액량(euvolemic) 저나트륨혈증 및 울혈성 심부전과 같은 과체액량(hypervolemic) 저나트륨혈증 환자에서 수분배설을 촉진하는 효과가 있다.
   2) 최근에는 저나트륨혈증 치료제 외에 상염색체우성 다낭신에서 그 진행을 지연하는 효과가 알려졌다. 다낭신에서 낭종의 성장이 cAMP의 활성화에 기인하므로 이를

억제하면 낭종의 성장을 줄이고 신부전의 진행을 지연시킬 것으로 기대하고 있다.

2. Conivaptan

1) Conivaptan(YM087)은 경구 및 주사제가 있으나 주사제만 처음으로 2005년에 미국 FDA의 승인을 받았다.

2) V2수용체뿐 아니라 V1a수용체를 차단하는 conivaptan의 독특한 약리작용은 울혈성 심부전 환자에서 더 나은 치료 효과를 기대하였지만 실제 결과는 분명하지 않고 현재 저나트륨혈증의 치료제로 사용한다.

Tolvaptan 사용의 실제

현재 국내에서 사용할 수 있는 수분배설촉진제로는 tolvaptan이 유일하다. 1일 1회 아침에 경구 용법인 제제로서 희석 저나트륨혈증(dilutional hyponatremia)일 때 축적된 수분을 제거함으로써 저나트륨혈증을 개선한다. 따라서 부적절 항이뇨증후군과 울혈성 심부전에서 발생하는 저나트륨혈증의 치료가 주요 적응증이다.

과거에 간경변증 환자의 복수의 치료제로서 주목 받은 바 있으나, 간기능 이상 소견이 우려되어 적응증에서 제외되었다. 복수뿐 아니라 울혈성 심부전 외 다른 부종 질환에서도 tolvaptan의 효과가 보고되고 있다. 이는 tolvaptan이 소디움의 요배설에도 영향 미친다는 사실을 반영하는 것으로서 tolvaptan의 투여에 의해 집합관 주세포에서 epithelial Na channel (ENaC)의 발현이 억제된 동물실험 결과도 있다. *(Miranda CA et al. Am J Physiol Renal Physiol 2014; 306:F359)*

1. 부적절 항이뇨증후군(SIAD)

1) 수분섭취의 제한, 고장식염수 치료나 furosemide의 투여에도 불구하고 저나트륨혈증이 지속하면 tolvaptan 투여를 고려한다.

2) 현재 국내 건강보험기준에 따르면, 혈청 소디움농도가 125 mM 미만일 때 tolvaptan의 투여를 시작한다.

① Tolvaptan 7.5 mg을 아침에 투여하고, 8시간 지나서 혈청 소디움농도를 측정하고 증가한 정도를 조사한다. 만약 혈청 소디움농도가 145 mM을 초과하거나 8시간 상승 폭이 8 mM을 초과했다면 5%포도당액을 투여하여 혈청 소디움농도를 낮춘다.

② 다음날 측정한 혈청 소디움농도가 5 mM 미만으로 증가했다면 tolvaptan 용량을 15 mg으로 증량한다. 반대로, 혈청 소디움농도가 145 mM을 초과하거나 24시간 상승 폭이 12 mM을 초과했다면 tolvaptan을 중단하고 수분을 충분히 섭취하게 한다.

3) 일반적으로 tolvaptan을 투여한 후 24시간 동안 혈청 소디움농도가 급격히 상승할 우려가 있으므로 수분의 섭취를 충분히 하도록 하고, 이후 tolvaptan을 투여하는 동안에는 수분의 섭취를 제한하지 않는다. 혈청 소디움농도의 측정과 함께 요삼투질농도를 기저치와 비교하여 수분배설을 촉진한 효과 즉 수분이뇨를 평가할 수 있다.

4) 혈청 소디움농도가 회복하는 속도에 따라 tolvaptan의 투여 용량을 감소하고 중단할 수 있다. 부적절 항이뇨증후군의 원인이 되는 요인이 해결되었는지에 따라 tolvaptan을 중단할 시기를 결정한다. 다만 간손상의 위험을 피하고자 30일을 초과하여 연속 처방하지 않는다.

5) Tolvaptan의 최초로 투여하거나 투여를 재개하는 것은 입원 중에 하도록 권고하고 있으며, tolvaptan을 투여하는 동안 적절한 주기로 혈청 소디움농도를 측정한다.

2. 울혈성 심부전

1) 수분섭취 제한과 loop이뇨제를 투여하여도 저나트륨혈증이 지속한다면 tolvaptan의 투여를 고려한다.

2) 현재 국내 건강보험기준에 따르면, 혈청 소디움농도 125 mM 미만일 때 tolvaptan 투여를 시작한다.

① Tolvaptan 15 mg을 아침에 투여하고, 8시간 지나서 혈청 소디움농도를 측정하여 증가한 정도를 평가한다. 만약 혈청 소디움농도가 145 mM을 초과하거나 8시간 상승 폭이 8 mM을 초과했다면 5%포도당액을 투여하여 혈청 소디움농도를 낮춘다.

② 다음날 측정한 혈청 소디움농도가 5 mM 미만으로 증가했다면 tolvaptan 용량을 30 mg으로 증량한다. 반대로, 혈청 소디움농도가 145 mM을 초과하거나 24시간 상승 폭이 12 mM을 초과했다면 tolvaptan을 중단하고 수분을 충분히 섭취하게 한다.

3) 1일 최대 60 mg까지 투여 가능하지만 장기간 사용할 때에는 간기능검사를 추적하여야 한다.

① SALTWATER 연구를 통해 2년간 안정성과 유효성이 검증되었다. *(Berl T et al. J Am Soc Nephrol 2010;21:705)*

② 그러나 국내 보험기준에서는 30일을 초과하는 연속 처방을 허용하지 않고 있다.

참고문헌

1. 오일환, 김근호. 바소프레신 제2수용체 길항제의 임상 적용. *대한내과학회지* 2014; 86:686 ~ 94.

2. Berl T et al. Oral tolvaptan is safe and effective in chronic hyponatremia. *J Am Soc Nephrol* 2010;21:705 ~ 12.

3. Konstam MA et al. Effects of oral tolvaptan in patients hospitalized for worsening heart failure: the EVEREST Outcome Trial. *JAMA* 2007;297:1319 ~ 31.

4. Miranda CA et al. Tolvaptan as a tool in renal physiology. *Am J Physiol Renal Physiol* 2014;306:F359 ~ 66.

5. Ohnishi A et al. Potent aquaretic agent: a novel nonpeptide selective vasopressin 2 antagonist (OPC-31260) in men. *J Clin Invest* 1993;92:2653 ~ 9.

6. Park ES, Huh YS, Kim GH. Is tolvaptan indicated for refractory oedema in nephrotic syndrome? *Nephrology* (Carlton). 2015;20:103 ~ 6.

7. Schrier RW et al. Tolvaptan, a selective oral vasopressin V2-receptor antagonist, for hyponatremia. *N Engl J Med* 2006;355:2099 ~ 112.

III. 수액요법의 원칙(Principles of Fluid Therapy)

● 수액요법의 역사

- 1492년: 교황 Innocent 8세가 뇌졸중 후 생명을 구하기 위하여 3명의 건강한 젊은이로부터 수혈을 받았으나 모두 사망 (피를 마셨다는 설도 있고 조작설도 있어 신빙성은 떨어지지만 정맥으로 수혈하였다는 최초의 기록)
- 1654년: 이탈리아의 Folli F: 처음으로 동물끼리 수혈을 시행
- 1656년: 영국의 Wren C: 동물에서 처음으로 정맥으로 수액을 투여
- 1662년: 독일의 Major JD: 사람에게 처음으로 약제를 정맥주사
- 1663년: 영국의 Potter F: 새의 깃을 바늘로 하고 상아파이프를 관으로 삼아 사람의 피를 다른 사람에게 수혈하려 시도하였으나 실패
- 1665년: 영국의 Lowe R: 처음으로 동물 간 수혈을 문헌으로 남겼고 양의 피를 사람에게 투여하였다고 기술
- 1667년: 프랑스의 Denys J: 처음으로 동물의 피를 사람에게 정맥으로 주었다고 공식 보고
- 1795년: 미국의 Physick PS: 처음으로 사람의 피를 다른 사람에게 수혈
- 1830년: 영국의 Blundell W: 처음으로 사람의 피를 다른 사람에게 수혈하여 성공
  ◦ 출산 직후 심한 자궁출혈 환자에서 8 oz를 주사기를 사용하여 수혈
- 1830년: 독일인 Herman과 Jaenichen: 러시아에서 처음으로 수분을 정맥주사
  ◦ 콜레라 환자에서 수분 6 oz를 정맥으로 주었지만 3시간 후 사망
- 1831년: 영국의 O'Shaughnessy WB: 콜레라 환자에서 처음으로 혈액의 조성을 측정하고 수분, 알칼리, 소디움의 결핍이 있음을 보고
- 1832년: 스코틀랜드의 Latta T: 처음으로 체액결핍이 있는 환자에서 식염수를 정맥으로 투여
  ◦ 노령의 여성에게 1/2 soda와 subcarbonate soda를 섞어[조성 [Na] 58, [Cl] 49, [HCO_3] 9 mM] 6 pint를 30분간 정맥으로 주사하였으나 곧 사망
- 1832년: 영국의 Lewins R: 콜레라 환자에서 알칼리를 섞은 식염수를 정맥으로 주사
- 1833년: 스코틀랜드의 Latta T: 처음으로 식염수를 정맥으로 투여하여 치료에 성공
  ◦ 52세 여성에게 12시간 동안 330 mL를 정주하여 회복시킴
- 1833년: 미국의 Stadelman: 당뇨병성 혼수가 있는 환자에서 2 ~ 3%Na_2CO_3의 알칼

리 수액을 정맥 주사하여 산증을 치료

- 1834년: 스코틀랜드의 Mackintoshi J: 처음으로 사람의 혈청과 달걀에서 추출한 albumin을 정맥으로 주사하였고 이후 경련이 멈추었고 요량이 증가하였다고 기술
- 1876년: 영국의 Ringer S: Ringer액을 개발
  ① 증류수 1 L에 NaCl 8 g, KCl 0.3 g CaCl$_2$ 0.33 g을 섞음 {조성: [Na]136, [K] 4.2, [Ca] 2.2 mM}
  ② 1882 ~ 1895년: 자신의 수액으로 많은 경험을 쌓고 혈액을 대체할 수 있다고 함
- 1892년: 이탈리아의 Cantani: 콜레라 환자에서 심한 체액결핍이 있는 환자에서 0.4%, 0.3%식염수를 다량으로 피하(SC) 주사하여(hypodermoclysis) 치료에 성공
- 1901년: 오스트리아의 Landsteiner K: 사람의 3가지 혈액형을 발견 (1930년 Nobel상 수상)
- 1908년: 혈액형검사(blood typing)가 대중화 됨
- 1912년: Hartwell와 Hoguet: 수술한 환자에서 식염수를 피하주사하여 체액부족으로 인한 사망을 예방
- 1915년: 미국의 Hogan JJ: 쇼크 환자에서 gelatin을 처음으로 정맥주사
- 1918년: 캐나다의 Robertson O: 1차 세계대전 중 부상을 당한 22명의 병사에게 수혈을 하여 생명을 구함
- 1922년: Rowntree L: 수분중독증을 기술
- 1924년: 미국의 외과의 Matas R: 정맥 주사를 위한 유리 cannula를 개발하여 그간 직장이나 피하로 투여하던 수액치료를 정맥주사로 대치
- 1932년: 미국의 산부인과의사 Hartmann A: Hartmann액을 개발
  Ringer수액에 lactate를 첨가하였기에 lactated Ringer수액 혹은 Ringer lactate라 함 (현재의 Ringer lactate과 조성에 약간의 차이가 있음)
- 1935년: Darrow, Yannet: 세포내액과 세포외액의 구획의 개념을 정립하고 두 구획 사이에 수분의 이동이 있음을 밝힘
- 1941년: 진주만 공습 후 화상을 입은 환자에서 처음으로 사람의 albumin을 정맥 주사
- 1942년: Gamble JL: 세포외액의 생리를 더욱 밝혀 수분의 이동은 물론 체외 손실에 따른 변화를 밝힘
- 1949년: 미국의 Darrow DC: 심한 설사가 있는 소아 환자에서 혈중 포타시움농도를

측정하지 못하지만 수액 1 L에 40 mmol의 포타시움을 추가하여 치료하고 사망률을 5% 미만으로 줄임

- 1950년: 미국의 Walter C: 처음으로 플라스틱 용기에 담은 혈액을 신이식 환자에게 수혈하였고 무균조작(aseptic technique)의 개념을 도입
- 1950년: 미국의 Masa D: 플라스틱 주사 바늘을 사용하며 무균조작과 고압증기에 의한 멸균(autoclave)을 시작
- 1958년: 임상에서 수액요법을 광범위하게 적용
- 1960년: Fogelman, Wilson: 외상 환자에서 출혈에 상관이 없이 세포외액 혹은 혈액량의 감소가 있거나 쇼크가 있으면 식염수로 치료하도록 권함
- 1969년: 미국의 Dudrick S: 처음으로 TPN (total parenteral nutrition) 즉 전비경구영양(全非經口的營養) 혹은 전정맥영양(全靜脈營養)을 시작
  - 생후 15개월 미만의 유아에게 수산화 단백(protein hydroxylates)과 고농도포도당을 섞은 수액을 정맥으로 영양공급(IV hyperalimentation)
- 1975년: 미국 FDA의 허가 후 TPN에 intralipid를 첨가

● 수액제의 기본생리

1. 수액제를 적절하게 선택하려면 각 수액을 투여한 후 체내의 구획별 분포량을 예측하여야 한다.
2. 체내 수분의 양은 남자는 체중의 60%, 여자는 체중의 50% 정도이다. 이는 전 체액량(total body water, TBW)과 같다. 노인에서는 남자 50%, 여자 45%이다.
   1) 2/3는 세포내액(ICF)이며 1/3은 세포외액(ECF)이다.
   2) 세포외액 중 3/4은 간질액(ISF), 1/4는 혈관내액(IVS)이다.
   3) 혈관내액은 전체액의 1/12 즉 8.3%이며 이 중 55 ~ 60%가 혈장(plasma)이다.
   4) 혈장량은 총체액량의 5%이다.
      - 혈액량 (L) = 혈장량/[1- Hct]으로 정상 혈액량은 약 5 L인데 Hct (hematocrit)은 0.4 ~ 0.45이므로 혈장량은 2.75 ~ 3 L 정도이다.
        (1) 혈장의 93%가 수분이며 이를 혈장수분(plasma water)이라 한다.
          ① 나머지 6 ~ 8%는 albumin, globulins, fibrinogen 등 단백질이다.
          ② 혈장수분에는 당, 지질, 혈액응고인자, 전해질(Na^+, K^+, Ca^{2+}, Mg^{2+}, HCO_3^-, Cl^-, PO_4^{3-} 등), 호르몬, 용해된(dissolved) 이산화탄소(CO_2)와 산소(O_2) 등이

있다.

(2) 혈청은 혈장에서 fibrinogen과 혈액응고인자를 제외한 부분이다.

3. 수액제를 투여하였을 때 종류에 따라 체내의 분포가 다르다.

1) 혈장대체제(plasmanate), 전혈, albumin과 교질수액(colloids)은 투여 후 100%가 혈관 내에 잔류한다.

2) 등장식염수 등 결정질수액(crystalliods)은 주성분인 소디움의 분포에 따라 세포외액 즉 혈관내액과 간질액에 골고루 분포한다.

① 소디움 등 이온은 Na^+-K^+ ATPase 등이 활성화하여야 하므로 세포 내로 들어갈 수 없다.

② 투여한 양의 1/4 즉 25%만 혈관 내에 잔류한다.

3) 포도당액(dextrose in water, D/W)은 등장의 수분을 준 것과 같다. 혈관 내, 간질은 물론 세포로 자유롭게 유입하여 전 체액구획에 골고루 분포한다. 5%포도당액은 투여한 양의 1/12 즉 약 8%만 혈관 내에 잔류한다.

4. 1 L의 혈장(혈관내액)의 손실을 보충하기 위하여 이론적으로 필요한 수액량

1) 교질수액은 1 L, 등장식염수는 4 L, 5%포도당액은 12 L를 투여하여야 한다.

2) 교질수액은 값이 비싸고 부작용이 비교적 많고 포도당액은 너무 많은 양을 투여해야 한다.

3) 혈액의 손실이나 체액부족이 있을 때 등장식염수 등 결정질수액이 가장 합당한 선택치료제(drug of choice)이다.

● 수액요법의 목적

1. 체액량의 보충(volume replacement)

1) 체액량의 결핍을 치료

2) 등장식염수 혹은 결정질수액

2. 결핍이 있는 성분을 보충(deficit replacement)

1) 결핍이 있거나 부족한 수분, 전해질 및 알칼리를 공급하여 정상의 상태로 회복

2) 수분의 결핍은 포도당액으로 보충하고, 소디움의 결핍은 체액량의 결핍이므로 등장식염수 혹은 결정질수액으로 보충한다.

3. 유지수액요법(maintenance replacement)

1) 금식, 위장관의 수술 등에 의하여 경구로 섭취를 하지 못할 때

2) 생체항상성(homeostasis)을 유지하기 위하여 반드시 필요한 수분과 전해질을 공급

4. 요량의 유지(maintenance of urine volume)

1) 신독성이 있는 약제나 조영제를 사용한 후 급성신손상(acute kidney injury)을 예

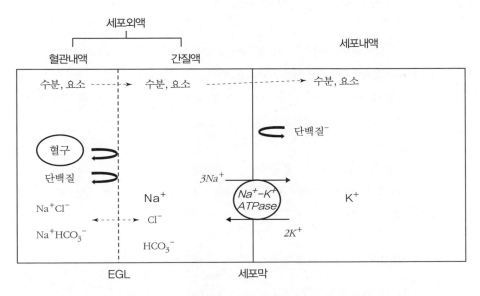

그림 10-3. 혈관내액, 간질액과 세포내액 사이의 물질이동

(EGL: endothelial glycocalyx layer)

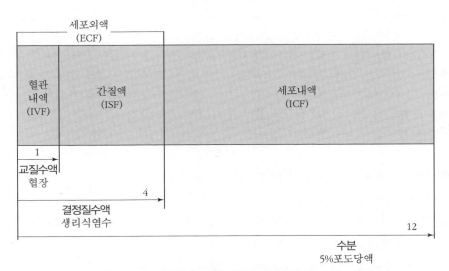

그림 10-4. 수분, 교질수액 및 결정질수액을 투여한 후 체액구획에 따른 분포

방하기 위하여 요량을 충분하게 유지

2) 요로 배설되는 독성물질의 배출

● 수액 및 전해질을 투여하는 방법 및 속도

1. 방법

    1) 경구(per os, po), 경비위관(經鼻胃管, nasogastric tube), 피하(subcutaneous, SC; hypodermoclysis) 혹은 정맥(intravenous, IV)

    2) 가장 표준의 방법은 정맥투여(IV)이며 대개 말초정맥을 사용한다. 특정한 예에서는 도관(catheter)을 삽입하여 중심정맥을 사용한다.

2. 속도

    1) 보충이 필요한 양과 수액의 종류에 따라 결정한다.

    2) 정맥투여를 할 때 대개 수액 15 방울(drop, gutta; gtt)이 1 mL에 해당한다. 즉, 15 gtt일 때 1 mL이다.

표 10-6. 수액의 종류와 1,000 mL를 정맥으로 주었을 때 체내 분포 *(mL)*

수액제	분포 구획	첨가된 양 *(mL)*			초기 혈장량 증가 *(mL)*	보충계수 (× 혈장결핍량)
		혈관 내	간질	세포 내		
5 % 포도당액	전체액	83	250	667	190	8 ~ 12
0.9 % 식염수	세포외액	250	750	0	207	2.5 ~ 4
0.45 % 식염수		165	500	335	250	5 ~ 6
500 mL 수분	전체액	40	125	335		
500 mL 0.9 % 식염수	세포외액	125	375	0		
혈장(교질수액)	혈관내액	1,000	0	0	1,000	1
Ringer lactate (acetate)	세포외액	250	750	0	190 ~ 200	
Hartmann액	세포외액	250	750	0	195 ~ 225	
Plasma-Lyte	세포외액	250	750	0	200	

● 수액요법의 목적에 따른 수액제의 선택

1. 회생수액(resuscitation fluid)

    ◦ 부족한 체액량을 보충하여 활력징후를 정상으로 유지하기 위하여 사용하는 수액이다. 이상적인 회생수액의 조건은 다음과 같다.

    ① 혈장량 즉 혈관내액량이 지속적으로 예측 가능하게 증가하며,

② 수액의 조성성분이 혈장의 농도와 비슷하고,

③ 대사과정을 거쳐 완전히 배설되어 조직에 비정상적으로 축적하지 않고,

④ 전신의 상태나 대사에 나쁜 영향을 주지 않고,

⑤ 효과는 충분하지만 저렴하여야 한다.

○ 그러나 아직까지 이상적인 수액은 없어 환자의 상태와 치료 목적에 따라 적절하게 선택하여야 한다.

1) 결정질수액(crystalloid)

    (1) 기본적인 수액은 등장식염수(isotonic saline)로 생리식염수(physiologic saline, normal saline, N/S) 혹은 0.9%식염수(0.9%NaCl)로도 불린다.

    (2) 균형결정질수액(balanced crystalloid)

    등장식염수에 여러 성분을 추가한 등장인 균형결정질수액이 개발되었다.

        ① Ringer액: 등장식염수에 포타시움, 칼슘을 추가

           조성 *(mM)*: [Na] 136, [K] 4.2, [Ca] 2.2

        ② Hartmann액: Ringer액에 유산염 29 mM을 추가

           조성 *(mM)*: [Na] 130, [K] 5, [Cl] 111, [Ca] 2, 알칼리 29

        ③ Ringer acetate: Ringer액에 마그네슘과 초산염 27 mM을 추가

           조성 *(mM)*: [Na] 130, [K] 5, [Cl] 112, [Ca] 1, [Mg] 1, 알칼리 27

        ④ 복합전해질수액(multiple electrolyte injection, MEI)

           조성 *(mM)*: [Na] 140, [K] 5, [Cl] 98, [Mg] 1.5, 알칼리 50

        ⑤ 등장전해질수액(isotonic electrolyte solution, IES)

           조성 *(mM)*: [Na] 140, [K] 4, [Cl] 127, [Ca] 2.5, [Mg] 1, 알칼리 29

        ⑥ Plasma solution A (한국 CJ)

           조성 *(mM)*: [Na] 140, [K] 5, [Cl] 98, [Mg] 3, 알칼리(acetate) 27, gluconate 23

2) 교질수액(colloid)

○ 교질수액은 삼투효과가 있는 고분자물질(macromolecules)을 함유한 결정질수액이다.

    (1) 전혈(whole blood), 혈장(plasma, plasmanate), 알부민(albumin) 등 혈액성분

        ① 출혈이 심하거나 저혈량 쇼크(hypovolemic shock)의 치료에 전혈, 혈장 혹은 albumin 등 혈액 성분을 사용하였다. 그러나 현재 급성출혈이 있을 때 전혈을 사용하는 이외에는 거의 사용하지 않는다.

② 혈장이나 albumin은 값이 비싸고, 혈액 성분이므로 과민반응 등 부작용이 많고, 특히 등장식염수보다 효과가 더 나은 점이 없어 극히 제한하여 사용한다.

(2) 소의 젤라틴(bovine gelatin), 설탕(sucrose)로부터 유래된 덱스트란(dextran): 1940년대부터 젤라틴, 1970년대부터 덱스트란이 많이 쓰였으나 그 효과에 의문이 많고 부작용이 많아 제한적으로 사용하고 있다.

(3) 감자나 옥수수로부터 유래한 하이드록시에틸 전분(semisynthetic hydoxyethyl starch, HES): 1990년대부터 HES가 쓰이고 있으나 그 효과가 아직 충분히 입증되지 않았다.

2. 유지수액요법(maintenance replacement)

1) 수분의 공급은 포도당액(dextorse in water, D/W)으로 한다. 주로 5%를 사용하며 10%도 드물게 사용한다. 다만 포도당뇨에 의한 수분의 손실이 생기지 않도록 주입속도에 주의하여야 한다.

2) 증상이나 치료를 위하여 금식을 하는 때에도 필수 요구량인 수분과 전해질을 보충하여야 한다. 기초대사에 필요한 양은 물론 수분의 불감손실(insensible loss)과 요량도 고려한다.

(1) 불감손실은 대략 1일 600 ~ 700 mL(10 mL/kg, 400 ~ 500 mL/m^2) 정도이다. 피부와 호흡을 통한 수분 손실로 평균 0.3 mL/Cal 정도이다.

① 피부: 7 ~ 8 mL/kg으로 발한이 없으면 400 ~ 500 mL, 발한이 있으면 최소 100 mL 이상 추가

② 호흡: 정상 호흡에서 2 ~ 3 mL/kg로 1일 200 ~ 250 mL

③ 변: 100 mL

(2) 요량: 요농축능 즉 요의 삼투질농도에 따라 다르다.

① 대사를 통하여 생기는 1일 삼투질은 600 ~ 700 mOsm(10 mOsm/kg/d)로 반드시 요로 배설해야 한다.

② 요삼투질농도가 350 mOsm/kg면 요량은 2 L, 700 mOsm/kg면 요량은 1 L다.

3) 경비위관을 통한 배액(nasogastric drainage), 구토, 발한, 설사 등 손실이 있으면 그 조성에 따라 추가로 보충하여야 한다.

4) 기본적으로 필요한 1일 최소량은 다음과 같다.

(1) 수분: 1일 30 mL/kg 즉 1일 2,000 mL 정도이며 발열이 있으면 체온이 1℃ 증

가할 때마다 10 ~ 15%의 수분을 추가로 공급한다.

(2) 소디움: 1일 75 ~ 170 mmol (5 ~ 10 g NaCl)

(3) 포타시움: 1일 40 ~ 80 mmol (3 ~ 6 g KCl)

(4) 당(포도당)

∘ 뇌의 정상적인 대사와 체단백의 분해를 막기 위하여 1일 100 ~ 150 g을 공급하여야 한다. 400 ~ 600 Cal에 해당한다. 금식으로 공복상태가 지속되면 이화작용에 의하여 1 ~ 1.2 g/kg의 체단백을 분해하여 소실한다.

① 1일 100 ~ 150 g의 포도당을 공급하면 체단백의 소실이 50% 이하로 감소한다.

② 금식이 4 ~ 8일간 지속되면 케톤산증이나 체단백의 소실을 막기 위하여 반드시 고농도의 포도당액을 사용해야 하는데 이에 의한 말초정맥의 혈전이나 정맥염을 피하기 위하여 중심정맥을 사용하여야 한다.

③ 고혈당증이나 당의 요배설을 막기 위하여 포도당 4 g당 1 unit의 regular insulin을 함께 준다. 또한, 고농도 포도당액을 끊은 후에도 5 혹은 10%포도당액을 지속적으로 정주하거나 경구로 투여하여 이차적인 저혈당(reactive hypoglycemia)을 예방한다.

5) 기타

장기적인 금식이 불가피할 때에는 마그네슘은 1일 4 ~ 10 mmol(1 ~ 3 g $MgSO_4$)이 필요하며, 단백은 40 g(5%amino acids in 5%D/W 1,000 mL)이 필요하다.

유지 수액 요법의 예

발열이나 배액이 없는 안정된 금식 환자의 1일 수액요법의 처방

수분 : 30 mL/kg (2,000 mL)	– 5%D/W 1,000 mL × 2
소디움 : 75 ~ 170 mmol [154 mmol]	– 77 mmol × 2
포타시움 : 40 ~ 80 mmol	– 20 ~ 40 mmol × 2

→ 5%D/W 1,000 mL에 NaCl 77 mmol, KCl 20 ~ 40 mmol를 혼합하여 1일 2회 정맥주사 (주입속도 85 mL/h)

△ 영국의 NICE Clinical Guideline은 1일 유지량을 수분은 25 ~ 30 mL/kg, 소디움, 포타시움과 클로라이드는 각각 1 mmol/kg, 포도당은 50 ~ 100 g으로 권고하였다.

● 수액제의 종류

1. 포도당액(dextrose in water, D/W)

1) 생리적 특성 및 적응

(1) 수분의 공급

① 증류수를 정맥에 직접 투여하면 용혈이 생기므로 당을 추가하여 등장이나 고장의 수액을 사용한다. 5%D/W의 삼투질농도는 252 mOsm/kg이다.

② 수액의 당은 체내에서 대사되어 1 g당 0.6 mL의 수분을 생성한다. 즉 1 L의 5% D/W 즉 포도당 50 g을 주면 결국 1,030 mL의 수분을 공급한 것과 같다.

(2) 체단백 분해의 억제와 칼로리의 공급

① 포도당을 1일 100 ~ 150 g을 주면 체단백의 분해를 50% 정도 억제하여 노폐물과 케톤산의 생성을 억제한다.

② 포도당은 1 g이 4.1 Kcal로 100 ~ 150 g은 400 ~ 600 Kcal에 해당한다.

③ 정상적인 뇌의 기능에 필요한 최소한의 포도당은 1일 100 g정도이다.

2) 수분결핍량의 계산

(1) 전제

① 수분의 결핍은 고나트륨혈중이나 헤마토크릿(Hct)의 상승으로 나타난다.

② 수분의 결핍이나 과잉만 있으면 체내의 전체 삼투질의 양은 항상 일정하다.

③ 세포내액과 외액의 삼투질농도는 같아 모두 혈장 삼투질농도로 대표할 수 있다.

○ $TBW_1 \times P_{Osm1} = TBW_2 \times P_{Osm2}$ 즉 $TBW_1 \times 2[Na]_1 = TBW_2 \times 2[Na]_2$

∴ $TBW_1 = [Na]_2 / [Na]_1 \times TBW_2$ (1 정상 상태; 2 수분의 결핍이 있을 때의 상태)

* 체내 전체 삼투질량 (total body Osm) = $TBW \times P_{Osm}$

* 혈장 삼투질농도는 대략 주된 양이온인 소디움농도 즉 [Na]의 2배로 대표할 수 있다.

(2) 결핍량의 계산

○ 수분결핍량 (L) = $TBW_1 - TBW_2 = \{[Na]_2 / [Na]_1 - 1\} \times TBW_2$

= 0.6 × 체중 × $\{[Na]_2/140-1\}$ = 0.6 × 체중 × $\{Hct_2/45-1\}$

* 남자는 0.6, 여자는 0.5를 BW 즉 체중에 곱한다. 고령에서는 남자 0.5, 여자 0.45를 곱한다.

3) 투여경로

○ 포도당액의 pH가 4 ~ 5이므로 정맥염을 예방하기 위하여 정맥주사 부위를 2 ~ 3일에 한 번씩 바꾸어야 한다.

4) 투여속도

① 0.5 g/kg/h 이하의 속도로 주입하여야 요당이 검출되지 않고 이에 따른 삼투이 뇨에 의한 수분의 손실이 없다. 즉 5%D/W 1 L인 때는 1 ~ 1.5시간 이상 정맥 주사한다.

표 10-7. 수액요법에 사용하는 포도당액과 결정질수액의 조성

	pH	[Osm] (mOsm/L, kg)		[Glu] (mg/dL)	[Na]	[Cl]	[K]	[buffer]	[Ca]	[Mg]	자유 수분(%)
								(mM)			
혈장	7.40 ± 0.05	291	288	90 ± 20	140 ± 5	100 ± 5	4.5 ±1.0	27 ± 3	2.4 ± 0.2	1.0 ± 0.2	0
5%D/W	3.5 ~ 6.5	252		50	0	0	0	0	0	0	100
5%D/½S	3.5 ~ 6.5	406		50	77	77	0	0	0	0	50
5%D/S	3.5 ~ 6.5	560		50	154	154	0	0	0	0	0
5%D MEI*	4 ~ 6.5	547		50	140	98	5	50	0	1.5	6
Ringer's											
lactate	6 ~ 7.5	273	254	0	130	109	4	28	1.35	0	13
acetate	6 ~ 8	276		0	130	112	5	27	1	1	12
Hartmann's	5 ~ 7	278		0	131	111	5	29	2	0	12
0.9% 식염수	4.5 ~ 7	308	286	0	154	154	0	0	0	0	0
MEI type1*	4 ~ 6.5	295		0	140	98	5	50	0	1.5	6
IES**	4.6 ~ 5.4	304		0	140	127	4	29	2.5	1	6
Plasma sol. A	6 ~ 8	295			140	98	5	27	0	3	

* MEI: multiple electrolyte injection, type 1, USP: Plasma-Lyte 148, Normosol, Isolyte

** IES: isotonic electrolyte solution USP: Sterofundin, Ringerfundin

measured osmolality: mOsm/kg

*** Plasma sol. A : Plasma solution A

표 10-8. 포도당액, 결정질수액과 교질수액의 조성의 비교

	[Osm] (mOsm/L, kg)		[Na]	[Cl]	[K]	[buffer]	[Ca]	[Mg]	교질 (g/L)	교질삼투압 (mmHg)
						(mM)				
혈장	291	288	140	100	4.5	27	2.4	1.0	35 ~ 45	25
5%D/W	252		0	0	0	0	0	0	0	
Hartmann수액	278		131	111	5	29	2	0	0	
0.9%식염수	308	286	154	154	0	0	0	0	0	
Gelofusine	274		154	120	0	0	0	0	40	26 ~ 29
Dextran 40	308		154	154	0	0	0	0	100	168 ~ 191
Voluven *	308		154	154	0	0	0	0	60	36

* Voluven: HES 6 %

② 너무 빠른 속도로 포도당을 주면 일시적인 고인슐린혈증을 초래하여 쇠약감, 발한, 의식과 지남력의 장애, 저혈압 등이 발생할 수 있다.

③ 20% 및 50%포도당액은 탄수화물이 다량 필요한 환자에서 6시간에 1 L를 투여한다. 정맥염이나 혈전을 예방하기 위해서 중심정맥으로 투여하여야 한다.

2. 등장식염수(생리식염수) 및 균형결정질수액

1) 생리적 특성 및 적응증

 ◦ 식염수액은 말 그대로 식염 즉 소디움의 결핍이나 이에 따른 체액량의 결핍이 있을 때에만 사용한다. 수분의 결핍이 있는 탈수에서 수화(hydration)의 목적으로 사용하면 절대로 안 된다.

(1) 등장식염수(isotonic NaCl solution, physiological saline, normal saline, N/S)

① 등장식염수는 소디움농도가 정상 혈청의 농도인 140 mM보다 높은 154 mM이다. 이는 등장식염수가 처음 도입될 때에는 혈장수분의 소디움농도를 측정하여 150 mM에 근접한 0.9%NaCl로 만들었기 때문이다.

② 혈장보다 클로라이드 농도가 높아 많이 투여하면 고클라라이드혈증에 의한 대사성 산증(hyperchloremic metabolic acidosis, 소위 dilutional acidosis)이 발생할 수 있고 클로라이드에 의하여 신혈관이 수축하여 급성신손상의 위험이 있다는 보고도 있다. 그러나 실제 임상에서 큰 의미는 없다.

③ 투여 후 포타시움, 칼슘, 마그네슘 등 필수 전해질의 요손실이 증가하므로 이들의 농도를 함께 추시하여야 한다.

(2) 균형결정질수액(balanced crystalloid)

① 등장식염수의 단점을 보완하기 위하여 완충제(buffer)와 포타시움, 칼슘, 마그네슘 등을 첨가하였다.

② 응용 Ringer액 (Ringer 유산염액 혹은 초산염액), Hartmann액, 복합전해질수액(multiple electrolyte injection, MEI), 등장전해질액(isotonic electrolyte solution, IES) 등을 사용하고 있다.

③ 국내에서는 Plasma solution A를 사용하고 있다.

2) 투여량 및 속도

① 세포외액 즉 혈장량을 보충하기 위하여 생리식염수 및 균형결정질수액을 0.5 ~ 1 mL/kg/h의 속도로 투여한다. *(Spasovski G et al. Nephrol Dial Transplant 2014;29[Suppl2]:i1)*

② 생리식염수 및 균형결정질수액는 1시간에 최대 400 ~ 500 mL까지 투여할 수 있다.

③ 활력징후가 불안정하거나 쇼크(shock)가 있으면 15 ~ 30 분에 250 ~ 500 mL, 1시간에 최대 2,000 mL를 투여하기도 한다(volume challenge).

④ 쇼크의 치료 등 짧은 시간 내에 다량을 투여할 때에는 반드시 생리식염수를 사용한다.

3. 저장식염수(hypotonic saline)

1) 1/2, 1/3, 1/4식염수가 있지만 최근에는 1/2식염수가 주로 쓰인다.

2) 특히 혈압이나 맥박 등이 안정된 상태에서 소디움의 결핍이 있고 당뇨병성 혼수, 급성신부전의 이뇨기 등 혈당, BUN 등이 높은 고장(hypertonicity) 상태에서 사용한다.

3) 단순한 수분의 결핍이 아니고 소디움의 결핍이 함께 있을 때 사용한다.

4. 고장식염수(hypertonic saline)

1) 생리적 특성

① 수분의 과잉에 의한 < 120 mM인 심한 저나트륨혈증에서 뇌부종을 예방하거나 신경증상이 있을 때 치료로 사용한다.

② 뇌성 염손실(CSW) 혹은 신성 염손실(RSW) 등 심한 소디움의 손실이 있을 때는 1차 치료제로 사용한다.

2) 용액의 종류

① 3%와 5%식염수가 있지만 5%식염수는 5%포도당액과 자주 혼동하여 현재는 3%식염수만 사용하고 있다.

② 3%식염수 1 mL에는 소디움이 0.5 mmol이 있다.

3) 투여 방법 및 속도

(1) 목표

① 혈청 소디움농도: 120 ~ 125 mM

② 뇌 혹은 신경증상이나 징후의 소실

③ 폐부종, 심부전 등 체액과잉을 막기 위하여 1일 300 ~ 500 mL 이내로 투여를 제한하지만 최근 그 이상 투여한 보고도 있다.

(2) 교정속도

① 혈청 소디움농도의 상승: 0.5 ~ 1 mM/h

② 혈청 소디움농도의 상승: 24시간 ≤ 12 mM, 48시간 ≤ 18 mM

(3) 혈청 소디움농도가 Δ mM 상승하는 데 필요한 3%NaCl의 양: 체중 × Δ mL

① 3%NaCl 1L 내 소디움의 농도는 513 mmol/L: 1 mL 내 소디움의 양은 0.5 mmol

② 소디움농도가 Δ mmol/L 증가하는 데 필요한 소디움의 양: 0.5 × 체중 × Δ (mM)

③ 3%NaCl 1 mL에 0.5 mmol의 소디움이 있으므로 위의 식 중 0.5 대신 대입: 즉 체중 × Δ mL의 3%NaCl을 투여하면 된다.

예: 체중 60 kg인 환자에서 혈청 소디움농도가 2 mM 증가하도록 하려면 3%NaCl 120 mL를 주사하여야 한다.

(4) 증상이 있거나 심한 급성 저나트륨혈증(<120 mmol/L)의 치료

① 미국 지침은 3%식염수 100 mL를 10분에 걸쳐 3회, 유럽 지침은 150 mL를 20분에 걸쳐 2회까지 투여한다.

② 매우 심한 뇌 및 신경 증상이 있으면 3%식염수를 1시간에 2 ~ 6 mL/kg, 만성 저나트륨혈증에서 경미한 뇌증상이 있으면 1시간에 0.5 ~ 1 mL/kg로 투여한다.

표 10-9. 식염수의 조성 *(mM)*

	[Na]	[Cl]
등장 (0.9%)	154	154
1/2 (0.45%)	77	77
3%	513	513
5%	855	855
5%포도당식염수(D/S)	154	154

3 %식염수 1 mL: Na^+ 0.5 mmol

5. 교질수액 (colloids)

◦ 교질수액은 albumin, 혈장 등 생체에서 유래한 것과 gelatin, dextran, HES(hydroxyethyl starch) 등 합성교질수액(synthetic colloid)의 2가지가 있다.

◦ 체액량의 감소나 결핍이 있으면 결정질수액을 먼저 사용하는 것이 원칙이다. 그러나 결정질수액은 체액 특히 혈관내액의 증가가 투여량의 20 ~ 25%에 불과하며, 지속 시간이 20 ~ 30분으로 짧고, 패혈증 등 모세혈관수시간 투과성이 높은 때에는 혈관 외

로 유출하여(capillary leak) 체액을 보충하는 효과가 작다.

◦ 교질수액은 급격한 다량의 실혈이나 패혈증 등 모세혈관 투과성이 높은 상태에서 조직의 관류를 유지하는데 유용한 것으로 알려져 있다.

1) Albumin 혹은 혈장

① 혈액으로부터 추출한 자연 교질로 체액량이 부족하거나 저알부민혈증이 있을 때 많이 사용하지만 결정질수액에 비하여 뚜렷한 장점이 없다.

② 모세혈관의 투과성이 높은 상태에서는 오히려 알부민이 혈관 외 즉 간질로 유출하여 폐부종 등 간질부종(interstitial edema)이 악화하므로 유의하여야 한다.

③ 간경변증 환자에서 복수천자를 하며 많은 양을 제거하거나, 신증후군 환자에서 심한 저알부민혈증(< 2 g/dL)이 있고 이뇨제에 반응하지 않거나, 원발성 복막염이 있거나, 혈장교환(plasmapheresis)을 할 때에 한하여 선택적으로 사용하여야 한다.

2) Gelatin

① 비교적 분자량이 작은 입자로 혈관에 잔류되는 양이 매우 적어 혈장량을 증가하려는 목적으로 적합하지 않다. 현재는 극히 제한적으로 사용하고 있다.

② 혈소판 응집력, vWF의 활성도가 감소하며, 과민반응이 다른 수액에 비하여 많고, 수액 내에 포타시움과 칼슘이 많아 심장질환(특히 digitalis를 사용할 때)과 신장질환이 있으면 유의하여야 한다.

3) Dextran

① 혈장량의 증가도 비교적 크고 그 유지시간도 긴 편이다.

② 1일 > 1.5 g/kg 이상 사용하면 혈액응고장애나 급성신손상을 초래할 수 있어 주의하여야 한다.

③ 자궁 내 고혈압을 유발하여 임산부에서는 절대적으로 금기이다.

④ 현재는 뇌졸중환자의 뇌혈류의 개선을 목적으로 많이 사용하고 있다.

4) Hydroxyethyl starches(HES)

① 혈장량을 유지하는 효과가 뛰어나서 현재 수술 특히 심장 수술 중, 외상, 패혈증 등의 환자에서 혈장량을 유지하기 위하여 많이 사용하고 있다.

② 혈관 내피세포의 활성도와 cytokine을 조절하여 염증반응을 억제한다. 패혈증에서 HES를 투여하면 모세혈관유출(capillary leakage)을 어느 정도 억제하여 (seal of the leak) 미세순환(microcirculation)을 개선하는 효과가 있을 것으로

기대하였으나 아직 뚜렷하지 않다.

③ vWF 감소, 혈소판기능 감소, aPTT 증가 등 혈액응고 장애가 알려져 있지만 실제 문제가 되는 예가 적어 교질수액 중 가장 안전하고 효과적인 수액으로 알려져 있다.

▲ 결정질수액과 교질수액의 차이점

1. 혈장량의 증가 효과와 지속시간
   1) 결정질수액은 투여량의 20 ~ 25% 정도 혈장량이 증가하며 30분 정도 지속한다.
   2) 교질수액은 교질삼투압(colloid oncotic pressure, COP)에 따라 혈장량이 증가한다.
      ① 교질삼투압이 20 mmHg인 5%albumin은 투여 후 혈장량이 투여량의 100 ~ 150% 정도 증가하며 74 mmHg인 20%albumin은 투여량의 400% 이상의 혈장량의 증가가 있다. 36 mmHg인 6%HES는 100% 정도 혈장량이 증가한다.
      ② 혈장량의 증가 효과는 5%albumin은 4시간, 20%albumin은 4 ~ 6시간, HES는 4시간 지속한다.

2. 혈역학 효과
   1) 결정질수액은 교질삼투압이 감소하지만 교질수액은 증가한다.
   2) 결정질수액이나 교질수액 모두 혈장량이 증가하여 폐모세혈관의 쐐기압(PWP)이 상승한다.
   3) 장점
      ① 결정질수액 중 식염수는 많은 경험으로 익숙하고 적절하게 사용하기 쉽고 균형 결정질수액은 혈장의 성분과 유사하여 대사적인 부작용이 적다.
      ② 교질수액은 체액량 즉 혈장량의 회복이 월등하다.
   4) 단점
      ① 식염수에 클로라이드가 혈장보다 훨씬 많아 희석산증 즉 고클로라이드혈증 대사성산증과 사구체여과율의 감소가 따르지만 상태가 매우 중한 환자 이외에서는 문제가 되지 않는다.
      ② 균형결정질수액은 다소 저장이고 혈장량의 증가가 식염수와 같아 급성질환에서 저나트륨혈증의 위험이 있고 체액량의 회복에 한계가 있다.
      ③ 교질수액은 투여한 환자에서 급성신손상을 초래하며 결정질수액에 비하여 환자의 사망률이 높은 것으로 알려졌다.

표 10-10. 결정질수액과 교질수액의 비교

	식염수	균형결정질수액	교질수액
혈관내 잔류시간	< 30분	< 30분	4 ~ 6시간
장점	많은 경험	혈장조성과 유사	큰 혈역학 효과
단점	산증 GFR감소	저장액 작은 체내잔존율	신독성 높은 사망률
교질삼투압*	감소	감소	증가
폐모세혈관압력**	증가	증가	증가
비용	저렴	저렴	고액

* colloid oncotic pressure(COP), ** PWP: pulmonary wedge pressure(PWP)

6. 포타시움액

1) 생리적 특성 및 적응증

① 대개 KCl로 1 mL당 20 ~ 40 mmol의 ampule이 사용된다.

② 저칼륨혈증의 치료에 사용되며 기본수액에 혼합하여 사용한다.

③ 유지수액요법이 아닌 긴급한 저칼륨혈증의 치료에서는 당이 세포로 유입하며 함께 포타시움을 끌고 들어가므로 포도당용액에 첨가하지 않고 반드시 식염수에 첨가한다.

④ 혈청 포타시움농도가 정상으로 유지되며 포타시움이 충분하게 보충되었을 때는 세포 내의 포타시움의 결핍을 치료하기 위하여 포도당액에 첨가하여 주사한다.

2) 투여방법 및 속도

① 포타시움을 공급하는 수액의 포타시움농도는 80 mM 이하로 하여, 1시간에 20 mmol, 응급일 때는 40 mmol까지 투여하며, 1일 80 ~ 120 mmol 이내로 투여한다.

② 반드시 혈청 포타시움농도, iCa농도와 심전도의 감시가 필요하다.

● 수액요법의 원칙과 단계

1. 필요하지 않은 수액은 절대로 투여하지 않는다.

2. 가장 먼저 혈관내액량 즉 유효 순환혈액량을 정상으로 회복한다(volume resuscitation).

1) 어떠한 환자라도 가장 먼저 활력징후를 정상으로 회복시켜야 한다.

① 쇼크나 쇼크 전 단계와 같이 체액이 심하게 부족한 상태에서는 가장 먼저 혈관

내액량을 정상으로 유지하여야 한다.

② 일반적으로 등장식염수가 가장 훌륭한 치료제이다.

2) 혈관내액량의 회복

(1) 뚜렷하고 급격한 500 mL 이상의 출혈이 있을 때는 전혈을 투여한다.

(2) 혈압이나 맥박 등 활력징후가 불안정하거나 핍뇨가 있는 심한 체액의 결핍이 있을 때 짧은 시간 내 많은 양을 투여한다(volume challenge).

① 등장식염수 1 ~ 2 L(20 mL/kg)를 최대한 급속히 투여하고(IV bolus) 반응을 확인한다.

② 등장식염수 250 ~ 500 mL를 15 ~ 30분 내에 투여하고 최대 1시간에 2,000 mL를 투여한다.

(3) 활력징후가 안정상태인 체액의 결핍이 있을 때 보충요법(volume replacement)

① 생리식염수 및 균형결정질수액을 0.5 ~ 1 mL/kg/h의 속도로 투여한다.

(Spasovski G et al. Nephrol Dial Transplant 2014;29[Suppl2]:i1)

② 혈관내액의 결핍량의 대략 2.5 ~ 4배의 등장식염수나 균형결정질수액을 투여한다.

3) 혈관내액 결핍량의 계산 *(Dill DB, Costill DL. J Appl Physiol 1974;37(2):247)*

(1) Evans blue, indocyanine green나 ^{125}I or ^{131}I-human serum albumin(HSA)를 이용한 혈장량의 측정법, ^{51}Cr-RBC 용적을 측정한 혈액량의 계산법이 있지만 즉시 측정하여야 하여 번거로울 뿐 아니라 측정값의 편차가 커서 임상적으로 응용하지 않고 있다.

편차가 크기는 하지만 정상인에서 평균적으로 혈관내액 즉 혈액량(blood volume)은 체중의 8 ~ 9%로 70 mL/kg이다. 혈장량은 체중의 5%로 40 mL/kg이다.

(2) 혈액은 45%의 적혈구(packed RBC volume, Hct)와 55%의 혈장으로 이루어져 있다. Hct와 Hb농도를 이용하여 혈장량(plasma volume, PV)의 변화를 계산할 수 있다.

$$\Delta PV\ (\%) = \{\frac{Hb_1}{Hb_2} \times \frac{100 - Hct_2}{100 - Hct_1} - 1\} \times 100$$

$$= 100 \times \frac{Hb_1}{Hb_2} \times \frac{100 - Hct_2}{100 - Hct_1} \quad \text{(1: 정상치, 2: 체액결핍 상태)}$$

Hb이 일정하다면

$$= \frac{100}{100 - Hct_2} \times \frac{[Hct_2 - Hct1]}{Hct_1}$$

$\Delta Hct\ (\%) = \{Hct_2 - Hct_1/Hct_2\} \times 100$

(3) 혈관내액량의 계산

① Hct은 혈관내액량을 반영하여 [혈장량/100 − Hct] × 100으로 계산할 수 있다. 정상일 때 Hct는 45%이다. 정상인의 혈관내액량은 70 mL/kg이다.

② 출혈이 없이 혈장이 감소하며 Hct가 증가한 비율은 $[Hct_2 - Hct_1/Hct_2]$이다. 혈관내액량의 감소는 Hct가 증가한 비율과 같으므로 이를 이용하여 혈관내액의 결핍량을 계산할 수 있다.

③ 혈색소(Hb)를 이용하여서 같은 방법으로 계산할 수 있다. 그러나 두 방법 모두 실제의 양과 차이가 있으므로 유의하여야 한다.

(4) 혈관내액의 결핍량 *(mL)* = 70 *(mL/kg)* × 체중 *(kg)* × {1 − $[Hct]_1 / [Hct]_2$}

([Hct]$_1$ 정상치, [Hct]$_2$ 결핍상태의 Hct)

예: 50 kg의 환자에서 측정된 Hct 60%일 때 결핍량 *(mL)*:

70 × 50 × {1−45/60} = 875 mL

등장식염수나 균형결정질수액을 875 mL의 2.5 ~ 4배 즉 2 ~ 3.5 L를 빠르게 보충하고 반응을 관찰한다.

3. 결핍이 있는 성분을 정확하게 파악하고 보충한다(deficit replacement).

◦ 수분 혹은 소디움의 결핍, 혹은 소디움과 수분이 함께 부족한 것인지 정확하게 판단한다.

1) 수분의 결핍이면 5 혹은 10%포도당액을 투여한다.

2) 소디움이 부족하면 식염수나 균형결정질수액을 투여한다.

3) 소디움과 수분이 함께 부족할 때

① 심한 고혈당, 당뇨병성 케톤산증이나 고질소혈증 등 고장상태에서는 1/4 ~ 1/2 (0.225 ~ 0.45%)식염수를 투여한다.

② 소디움의 결핍 혹은 수분의 과잉이 심하여 심한 저나트륨혈증이 있으면 3%식염수를 투여한다.

4. 필수요구량을 보충한다.

◦ 금식하는 환자에서는 기본대사를 유지하기 위하여 유지수액요법을 하며 지속하는

손실을 함께 보충하여야 한다.

1) 유지수액요법(maintenance fluid therapy)

   모든 상태가 안정되고 결핍이 있는 성분을 충분히 보충하였어도 지속하여 금식을 할 때에는 기본대사를 유지하는데 필수량을 보충한다.

2) 손실의 보충

   ① 요 및 불감손실(insensible loss), 구토, 설사, 배액(drainage) 등 계속 손실되는 만큼 그 성분과 양을 추가로 보충한다.

   ② 일반적으로 체온이 1도 증가할 때마다 수분의 요구량은 10 ~ 15% 증가한다. 발한이 심할 때에는 그 조성에 맞추어 손실된 양의 1/2를 포도당액, 1/2를 등장식염수로 보충한다.

   ③ 배액을 하고 있으면 배액의 조성에 따라 보충한다. 예를 들어 구토가 심하면 위액의 손실, 설사가 심하면 대장 액의 손실에 준하여 치료한다.

3) 배액 혹은 손실의 보충의 예

   ① 위액의 손실(구토나 경비위관의 배액)

   ◦ 5%D/W와 1/2식염수의 혼합액 1 L에 KCl 20 mmol을 첨가한 용액으로 손실량만큼 보충

   ② 십이지장액: Hartmann액 1 L에 $NaHCO_3$ 30 mmol을 첨가한 용액으로 손실량만큼 보충

   ③ 췌장액: Hartmann액 1 L에 $NaHCO_3$ 60 mmol을 첨가한 용액으로 손실량만큼 보충

   ④ 대장액의 손실(설사): 1/2식염수 1 L에 K-acetate 20 mmol을 첨가한 용액으로 손실량만큼 보충

   ⑤ 요는 요량과 용질의 배설량에 따라 보충한다.

5. 수액요법 중 환자의 상태를 지속적으로 감시한다.

   1) 요량과 함께 요전해질과 삼투질농도를 측정한다. 24시간 요는 물론 수시 요 혹은 단회 요의 전해질 및 삼투질농도는 환자의 상태와 치료 효과를 판단하는데 큰 도움이 된다.

   2) 안정이 되기 전까지는 1 ~ 4시간마다 그 후는 매일 2 ~ 3일 동안 혈청 소디움, 포타시움, HCO_3^-, 클로라이드 등 전해질과 삼투질농도를 측정하고, BUN, creatinine, 혈당도 확인한다.

3) 정맥주사 부위를 매일 확인하고, 최소한 2 ~ 3일마다 위치를 변경한다. 특히, 움직이지 못하는 환자는 혈전증이나 정맥염이 생기지 않도록 하지 혹은 마비된 팔이나 다리에 절대로 주사하지 않는다.

● 수액요법의 최근 논란
◦ 현재 수액요법에서 3가지의 문제가 논란이 되고 있다.
  (1) 유지수액요법에서 저장수액(hypotonic fluid)을 사용하는 것이 생리에 적합한가?
  (2) 회생수액에서 가장 기본적인 식염수가 균형결정질수액과 비교하여 효과가 충분하며 안전한 것인가? 아니면 균형결정질수액이 더 나은 회생수액인가?
  (3) 교질수액이 결정질수액에 비하여 보다 효과가 크고 안전한가?
  (Myburgh JA and Mythen MG. N Engl J Med 2013;369:1243; Moritz ML, Ayus JC. N Engl J Med 2015;373:1350)

1. 유지수액
  1) 급성질환(acute illness)에서는 저장의 수액 대신 등장식염수나 균형결정질수액을 기본의 수액으로 사용하는 것이 더 낫다.
  2) 응급실 환자의 25%, 중환자실 환자의 30%, 입원 환자의 경과 중 50 ~ 60%에서 저나트륨혈증이 관찰되므로 등장수액이 유지수액요법에 더 적합하다.
    ① 입원 환자의 저나트륨혈증은 [Na] < 138 mM인 저장수액으로 수액요법을 하였던 것이 가장 큰 원인이다.
    ② 환자가 느끼는 통증이나 스트레스, 복용하는 약물에 의한 AVP의 증가가 저나트륨혈증을 유발한다.
    ③ 저산소증, 뇌질환이 있는 환자나 estrogen의 영향을 받는 임산부에서 48시간 이내에 급성 저나트륨혈증이 발생할 위험이 크다. 특히 뇌세포나 근육의 양이 적은 16세 이하나 65세 이상의 환자는 더욱 위험하다.
2. 회생수액으로서 등장식염수와 균형결정질수액의 비교
  1) 등장식염수와 균형결정질수액은 모두 비교적 안전하고 효과적인 회생수액이다.
  2) 등장식염수는 균형결정질수액보다 클로라이드의 농도가 높다. 클로라이드에 의하여 사구체여과율이 감소한다. 특히 혈청 클로라이드농도가 5 mM 이상 증가하면 급성신손상(AKI)의 발생이 증가하는 것으로 알려져 있다. *(Walker SS et al. JAMA 2012;308(15):1583; Yunos NM et al. Intensive Care Med 2015;41:257; Suetrong B et al.*

Crit Care 2016;20:315)

(1) 등장식염수가 균형결정질수액으로 치료받은 환자보다 급성신손상(14 vs. 8.4%)으로 신대체요법(10 vs. 6.3%)을 더 많이 받았지만 사망률에는 전혀 차이가 없었다. *(Yunos NM et al. JAMA 2012;308:1566)*

(2) 미국의 한 대학병원의 응급실에서 경한 환자(SALT-ED, Saline against Lactated Ringer's or Plasma-Lyte in the Emergency Department Trial)와 위중한 질병이 있는 환자(SMART, Isotonic Solutions and Major Adverse Renal Events Trial)에서 등장식염수와 균형결정질수액으로 치료하고 비교하였다. *(Self WH et al. N Engl J Med 2018;378:819; Selmer MW et al. N Engl J Med 2018;378:829)*

① 경한 환자는 양군에서 차이가 없었다.

② 위중한 질병이 있는 환자는 등장식염수로 치료한 환자에서 30일 내 사망률(11.3 vs. 10.3%), 신대체요법 치료의 적용(2.9 vs. 2.5%), 지속적인 신기능의 장애(혈청 creatinine $\geq$ 200%)(6.6 vs. 6.4%)는 모두 차이가 없었다. 그러나 이 3가지 인자를 함께 적용한 신장에 유해한 영향(major adverse kidney event)은 등장식염수로 치료한 환자에서 유의하게 더 많았다(15.4 vs. 14.3%, p< 0.04).

③ 실제 두 군이 차이가 있다고 단정할 수 없다. *(Myburgh J. N Engl J Med 2018; 378:862; Mayor S. BMJ 2018;360:k950)*

가. 수액을 투여한 후 7일째 혈청 클로라이드농도는 양군에서 1 ~ 1.5 mM 이내의 차이였고 혈청 [HCO_3]도 0.5 ~ 1 mM 이내의 차이였다. 혈청 클로라이드의 증가나 산증의 발생에는 차이가 없었다.

나. 사망률, 신대체요법의 적용, 지속적인 신기능의 장애라는 기준은 개별적으로 차이가 없었지만 모두 함께 적용하여야 비로소 차이가 있었고 신대체요법을 적용한 급성신손상의 발생빈도가 매우 낮다.

④ 균형결정질수액이 등장식염수를 대체할 수 없다.

3) 코크란자료분석(Cochrane data base)에서 등장식염수로 치료를 하였던 환자에서 균형결정질수액에 비하여 혈소판의 수혈량이 많았지만(2.4배) 다른 차이는 없었다. *(Burdett E et al. Cochrane Database Syst Rev 2012;12:CD004089)*

3. 회생수액으로서 교질수액과 등장결정질수액의 비교

1) 현재까지 albumin이 등장식염수보다 낫다는 증거는 없다.

① 코크란자료분석에서 1998년에는 albumin을 투여한 환자에서 등장식염수보다 사망률이 더 높았고, 2011년에는 차이가 없었다. *(Cochrane Injuries Group Albumin Reviewers. BMJ 1998;317:235; Roberts I et al. Cochrane Database Syst Rev 2011;CD001208)*

② FEAST(Fluid Expansion as Supportive Therapy) 연구에서 발열을 동반한 소아의 사망률도 차이가 없었다. *(Maitland K. N Engl J Med 2011;364:2483)*

③ SAFE(Saline versus Albumin Fluid Evaluation) 연구에서는 전반적으로 albumin과 등장식염수를 투여한 환자에서 차이가 없었지만, 외상에 의한 뇌손상 환자나 심한 패혈증환자에서는 albumin을 투여하는 것이 다소 나았다. *(Finfer S et al. N Engl J Med 2004;350:2240; Safe Study Investigators. N Engl J Med 2007;357:874; Safe Study Investigators. Intensive Care Med 2011;37:86)*

2) 회생수액으로 합성교질수액이 등장결정질수액을 대체할 수 없다.

① 2013년 코크란자료분석 등 여러 문헌에서 HES를 투여하면 등장식염수에 비하여 사망률이나 급성신손상으로 신대체요법을 하는 위험이 더 컸다. *(Mutter TC et al. Cochrane Database Syst Rev 2013;7:CD007584)*

② 덱스트란도 등장식염수에 비하여 사망률이나 급성신손상으로 신대체요법을 하는 위험이 더 컸다. *(Perel P et al. Cochrane Database Syst Rev 2013;2:CD000567)*

● 급성질환에서 회생수액요법의 최근 지침

(Moritz ML, Ayus JC. N Engl J Med 2015;373:1350; Myburgh JA and Mythen MG. N Engl J Med 2013;369:1243)

1. 위급한 환자에서는 수액의 종류와 필요한 양이 상황에 따라 쉽게 변하는 점을 염두에 두어야 한다.

1) 과다한 투여 혹은 혈역학에 적합하지 않은 수액요법은 폐부종 등 간질의 부종을 초래한다.

2) 요량만 치료의 지표로 삼지 않고 반드시 혈역학 지표와 함께 판단하여야 한다. 핍뇨를 단일지표로 판단하며 치료를 시작하거나 핍뇨가 해소되었다고 충분하게 치료하였다고 판단하지 않아야 한다.

3) 회생치료 후 24시간 이상 지난 후에는 급속한 다량의 수액투여(volume challenge)를 하지 않아야 한다. 탈수를 교정한 후에는 유지수액요법으로 저장수액을 투여

하지 않는 것이 좋다.

2. 출혈이 뚜렷하면 전혈, 농축적혈구 등 혈액성분을 투여한다.

3. 초기의 회생수액은 등장의 결정질수액을 사용한다. 유지수액요법에서도 저장의 수액보다는 등장수액을 사용하는 것이 낫다는 견해도 있다.

4. 기타

1) 알칼리증이 있는 체액부족에서는 등장식염수를 투여한다.

2) 심한 패혈증의 초기, 외상성 뇌손상에서는 albumin을 회생수액으로 투여할 수 있다.

3) HES는 패혈증이나 급성신손상이 우려되는 환자에서 투여하지 않는다.

4) 3%식염수는 뇌성 염손실(CSW) 혹은 신성 염손실(RSW) 이외에는 회생수액으로 사용하지 않는다.

5) 화상의 치료에 적합한 회생수액은 현재까지 정하지 못하였다.

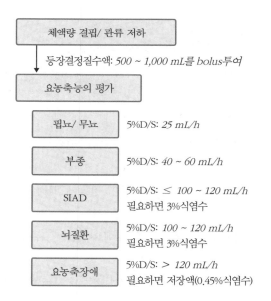

그림 10-5. 급성 질환에서 최근에 권고한 유지수액요법(Moritz ML et al. N Engl J Med 2015;373:1350)

* 5%D/S: 5% dextrose in saline

참고문헌

. 1. Barosum N, Kleeman C. Now and then, the history of parenteral fluid administration. *Am J Nephrol* 2002;22:284 ~ 9.

2. Severs D, Hoorn EJ, Rookmaaker MB. A critical appraisal of intravenous fluids: from the physiological basis to clinical evidence. *Nephrol Dial Transplant* 2015;30(2):178 ~ 87.

3. Frazee E, Kashani K. Fluid management for critically ill patients: a review of the current state of fluid therapy in the intensive care unit. *Kidney Dis* 2016;2:64 ~ 71.

4. Myburgh JA, Mythen MG. Resuscitation fluids. *N Engl J Med* 2013;369:1243 ~ 51.

5. Moritz ML, Ayus JC. Maintenance intravenous fluids in acutely ill patients. *N Engl J Med* 2015;373:1350 ~ 60.

6. Varrier M, Ostermann M. Fluid composition and clinical effects. *Crit Care Clin* 2015;31:823 ~ 37.

7. Burdett E, Dushianthan A, Bennett-Guerrero E et al. Perioperative buffered versus non-buffered fluid administration for surgery in adults. *Cochrane Database Syst Rev* 2012;12:CD004089.

8. Yunos NM, Bellomo R, Hegarty C et al. Association between a chloride-liberal vs chloride-restrictive intravenous fluid administration strategy and kidney injury in critically ill adults. *JAMA* 2012;308(15):1566 ~ 72.

9. Perel P, Roberts I, Ker K. Colloids versus crystalloids for fluid resuscitation in critically ill patients. *Cochrane Database Syst Rev* 2013;(2):CD000567.

10. NICE Clinical Guidelines No. 174. Intravenous fluid therapy in adults in hospital: methods, evidence and recommendations. *Royal College of Physicians* (UK), London 2013.

11. Reddy S, Weinberg L, Young P. Crystalloid fluid therapy. *Critical Care* 2016;20:59. doi.org/10.1186/s13054-016-1217-5.

12. Allen SJ. Fluid therapy: balance is best. *J Extra Corpor Technol* 2014;46:28 ~ 32.

13. Moyer CA, Vanatta JC, Fogelman MJ. *Moyer's fluid balance: a clinical manual.* 4th eds. Year Book Medical Publishers. 1988, pp.1 ~ 9.

14. Self WH, Semler MW, Wanderer JP et al. Balanced crystalloids versus saline in noncritically ill adults. *N Engl J Med* 2018;378:819 ~ 28.

15. Semler MW, Self WH, Wanderer JP et al. Balanced crystalloids versus saline in critically ill adults. *N Engl J Med* 2018;378:829 ~ 39.

16. Myburgh J. Patient-centered outcomes and resuscitation fluids. *N Engl J Med* 2018;378:862 ~ 3.

저자문헌

17. 한진석. 수액요법의 내과적 원칙. *일차진료의를 위한 약처방가이드*. 한국의학원. 2004, pp.205 ~ 11.

18. 한진석. 수액요법의 내과적 원칙. *임상내과학*. 고려의학. 2004, pp.1126 ~ 31.

19. 한진석. 수액요법의 이론과 실제. pp.831 ~ 842. 수액요법의 원칙. pp.843 ~ 52. *최신지견 내과학*. 서울대학교 의과대학 내과학교실. 고려의학, 2005.

20. 한진석. 수액요법의 내과적 원칙. *전정판 신장요로학*. 서울대학교출판부. 2005, pp.145 ~ 56.

제11장
증례 및 해설

김근호(감수), 엄재호, 정윤철(감수), 김세중,
장혜련, 문주영, 허남주, 이정환, 정은숙

I. 저나트륨혈증

증례 1

68세 여자가 허약감으로 내원하였다. 10년 전부터 항고혈압제를 복용하고 있었다. 최근 감기로 식사를 제대로 하지 못하였다.

혈압 85/60 mmHg, 맥박 110 회/분, 호흡 18 회/분, 체온 36.5℃였다. 액와는 건조하였고 피부탄력도 감소하여 있었다. 검사소견은 다음과 같았다.

○ Hb 15 g/dL, BUN/Cr 35 / 1.5 mg/dL, [Na] 121 mM, [K] 3.3 mM, [Cl] 97 mM, T_{CO2} 26 mM, P_{Osm} 260 mOsm/kg

○ 요: [Na] 75 mM, Cr 30 mg/dL, U_{Osm} 450 mOsm/kg

• 이 환자에서 저나트륨혈증의 원인은?

■ 증례설명

1. 진단

1) 저혈량 저나트륨혈증이다.

① 혈압의 저하, 맥박수의 증가, 건조한 액와, 피부탄력의 감소 등 체액량이 부족한 소견이다.

② Hb이 다소 높고, creatinine이 증가하였고 BUN/creatinine비가 20 이상으로 증가하였다. 유효 순환혈액량의 감소와 이에 의한 신전성 급성신손상을 의미한다.

③ 항고혈압제를 계속 복용하며 식사를 제대로 하지 못한 것도 체액량의 감소에 기여하였을 것이다.

2) U_{Na}가 75 mM로 > 30 mM이므로 이뇨제의 사용, 알도스테론결핍, 신세관산증, 염손실신증(salt losing nephropathy) 등을 감별해야 한다.

① 체액량의 감소가 있지만 FE_{Na}는 3.1%로 증가하였다.

② 이 환자에서는 항고혈압제로 복용한 이뇨제가 원인이었다.

③ 고혈압의 치료에 가장 많이 사용하는 이뇨제는 thiazide이다. Thiazide는 요 희석능을 저해하여 저나트륨혈증을 흔하게 유발한다.

3) 이 환자는 thiazide에 의하여 저혈량 저나트륨혈증이 발생하였다.

2. 치료

1) 저혈량 저나트륨혈증에서는 가장 먼저 부족한 체액량을 회복하기 위하여 등장식 염수를 투여한다.

2) 이 환자에서는 혈청 포타시움농도가 감소하였으므로 등장식염수에 KCl을 혼합하여 투여하였다. 이를 통해 빠른 저나트륨혈증 개선을 기대할 수 있다.

증례 2

42세 여자가 의식 저하로 내원하였다. 건강하였던 환자는 최근 우울증으로 치료제를 복용하고 있었다.

혈압 120/80 mmHg, 맥박 75 회/분, 호흡 18 회/분, 체온 36.5℃였다. 혼수상태였고, 피부탄력은 정상이었고 액와는 촉촉하였다. 검사소견은 다음과 같았다.

○ BUN/Cr 12 / 0.5 mg/dL, [Na] 115 mM, [K] 4.3 mM, [Cl] 80 mM, T_{CO2} 24 mM, P_{Osm} 250 mOsm/kg

○ 요: [Na] 80 mM, Cr 35 mg/dL, U_{Osm} 300 mOsm/kg

• 이 환자에서 저나트륨혈증의 원인은?

■ 증례설명

1. 진단

1) 진찰소견에서 환자의 체액량은 정상이다.

2) 정상 체액량 저나트륨혈증에서는 부신호르몬의 결핍, 갑상선기능의 저하 등을 감별해야 하지만 병력으로 배제할 수 있었다.

3) 저나트륨혈증에도 불구하고 U_{Na}이 80 mM, U_{Osm} > 100 mOsm/kg이므로 SIAD에 합당한 소견이다.

4) 우울증의 치료제 중 최근 많이 사용하는 SSRI(selective serotonin reuptake inhibitor)가 흔히 저나트륨혈증의 원인이 된다. 이 환자에서 복용하던 약물을 확인하였더니 paroxetine이었다.

2. 치료

1) 저나트륨혈증 환자를 치료할 때 가장 먼저 의식 상태를 확인하여야 한다.

① 경련(seizure)이 있거나 혼수상태(coma) 등 심한 의식장애가 있을 때는 고장식염수 즉 3%식염수를 투여하여야 한다.

② 3%식염수는 혈청 소디움농도가 정상이 될 때까지 투여하는 것이 아니고 의식이 회복할 때까지 투여한다.

③ 신경학적 증상이 호전되면 혈청 소디움농도를 서서히 증가시키며 원인을 치료한다.

2) 이 환자는 정상 체액량이므로 수분섭취를 제한하면서 원인이 되었던 약물을 끊고 경과를 관찰하였더니 혈청 소디움농도가 회복되었다.

3) 3%식염수를 투여하며 가장 주의할 합병증은 삼투성 탈수초증후군(osmotic demyelination syndrome)이다.

① 혈청 소디움농도를 1 ~ 2시간마다 측정한다.

② 혈청 소디움농도의 증가가 처음 24시간 동안 < 10 ~ 12 mM, 다음 24시간 동안 < 6 m로 증가하도록 교정한다. 즉 48시간에 < 18 mM의 증가가 있도록 유의한다.

증례 3

    58세 남자가 호흡곤란으로 내원하였다. 평소에 심장이 좋지 않아 치료제를 복용하고 있었으나 최근 수일간 음주를 하며 약을 복용하지 않았다.

    혈압 160/80 mmHg, 맥박 100 회/분, 호흡 22 회/분, 체온 36.5℃이었다. 경정맥이 확장되었고 흉부 양측에서 수포음이 들렸다. 검사소견은 다음과 같았다.

- BUN/Cr 24 / 1.1 mg/dL, [Na] 128 mM, [K] 4.1 mM, [Cl] 93 mM, T_{CO2} 18 mM, P_{Osm} 275 mOsm/kg
- 요: [Na] 8 mM, Cr 60 mg/dL, U_{Osm} 300 mOsm/kg
- 흉부 방사선촬영: 양측 폐부종

- 이 환자의 적절한 치료는?

■ 증례설명

1. 진단

    1) 진찰소견에서 체액량의 증가가 있었고 흉부촬영에서 폐부종이 있었다. 고혈량 저나트륨혈증이다.

    2) 고혈량 저나트륨혈증이 있고 U_{Na} < 10 mM이므로 신증후군, 간경변증, 울혈성 심부전을 감별해야 한다.

    3) 심장이 좋지 않아 치료제를 복용하였던 것으로 미루어 볼 때 울혈성 심부전에 의한 것이다.

2. 치료

    1) 울혈성 심부전이 있으면 먼저 이뇨제를 사용한다.

      ① 울혈증상이 없는 심부전이라면 thiazide이뇨제를 사용하기도 한다.

      ② 이 환자처럼 폐부종으로 호흡곤란 등 울혈증상이 뚜렷한 환자는 loop이뇨제를 먼저 투여한다. 특히 효과가 빨리 나타나는 furosemide를 정맥으로 투여한다.

    2) Loop이뇨제를 사용하면 유효 순환혈액량의 감소에 따른 신손상, 저칼륨혈증, 대사성 알칼리증, 저나트륨혈증, 고나트륨혈증, 저마그네슘혈증, 고요산혈증, 이독성

(ototoxicity), 당과 지질대사의 이상 등이 발생할 수 있다. 따라서 이뇨제를 투여할 때 여러 부정적 약물반응에 유의하여야 한다.

증례 4

42세 여자환자가 입원 중 발생한 저나트륨혈증으로 신장내과에 의뢰되었다.

뇌하수체 선종으로 종양제거술 후 5일째 혈청 소디움농도는 136 mM이었다. 6일째 혈청 소디움농도가 127 mM로 감소하여 수분 섭취를 제한하였으나, 7일째 전신 쇠약감과 함께 혈청 소디움농도가 118 mM로 더욱 감소하였다.

혈압 100/60 mmHg, 맥박 78 회/분, 호흡 20 회/분이었고 액와는 건조하였다. 검사소견은 다음과 같았다.

- BUN/Cr 8.5 / 0.36 mg/dL, [Na] 118 mM, [K] 4.2 mM, [Cl] 93 mM, T_{CO_2} 19 mM, P_{Osm} 242 mOsm/kg
- 요: [Na] 208 mM, [K] 70.7 mM, [Cl] 265 mM, U_{Osm} 905 mOsm/kg

---

- 이 환자에서 저나트륨혈증의 원인은?

■ 증례설명

1. 진단

1) 중추신경계 질환과 관련한 저나트륨혈증의 감별진단이 필요하다.

2) 중추신경계 질환이 있는 저나트륨혈증에서는 SIAD와 CSW(cerebral salt wasting syndrome) 혹은 RSW(renal salt wasting)를 감별해야 한다.

① BUN과 요산의 감소는 공통적으로 나타난다.

② 환자는 저나트륨혈증을 확인한 후부터 수분의 섭취를 제한하였으나 다음날 혈청 소디움농도가 118 mM로 더욱 감소하였다.

③ 혈압도 비교적 낮고 액와가 건조하여 체액량의 결핍이 있었다.

2. 치료

1) 등장식염수를 1일 2 L 투여하고 경구로 식염(NaCl)을 공급하였더니 혈청 소디움농도가 123 → 128 → 135 mM로 증가하였고 요삼투질농도는 466 mOsm/kg로 감소하였다.

2) SIAD와 RSW는 임상에서 감별이 쉽지 않다. 체액량 결핍이 있고 생리식염수나 경구 염분의 투여로 혈청 소디움농도가 개선된다면 RSW일 가능성이 크다.

3) 최근 지침에서는 RSW가 확실하면 처음부터 3%식염수를 투여하라고 권하였다.

증례 5

80세 여자가 입원 중 발생한 저나트륨혈증으로 신장내과에 의뢰되었다.

고혈압과 당뇨병 치료를 하였던 환자는 대퇴골의 급성골수염으로 배농 등 외과처치를 위하여 입원하였다.

수술 후 유지수액으로 D5Na77K20 즉 5%dextrose, [Na] 77 mM, [K] 20 mM를 투여하면서 소량의 경구 식사를 하던 중 구역이 생겼다. 이때 전해질 이상도 나타났다. 수술 전후로 체중의 변화는 없었다.

혈압 145/82 mmHg, 맥박 89 회/분, 호흡 18 회/분, 체온 36.2℃였다. 액와는 다소 건조하였으나 피부의 탄력은 정상이었으며, 복부가 팽창하고 장음이 증가하였다. 주요 검사소견은 다음과 같았다.

∘ Protein/Albumin 5.9 / 3.1 g/dL, BUN/Cr 7 / 0.33 mg/dL, [Na] 120 mM, [K] 4.2 mM, [Cl] 90 mM, T_{CO2} 20 mM, P_{Osm} 251 mOsm/kg

∘ 요: [Na] 117 mM, U_{Osm} 337 mOsm/kg

• 이 환자에서 전해질장애의 원인은?

■ 증례설명

1. 진단

　1) 체액량의 감소가 뚜렷하지 않은 정상 혈량의 저나트륨혈증이 수술 후 발생하였다.

　　① 구역이 새로 발생한 것은 수술 후 장마비로 나타나기도 하지만 저나트륨혈증 자체의 증상일 수 있다.

　　② U_{Na} > 30 mM이므로 이뇨제 등 다른 원인을 감별하여야 한다. 이 환자는 이뇨제를 복용하지 않았다.

　2) 급성질환으로 입원하였거나 수술 후 환자에서 저장의 수액을 투여할 때 저나트륨혈증이 흔히 발생한다.

◦ 이 환자는 1/2식염수에 해당하는 D5Na77K20를 유지수액으로 투여받았다.

2. 치료

1) 구역 등 초기의 급성증상이 있는 저나트륨혈증이어서 3%식염수를 정맥주사하였다.

2) 혈청 소디움농도가 129 mM까지 증가하였다. 이후 유지수액을 5%D/S(dextrose in saline)으로 바꾸었고 혈청 소디움농도는 135 mM 정도로 유지하였다.

증례 6

59세 남자가 지속적인 저나트륨혈증으로 내원하였다.

당뇨병, 만성 다초점백색질뇌증(multifocal leukoencephalopathy)으로 인해 거동할 수 없는 상태였다. 경피내시경하 위루(percutaneous endoscopic gastrostomy, PEG)를 하고 관을 통하여 음식을 섭취하였다.

그간 입원하였던 요양병원에서 간헐적으로 저나트륨혈증이 있었으나 그때마다 식염수를 투여하면 호전되었기에 추가 검사나 치료 없이 지냈다. 최근 다른 요양병원으로 전원하여 검사를 하고 혈청 소디움농도가 120 mM이어서 검사와 치료를 위해 내원하였다.

체중 70 kg, 혈압 120/80 mmHg, 맥박 60 회/분, 호흡 19 회/분, 체온 36.6℃였고 1일 요량은 1.45 L였다.

이전 병원에서 1일 메디푸드LD를 200 mL 2캔(400 mL)씩 하루 3회 PEG관으로 주입하였다(1일 총 1,200 mL). 메디푸드를 주입한 직후 수분을 400 mL씩 3회 주입하였고 취침 전에 약을 투여하고 수분 400 mL를 추가로 주입하였다(1일 총 1,600 mL).

특별한 치료가 없이 2일이 지난 후 혈청 소디움농도가 116 mM로 더욱 감소하였다. 검사소견은 다음과 같았다.

◦ BUN/Cr 15 / 0.67 mg/dL, glucose 317 mg/dL, [Na] 120 mM, [K] 3.4 mM, [Cl] 84 mM, T_{CO2} 20 mM, P_{Osm} 267 mOsm/kg

◦ 요: [Na] 24 mM, [K] 5.3 mM, Cr 5.8 mg/dL, U_{Osm} 112 mOsm/kg

---

• 이 환자에서 저나트륨혈증의 원인은 무엇인가?

■ 증례설명

1. 진단

   1) 이 환자에서 1일 순수 소디움의 획득(net Na$^+$ gain)은 4.4 mmol이다.

      ① 메디푸드LD 1캔 200 mL에는 NaCl이 0.46 g이 있으므로 1일 총 NaCl의 섭취량은 0.46 g × 6캔 즉 2.76 g이다. 이는 소디움(Na$^+$)은 46.9 mmol 이고 삼투질은 93.8 mOsm에 해당한다.

      ② 1일 요 소디움 및 포타시움의 배설량은 [24 + 5.3] × 1.45 즉 42.5 mmol이다.

      ③ 1일 소디움 섭취량인 46.9 mmol에서 요 소디움과 포타시움의 배설량인 42.5 mmol를 제하면 1일 순수 소디움의 획득은 4.4 mmol이다.

   2) 이에 비하여 1일 체내 수분의 증가는 0.65 L이다.

      ① 1일 수분 섭취량(2.8 L)

      ② 1일 요량(1.45 L)과 불감손실량(~ 0.7 L)

      ③ 섭취량에서 요량과 불감손실량을 제하면 0.65 L이다.

   3) 만일 이러한 상태로 치료하지 않고 그대로 지속한다면 혈청 소디움농도 120 mM인 체중 70 kg 즉 총체액량 42 L에서 날짜가 경과하며 혈청 소디움농도는 계속 감소한다.

체내 총Na$^+$ (mmol)	체액량 (L)	혈청 [Na] (mM)
제1일: 120 × 42 + 4.4　　(5044.4)	42.65	118.2
제2일: 118.2 × 42.65 + 4.4(5048.8)	43.3	116.6
제3일: 116.6 × 43.3 + 4.4 (5053.2)	43.95	115.0

   4) 저장의 식품이나 음료를 지속하여 섭취하면 저나트륨혈증이 점차 악화한다.

2. 치료

   1) 지속적으로 경구 혹은 비경구 NaCl을 투여하면 된다. 일단 체내의 소디움을 어느 정도 보충하거나 요농축능을 회복하면 수분의 섭취도 제한한다.

   2) 이 환자도 PEG관으로 식염을 투여하며 4일 만에 혈청 소디움의 농도가 정상으로 되었다. 수분의 공급도 회당 200 mL가 넘지 않도록 유지하였다.

II. 고나트륨혈증

증례 1

72세 여자가 설사와 급격한 체중 감소로 응급실에 내원하였다.

뇌경색 후유증으로 경구섭취가 불가능하여 경비위관으로 음식을 섭취하고 있었다. 5일 전 부터 설사를 계속하였고 체중이 55 kg에서 52 kg로 3 kg이 감소하였다.

혈압 100/70 mmHg, 맥박 106 회/분, 호흡 24 회/분, 체온 36.5℃였다. 액와는 건조하였고 피부의 탄력은 감소하였다. 검사소견은 다음과 같았다.

- Hb 14.5 g/dL, BUN/Cr 38 / 1.7 mg/dL, [Na] 147 mM, [K] 3.6 mM, [Cl] 110 mM, T_{CO2} 16 mM, P_{Osm} 305 mOsm/kg
- 요: [Na] 10 mM, [K] 5 mM, [Cl] 20 mM, Cr 20 mg/dL, U_{Osm} 750 mOsm/kg

---

• 이 환자에서 가장 먼저 투여하여야 할 수액은?

■ 증례설명

1. 진단

　1) 5일 동안 설사를 계속하였고 체중 감소가 있었다. 혈압, 맥박 등 진찰소견이 체액량 감소 즉 저혈량증이 있는 소견이다.

　2) FE_{Na}는 $(U_{Na} \times S_{Cr})/(S_{Na} \times U_{Cr}) \times 100 = (10 \times 1.7)/(147 \times 20) \times 100$ 즉 0.58%로 체액량 결핍에 합당하였다.

　3) 설사에 의한 체액의 손실이다. 수분이 소디움에 비하여 더욱 많이 손실하였다.

2. 치료

　1) 고나트륨혈증이 있지만 체액량이 감소하였고 신전성 급성신손상이 있으므로 5% 포도당액이 적절하지 않다.

　2) 먼저 1/2식염수를 투여한다. 저혈량증이 심하다면 등장식염수를 투여한다.

　3) 설사가 계속하면 저칼륨혈증과 대사성 산증이 악화한다. 포타시움과 HCO_3^-의 투여도 필요하다.

증례 2

49세 여자가 2일 전부터 발생한 고열로 내원하였다.

환자는 랑게르한스세포조직구증으로 진단 받았으나 항암치료를 거부하여 경과만 관찰하던 중이었다. 1주 전부터 식욕의 감퇴로 물도 제대로 마시지 못했고 전신쇠약감이 심하였다. 체중은 1년 전에 비하여 10 kg 정도 감소하였다.

혈압 90/59 mmHg, 맥박 126 회/분, 호흡 20 회/분, 체온 38.4℃ 이었다. 액와는 건조하였고 피부탄력은 감소하였다. 검사소견은 다음과 같았다.

- BUN/Cr 46 / 2.13 mg/dL, [Na] 174 mM, [K] 4.0 mM, [Cl] 138 mM, T_{CO2} 26 mM, P_{Osm} 364 mOsm/kg
- 요: [Na] 18 mM, Cr 60 mg/dL, U_{Osm} 172 mOsm/kg

- 이 환자에게 적절한 수액요법은?

■ 증례설명

1. 체액량이 감소하였고 신전성 급성신손상까지 있으므로 5%포도당액은 투여하지 않아야 한다.
2. 등장식염수로 먼저 체액량을 충분히 교정한 후에 비로소 1/2식염수나 5%포도당액으로 바꾸어 고나트륨혈증을 교정한다.
3. 다뇨가 있으면 반드시 요삼투질농도를 확인해야 한다.
   1) 이 환자의 기저 질환이 뇌하수체를 침범할 가능성이 있다.
   2) 중추성 요붕증이 있으면 요삼투질농도가 낮은 것으로 확인할 수 있다.

증례 3

41세 남자가 입원 후 발생한 다뇨로 신장내과에 의뢰되었다.

두통을 주소로 내원하여 뇌동맥류성 지주막하출혈(subarachnoid hemorrhage)로 진단받았다. 개두술(craniectomy) 후 중환자실에 입원하였다.

혼수상태였고 체중은 처음 입원하였을 때에 비하여 5 kg 감소하였다. 요량이 1일 4,000 mL로 증가하였다.

혈압 115/75 mmHg, 맥박 82 회/분, 호흡 17 회/분, 체온 36.9 ℃였다. 액와는 촉촉하였고 피부탄력은 정상이었다.

입원할 때 BUN/Cr 20 / 0.53 mg/dL이었으나 수술 후에 35 / 1.83 mg/dL로 증가하였다. 검사소견은 아래와 같았다.

- [Na] 176 mM, [K] 3.9 mM, [Cl] 144 mM, T_{CO2} 27 mM, P_{Osm} 367 mOsm/kg
- 요: [Na] 27 mM, U_{Osm} 174 mOsm/kg, 비중 < 1.005

• 이 환자에서 다뇨가 생긴 원인은?

■ 증례설명

1. 진단
   1) 진찰소견에서 체액량이 감소한 소견이 뚜렷하지 않지만, 다뇨와 함께 체중감소, 신전성 급성신손상이 있는 상태이다.
   2) 다뇨가 있고 요비중이나 삼투질농도로 판단하면 수분 이뇨이다.
   3) Desmopressin(Minirin) 2 μg을 정맥주사하고 U_{Osm}이 600 mOsm/kg로 증가하였다. 따라서 중추성 요붕증에 의한 고나트륨혈증이다.

2. 치료
   1) 저혈량증이 있으므로 등장식염수를 먼저 투여하여 교정하였다.
   2) 이후 5%포도당액으로 수분을 공급하였다. 혈청 소디움농도는 포도당액을 투여한 후 177 → 166 → 155 mM로 감소하였다.
   3) 다뇨가 계속 있어 Minirin을 함께 투여하였다. 요량이 감소하며 혈청 소디움농도도 145 mM 미만으로 유지하였다.

III. 저칼륨혈증

증례 1

26세 남자가 심한 근력 저하와 사지 마비로 내원하였다.

이전에도 여러 차례 비슷한 증상이 있었고, 최근에 체중이 3 kg 줄었다.

혈압 142/92 mmHg, 맥박 100 회/분, 호흡 16 회/분, 체온 36.8℃ 이었다. 검사소견은 다음과 같다.

- [Na] 142 mM, [K] 2.0 mM, [Cl] 105 mM, T$_{CO2}$ 25 mM
- 요: [K] 6 mM
- 갑상선기능검사: free T4 4.6 ng/mL (0.89 ~ 1.81), TSH < 0.05 μU/mL (0.35 ~ 5.5)

- 이 환자의 치료과정에서 주의할 점은?

■ 증례설명

1. 진단
    1) 포타시움의 요배설이 6 mM로 요손실은 없다.
    2) 체중 감소가 있고, 갑상선기능검사에서 갑상선기능의 항진이 있었다. 이전에도 수차례 비슷한 증상이 있어 갑상선중독 주기성마비(thyrotoxic periodic paralysis)이다.
    3) 갑상선중독증에 의하여 포타시움이 세포 내로 재분포하여 생긴 저칼륨혈증이다.

2. 치료
    1) 먼저 세포 내의 포타시움이 세포외액으로 이동하도록 비특이적 β차단제를 투여한다.
    2) 원인질환인 갑상선중독증에 대한 치료도 한다.
    3) 저칼륨혈증이 아주 심하여 심한 합병증이 우려되면 포타시움을 투여하기도 한다. 다만 원인이 교정되면 반등고칼륨혈증이 생기므로 과도하게 투여하지 않도록 주의한다.

증례 2

30세 남자가 상하지의 마비로 내원하였다.

건강하였던 환자는 1개월 전 과음 후 구토를 하여 타병원에서 위궤양 치료를 받았다. 1주일 전부터 구토 증상이 다시 나타나 지속하였다.

혈압 108/69 mmHg, 맥박 110 회/분, 호흡 18 회/분, 체온 36.0℃였다. 검사소견은 다음과 같다.

∘ [Na] 134 mM, [K] 2.3 mM, [Cl] 86 mM, T_{CO2} 36 mM, P_{Osm} 292 mOsm/kg

∘ ABGA: pH 7.53, PCO_2 45 mmHg, [HCO_3] 38 mM

∘ 요: [K] 27 mM, [Cl] 9 mM, U_{Osm} 468 mOsm/kg

∘ 위내시경: 궤양으로 인한 유문부의 협착

• 이 환자에서 전해질장애의 원인은?

■ 증례설명

1. 포타시움의 요배설이 증가하였다. TTKG를 계산하면 8.6이므로 알도스테론반응 원위네프론(ASDN)에서 포타시움의 요손실이 증가한 것이다

2. 대사성 알칼리증이 있고 정상 혈압으로 U_{Cl} < 10 mM이므로 구토에 의한 것이다.
   1) 구토로 위에서 산의 손실과 더불어 혈액으로 HCO_3^-의 흡수가 증가한다.
   2) 피질집합관의 내강에 도달하는 HCO_3^-이 많아지면 내강의 음전하가 증가하여 포타시움의 요배설이 증가한다.

3. 이 환자는 궤양에 의한 유문부의 협착으로 구토를 지속하며 위에서는 산과 소디움, 클로라이드의 손실, 신장에서는 포타시움과 소디움의 손실이 증가하였다. 이에 따라 대사성 알칼리증, 저칼륨혈증, 저혈량증이 생겼다.

증례 3

28세 남자가 설사와 어지럼증으로 내원하였다.

10일 동안 해외여행을 다녀온 후 5일 전부터 설사를 지속하였다.

혈압과 맥박은 누웠을 때 128/62 mmHg, 104 회/분, 앉았을 때 100/56 mmHg, 120 회/분이었고, 호흡 22 회/분, 체온 37.3℃였다. 검사소견은 다음과 같다.

○ [Na] 138 mM, [K] 2.3 mM, [Cl] 116 mM, T_{CO_2} 10 mM

○ ABGA: pH 7.28, PCO_2 24 mmHg, [HCO_3] 10 mM

○ 요: [Na] 13 mM, [K] 8 mM, [Cl] 30 mM

○ 1일 K^+ 요배설: 10 mmol/d

• 이 환자의 치료의 원칙은?

■ 증례설명

1. 진단

1) 1일 포타시움 요배설량이 < 15 mmol이므로 포타시움의 요손실은 없다.

2) 대사성 산증이 있지만 요음이온차가 음의 값이므로 산의 요배설은 정상이다.

3) 위장관에서 포타시움을 손실하였다. 설사를 5일간 지속하였으므로 그에 의하여 포타시움과 알칼리의 손실이 있어 저칼륨혈증과 대사성 산증이 생겼다.

2. 치료

1) 기립성 저혈압이 있으므로 유효 순환혈액량 감소를 교정하기 위하여 등장식염수나 균형결정질수액을 투여한다.

2) 포타시움을 보충한다. 아울러 심한 산증이 있으면 알칼리를 투여한다.

3) 설사에 대한 진단과 치료를 한다.

Ⅳ. 고칼륨혈증

증례 1

60세 여자가 하지 쇠약감을 주소로 내원하였다.

고혈압에 의한 만성신질환으로 치료하고 있었다. 최근 변비가 심해서 녹즙과 고구마를 많이 먹었다.

혈압 110/70 mmHg, 맥박 54 회/분, 호흡 19 회/분, 체온 36.7℃이었다. 검사소견은 다음과 같다.

- [Na] 143 mM, [K] 5.8 mM, [Cl] 107 mM, T_{CO2} 16 mM, Cr 5.4 mg/dL, eGFR 16 mL/min/1.73m^2

• 이 환자의 치료의 원칙은?

■ 증례설명

1. 진단
   1) 만성신질환으로 신장에서 포타시움의 요배설이 감소하였는데 채소와 고구마 등 포타시움이 많은 식품을 섭취하였다.
   2) 포타시움을 과다하게 섭취하였고, 변비로 대장에서 포타시움의 배설이 감소하여 생긴 고칼륨혈증이다.
2. 치료
   1) 우선 채소, 과일, 견과류, 해조류, 침출차 등의 섭취를 제한하여 포타시움 섭취를 줄인다.
   2) 장에서 포타시움의 흡수를 억제하고 배설을 늘리기 위해 양이온교환수지 등 장내 포타시움제거제를 사용한다. 변비가 심해질 수 있으므로 이에 대한 치료도 함께 하여야 한다.
   3) ACE억제제, ARB 등 RAAS를 억제하는 약을 복용하고 있다면 고칼륨혈증이 악화할 수 있으므로 약물을 중단하는 것도 고려한다.

증례 2

70세 여자가 전신 위약감과 근력저하를 주소로 내원하였다.

3년 전부터 고혈압, 당뇨병성 신증과 심부전으로 칼슘통로차단제와 ACE억제제를 복용하고 있었다.

혈압 120/70 mmHg, 맥박 46 회/분, 호흡 18 회/분, 체온 36.5℃였다. 검사소견은 다음과 같다.

- BUN/Cr 60 / 4.2 mg/dL, [Na] 131 mM, [K] 8.0 mM, [Cl] 111 mM
- 심전도:

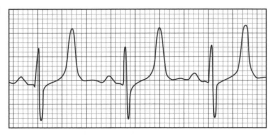

• 이 환자의 고칼륨혈증의 원인과 치료는?

■ **증례설명**

1. 먼저 혈청 포타시움농도가 > 6 mM이고 심전도에서 높은 T파가 있어 진단에 앞서 응급치료가 필요하다.

2. 치료는 3단계로 나뉜다.

   1) 먼저 고칼륨혈증이 심장 흥분성에 미치는 영향을 즉시 길항하기 위해 칼슘글루코네이트를 정맥투여한다. 이 때 반드시 심전도를 감시하여야 한다.

   2) 이차로 포타시움이 세포 내로 이동하도록 RI(regular insulin)와 포도당을 정맥투여한다. β_2작용제도 함께 사용할 수 있다.

   3) 포타시움을 체외로 배출하는 치료를 한다.

      ① 포타시움의 요배설을 증가시킨다.

         체액량이 부족하면 식염수를 투여하고 체액량이 충분하면 furosemide 등 이뇨제를 투여한다.

② 양이온교환수지를 사용하여 장에서 포타시움의 흡수를 줄이고 배출을 증가시킨다.

③ 매우 위급하면 혈액투석이 가장 효과적이다.

4) 급성치료 후 고칼륨혈증이 재발하는 것을 예방하기 위하여 원인이었던 약물을 중단하고 포타시움의 섭취를 제한하여야 한다.

3. 진단을 위하여 TTKG 혹은 U_K/U_{Cr}비를 측정한다.

이 환자는 당뇨병성 신증과 심부전을 치료하려고 ACE억제제와 spironolactone을 복용하여 생긴 고칼륨혈증이다. 즉 RAAS를 억제하는 약제에 의한 고칼륨혈증이다.

V. 대사성 산증

증례 1

알코올중독증이 있는 34세 남자가 3일 전부터 시작된 복통으로 인근 병원의 응급실에서 급성췌장염으로 진단받고 상태가 악화하였다. 전원하여 중환자실에 입원하였다.

혈압 76/40 mmHg, 맥박 110 회/분, 호흡 26 회/분, 체온 38°C였다. 상복부에 압통과 반발통이 있었다. 산소 3 L/min를 비캐눌라(nasal prong)를 통하여 공급하며 검사를 하였다.

- WBC 7,450 μL, Hb 10.9 g/dL, platelet 35,000 μL
- BUN/Cr 33.8 / 6.35 mg/dL, [Na] 138 mM, [K] 5.8 mM, [Cl] 100 mM, T_{CO2} 12 mM, [Mg] 1.6 mg/dL, [iCa] 0.7 mM, [P] 5.2 mg/dL, amylase 407.5 U/L, lipase 1,027 U/L, lactic acid 10.22 mM (0.5 ~ 2.2), CRP 27.17 mg/dL
- ABGA: pH 7.25, PCO_2 37.5 mmHg, PO_2 90.8 mmHg, [HCO_3] 12.5 mM

- 이 환자의 산염기장애는?

■ 증례설명

1. pH 7.25로 산혈증이 있고 혈청 AG은 138 − (100+12.5) 즉 25.5 mM로 증가하였다. Lactic acid(유산) 농도도 증가한 고음이온차 대사성 산증이다.
2. $\Delta[AG]/\nabla[HCO_3]$ = 13.5/11.5를 계산하면 약 1.174로 1 ~ 2에 해당하므로 고음이온차 대사성 산증이다.
3. 급성췌장염과 패혈성 쇼크에 의하여 생긴 유산산증(lactic acidosis)이다.

증례 2

26세 남자가 의식 저하로 내원하였다.
매일 소주 3 ~ 4병을 마시는 알코올중독자였다.

체중 70kg, 혈압 정상이었다. 검사소견은 다음과 같았다.

- ABGA pH 7.10, PCO_2 20 mmHg, PO_2 99 mmHg, $[HCO_3]$ 6.0 mmol/L

- BUN/Cr 11 / 1.1 mg/dL, glucose 123 mg/dL, albumin 4.3 g/dL, [Na] 140 mM,
  [K] 4.3 mM, [Cl] 100 mM, T_{CO2} 6 mM, P_{Osm} 347 mOsm/kg

- 이 환자에서 산염기장애의 원인과 치료는?

■ 증례설명

1. 진단

1) 대사성 산증에 대한 호흡의 보상을 예측하면 PCO_2 = 40 − [18 × 1.2] 즉 18.4
   mmHg인데 이 환자의 PCO_2는 20 mmHg이므로 호흡보상은 적절하다.

   ① 혈청 AG를 계산하면 140 − [100 + 6] 즉 34 mM로서 고음이온차 대사성 산증
   이다.

   ② $\Delta[AG]/\nabla[HCO_3]$는 (34 − 12)/(24 − 6) = 22/18 즉 1.2이다.

   ③ 혈청 삼투질농도차(OG)는 347 − [280 + 11/2.8 + 123/18] 즉 56 mOsm/kg로
   증가하였다.

2) 환자가 평소 알코올중독자였기에 알코올성 케톤산증의 가능성이 있다. 그러나 삼
   투질농도차가 매우 증가하였으므로 ethylene glycol 혹은 methanol 등 독성알
   코올의 중독증을 생각해야 한다.

3) Ethylene glycol 중독증에서는 요에서 calcium oxalate를 관찰하면 진단에 도움
   이 된다.

2. 치료

1) Ethylene glycol이나 methanol 중독증에서는 fomepizole 혹은 ethanol을 투여
   한 후 혈액투석을 한다.

2) 급성 대사성 산증에서 pH < 7.2이거나 혈역학적으로 불안정하면 HCO_3^-를 투여
   하여야 한다.

   ① 교정하는 목표 pH를 7.2로 하면 목표$[HCO_3]$ = 24/63 × 20 즉 8 mM이다.

   ② 보충하여야 할 HCO_3^-의 양은 0.5 × 70 × (8 − 6) 즉 70 mmol이 된다.

   ③ 70 mmol을 1 ~ 2시간 동안 투여한 다음 ABGA를 시행한다. 결과에 따라 새

로 보충할 양을 정하여 투여한다.

증례 3

26세 여자가 심한 사지의 쇠약으로 입원하였다.

2일 전부터 앉아 있다가 일어서기가 힘들었고 점차 걷기 어려울 정도로 하지의 쇠약이 심해졌다. 내원 당일에는 갑자기 사지의 마비가 생겨 응급실을 통해 입원하였다.

구토나 설사의 병력은 없었으나, 평소 물을 많이 마시는 편이었고 요량이 많았다.

혈압 130/80 mmHg이었고, 급성 병색이었으나 의식은 명료하였다. 사지의 근력이 크게 저하되어 있었으나 감각의 변화는 없었고 하지에서 심부건반사가 소실되었다. 검사소견은 다음과 같았다.

◦ [Na] 141 mM, [K] 2.2 mM, [Cl] 116 mM

◦ ABGA: pH 7.29, PCO_2 31.2 mmHg, PO_2 104 mmHg, [HCO_3] 15 mM

◦ 요: [Na] 42 mM, [K] 26 mM, [Cl] 38 mM, Cr 54 mg/dL, pH 6.68

• 이 환자에서 산염기장애의 원인은?

■ 증례설명

1. 특이한 병력이 없었던 젊은 여자에서 근육신경증상이 발생하였고 심한 저칼륨혈증이 있었기 때문에 저칼륨혈증에 의한 증상으로 볼 수 있다.

   1) 요량이 증가한 것은 저칼륨혈증에 따른 신성 요붕증에 의한 것이다.

   2) U_K 혹은 U_K/U_{Cr}의 비가 증가하여 신장을 통한 포타시움의 손실이다.

2. 혈청 [Na]/[Cl]의 비가 감소한 것은 고클로라이드혈증(hyperchloremia)이 있고 혈청 [HCO_3]이 감소한 것을 의미한다. 이를 동맥혈가스분석에서 확인하였다.

3. 저칼륨혈증과 고클로라이드혈증을 동반한 정상음이온차 대사성 산증이므로 감별을 위하여 요음이온차(U_{AG})를 계산하였다.

   1) U_{AG}는 [42 + 26] − 38 즉 30 mM로 양의 값이므로 암모늄의 요배설이 감소한 것이다. 즉 집합관에서 산배설의 장애가 있다.

   2) 뚜렷한 대사성 산증임에도 불구하고 요 pH가 > 5.5이므로 제1형 신세관산증 즉

450

원위신세관산증으로 진단하였다. 저칼륨혈증 역시 제1형 신세관산증에 동반한 소
견이다.

증례 4-1

 26세 남자가 내원 몇 시간 전부터 발생한 하지의 마비로 응급실에 왔다.
 2년 전부터 저칼륨혈증으로 치료를 받았는데 1주 전 급성 장염이 발생하여 KCl
를 포함한 약제를 복용하지 못하였다. 설사가 지속하였다.
 혈압 110/66 mmHg, 맥박 110 회/분, 호흡 30 회/분, 체온 37℃였다. 액와는 건조
하였다. 호흡이 얕고 빨랐지만 수포음은 들리지 않았다. 복부에 경미한 압통이 있었
지만 반발통은 없었다. 응급실에서 하였던 검사는 다음과 같았다.
 ◦ WBC 17, 420 /μL, Hb 12.1 g/dL, platelet 196,000 /μL
 ◦ BUN/Cr 8.8 / 1.76 mg/dL, [Na] 139 mM, [K] 1.2 mM, [Cl] 110 mM
 ◦ ABGA: pH 7.17, PCO_2 30.5 mmHg, PO_2 131.7 mmHg, [HCO_3] 10.8 mM

- 이 환자의 산염기장애는?

■ 증례설명
1. pH 7.17로 심한 산혈증이 있고 이전부터 저칼륨혈증의 병력으로 미루어 원래 저
 칼륨혈증을 동반한 산염기장애가 지속적으로 있었을 것이다.
 1) 혈청 AG는 139 − [110 + 10.8] 즉 18.2 mM이다.
 2) ∇[HCO_3] = 24 − 10.8 즉 13.2 mM이며, Δ[AG]/∇[HCO_3]는 6.2/13.2 즉 약 0.47로
 1 미만이다.
 3) 고음이온차 대사성 산증과 정상음이온차 대사성 산증이 함께 있는 것이다.
 4) 당시 측정한 lactic acid농도는 3.8 mM로 증가하였다.
2. 호흡보상에 따른 예측 PCO_2가 약 26 mmHg인데 30.5 mmHg로 높으므로 호흡
 성 산증이 함께 있다.
 ◦ 심한 저포타시움혈증에 의한 호흡근육의 기능저하로 저환기를 하여 호흡성 산증이
 생긴 것이다.
3. 고음이온차 대사성 산증과 정상음이온차 대사성 산증에 호흡성 산증이 합병된

것이다.

∘ 고음이온차 대사성 산증은 설사 등에 의하여 유효 순환혈액량의 감소로 생긴 산증
이다.

증례 4-2

상기 환자는 포타시움을 보충하는 등 적극 치료하였지만 호흡근육의 마비가 악화하여 중환자실에서 인공호흡기로 치료하였다. 치료 후 상태가 호전하여 일반 병실로 전동하였다. 당시의 검사소견은 다음과 같았다.

∘ BUN/Cr 6.7 / 0.98 mg/dL, [Na] 144 mM, [K] 4.3 mM, [Cl] 116 mM, T_{CO2} 17.7 mM, [iCa] 0.96 mM, [P] 2.3 mg/dL, [Mg] 1.4 mg/dL

지속하는 대사성 산증을 감별하기 위해 알칼리부하검사(bicarbonate loading test)를 시행하였다.

∘ FE_{HCO3} 3.01%, 요와 혈중 PCO_2차((U–B)PCO_2) 9.1 mmHg

• 이 환자의 과거부터 있었던 기저 산염기장애는?

■ 증례설명

1. 혈청 AG는 144 – [116 + 17.7] 즉 10.3 mM로 정상음이온차 대사성 산증이다.
2. FE_{HCO3} < 15%이므로 근위신세관산증은 아니다.
3. (U–B)PCO_2 < 30 mmHg이므로 원위신세관산증(1형 신세관산증)이다.

VI. 대사성 알칼리증

증례 1

    50세 여자에서 1주 전부터 반복하는 구토가 있었다. 1일 전부터 시작한 심한 전신 쇠약감으로 내원하였다.

    가정주부로 과거 병력이 없었다. 3주 전부터 갱년기증상과 체중을 조절하려 성분 미상의 한방 건강식품을 복용하였다.

    혈압 100/60 mmHg, 맥박 108 회/분, 호흡 18 회/분이었고 체온은 정상범위였다. 액와는 건조하였고 피부긴장도가 감소한 이외 다른 소견은 없었다. 검사결과는 다음과 같았다.

- BUN/Cr 27.4 / 1.31 mg/dL, [Na] 118 mM, [K] 3.0 mM, [Cl] 94 mM, T_{CO_2} 35 mM, [Ca] 9.3 mg/dL, [P] 2.9 mg/dL, [Mg] 2.0 mg/dL
- VBGA: pH 7.55, $PvCO_2$ 45.6 mmHg, PvO_2 53.1 mmHg, [HCO_3]v 39.3 mM
- 요: [Cl] 9.5 mM

- 이 환자의 산염기장애는?

■ 증례설명

1. 진단
   1) 혈청 [HCO_3]가 증가하고 pH가 상승한 대사성 알칼리증으로 진찰소견에서 체액량의 결핍 소견이 있다.
   2) U_{Cl}가 < 10 mM이므로 클로라이드반응 대사성 알칼리증이다.
   3) 대사성 알칼리증의 새로운 분류체계에 의하면 클로라이드의 결핍 또는 2차적인 집합관 산배설의 증가에 의한 대사성 알칼리증으로 진단할 수 있다.
   4) 구토에 의한 클로라이드반응 대사성 알칼리증이다.
2. 치료
   1) 체액의 결핍을 교정하고 저칼륨혈증을 함께 교정한다.
   2) 생리식염수에 포타시움을 혼합하여 정주한다.

증례 2

　　20세 남자가 6개월 전부터 시작된 간헐적인 하지의 위약감과 저림으로 내원하였다. 현역 군인으로 과거력은 없었다. 군병원에서 시행한 검사에서 혈청 포타시움농도가 2.5 ~ 3 mM이었다.

　　혈압 120/76 mmHg, 맥박 88 회/분, 호흡 18 회/분이었고 체온은 정상범위였다. 진찰소견에서 체액량은 정상(euvolemia)이었다. 검사결과는 다음과 같았다.

- BUN/Cr 11.4 / 0.61 mg/dL, [Na] 139 mM, [K] 3.2 mM, [Cl] 94 mM, T_{CO2} 33.2 mM, [Ca] 9.9 mg/dL, [P] 4.3 mg/dL, [Mg] 1.2 mg/dL
- VBGA: pH 7.45, $PvCO_2$ 52 mmHg, PvO_2 53.1 mmHg, $[HCO_3]v$ 34.9 mM
- 요: [Cl] 65 mM
- 24시간 요: Na^+ 95 mmol/d, K^+ 60.9 mmol/d, Cl^- 97.4 mmol/d, Ca^{2+} 42.7 mg/d

- 이 환자의 산염기장애와 그 원인 질환은?

■ 증례설명

1. 진찰소견과 U_{Cl}로 판단할 때 체액량의 결핍은 없었지만 대사성 알칼리증이 있고, 저칼륨혈증이 있다.

　1) 집합관에서 포타시움과 산의 손실로 발생한 대사성 알칼리증이다.

　2) 혈압과 맥박이 정상이고 체액량의 증가도 없다. 따라서 일차적으로 집합관에서 소디움의 재흡수와 산과 포타시움의 배설이 증가하는 mineralcorticoid 과잉은 아니다.

　3) 병력과 진찰소견으로는 위장관 등 신장 외의 클로라이드, 산과 포타시움의 손실은 아니다.

2. 신장에서 클로라이드를 손실하며 이차적으로 포타시움과 산의 배설이 증가한 상태이다.

　1) 대사성 알칼리증, 저칼륨혈증 이외에 저마그네슘혈증이 있다.

　2) 특히 저칼슘뇨증이 있고, 증상이 20세에 나타났다.

3) 유전자검사에서 SLC12A3 유전자의 변이를 확인하였다.

3. 모든 소견이 Gitelman증후군에 합당하였다.

증례 3

54세 여자가 하지의 근무력을 주소로 내원하였다.

환자는 3 ~ 4년간 한약을 복용하였다. 고혈압의 병력은 없었다.

혈압 156/104 mmHg, 맥박 80 회/분, 호흡 16 회/분, 체온 37.0℃이었다. 검사소견은 다음과 같았다.

- BUN/Cr 12 / 0.62 mg/dL, [Na] 144 mM, [K] 2.3 mM, [Cl] 101 mM, T_{CO2} 31 mM
- ABGA: pH 7.46, PCO_2 43 mmHg, [HCO_3] 29 mM
- 요: [Na] 161 mM, [K] 52.3 mM, [Cl] 109 mM
- Renin활성도(PRA) 0.2 ng/mL/h(1 ~ 2.5), aldosterone 18 pg/mL/d(50 ~ 194)

- 이 환자에서 산염기장애의 원인은?

■ 증례설명

1. ABGA에서 pH의 증가, [HCO_3]의 증가, PCO_2의 증가가 있어 대사성 알칼리증이다.
   1) 고혈압이 있고, U_{Cl} > 20 mM, renin활성도가 감소하였다.
      ① 알도스테론증, licorice의 복용, Liddle증후군 등을 감별해야 한다.
      ② Aldosterone이 감소하였으므로 원발성 알도스테론증을 배제하였다.
      ③ 최근에 고혈압이 생겼으므로 Liddle증후군을 배제하였다
   2) 한약에 들어있는 감초(licorice)에 의한 장애일 것이다.
      ① 감초에 있는 glycyrrhizic acid는 cortisol을 비활성화하는 11β-hydroxysteroid dehydrogenase를 억제한다.
      ② 11β-hydroxysteroid dehydrogenase가 억제되면 cortisol의 농도가 증가하여 mineralocorticoid의 과잉과 같은 효과가 나타난다.
      ③ 고혈압, 저칼륨혈증, 대사성 알칼리증이 나타난다.
2. 치료는 감초를 끊는 것이지만 전해질이상이 정상으로 회복할 때까지 spironolatone을 투약하기도 한다.

VII. 칼슘 및 인대사의 장애

증례 1-1

26세 여자가 2일 전부터 시작된 전신 위약감으로 외래를 찾았다.

내원 18개월 전에 ABO불일치(incompatible) 생체신이식을 하였다. 거부반응이 진행하여 이식신 기능부전으로 만성콩팥병 제5단계로 진단받았다. 8일 전 복막투석을 위하여 도관 삽입을 하였다.

18일 전에는 PTH가 4,086 pg/mL인 심한 이차 부갑상선기능항진증으로 부갑상선 부분절제술을 받았다. 수술 후 저칼슘혈증이 지속하여 매일 calcitriol 0.25 mcg, Ca-carbonate 500 mg와 calcium 1,250 mg/vitamin D 400 IU 복합제 3정을 규칙적으로 복용하였다.

혈압 100/60 mmHg, 맥박 90 회/분, 호흡 16 회/분, 체온은 36.5° C 이었다. 진찰에서 특별한 소견은 없었다. 검사결과는 다음과 같았다.

- WBC 7,010 μL, Hb 9.9 g/dL, platelets 167,000 μL
- BUN/Cr 80.6 / 9.69 mg/dL, [Na] 138 mM, [K] 3.7 mM, [Cl] 78 mM, T_{CO2} 45.5 mM, [iCa] 0.63 mM, [Ca] 5.9 mg/dL, [P] 3.1 mg/dL, [Mg] 1.9 mg/dL, intact PTH 322.6 pg/mL
- ABGA: pH 7.49, PCO_2 58.3 mmHg, PO_2 79.9 mmHg, [HCO_3] 44.8 mM

- 이 환자에서 저칼슘혈증의 원인은?

■ 증례설명

1. Intact PTH가 4,000 pg/mL 이상이었던 심한 이차 부갑상선항진증에서 부갑상선 부분절제를 한 후에 PTH가 급격하게 감소하였다.
2. 골기아증후군(hungry bone syndrome, HBS)에 의하여 심한 저칼슘혈증이 생겼다.

이 환자는 외래에서 진료한 후 응급실에서 입원을 대기하고 있던 중 약 1분간 강직간대발작(tonic clonic seizure)을 하였다.

- 발작의 원인은 무엇인가?

■ 증례설명

1. 진단

1) HBS로 인한 심한 저칼슘혈증을 치료하기 위하여 투약하였던 Ca-carbonate 중 carbonate를 다량 흡수하여 대사성 알칼리증이 악화하였다.

2) 신부전으로 신장에서 알칼리 배설이 저하하여 대사성 알칼리증이 더욱 악화하였다.

3) 대사성 알칼리증과 저칼슘혈증이 동반하며 발작이 발생하였다.

2. 치료

1) 투석액의 [HCO_3]를 24 mM로 낮추어 혈액투석을 하여 대사성 알칼리증을 치료하였다.

2) Ca-gluconate를 정주하여 저칼슘혈증을 치료하였다.

3) Ca-carbonate을 중단하였고 정기적인 혈액투석과 고용량의 calcitriol 충격요법(pulse treatment)을 병행하여 대사성 알칼리증과 저칼슘혈증이 모두 호전되었다.

증례 2

38세 남자가 3개월 이상 지속하며 반복하는 구역과 구토로 응급실에 왔다.

건강하였으며 평소 복용하는 약물이나 건강보조식품은 없었다.

구역 및 구토는 갑작스럽게 발생하여 2 ~ 3일 지속하였고 속쓰림과 명치부의 통증이 함께 있다가 호전하곤 하였다. 이를 2 ~ 3주마다 반복하였다. 식욕부진과 변비가 있었다.

    3개월간 약 10 kg의 체중감소가 있었고 최근에는 구토와 복통의 빈도와 강도가
점점 증가하였다.

    혈압 154/80 mmHg, 맥박 80 회/분, 호흡 16 회/분, 체온 36.2℃이었다. 액와는 다
소 건조하였고 명치부에 압통이 있었다. 검사소견은 다음과 같았다.

  ○ BUN/Cr 15 / 0.95 mg/dL, albumin 4.4 g/dL, alkaline phosphatase 161 IU/L
    [iCa] 2.11 mM, [Ca] 14.9 mg/dL, [P] 2.4 mg/dL, intact PTH 85.8 pg/mL, PTHrP
    < 1.1 pmol/L (0 ~ 1.1)

  ○ 요: [Ca] 27 mg/dL, Cr 86.79 mg/dL

- 이 환자의 고칼슘혈증의 원인은?

■ 증례설명

1. 진단

  1) 식욕부진, 구역, 구토, 변비 등 심한 고칼슘혈증의 전형적인 증상이다.

  2) PTH농도는 고칼슘혈증에도 불구하고 감소하지 않았다.

  3) 원발성 부갑상선항진증과 함께 종양에 의한 고칼슘혈증과 가족성 저칼슘뇨증성
     고칼슘혈증을 감별하여야 한다.

     ① FE_{Ca} 가 1.98%로 증가하였다.

     ② PTHrP가 낮았다.

     ③ 상부위장관 내시경, 흉부방사선촬영과 복부 CT에서 악성종양의 증거가 없었다.

  4) 원발성 부갑상선항진증을 확진하기 위하여 ^{99m}Tc-MIBI 부갑상선스캔 검사와 CT
     를 시행하였다.

     ① ^{9m}Tc-MIBI 부갑상선스캔에서 좌측 부갑상선에 국소적인 섭취가 있었다.

     ② 흉부CT에서 좌측 부갑상선에서 2 cm 크기의 선종을 확인하였다.

2. 치료

  ○ 환자는 검사결과를 확인하고 부갑상선 선종절제술을 계획 중이다.

증례 3

　말기신부전으로 유지 혈액투석을 하는 64세 여자가 전신 위약감, 구역, 구토와 전신의 근경련으로 내원하였다.

　증상은 건강검진센터에서 대장내시경을 하고 귀가한 후에 나타났다.

　혈압 130/70 mmHg, 맥박 86 회/분, 호흡 22 회/분, 체온 36.8℃이었다. 급성 병색이 있었고, 혈압을 측정하는 동안 환자는 손과 팔 주위의 통증과 경련을 호소하였다. 검사소견은 다음과 같았다.

　∘ BUN/Cr 65 / 8.75 mg/dL, albumin 3.6 g/dL, [Na] 140 mM, [K] 5.1 mM, [Cl] 107 mM, T_{CO2} 21 mM, [iCa] 0.60 mM, [Ca] 6.7 mg/dL, [P] 25 mg/dL, [Mg] 1.9 mg/dL, intact PTH 230 pg/mL

• 이 환자의 전해질장애의 원인은?

■ 증례설명

1. 대장내시경 이후 발생한 급성 고인혈증과 저칼슘혈증이다.
   1) 혈압을 측정하는 동안 나타난 심한 수지경련은 저칼슘혈증에 의한 것이다.
   2) 대장내시경을 하기 위한 장청결제 중 일부제품은 Na-phosphate가 주성분이다.
   3) 말기신부전으로 투석하는 환자는 신장에서 인배설이 저하하여 Na-phosphate를 포함한 장청결제를 투여하면 혈청 인농도가 급격하게 상승한다.
   4) 혈액 내 인농도가 증가하면 혈중 칼슘-인산염의 결합이 급격하게 생긴다. 이에 따라 심한 저칼슘혈증이 발생한다.

2. 환자는 고인혈증과 저칼슘혈증 치료를 위해 혈액투석을 매일 시행하였고 축적한 인이 제거되어 혈청 칼슘과 인의 농도가 정상이 되어 퇴원하였다.

증례 4

　32세 남자가 2일 전 2시간 동안 스피닝운동을 한 후에 갈색뇨와 하지에 근육통이 심하여 내원하였다. 질병이나 복용하는 약물은 없었다.

혈압 140/90 mmHg, 맥박 62 회/분, 호흡 18 회/분, 체온 37.0℃이었다. 검사소견은 다음과 같았다.

- Hb 15.4 g/dL, BUN/Cr 24 / 1.1 mg/dL, AST/ALT 510 / 149 IU/L, creatine kinase 16,500 IU/L, [Na] 142 mM, [K] 5.9 mM, [Cl] 107 mM, T_{CO2} 21 mM
- [iCa] 0.9 mM, [Ca] 7.8 mg/dL, [P] 6.5 mg/dL, [Mg] 0.8 mg/dL, intact PTH 31 pg/mL, 1,25(OH)$_2$D 39 pg/mL
- 요: [P] 49 mg/dL, Cr 35 mg/dL
- 요검사: 잠혈 3+, RBC 0 ~ 1/HPF

- 이 환자의 고인혈증의 원인과 치료는?

■ 증례설명

1. 진단

1) 인의 분획배설률(FE$_p$)이 23.7%이므로 신장에서 인배설이 감소한 것은 아니다.

2) 신기능의 감소가 없고 인제제를 복용하지 않았다.

3) 세포 내의 인이 세포 외로 유출한 것이다.

① 근육통, 요검사에서 잠혈은 많지만 적혈구는 없었던 등 전형적인 임상소견이 있었다.

② AST, CK 등 근육의 손상과 관련한 효소가 증가하였다.

4) 횡문근융해증으로 진단하였다.

2. 치료

1) 증상이 심하지 않고 신기능이 정상이었기 때문에 등장식염수를 투여하여 인의 요배설을 증가시켰다. 수일 내 고인혈증은 호전되었다.

2) 초기에는 5%포도당액 혹은 저장의 수액을 투여하면 수액이 근육으로 유입하여 횡문근융해증을 악화시키므로 금기이다.

증례 5

67세 남자 환자가 진행된 구강의 편평세포암으로 고식적 항암치료를 위해 입원하였다. 4개월 동안 체중이 67 kg에서 56 kg으로 감소하였다.

연하곤란이 심하여 입원 5일째에 경피위루술을 하고 경장영양을 시작하였다. 입원 7일째 심한 저인혈증이 나타나 신장내과로 의뢰되었다.

혈압 100/70 mmHg, 맥박 75 회/분, 호흡 16 회/분, 체온 36.5℃였다. 검사소견은 다음과 같았다.

- Hb 10.5 g/dL, BUN/Cr 35 / 1.3 mg/dL, albumin 2.7 g/dL, [Na] 137 mM, [K] 3.4 mM, [Cl] 98 mM, T_{CO2} 25 mM, [iCa] 1.0 mM, [Ca] 8.4 mg/dL, [P] 1.4 mg/dL, [Mg] 1.4 mg/dL, Intact PTH 50 pg/mL, 1,25(OH)$_2$D 26 pg/mL
- 요: [P] 2.1 mg/dL, Cr 54 mg/dL

- 이 환자에서 저인혈증의 원인은?

■ 증례설명

1. 진단

1) 인분획배설률(FE_p)이 3.2%이므로 인의 요손실은 아니다.

2) 경장영양을 시작하면서 급격하게 칼로리를 보충하면 인슐린의 분비가 증가하여 인, 포타시움, 마그네슘 등이 세포 내로 이동한다.

3) 재급식 혹은 재영양증후군(refeeding syndrome)이다.

2. 치료

1) 재분포에 의한 저인혈증은 일반적으로 인의 보충이 필요하지 않다. 그러나 이 환자는 장기간 영양의 섭취를 제대로 할 수 없었기에 체내 인도 결핍이 있을 것이므로 인을 보충하였다.

2) 장기간 기아상태로 있다가 정맥영양이나 경장영양을 시작할 때에는 칼로리의 양을 서서히 늘려야 하고 전해질의 이상을 수시로 확인하여야 한다.

VIII. 마그네슘대사의 장애

증례 1

    66세 남자가 1개월 전부터 악화된 전신쇠약감으로 내원하였다.

    대장에 전이가 있는 폐암으로 진단받고 5개월간 cisplatin을 포함한 항암제치료를 받았다.

    혈압 142/80 mmHg, 맥박 80 회/분, 호흡 18 회/분, 체온 36.5℃였다. 검사소견은 다음과 같다.

- BUN/Cr 29 / 2.5 mg/dL, [Na] 135 mM, [K] 3.3 mM, [Cl] 101 mM, T_{CO2} 24.4 mM, [Mg] 1.1 mg/dL, P_{Osm} 276 mOsm/kg
- 요: [Na] 120 mM, [K] 15.4 mM, [Cl] 117 mM, Cr 29.6 mg/dL, U_{Osm} 371 mOsm/kg

---

- 이 환자에서 저마그네슘혈증의 원인은?

■ **증례설명**

1. 신부전에서 마그네슘의 요배설이 증가하는 것은 드물다.

    1) 이 환자는 U_K/U_{Cr} 52 mmol/g으로 포타시움의 요배설이 증가하여 생긴 저칼륨혈증이 있고 저마그네슘혈증도 있다.

    2) 항암요법으로 투여하였던 cisplatin은 저마그네슘혈증을 흔히 초래한다.

      ① Cisplatin은 원위곡세관 혹은 비후상행각에 손상을 초래하여 소디움, 포타시움, 클로라이드와 함께 마그네슘, 칼슘의 요배설이 증가한다.

      ② NaCl, 칼슘은 원위곡세관과 ASDN에서 재흡수되므로 저칼륨혈증과 저마그네슘혈증이 주로 나타난다.

2. 저마그네슘혈증에 의한 증상이 종양이나 항암제에 의한 증상과 구별하기 어려울 때가 많다. Cisplatin치료를 할 때에는 저마그네슘혈증과 저칼륨혈증에 대한 적절한 감시와 교정이 필요하다.

증례 2

70세 여자가 피로감과 근력저하로 내원하였다.

10년 전부터 당뇨로 치료하였다. 3개월 전부터 울혈성 심부전으로 furosemide, verapamil을 추가로 복용하였다.

혈압 120/70 mmHg, 맥박 70 회/분, 호흡 18 회/분, 체온 36.8℃였다. 검사소견은 다음과 같다.

∘ [Na] 139 mM, [K] 3.4 mM, [Cl] 112 mM, [Ca] 8.0 mg/dL, [Mg] 0.9mg/dL

- 이 환자에서 저마그네슘혈증의 원인은?

■ 증례설명

1. Furosemide에 의한 마그네슘의 요손실에 따른 저마그네슘혈증이다.
2. 저마그네슘혈증에서 저칼륨혈증과 저칼슘혈증이 흔히 함께 나타난다.
3. 저칼륨혈증과 저칼슘혈증을 교정하려면 포타시움, 칼슘은 물론 마그네슘도 함께 보충하여야 한다. 증상이 심하지 않으면 마그네슘은 경구로 투여한다.
4. 마그네슘의 결핍을 확진하려면 24시간 요의 마그네슘배설이나 마그네슘분획배설률을 측정한다.

증례 3

34세 여자가 반복하는 손의 마비로 내원하였다.

초등학교 때부터 마비의 증상이 가끔 나타났지만 검사를 받은 적이 없었다. 1년 전 장염으로 찾았던 병원에서 저칼륨혈증, 저마그네슘혈증이 있는 것을 알았다. 그러나 당시 장염 때문으로 생각하고 더 이상 검사를 하지 않았다.

1년 사이에 10여 차례 손의 마비증상이 있었고 복용한 약물은 없었다.

혈압 110/70 mmHg, 맥박 80 회/분, 호흡 18 회/분, 체온 36.6℃였다. 검사소견은 다음과 같다.

- BUN/Cr 9 / 0.54 mg/dL, [Na] 142 mM, [K] 2.7 mM, [Cl] 98 mM, T_{CO_2} 34 mM [Mg] 1.0 mg/dL
- ABGA: pH 7.50, PCO_2 46 mmHg, $[HCO_3]$ 33 mM
- Renin활성도 8.45 ng/mL/h, aldosterone 200 pg/mL
- 요: [Na] 154 mM, [K] 44.9 mM, [Cl] 136 mM, [Ca] < 1.2 mg/dL(70 ~ 80)
- 24시간 요: Ca^{2+} 42 mg/d

- 이 환자에서 저마그네슘혈증의 원인은?

■ 증례설명

1. 진단

1) ABGA에서 pH 증가, $[HCO_3]$ 증가, PCO_2 증가가 있는 대사성 알칼리증이다.

2) 혈압 정상, U_{Cl} > 20 mM, U_K > 20 mM이며 이뇨제는 복용하지 않았다.

3) Bartter와 Gitelman증후군을 감별해야 한다.

① 저칼슘뇨증이 있다.

② 감별을 위하여 furosemide와 thiazide를 투여하고 전후의 U_{Na}, FE_{Na}, U_{Cl}를 비교하였다. Furosemide를 투여하면 U_{Na}, FE_{Na}, U_{Cl}이 증가하였지만 thiazide투여 후에는 변화가 없었다.

③ 유전자검사에서 SLC12A3 유전자의 변이를 확인하였다.

4) Gitelman증후군이다.

2. 치료

1) 포타시움과 spironolactone을 투여하였다.

2) 저마그네슘혈증은 저칼륨혈증을 악화하므로 함께 교정하였다.

한글 찾아보기

영문 찾아보기

수분, 전해질 및 산염기의 장애

-진단 및 치료에 대한 편람-

1판 1쇄 펴낸날 2018년 9월 18일

지은이 | 한진석
펴낸이 | 김시연

펴낸곳 | (주)일조각
등록 | 1953년 9월 3일 제300-1953-1호(구 : 제1-298호)
주소 | 03176 서울시 종로구 경희궁길 39
전화 | 02-734-3545 / 02-733-8811(편집부)
02-733-5430 / 02-733-5431(영업부)
팩스 | 02-735-9994(편집부) / 02-738-5857(영업부)
이메일 | ilchokak@hanmail.net
홈페이지 | www.ilchokak.co.kr

ISBN 978-89-337-0750-0 93510
값 50,000원

* 저자와 협의하여 인지를 생략합니다.

* 이 도서의 국립중앙도서관 출판예정도서목록(CIP)은 서지정보유통지원시스템 홈페이지(http://seoji.nl.go.kr)와
국가자료공동목록시스템(http://www.nl.go.kr/kolisnet)에서 이용하실 수 있습니다.
(CIP제어번호 : CIP2018028610)